医学影像技术职称考试模拟试题及解析
（第2版）

主编 王 骏　王宗成　徐中华　刘小艳

东南大学出版社
SOUTHEAST UNIVERSITY PRESS
·南京·

内容提要

该书严格按照我国从事医学影像技术学职称考试内容,创造性地编写了各级别试题近3 000道,是10余所医学高等院校的近40位从事医学影像技术临床、教学、科研、管理的一线专家、学者的合力之作,为我国同类考试用书中最大的试题库,同时,也是在校学生考试、入院前准入制考试、三基考试、上岗考试等必备的考试类用书。

图书在版编目(CIP)数据

医学影像技术职称考试模拟试题及解析/王骏等主编.—2版.—南京:东南大学出版社,2018.1
 ISBN 978-7-5641-7530-6

Ⅰ.①医… Ⅱ.①王… Ⅲ.①医学摄影-职称-资格考试-题解 Ⅳ.①R445-44

中国版本图书馆CIP数据核字(2017)第296422号

医学影像技术职称考试模拟试题及解析(第2版)

出版发行	东南大学出版社
出版 人	江建中
社 址	南京市四牌楼2号
邮 编	210096
经 销	江苏省新华书店
印 刷	南京京新印刷有限公司
开 本	787 mm×1092 mm 1/16
印 张	27.5
字 数	733千字
书 号	ISBN 978-7-5641-7530-6
版 次	2018年1月第2版
印 次	2018年1月第1次印刷
定 价	70.00元

(本社图书若有印装质量问题,请直接与营销部联系,电话:025-83791830)

《医学影像技术职称考试模拟试题及解析》编委会
（第2版）

主　　编　王　骏　王宗成　徐中华　刘小艳
副 主 编　于小利　冯祥太　姚立正　田　俊　罗来树　黄小华
编　　委（以姓氏笔画为序）：

马敬研	天津医学高等专科学校
于小利	南京中医药大学附属江苏省中医院
王宗成	天津医科大学附属第一中心医院
王春祥	天津市儿童医院
王　骏	南京医科大学康达学院
王　涛	天津市第三中心医院
王晶晶	苏州卫生职业技术学院
王鹏辉	天津医科大学附属第一中心医院
王楠飞	天津市中心妇产科医院
王　磊	天津市儿童医院
卢　山	天津市医科大学代谢病医院
田　俊	南京医科大学第二附属医院
冯祥太	石河子大学医学院附属医院
麦筱莉	南京大学附属鼓楼医院
孙　巨	天津市南开区王顶堤医院
刘小艳	南通大学附属医院
刘　军	天津医科大学附属第一中心医院
刘　娜	天津市滨海新区大港医院
刘　铁	天津医科大学附属第一中心医院
肖永鑫	解放军第149医院
吴虹桥	南京医科大学附属常州市妇幼保健院
李　建	天津市红桥区红桥医院
张　乐	天津市第五中心医院
张　遣	天津市第四中心医院
张艳辉	商丘医学高等专科学校

陈大龙	解放军第 82 医院
赵　宇	南京医科大学第一临床医学院
罗来树	南昌大学第二附属医院
杨　奕	天津市第三中心医院
杨　韬	江苏省大丰市中医院
周恩利	天津市滨海新区大港医院
单　雷	苏州大学附属第一医院
姚立正	东南大学医学院附属盐城医院（江苏省盐城市第三人民医院）
姜吉锋	南通大学南通市第三人民医院
郭良栋	江苏省宿迁市第一人民医院
徐中华	江苏省常州瑞慈妇产医院
秦民益	南京大学附属鼓楼医院
高　然	天津市中医学院第二附属医院
黄小华	川北医学院附属医院
韩丽军	天津市公安局安康医院
颜冬宝	天津医科大学第二附属医院
薛敏娜	天津医学高等专科学校

序

　　一年一度的职称考试即将开始,如何能在短时间内高效应对,则成为业内永恒的话题。

　　考试说难不难,说易不易,就看您是否能得要领。通常是在认真复习了相关的理论知识之后,再做一些习题,以此来自我考查复习的质量,看看还存在哪些不足,哪里还需要加固,我想这就是最为合理的学习方法。单纯地复习理论知识,或是单纯地做习题都是同样不可取的。

　　在编辑此书时,得到了来自全国10余所医学高等院校的近40位从事医学影像技术临床、教学、科研、管理的一线专家、学者的大力支持。编委们紧扣全国卫生专业技术资格考试指导丛书放射医学技术而作,他们在规定的时间内创造性地编写了各类试题4 000余道,最后由我本人根据考试指导丛书的章节编排近3 000道,这也是我国同类考试用书中最大的试题库。

　　职称考试涵盖基础知识、相关专业知识、专业知识、专业实践能力4门,基础知识包括人体解剖学与生理学、医用物理与X线摄影基础、X线物理与防护、数字X线成像基础;相关知识包括人体影像解剖、CT/MR影像诊断基础、医学影像设备、PACS技术、图像质量控制;专业知识包括各种影像设备的成像理论、医学图像打印技术、对比剂与心电门控技术;专业实践能力包括常规X线检查技术、CT检查技术、MRI检查技术、DSA检查技术。

　　就题型来看,有:最佳选择题、多选题、配伍题、共干题,其中甚至还含有看图说话,如影像的解剖结构等。题型可以千变万化,但知识点是相对固定不变的。只要知识点掌握全面了、牢固了,管它"东西南北风"。所以,在编辑此书时,我们在为试题给出答案的同时,也加入了大量的解析就是这个道理。

　　为了使您的知识掌握得更全面些,没有再去分技士、技师、主管技师、副主任技师、主任技师的考试。这是因为,考试各阶层都有难易之分,所不同的是各自所占有的比例不一样而已。也就是说,参加技士考试也有较难的试题,参加主任技师的考试也有较容易的试题。所以,无论是考试的4门功课也好,还是考试的题型也罢,就连各职称级别的考试也很难划清其界线。因此,考的就是综合素质,就看谁掌握得更系统、更全面,在较深的层次上掌握得更扎实些。

当然，考试也只是个形式，是督促您去不断地学习，不断地完善自我的一种手段。其实质是让你我在新的起点上，为您能更好地为临床服务奠定坚实的基础，为您更好地进行传、帮、带提供保证，为您能在更高层次、更高水平上开展科学研究汲取能量。通过考试这种形式，做到温故而知新，使理性得到螺旋式的上升。

严格地讲，该书的编创并非是一些教材常见的由知名学者担当，这些编委不是个个都具有一定的权威性，但其作者都是既富有一线临床技术经验又有在学校从事一线教学经验的资深专家或学者，这恰恰与医学影像技术这门专业技术课程突飞猛进式的发展紧密吻合。该书是全体编委们披星戴月不断求索的历史见证，是编委们对本专业的热爱、无私奉献的具体表现，它是凝聚着编委们数十年累积的心血才得以铸就，绝非一日之功。

当然，该书除了应对职称考试之外，也是在校学生考试、入院前准入制考试、三基考试、上岗考试等必备的考试类用书。尽管所有编委均很努力，力争零失误，但毕竟我们的水平有限，差错在所难免，敬请各位读者一旦发现问题，可以向 yingsong@sina.com 发来您的高见，也可以采用实名制进入微店：医学影像技术学，或加微信：1145486363（骏哥哥）阐述您的见解，以利我们再版时做得更好。在此，我谨代表全体编委先表谢意！

最后，希望广大读者创造性地合理利用该书，并能够在短时间内取得优异成绩！

南京医科大学康达学院　王骏
敬上
2017年5月

目　录

第一篇　基础知识

第一章　人体解剖学与生理学模拟试题 …………………………………………（1）
第二章　医用物理与X线摄影基础模拟试题 ……………………………………（70）
第三章　X线物理与防护模拟试题 ………………………………………………（79）
第四章　数字X线成像基础模拟试题 ……………………………………………（102）

第二篇　相关知识

第五章　人体影像解剖模拟试题 …………………………………………………（107）
第六章　CT/MR影像诊断基础模拟试题 ………………………………………（121）
第七章　医学影像设备模拟试题 …………………………………………………（178）
第八章　PACS技术模拟试题 ……………………………………………………（218）
第九章　图像质量控制模拟试题 …………………………………………………（221）

第三篇　专业知识

第十章　各种影像设备的成像理论模拟试题 ……………………………………（248）
第十一章　医学图像打印技术模拟试题 …………………………………………（316）
第十二章　对比剂与心电门控技术模拟试题 ……………………………………（322）

第四篇　专业实践能力

第十三章　常规X线检查技术模拟试题 …………………………………………（328）
第十四章　CT检查技术模拟试题 …………………………………………………（357）
第十五章　MRI检查技术模拟试题 ………………………………………………（385）
第十六章　DSA检查技术模拟试题 ………………………………………………（399）

附录：放射医学技术考试大纲 ………………………………………………………（417）

第一篇 基础知识

第一章 人体解剖学与生理学模拟试题

一、最佳选择题

1. 喉软骨支架包括_____软骨 （ ）
   A. 3块　　　B. 4块　　　C. 5块　　　D. 6块　　　E. 7块
2. 喉腔可分为_____部分 （ ）
   A. 2　　　　B. 3　　　　C. 4　　　　D. 5　　　　E. 6
3. 关于右主支气管的说法，正确的是 （ ）
   A. 走形陡直　　　　　　　　　　B. 较细长
   C. 前方有下腔静脉　　　　　　　D. 异物不易落入
   E. 进入肺门分出两个叶支气管
4. 关于肺的说法，正确的是 （ ）
   A. 左肺分两叶,右肺分三叶　　　B. 肺底贴于纵隔
   C. 左肺宽短,右肺狭长　　　　　D. 肺尖不超出锁骨
   E. 位居胸腔纵隔两侧的胸膜腔内
5. 关于胸膜腔的说法，正确的是 （ ）
   A. 胸膜腔只有一个　　　　　　　B. 其内容纳肺
   C. 完全位于胸腔内　　　　　　　D. 两侧胸膜腔相通
   E. 呈负压状态
6. 喉腔最窄处为 （ ）
   A. 喉口　　　　　　　　　　　　B. 前庭襞
   C. 与气管相连处　　　　　　　　D. 声门裂
   E. 前庭裂
7. 肺尖和胸膜顶突入颈根部的位置是 （ ）
   A. 高出第1肋2～3 cm　　　　　 B. 高出锁骨外侧1/3段2～3 cm
   C. 高出胸锁关节2～3 cm　　　　 D. 高出锁骨内侧1/3段2～3 cm
   E. 高出锁骨中1/3段2～3 cm
8. 人体基本组织不包括 （ ）
   A. 上皮组织　　　　　　　　　　B. 肌组织
   C. 神经组织　　　　　　　　　　D. 细胞组织
   E. 结缔组织
9. 固有结缔组织不包括 （ ）

A. 致密结缔组织　　　　　　　　B. 网状组织
C. 疏松结缔组织　　　　　　　　D. 软骨组织
E. 脂肪组织

10. 下列哪项不是透明软骨的主要分布之处　　　　　　　　　　　　　　（　）
    A. 肋软骨　　B. 支气管　　C. 气管　　D. 会厌　　E. 喉

11. 关于肌组织的说法，错误的是　　　　　　　　　　　　　　　　　　（　）
    A. 平滑肌存在于消化、呼吸、泌尿、生殖及血管的管壁
    B. 心肌属不随意肌，有横纹
    C. 骨骼肌大多附着在骨骼上，属于随意肌，有横纹
    D. 皮肤的竖毛肌，眼的瞳孔括约肌、睫状肌等也属于平滑肌，它是梭形、有横纹的细胞，属不随意肌
    E. 心肌主要存在于心脏，少量心肌细胞存在于大血管根部

12. 神经胶质细胞的作用，不包括　　　　　　　　　　　　　　　　　　（　）
    A. 营养　　B. 支持　　C. 绝缘　　D. 传导　　E. 保护

13. 滑膜关节的运动，不包括　　　　　　　　　　　　　　　　　　　　（　）
    A. 内收　　B. 外展　　C. 后仰　　D. 旋内　　E. 旋外

14. 下列哪项不属于扁骨　　　　　　　　　　　　　　　　　　　　　　（　）
    A. 上颌骨　　B. 髂骨　　C. 额骨　　D. 胸骨　　E. 肋骨

15. 下列哪项不属于躯干肌　　　　　　　　　　　　　　　　　　　　　（　）
    A. 背肌　　B. 肩肌　　C. 胸肌　　D. 腹肌　　E. 会阴肌

16. 成对的面颅骨，不包括　　　　　　　　　　　　　　　　　　　　　（　）
    A. 鼻骨　　B. 犁骨　　C. 泪骨　　D. 颧骨　　E. 上颌骨

17. 蝶骨体两侧由前向后的结构依次为　　　　　　　　　　　　　　　　（　）
    A. 棘孔、卵圆孔、圆孔　　　　　　B. 圆孔、卵圆孔、棘孔
    C. 卵圆孔、圆孔、棘孔　　　　　　D. 卵圆孔、棘孔、圆孔
    E. 棘孔、圆孔、卵圆孔

18. 汇合成翼点的颅骨，不包括　　　　　　　　　　　　　　　　　　　（　）
    A. 额骨　　B. 顶骨　　C. 颞骨　　D. 筛骨　　E. 蝶骨

19. 连接椎弓板之间的韧带为　　　　　　　　　　　　　　　　　　　　（　）
    A. 前纵韧带　　　　　　　　　　　B. 后纵韧带
    C. 黄韧带　　　　　　　　　　　　D. 棘上韧带
    E. 棘间韧带

20. 肺尖的体表定位　　　　　　　　　　　　　　　　　　　　　　　　（　）
    A. 相当于第1胸椎棘突　　　　　　B. 相当于第7颈椎棘突
    C. 相当于第7颈椎椎体　　　　　　D. 相当于第1胸椎椎体
    E. 相当于第7颈椎与第1胸椎间隙

21. 后纵隔所包含的结构不包括　　　　　　　　　　　　　　　　　　　（　）
    A. 迷走神经　　　　　　　　　　　B. 奇静脉
    C. 胸导管　　　　　　　　　　　　D. 胸主动脉

E. 上腔静脉
22. 十二指肠溃疡的好发部位是 （　）
    A. 十二指肠降部　　　　　　　　B. 十二指肠水平部
    C. 十二指肠上部　　　　　　　　D. 十二指肠升部
    E. 十二指肠横部
23. 出入肝门的结构不包括 （　）
    A. 肝固有动脉　　　　　　　　　B. 肝管
    C. 门静脉　　　　　　　　　　　D. 淋巴管
    E. 胆总管
24. 下列不属于腹膜内位器官的是 （　）
    A. 脾　　B. 肝　　C. 横结肠　　D. 卵巢　　E. 胃
25. 下列不属于腹膜间位器官的是 （　）
    A. 子宫　　B. 膀胱　　C. 胆囊　　D. 横结肠　　E. 升结肠
26. 下列不属于腹膜外位器官的是 （　）
    A. 肾上腺　　　　　　　　　　　B. 十二指肠上部
    C. 十二指肠降部　　　　　　　　D. 输尿管
    E. 直肠中下部
27. 下列不属于心血管系统的是 （　）
    A. 心脏　　B. 静脉　　C. 淋巴管　　D. 动脉　　E. 毛细血管
28. 颈外动脉主要分支中不包括 （　）
    A. 舌动脉　　B. 颞浅动脉　　C. 面动脉　　D. 上颌动脉　　E. 眼动脉
29. 肾表面的3层被膜由内向外依次为 （　）
    A. 肾筋膜、脂肪囊、纤维囊　　　B. 肾筋膜、纤维囊、脂肪囊
    C. 纤维囊、脂肪囊、肾筋膜　　　D. 纤维囊、肾筋膜、脂肪囊
    E. 脂肪囊、纤维囊、肾筋膜
30. 成人膀胱的容积为 （　）
    A. 100～300 ml　　　　　　　　B. 200～400 ml
    C. 300～500 ml　　　　　　　　D. 400～600 ml
    E. 500～700 ml
31. 膀胱肿瘤好发部位为 （　）
    A. 膀胱体　　B. 膀胱底　　C. 膀胱尖　　D. 膀胱颈　　E. 膀胱三角
32. 下列不属于基底核的是 （　）
    A. 尾状核　　B. 松果体　　C. 豆状核　　D. 杏仁体　　E. 屏状核
33. 下列脑神经中属于运动神经的是 （　）
    A. 视神经　　　　　　　　　　　B. 三叉神经
    C. 面神经　　　　　　　　　　　D. 展神经
    E. 迷走神经
34. 下列脑神经中不属于混合神经的是 （　）
    A. 舌咽神经　　　　　　　　　　B. 迷走神经

C. 副神经 D. 面神经
E. 三叉神经

35. 甲状腺的重量约为 ( )
    A. 15 g   B. 20 g   C. 25 g   D. 30 g   E. 35 g
36. 甲状腺分泌过剩可引起的临床表现中,不包括 ( )
    A. 消瘦   B. 心跳加速   C. 烦躁   D. 失眠   E. 反应迟钝
37. 关于胰岛细胞的说法,错误的是 ( )
    A. α 细胞分泌胰高血糖素   B. β 细胞分泌胰岛素
    C. α 细胞约占胰岛细胞的 20%   D. β 细胞约占胰岛细胞的 80%
    E. α 细胞多分布于胰岛的周围部
38. 眼球壁由外向内依次为 ( )
    A. 纤维膜、血管膜、视网膜   B. 纤维膜、视网膜、血管膜
    C. 视网膜、纤维膜、血管膜   D. 血管膜、纤维膜、视网膜
    E. 视网膜、血管膜、纤维膜
39. 下列哪个结构不构成眼的折光系统 ( )
    A. 角膜   B. 视网膜   C. 房水   D. 晶状体   E. 玻璃体
40. 内耳感受旋转变速运动刺激的位觉感受器是 ( )
    A. 蜗管上的螺旋器   B. 膜半规管
    C. 前庭   D. 耳蜗
    E. 椭圆囊和球囊
41. 内耳感受直线变速运动刺激的位觉感受器是 ( )
    A. 蜗管上的螺旋器   B. 膜半规管
    C. 前庭   D. 耳蜗
    E. 椭圆囊和球囊
42. 内耳听觉感受器是 ( )
    A. 蜗管上的螺旋器   B. 膜半规管
    C. 前庭   D. 耳蜗
    E. 椭圆囊和球囊
43. 血液的功能,不包括 ( )
    A. 物质运输功能   B. 防御及保护功能
    C. 缓冲功能   D. 回收蛋白质
    E. 调节人体体温
44. 呼吸调整中枢是 ( )
    A. 丘脑   B. 脑桥   C. 中脑   D. 小脑   E. 下丘脑
45. 调节呼吸活动的基本中枢是 ( )
    A. 丘脑   B. 中脑   C. 延髓   D. 小脑   E. 下丘脑
46. 唾液的主要作用,不包括 ( )
    A. 湿润和溶解食物,引起味觉并易于吞咽
    B. 清洁和保护口腔

C. 唾液淀粉酶可将淀粉分解为麦芽糖
D. 排出进入体内的重金属
E. 使食物中的蛋白质变性

47. 胃液的 pH 值是 （ ）
   A. 0.5～0.8   B. 0.7～1.0
   C. 0.9～1.5   D. 1.2～1.7
   E. 1.8～2.2

48. 正常成人每日分泌的胃液量为 （ ）
   A. 0.5～1.0 L   B. 1.0～2.0 L
   C. 1.5～2.5 L   D. 2.0～3.0 L
   E. 3.5～4.5 L

49. 关于胃酸的主要作用，错误的是 （ ）
   A. 激活胃蛋白酶原，提供适宜的酸性环境
   B. 杀灭进入胃内的细菌
   C. 使食物中的蛋白质变性，易于水解
   D. 将淀粉分解为麦芽糖
   E. 所造成的酸环境有利于铁和钙的吸收

50. 正常成人每日分泌的胆汁量为 （ ）
   A. 300～500 ml   B. 500～700 ml
   C. 600～800 ml   D. 800～1 000 ml
   E. 1 000～1 200 ml

51. 正常成人平静时呼吸频率为 （ ）
   A. 3～8 次/分   B. 7～12 次/分
   C. 9～15 次/分   D. 12～18 次/分
   E. 20～25 次/分

52. 下列哪项不是输卵管的组成 （ ）
   A. 子宫部   B. 峡部   C. 壶腹部   D. 漏斗部   E. 腹腔部

53. 脑干自下而上的结构依次是 （ ）
   A. 中脑、脑桥、延髓   B. 延髓、脑桥、中脑
   C. 延髓、中脑、脑桥   D. 中脑、延髓、脑桥
   E. 脑桥、延髓、中脑

54. 从前后方向将人体纵切为左右两半的切面是 （ ）
   A. 冠状面   B. 矢状面   C. 正中面   D. 横切面   E. 水平面

55. 下列哪项不是长骨 （ ）
   A. 腓骨   B. 肋骨   C. 跖骨   D. 掌骨   E. 指骨

56. 关于股骨的描述，错误的是 （ ）
   A. 为人体最长的长骨   B. 其长度约为人体高度的 1/4
   C. 大小转子之间前面有转子间嵴   D. 股骨体略呈弓形向前
   E. 股骨体后面有粗线

57. 下列说法中错误的是 （   ）
    A. 胸骨分为胸骨柄、胸骨体、剑突三部分
    B. 胸骨角平对第1肋软骨，是重要标志
    C. 胸廓具有支持功能
    D. 胸廓具有保护脏器功能
    E. 胸廓具有呼吸功能

58. 下列结构不参与骨盆构成的是 （   ）
    A. 骶尾骨   B. 髋骨
    C. 骶髂关节   D. 髋关节
    E. 耻骨联合

59. 关于胸锁乳突肌的描述，正确的是 （   ）
    A. 在体表不能显示   B. 位于颈部内侧
    C. 起于锁骨   D. 两侧收缩使头前屈
    E. 一侧收缩头倾向同侧，颜面转向对侧

60. 关于三角肌的描述，错误的是 （   ）
    A. 位于肩部，呈三角形   B. 使肩关节外展
    C. 止于三角肌粗隆   D. 只起于肩胛骨
    E. 受腋神经支配

61. 肺循环起于 （   ）
    A. 肺泡周围的毛细血管网   B. 左心房
    C. 左心室   D. 右心房
    E. 右心室

62. 左颈总动脉起于 （   ）
    A. 主动脉弓   B. 头臂干
    C. 主动脉升部   D. 主动脉胸部
    E. 椎动脉

63. 食管第2个生理狭窄距中切牙的距离约为 （   ）
    A. 15 cm   B. 25 cm   C. 40 cm   D. 45 cm   E. 50 cm

64. 关于横切面的说法，错误是 （   ）
    A. 是将人体纵切为上下两部分的切面   B. 是将人体纵切为前后两部分的切面
    C. 与冠状面垂直   D. 与矢状面垂直
    E. 又叫水平面

65. 食管的第2狭窄处位于 （   ）
    A. 起始处   B. 穿膈处
    C. 与主动脉交叉处   D. 气管分叉水平
    E. 食管裂孔处

66. 关于胃的分型，错误的是 （   ）
    A. 瀑布型   B. 牛角型   C. 钩型   D. 长型   E. 横型

67. 关于淋巴系统的说法，错误的是 （   ）

A. 是人体重要的防护屏障
B. 全身共有 9 条淋巴干
C. 是心血管的组成部分
D. 淋巴管分为深淋巴管和浅淋巴管两种
E. 毛细淋巴管为淋巴管道的起始部

68. 关于肾脏的描述,正确的是 （　　）
A. 属于腹膜间位器官　　　　　B. 左侧肾蒂较右侧长
C. 肾单位包括肾小体和肾小囊　　D. 肾门约平第 2 腰椎
E. 右肾较左肾高

69. 关于脑神经的叙述,错误的是 （　　）
A. 滑车神经属于混合神经,支配上斜肌
B. 展神经属于运动神经,支配外直肌
C. 三叉神经属于混合神经,支配面部肌肉的运动
D. 副神经属于运动神经,支配胸锁乳突肌
E. 面神经属于混合神经,含有躯体运动、内脏运动和内脏感觉三种纤维

70. 关于内分泌系统的叙述,错误的是 （　　）
A. 人体最大的内分泌腺是甲状腺
B. 人体最复杂的内分泌腺是垂体
C. 松果体位于背侧丘脑的后上方,一般 7 岁后开始萎缩
D. 胰岛 α 细胞分泌胰岛素,胰岛 β 细胞分泌胰高血糖素
E. 胸腺是淋巴免疫器官,一般在 20 岁开始退化

71. 眼球中血管膜由前向后可分为 （　　）
A. 脉络膜、虹膜、睫状体三部分　　B. 睫状体、脉络膜、虹膜三部分
C. 虹膜、睫状体、脉络膜三部分　　D. 脉络膜、睫状体、虹膜三部分
E. 虹膜、脉络膜、睫状体三部分

72. 关于心肌生理特性的说法,错误的是 （　　）
A. 自动节律性　　　　　　　B. 传导性
C. 间歇性　　　　　　　　　D. 兴奋性
E. 收缩性

73. 影响气道阻力的重要因素是 （　　）
A. 气流速度　　　　　　　　B. 气道直径
C. 气流形式　　　　　　　　D. 胸膜腔负压
E. 大气压

74. 吸收营养物质的最主要部位在 （　　）
A. 食管　　　　　　　　　　B. 胃
C. 十二指肠　　　　　　　　D. 小肠
E. 大肠

75. 构成人体最基本的形态功能单位的是 （　　）
A. 细胞　　　　　　　　　　B. 组织

C. 器官　　　　　　　　　　D. 系统

E. 机体

76. 下述哪个不属于基本组织的分类　　　　　　　　　　　　　　　（　）

    A. 上皮组织　　　　　　　　B. 结缔组织

    C. 软骨组织　　　　　　　　D. 肌组织

    E. 神经组织

77. 下述哪个是成对的脑颅骨　　　　　　　　　　　　　　　　　　（　）

    A. 额骨　　B. 颞骨　　C. 枕骨　　D. 蝶骨　　E. 筛骨

78. 下述哪项不参与胸廓下口的构成　　　　　　　　　　　　　　　（　）

    A. 第12胸椎　　　　　　　　B. 第1腰椎

    C. 第12对肋　　　　　　　　D. 第11对肋

    E. 两侧肋弓

79. 肱骨易发生骨折的部位是　　　　　　　　　　　　　　　　　　（　）

    A. 肱骨体　　　　　　　　　B. 肱骨头

    C. 肱骨大结节　　　　　　　D. 肱骨小结节

    E. 肱骨外科颈

80. 下列哪个解剖部位不参与小骨盆下口的构成　　　　　　　　　　（　）

    A. 尾骨　　　　　　　　　　B. 骶骨岬

    C. 坐骨结节　　　　　　　　D. 坐骨支

    E. 耻骨下支

81. 鼻泪管开口于　　　　　　　　　　　　　　　　　　　　　　　（　）

    A. 上鼻道　　B. 中鼻道　　C. 下鼻道　　D. 鼻后孔　　E. 鼻腔

82. 环状软骨弓平对　　　　　　　　　　　　　　　　　　　　　　（　）

    A. 第4颈椎　　　　　　　　 B. 第5颈椎

    C. 第6颈椎　　　　　　　　 D. 第7颈椎

    E. 第1胸椎

83. 下述不属于壁层胸膜结构的是　　　　　　　　　　　　　　　　（　）

    A. 叶间裂　　　　　　　　　B. 肋胸膜

    C. 膈胸膜　　　　　　　　　D. 纵隔胸膜

    E. 胸膜顶

84. 腔静脉孔、食管裂孔、主动脉裂孔分别对应于　　　　　　　　　（　）

    A. 第8、10、12胸椎　　　　 B. 第10、8、12胸椎

    C. 第8、12、10胸椎　　　　 D. 第10、12、8胸椎

    E. 第12、10、8胸椎

85. 关于阑尾的说法，错误的是　　　　　　　　　　　　　　　　　（　）

    A. 位于盲肠内侧缘中下部

    B. 无系膜，移动度小

    C. 根部位置固定

    D. 体表投影通常在脐与右髂前上棘连线的外中1/3处

E. 长 5~10 cm

86. 下述哪个结构不穿过第一肝门　　　　　　　　　　　　　　　　　　（　　）
A. 肝固有动脉　　　　　　　B. 门静脉
C. 肝静脉　　　　　　　　　D. 肝管
E. 神经

87. 心房和心室的表面分界标志是　　　　　　　　　　　　　　　　　　（　　）
A. 房间沟　　　　　　　　　B. 左室间沟
C. 右室间沟　　　　　　　　D. 冠状沟
E. 房室瓣

88. 下列哪项不属于肝门静脉的属支　　　　　　　　　　　　　　　　　（　　）
A. 食管胃底静脉　　　　　　B. 胃左静脉
C. 脾静脉　　　　　　　　　D. 肠系膜上静脉
E. 肠系膜下静脉

89. 肾的结构和功能的基本单位是　　　　　　　　　　　　　　　　　　（　　）
A. 肾小体　　B. 肾小球　　C. 肾小囊　　D. 肾小管　　E. 肾单位

90. 脑脊液循环途径依次为　　　　　　　　　　　　　　　　　　　　　（　　）
A. 侧脑室、第三脑室、第四脑室、室间孔、中脑水管
B. 侧脑室、室间孔、第三脑室、中脑水管、第四脑室
C. 室间孔、中脑水管、第三脑室、第四脑室、侧脑室
D. 第三脑室、第四脑室、侧脑室、中脑水管、室间孔
E. 侧脑室、室间孔、第四脑室、中脑水管、第三脑室

91. 下列组合,彼此无关的是　　　　　　　　　　　　　　　　　　　　（　　）
A. 内耳孔—颜面神经　　　　B. 卵圆孔—三叉神经
C. 枕骨大孔—延髓　　　　　D. 食管裂孔—食管
E. 椎间孔—椎骨动脉

92. 不位于纵隔内的解剖结构是　　　　　　　　　　　　　　　　　　　（　　）
A. 食管　　　　　　　　　　B. 甲状腺
C. 胸腺　　　　　　　　　　D. 心脏
E. 主动脉弓

93. 下列心血管组合,错误的是　　　　　　　　　　　　　　　　　　　（　　）
A. 二尖瓣—左心房与左心室之间　　B. 主动脉瓣—左心室与主动脉之间
C. 三尖瓣—右心房与右心室之间　　D. 肺动脉瓣—右心室与肺动脉之间
E. 左心室—发出静脉

94. 下列不属于内分泌腺的是　　　　　　　　　　　　　　　　　　　　（　　）
A. 甲状腺　　B. 肾上腺　　C. 垂体　　D. 松果体　　E. 唾液腺

95. 有关气管的叙述,错误的是　　　　　　　　　　　　　　　　　　　（　　）
A. 气管位于食管前方　　　　B. 气管上接环状软骨
C. 气管可分为颈、胸两部　　D. 气管于第 10 胸椎处分叉
E. 主支气管分叉角度为 60°~85°

96. 下列哪项不属于肝外胆道　　　　　　　　　　　　　　　　　　　　　　（　　）
    A. 肝管　　　　　　　　　　　　　　B. 肝总管
    C. 胰管　　　　　　　　　　　　　　D. 胆囊管、胆囊
    E. 胆总管
97. 成人末梢血的白细胞中,数量最多的是　　　　　　　　　　　　　　　　（　　）
    A. 嗜酸性粒细胞　　　　　　　　　　B. 中性粒细胞
    C. 嗜碱性粒细胞　　　　　　　　　　D. 淋巴细胞
    E. 单核细胞
98. 关于人体解剖学切面术语的说法,错误的是　　　　　　　　　　　　　　（　　）
    A. 矢状面　　　　　　　　　　　　　B. 横切面
    C. 纵切面　　　　　　　　　　　　　D. 正中矢状面
    E. 冠状面
99. 关于上皮组织的说法,错误的是　　　　　　　　　　　　　　　　　　　（　　）
    A. 单层扁平上皮　　　　　　　　　　B. 复层扁平上皮
    C. 单层立方上皮　　　　　　　　　　D. 复层立方上皮
    E. 假复层纤毛柱状上皮
100. 不属于随意肌的是　　　　　　　　　　　　　　　　　　　　　　　　（　　）
    A. 眼轮匝肌　　　　　　　　　　　　B. 比目鱼肌
    C. 颊肌　　　　　　　　　　　　　　D. 睫状肌
    E. 肋间肌
101. 正常成人的肾小球滤过率是　　　　　　　　　　　　　　　　　　　　（　　）
    A. 50 ml/min　　　　　　　　　　　　B. 75 ml/min
    C. 100 ml/min　　　　　　　　　　　 D. 125 ml/min
    E. 150 ml/min
102. 骨板排列有4种方式,除了　　　　　　　　　　　　　　　　　　　　（　　）
    A. 内环骨板　　　　　　　　　　　　B. 中环骨板
    C. 外环骨板　　　　　　　　　　　　D. 哈弗系统
    E. 间骨板
103. 颈肌收缩时下降舌骨,并使喉上、下活动的肌群是　　　　　　　　　　（　　）
    A. 舌骨肌群　　　　　　　　　　　　B. 甲状软骨肌群
    C. 胸锁乳突肌　　　　　　　　　　　D. 舌骨上肌群
    E. 舌骨下肌群
104. 股四头肌的作用是　　　　　　　　　　　　　　　　　　　　　　　　（　　）
    A. 屈髋关节和伸膝关节　　　　　　　B. 伸髋关节和屈膝关节
    C. 足背屈　　　　　　　　　　　　　D. 足内翻
    E. 伸趾
105. 中枢神经系统中的胶质细胞可分为4种,除了　　　　　　　　　　　　（　　）
    A. 星形胶质细胞　　　　　　　　　　B. 少突胶质细胞
    C. 小胶质细胞　　　　　　　　　　　D. 室管膜细胞

E. 神经元细胞
106. 下列说法中错误的是 ( )
   A. 肩胛骨为三角形扁骨,位于胸廓后上方
   B. 肩胛骨分为前、后两面,上、内、外三个缘和内、外、下三个角
   C. 肩胛冈外侧端是肩部的最高点,称肩峰
   D. 肩胛骨位于第2肋到第5肋间
   E. 肩胛骨上缘靠外侧角的突起为喙突
107. 下列说法中错误的是 ( )
   A. 足跗骨为7块
   B. 足跖骨为5块
   C. 指骨为14块
   D. 足趾骨共15块
   E. 腕骨为8块
108. 胸部中纵隔的组成,不包括 ( )
   A. 胸主动脉
   B. 心
   C. 心包
   D. 连接心的大血管根部
   E. 主支气管的起始部
109. 胃体解剖,不包括 ( )
   A. 胃小弯
   B. 胃大弯
   C. 前壁
   D. 胃底
   E. 后壁
110. 不属于交感神经支配作用的是 ( )
   A. 支气管平滑肌舒张
   B. 抑制胃肠运动,减少分泌
   C. 瞳孔扩大,环形睫状肌松弛
   D. 心跳变慢,心房收缩减弱,部分血管(如软脑膜血管、外生殖器血管)舒张
   E. 促使糖原分解,促使肾上腺髓质分泌
111. 甲状腺分泌过剩时可能出现 ( )
   A. 黏液性水肿
   B. 心跳加速
   C. 畏寒
   D. 反应迟钝
   E. 呆小症
112. 在人体生理中,体液约占人体体重的 ( )
   A. 40%   B. 45%   C. 50%   D. 55%   E. 60%
113. 下面有关人体生理呼吸的叙述中,错误的是 ( )
   A. 呼吸肌节律性的收缩、舒张来自中枢神经系统的呼吸中枢的调节
   B. 延髓为调节呼吸活动的基本中枢
   C. 用力呼吸时呼气为被动过程
   D. 脑桥为呼吸调整中枢
   E. 气体交换包括肺换气和组织换气
114. 胆汁的成分中不包括 ( )
   A. 胆固醇   B. 消化酶   C. 胆色素   D. 胆汁酸   E. 胆盐

115. 关于解剖学标准姿势的叙述,错误的是　　　　　　　　　　　　　　　　( )
　　　A. 身体平卧　　　　　　　　　　B. 两眼正视前方平视
　　　C. 两足并立,足尖向前　　　　　　D. 上肢下垂于躯干两侧
　　　E. 手掌向前
116. 人体细胞的内部结构中不包括　　　　　　　　　　　　　　　　　　　( )
　　　A. 细胞膜　　B. 细胞核　　C. 细胞壁　　D. 细胞质　　E. 胞浆
117. 人体的血液属于哪一种基本组织　　　　　　　　　　　　　　　　　　( )
　　　A. 上皮组织　　　　　　　　　　　B. 结缔组织
　　　C. 固有结缔组织　　　　　　　　　D. 肌组织
　　　E. 神经组织
118. 人体的脂肪组织属于哪类组织　　　　　　　　　　　　　　　　　　　( )
　　　A. 上皮组织　　　　　　　　　　　B. 网状组织
　　　C. 固有结缔组织　　　　　　　　　D. 肌组织
　　　E. 神经组织
119. 骨的分类中不包括　　　　　　　　　　　　　　　　　　　　　　　　( )
　　　A. 长骨　　B. 短骨　　C. 扁骨　　D. 不规则骨　　E. 子骨
120. 胫腓骨间关节连接方式为　　　　　　　　　　　　　　　　　　　　　( )
　　　A. 纤维连接　　　　　　　　　　　B. 骨性连接
　　　C. 滑膜关节　　　　　　　　　　　D. 透明骨连接
　　　E. 纤维软骨连接
121. 收缩时可使上臂内收和旋内的肌肉是　　　　　　　　　　　　　　　　( )
　　　A. 三角肌　　　　　　　　　　　　B. 肱二头肌
　　　C. 肱三头肌　　　　　　　　　　　D. 胸大肌
　　　E. 前锯肌
122. 可使髋关节后伸的主要肌肉是　　　　　　　　　　　　　　　　　　　( )
　　　A. 缝匠肌　　　　　　　　　　　　B. 股四头肌
　　　C. 髂腰肌　　　　　　　　　　　　D. 臀大肌
　　　E. 比目鱼肌
123. 关于颅骨的描述,不正确的是　　　　　　　　　　　　　　　　　　　( )
　　　A. 脑颅一共有 8 块　　　　　　　　B. 面颅共有 15 块
　　　C. 颞骨和顶骨为成对骨　　　　　　D. 鼻骨和舌骨是不成对骨
　　　E. 颅骨中包含下颌骨和舌骨
124. 胸骨柄和胸骨体连接处形成向前微凸的角称胸骨角,它对应于　　　　　( )
　　　A. 胸骨角平对第 1 肋软骨　　　　　B. 胸骨角平对第 2 肋软骨
　　　C. 胸骨角平对第 3 肋软骨　　　　　D. 胸骨角平对第 4 肋软骨
　　　E. 胸骨角平对第 2 胸椎
125. 作为颈部重要标志,平第 6 颈椎的是　　　　　　　　　　　　　　　　( )
　　　A. 甲状软骨　　　　　　　　　　　B. 环状软骨
　　　C. 会厌软骨　　　　　　　　　　　D. 杓状软骨

E. 环状软骨弓
126. 声带突所在的位置是 （　）
   A. 甲状软骨　　　　　　　　　B. 环状软骨
   C. 会厌软骨　　　　　　　　　D. 杓状软骨
   E. 环状软骨弓
127. 关于胸膜的描述,错误的是 （　）
   A. 胸膜是一薄层浆膜　　　　　B. 胸膜分脏层胸膜和壁层胸膜
   C. 肋膈隐窝是胸膜腔位置最低的部分　D. 左右胸膜腔相通
   E. 胸膜腔为负压
128. 不属于后纵隔的是 （　）
   A. 食管　　　　　　　　　　　B. 主气管的起始部
   C. 奇静脉　　　　　　　　　　D. 迷走神经
   E. 胸主动脉
129. 下列不属于消化系统的是 （　）
   A. 胃　　B. 小肠　　C. 肝　　D. 脾　　E. 胰
130. 胆总管开口于 （　）
   A. 十二指肠球　　　　　　　　B. 十二指肠升部
   C. 十二指肠降部　　　　　　　D. 十二指肠水平部
   E. 十二指肠空肠曲
131. 静脉血回流沿上腔静脉注入 （　）
   A. 左心房　　B. 右心房　　C. 左心室　　D. 右心室　　E. 肺动脉
132. 下列不含毛细血管的组织是 （　）
   A. 长骨　　B. 短骨　　C. 扁骨　　D. 软骨　　E. 骨膜
133. 关于淋巴管的描述,错误的是 （　）
   A. 起始于组织间隙　　　　　　B. 伴毛细血管分布
   C. 吻合成网状　　　　　　　　D. 毛细淋巴管汇合成淋巴管
   E. 淋巴管无瓣膜
134. 关于肾脏的描述,错误的是 （　）
   A. 肾门一般平第1腰椎　　　　B. 出入肾门的结构合称肾蒂
   C. 肾实质分为皮质和髓质两部分　D. 肾小体位于肾髓质内
   E. 肾单位由肾小体和肾小管组成
135. 关于膀胱的描述,错误的是 （　）
   A. 膀胱是一个肌性囊状器官　　B. 膀胱尖朝前上方
   C. 膀胱底朝向后下方　　　　　D. 膀胱颈在膀胱的最上部
   E. 膀胱三角是肿瘤的好发部位
136. 关于神经系统的描述,错误的是 （　）
   A. 神经系统包括中枢神经系统和周围神经系统
   B. 中枢神经系统包括脑和脊髓
   C. 周围神经系统包括脑神经和脊神经

D. 脑神经共有 12 对

E. 脊神经有 33 对

137. 成人脊髓下端的位置在 （   ）
   A. 平第 1 腰椎下缘   B. 平第 2 腰椎下缘
   C. 平第 3 腰椎下缘   D. 平第 4 腰椎下缘
   E. 平第 5 腰椎下缘

138. 脊髓的两侧有脊神经相连，每一个脊神经所连的一段脊髓称脊髓节段，下列错误的叙述是 （   ）
   A. 脊髓可分为相应的 7 个颈节   B. 脊髓可分为相应的 12 个胸节
   C. 脊髓可分为相应的 5 个腰节   D. 脊髓可分为相应的 5 个骶节
   E. 脊髓可分为相应的 1 个尾节

139. 下列不属于硬脑膜窦的是 （   ）
   A. 横窦   B. 直窦   C. 乙状窦   D. 海绵窦   E. 蝶窦

140. 临床上穿刺抽取脑脊液的位置是 （   ）
   A. 上矢状窦   B. 蛛网膜下隙
   C. 终池   D. 小脑延髓池
   E. 海绵窦

141. 交感神经的低级中枢位于 （   ）
   A. 间脑   B. 小脑
   C. 中脑   D. 延髓
   E. 脊髓胸 1 至腰 3 的灰质侧角内

142. 没有排泄管道的腺体是 （   ）
   A. 唾液腺   B. 腮腺   C. 下颌腺   D. 舌下腺   E. 内分泌腺

143. 下列同时分泌消化腺和内分泌腺的是 （   ）
   A. 甲状腺   B. 腮腺   C. 胰腺   D. 肾上腺   E. 下颌腺

144. 在婴儿期哪个腺体分泌不足,会严重影响生长发育而出现呆小症的是 （   ）
   A. 垂体   B. 甲状腺   C. 松果体   D. 肾上腺   E. 胸腺

145. 在幼年时期缺乏哪个腺体,将出现生长停滞而成为侏儒症的是 （   ）
   A. 肾上腺   B. 甲状腺   C. 松果体   D. 垂体   E. 胸腺

146. 哪个腺体分泌过多,将患巨人症的是 （   ）
   A. 肾上腺   B. 甲状腺   C. 松果体   D. 垂体   E. 胸腺

147. 既是淋巴免疫器官，又兼有内分泌功能的腺体是 （   ）
   A. 肾上腺   B. 甲状腺   C. 松果体   D. 垂体   E. 胸腺

148. 调节机体内钙的代谢，维持血钙平衡的腺体是 （   ）
   A. 甲状腺   B. 松果体   C. 肾上腺   D. 垂体   E. 甲状旁腺

149. 能促进淋巴细胞生长与成熟的激素是哪个腺体分泌的 （   ）
   A. 甲状腺   B. 胸腺   C. 松果体   D. 垂体   E. 甲状旁腺

150. 红细胞的平均寿命是 （   ）
   A. 30 天   B. 60 天   C. 90 天   D. 120 天   E. 180 天

151. 淋巴循环的主要功能,不包括 （   ）
    A. 回收蛋白质   B. 调节血浆与组织液之间平衡
    C. 对机体产生的酸碱物质起缓冲作用 D. 运输脂肪和脂溶性维生素
    E. 参与机体的防御和屏障功能
152. 可使脂肪裂解为脂肪微滴的消化液为 （   ）
    A. 唾液   B. 胃液   C. 胰液   D. 胆汁   E. 小肠液
153. 在人体消化过程中能利用简单物质合成维生素B的是 （   ）
    A. 胆汁   B. 胃液   C. 胰液   D. 小肠液   E. 大肠内细菌
154. 深呼吸时,两肺下缘可向上、向下各移动 （   ）
    A. 0.5～1 cm   B. 1～2 cm
    C. 2～3 cm   D. 3～4 cm
    E. 4～5 cm
155. 在细胞结构中,集中遗传信息的是 （   ）
    A. 细胞质   B. 细胞核   C. 胞浆   D. 细胞膜   E. 细胞器
156. 下列哪项不是由滑膜连接 （   ）
    A. 人字缝   B. 肘关节   C. 髋关节   D. 膝关节   E. 腕关节
157. 全身最灵活的关节是 （   ）
    A. 腕关节   B. 肘关节   C. 肩关节   D. 髋关节   E. 膝关节
158. 肩关节脱位最常见的方位是 （   ）
    A. 下方   B. 后方   C. 后上   D. 后下   E. 前方
159. 肱骨最易发生骨折的部位是 （   ）
    A. 大结节   B. 解剖颈   C. 外科颈   D. 小结节   E. 肱骨干
160. 上呼吸道包括 （   ）
    A. 鼻、气管、支气管   B. 咽、喉、气管
    C. 喉、气管、支气管   D. 鼻、喉、气管
    E. 鼻、咽、喉
161. 对咽的解剖描述,正确的是 （   ）
    A. 咽是漏斗状肌性管道,位于第1～6颈椎的前方,上方固着于颅底,向下与食管相续
    B. 咽是漏斗状肌性管道,前、后壁完整,位于第1～5颈椎的前方
    C. 咽是漏斗状肌性管道,前、后壁完整
    D. 咽是漏斗状肌性管道,前、后壁完整,包括鼻咽、口咽、喉咽
    E. 咽位于第1～6颈椎的前方,前、后、侧壁完整
162. 关于膈食管裂孔主要功能的描述,最为正确的是 （   ）
    A. 收缩功能使食物尽快到达胃里
    B. 扩张功能使食物尽快到达胃里
    C. 扩张功能使食物避免过快到达胃里,减轻胃的压力
    D. 收缩功能使食物避免过快到达胃里,减轻胃的压力
    E. 收缩和扩张功能防止胃食物反流

163. 关于胃毗邻关系的描述,正确的是 （   ）
   A. 胃的前壁与前腹壁相贴,后壁与胰腺、横结肠、左肾上腺及左肾上半部相邻
   B. 胃的前壁在右侧与肝左叶贴近,左侧与膈相邻,介于两者间的胃前壁与前腹壁相贴,后壁与胰腺、横结肠、左肾上腺及左肾上半部相邻
   C. 胃的前壁在右侧与肝左叶贴近,左侧与膈相邻,后壁与胰腺、横结肠相邻
   D. 胃的前壁在右侧与肝左叶贴近,左侧与膈相邻,胃前壁与前腹壁相贴,后壁与胰腺、横结肠、右肾上腺及右肾上半部相邻
   E. 胃的前壁与前腹壁相贴,后壁与胰腺、横结肠、右肾上腺及左肾上半部相邻

164. 关于胃黏膜的描述,正确的是 （   ）
   A. 胃小弯的黏膜皱襞多为斜行,宽度不超过 5 mm
   B. 胃大弯黏膜皱襞较粗,常为扭曲的横行皱襞,宽度约 10 mm
   C. 胃前、后壁黏膜多为纵行,宽度 5 mm
   D. 胃大弯黏膜皱襞较粗,常为扭曲的纵行皱襞,宽度约 10 mm
   E. 胃大弯黏膜皱襞较粗,常为迂曲的网格样皱襞,宽度约 10 mm

165. 关于腹主动脉及其分支的说法,正确的是 （   ）
   A. 腹主动脉分脏支和壁支
   B. 腰动脉是腹主动脉的脏支
   C. 脏支较粗,都是成对的动脉
   D. 壁支都不成对且较细
   E. 脏支分出成对的肾动脉和腹腔干

166. 基底核是指 （   ）
   A. 大脑半球皮质内灰质团块的总称
   B. 大脑半球髓质内灰质团块的总称
   C. 大脑半球灰质团块的总称
   D. 大脑半球基底节区白质团块的总称
   E. 大脑半球皮质内白质团块的总称

167. 老李 10 年前患腰腿痛,为了确诊,医生建议其行脊髓造影。临床腰椎穿刺常在哪个部位进行 （   ）
   A. 只能在腰 3、4 椎间隙
   B. 只能在腰 4、5 椎间隙
   C. 在腰 3、4 或腰 4、5 椎间隙
   D. 腰 1、2 椎间隙
   E. 腰 5、骶 1 椎间隙

168. 关于大脑动脉环的叙述,正确的是 （   ）
   A. 由前交通动脉、大脑前动脉、颈内动脉、后交通动脉和大脑后动脉吻合,环绕视交叉、灰结节和乳头体周围而成
   B. 由前交通动脉、大脑前动脉、大脑中动脉、颈内动脉、后交通动脉和大脑后动脉吻合,环绕视交叉、灰结节和乳头体周围而成
   C. 由前交通动脉、大脑前动脉、后交通动脉和大脑后动脉吻合,环绕视交叉、灰结节和小脑脚周围而成
   D. 由前交通动脉、大脑前动脉、后交通动脉和大脑后动脉吻合,环绕视交叉、灰结节周围而成
   E. 由前交通动脉、大脑前动脉、后交通动脉和大脑后动脉吻合,环绕灰结节和乳头

体周围而成

169. 脑脊液不断地产生与回流,下列哪项不是其主要功能　　　　　　　　　　（　　）
　　A. 营养功能　　　　　　　　　　B. 缓冲功能
　　C. 分散压力　　　　　　　　　　D. 保护功能
　　E. 防御功能

170. 关于十二对脑神经的分类说法中,正确的是　　　　　　　　　　　　　　（　　）
　　A. 运动神经有滑车神经（Ⅵ）、展神经（Ⅺ）、副神经（Ⅳ）、舌下神经（Ⅶ）
　　B. 感觉神经有嗅神经（Ⅰ）、视神经（Ⅱ）、前庭神经（Ⅷ）、舌咽神经（Ⅸ）
　　C. 混合神经有三叉神经（Ⅴ）、迷走神经（Ⅸ）、副神经（Ⅺ）
　　D. 运动神经有滑车神经（Ⅵ）、展神经（Ⅳ）、动眼神经（Ⅲ）
　　E. 混合神经有三叉神经（Ⅴ）、面神经（Ⅶ）、舌咽神经（Ⅸ）、迷走神经（Ⅹ）

171. 关于交感与副交感神经的支配作用中,正确的是　　　　　　　　　　　　（　　）
　　A. 交感神经兴奋,部分腹腔内血管舒张
　　B. 副交感神经兴奋促进胰岛素分泌,支气管平滑肌收缩
　　C. 交感神经兴奋,汗腺分泌减少
　　D. 副交感神经兴奋,瞳孔扩大
　　E. 交感神经兴奋,促进胃肠蠕动、胃液分泌

172. 关于体液的叙述,正确的是　　　　　　　　　　　　　　　　　　　　　（　　）
　　A. 细胞内液是组织液的小部分
　　B. 细胞外液控制细胞生长外部环境
　　C. 细胞内液就是细胞生长的内环境
　　D. 体液约占人体重量的60%,分为细胞内液、细胞外液
　　E. 细胞外液又称组织液

173. 维生素B_{12}、叶酸的主要作用是　　　　　　　　　　　　　　　　　　（　　）
　　A. 加强骨髓造血功能
　　B. 可以防止再生障碍性贫血
　　C. 促使红细胞成熟,可防治巨幼红细胞性贫血
　　D. 促血红蛋白的生成
　　E. 增加血红蛋白的携氧量

174. 正常心内传导兴奋的顺序是　　　　　　　　　　　　　　　　　　　　　（　　）
　　A. 窦房结—房室交界—心房肌—心室肌
　　B. 窦房结—房室交界—心室肌—浦肯野纤维
　　C. 窦房结—心房肌—房室交界—房室束和左右束支—浦肯野纤维—心室肌
　　D. 窦房结—心房肌—心室肌—浦肯野纤维
　　E. 窦房结—心房肌—左右束支—浦肯野纤维

175. 关于心音的描述,正确的是　　　　　　　　　　　　　　　　　　　　　（　　）
　　A. 第一心音的音调高亢,持续时间长,产生的机制是心室肌收缩、房室瓣关闭和血液冲击动脉壁引起的振动而产生的
　　B. 第二心音的音调低沉,持续时间短,产生的机制主要是心室舒张、动脉瓣关闭及

血液与动脉壁的振动所致

C. 第一心音的音调高亢,持续时间短,产生的机制主要是心室舒张、动脉瓣关闭及血液与动脉壁的振动所致

D. 第二心音的音调低沉,持续时间短,产生的机制主要是心室舒张、动脉瓣关闭及血液与动脉壁的振动所致

E. 第一心音的音调低,持续时间长,产生的机制主要是心室肌收缩、房室瓣关闭及血液冲击动脉壁引起的振动而产生的

176. 呼吸由以下几个环节构成,正确的顺序是 （   ）
   A. 外呼吸、气体运输、内呼吸　　　　B. 气体运输、外呼吸、内呼吸
   C. 外呼吸、内呼吸、气体运输　　　　D. 气体运输、内呼吸、外呼吸
   E. 内呼吸、气体运输、外呼吸

177. 以下3种食物在胃内停留时间从长到短的顺序是 （   ）
   A. 糖、蛋白质、脂肪　　　　　　　　B. 蛋白质、糖、脂肪
   C. 脂肪、蛋白质、糖　　　　　　　　D. 脂肪、糖、蛋白质
   E. 糖、脂肪、蛋白质

178. 关于胰液消化酶的说法,不正确的是 （   ）
   A. 胰淀粉酶分解淀粉成麦芽糖
   B. 胰脂肪酶分解脂肪
   C. 胰蛋白酶分解蛋白质
   D. 糜蛋白酶可独立分解小分子多肽和氨基酸
   E. 胰蛋白酶本身可以激活胰蛋白酶原,也可以激活糜蛋白酶原

179. 关于消化道吸收的说法,不正确的是 （   ）
   A. 胃主要是存储食物,只吸收少量水
   B. 大肠主要是吸收水分和无机盐
   C. 小肠是主要吸收部位,各种营养都被它吸收
   D. 糖、蛋白质经消化后进入血液
   E. 脂肪在消化后大多需由胆盐帮助进入淋巴而被吸收

180. 关于脏器功能的组合,错误的是 （   ）
   A. 肾—血糖　　　　　　　　　　　　B. 肝—解毒
   C. 垂体—生长发育　　　　　　　　　D. 胸腺—免疫
   E. 甲状旁腺—血钙平衡

181. 下列组合,不相关的是 （   ）
   A. 冠状动脉—心　　　　　　　　　　B. 腹腔动脉—肝
   C. 椎动脉—腰椎　　　　　　　　　　D. 肠系膜上动脉—小肠
   E. 肠系膜下动脉—乙状结肠

182. 关于骶骨的描述,错误的是 （   ）
   A. 骶骨由5个骶椎融合而成　　　　　B. 骶骨4条横线为骶椎融合的痕迹
   C. 骶骨与腰椎之间为骨性联合　　　　D. 骶骨正中的隆起为骶正中嵴
   E. 骶正中嵴外侧有四对骶管裂孔

183. 正常成人血量占体重的 ( )
  A. 4%~5%　　　　　　　　　B. 7%~8%
  C. 9%~10%　　　　　　　　 D. 10%~15%
  E. 20%

184. 关于骨骼肌的说法,错误的是 ( )
  A. 约占体重的40%　　　　　　B. 有丰富的血管和淋巴管分布
  C. 是运动系统的主动部分　　　D. 不受神经支配
  E. 包括躯干肌、头颈肌、四肢肌

185. 下列哪个不是鼻窦的组成部分 ( )
  A. 额窦　　B. 筛窦　　C. 蝶窦　　D. 上颌窦　　E. 上矢状窦

186. 关于颈椎的说法,错误的是 ( )
  A. 第1颈椎称寰椎,呈环形,无椎体　　B. 第2颈椎称枢椎,有齿突
  C. 第6颈椎是重要的体表标志　　　　D. 第7颈椎称隆椎,棘突长
  E. 颈椎骨折容易造成高位截瘫

187. 关于心脏的说法,错误的是 ( )
  A. 右心房有三个入口,一个出口　　B. 右心室有一个出口,一个入口
  C. 左心房有四个入口,一个出口　　D. 左心室有一个出口,一个入口
  E. 冠状窦口位于左心房入口处

188. 下列哪个不是颈外动脉的分支 ( )
  A. 甲状腺上动脉　　　　　　　B. 耳动脉
  C. 舌动脉　　　　　　　　　　D. 面动脉
  E. 上颌动脉

189. 下丘脑不包括 ( )
  A. 视交叉　　B. 灰结节　　C. 乳头体　　D. 苍白球　　E. 漏斗

190. 硬脑膜窦不包括 ( )
  A. 冠状窦　　B. 上矢状窦　　C. 横窦　　D. 乙状窦　　E. 海绵窦

191. 下列哪项不是迷走神经的纤维成分 ( )
  A. 内脏运动纤维　　　　　　　B. 内脏感觉纤维
  C. 躯体运动纤维　　　　　　　D. 躯体感觉纤维
  E. 混合纤维

192. 下列哪项不是内分泌腺 ( )
  A. 甲状腺　　B. 肾上腺　　C. 乳腺　　D. 垂体　　E. 松果体

193. 我国成人白细胞数量,正常为 ( )
  A. $(3.0\sim8.0)\times10^9/L$　　　　B. $(3.0\sim10.0)\times10^9/L$
  C. $(4.0\sim8.0)\times10^9/L$　　　　D. $(4.0\sim10.0)\times10^9/L$
  E. $(5.0\sim10.0)\times10^9/L$

194. 下列哪种维生素缺乏时,会伴有凝血障碍 ( )
  A. 维生素B　　　　　　　　　B. 维生素C
  C. 维生素D　　　　　　　　　D. 维生素E

E. 维生素 K

195. 我国健康成人安静状态时的收缩压,正常为 （ ）
 A. 80～120 mmHg   B. 90～120 mmHg
 C. 80～140 mmHg   D. 90～140 mmHg
 E. 90～160 mmHg

196. 中心静脉压的正常值为 （ ）
 A. 4～10 cmH$_2$O   B. 4～12 cmH$_2$O
 C. 6～10 cmH$_2$O   D. 6～12 cmH$_2$O
 E. 4～12 mmHg

197. 血液运输 CO$_2$ 的主要形式是 （ ）
 A. 磷酸盐   B. 碳酸盐
 C. 碳酸氢盐   D. 铁盐
 E. 钙盐

198. 胃排空需要几小时 （ ）
 A. 2 小时   B. 4～6 小时
 C. 6～8 小时   D. 12 小时
 E. 24 小时

199. 成人两肾每昼夜生成的原尿总量约为 （ ）
 A. 5 L   B. 10 L   C. 50 L   D. 100 L   E. 180 L

200. 关于细胞的叙述,不正确的是 （ ）
 A. 细胞膜又称质膜
 B. 细胞内部结构分为细胞膜、细胞核和细胞质
 C. 通过细胞质进行信息传递
 D. 通过细胞膜进行能量转换
 E. 细胞内也有丰富的膜结构

201. 细胞最普通的分裂方式是 （ ）
 A. 有性分裂   B. 有丝分裂
 C. 无丝分裂   D. 成熟分裂
 E. 无性分裂

202. 关于结缔组织的描述,正确的是 （ ）
 A. 疏松结缔组织可以为机体提供能量
 B. 致密结缔组织只有极少数是以弹性纤维为主体
 C. 脂肪组织是淋巴器官的基本组织成分
 D. 脂肪组织的主要作用是传送营养物质
 E. 正常男性脂肪含量占体重的 15%～20%

203. 关于肌纤维的叙述,正确的是 （ ）
 A. 骨骼肌属不随意肌,有横纹   B. 骨骼肌属随意肌,无横纹
 C. 骨骼肌属随意肌,有横纹   D. 心肌属随意肌,有横纹
 E. 平滑肌是无横纹细胞,属随意肌

204. 下列描述,不正确的是 (　　)
    A. 骨的分类:长骨、短骨、扁骨、不规则骨(含气骨)
    B. 4岁以后,长骨骨干内的红骨髓逐渐被脂肪组织代替
    C. 骨质分骨密质和骨松质
    D. 骨膜由丰富的结缔组织构成
    E. 骨髓充填于骨髓腔和松质间隙内

205. 关于关节的描述,不正确的是 (　　)
    A. 滑膜关节是骨连接的主要形式
    B. 纤维连接分为韧带连接和缝
    C. 滑膜关节有较大的活动性
    D. 滑膜关节的运动可分为屈和伸、外收、旋内和旋外
    E. 滑膜关节的辅助构造有韧带、关节盘和关节唇

206. 关于腹股沟管的叙述,正确的是 (　　)
    A. 腹股沟管位于腹股沟韧带的内侧半的下方
    B. 为腹壁扁肌间的一条横行间隙,长4~5 cm
    C. 腹股沟管有内、外两个口,内口又称浅口,外口又称深环
    D. 内口在腹股沟韧带中点上方1 cm处
    E. 腹股沟管在男性有精索,女性有子宫圆韧带通过

207. 下列描述,正确的是 (　　)
    A. 锁骨呈S形弯曲,前内侧2/3凸向后,外侧1/3凸向前
    B. 肩胛骨上缘靠外侧角的突起为肩峰
    C. 肱骨头周围稍窄处呈解剖颈,是骨折的易发部位
    D. 掌骨共5块,每块掌骨部分都分为底、体两部分
    E. 肩关节是全身最灵活的关节

208. 关于膝关节的描述,不正确的是 (　　)
    A. 由股骨下端、胫骨上端和髌骨构成
    B. 关节囊周围有韧带加强,前壁自上而下有股四头肌腱、髌骨和髌韧带
    C. 关节囊内有前、后交叉韧带,防止胫骨向前、后移位
    D. 内、外侧半月板可加强稳固性和灵活性
    E. 主要做屈伸运动及轻度的旋转运动

209. 关于肝脏的说法,不正确的是 (　　)
    A. 肝脏外形呈不规则楔形　　B. 肝后部邻接十二指肠上曲
    C. 右叶前部与结肠肝曲相接　　D. 膈面与膈相贴
    E. 借链状韧带分成肝右叶与肝左叶

210. 胸腺逐渐被脂肪组织所代替出现在 (　　)
    A. 20岁以后　　B. 35岁以后
    C. 45岁以后　　D. 55岁以后
    E. 60岁以后

211. 心的泵血过程中,等容舒张期 (　　)

A. 动脉瓣关闭,房室瓣开放　　　　　B. 动脉瓣关闭,房室瓣关闭

C. 动脉瓣开放,房室瓣开放　　　　　D. 动脉瓣开放,房室瓣关闭

E. 与动脉瓣、房室瓣无关

212. 有效滤过压等于　　　　　　　　　　　　　　　　　　　　　　　(　　)

A. 毛细血管压—(血浆胶体渗透压+组织静水压)

B. 组织液胶体渗透压—(血浆胶体渗透压+组织静水压)

C. (毛细血管压+组织液胶体渗透压)—(血浆胶体渗透压+组织静水压)

D. (毛细血管压+组织液胶体渗透压)—血浆胶体渗透压

E. (毛细血管压+组织液胶体渗透压)—组织静水压

213. 最重要的消化液是　　　　　　　　　　　　　　　　　　　　　　(　　)

A. 唾液　　　B. 胆汁　　　C. 胃液　　　D. 胰液　　　E. 小肠液

214. 完全不能被肾小管重吸收的物质是　　　　　　　　　　　　　　　(　　)

A. 葡萄糖　　　　　　　　　　　　　B. 钠离子、氯离子

C. 氨基酸　　　　　　　　　　　　　D. 肌酐

E. 尿素

215. 人体最大的细胞是　　　　　　　　　　　　　　　　　　　　　　(　　)

A. 神经细胞　　　　　　　　　　　　B. 淋巴细胞

C. 肝细胞　　　　　　　　　　　　　D. 卵细胞

E. 心肌细胞

216. 细胞以下列哪种方式繁衍后代　　　　　　　　　　　　　　　　　(　　)

A. 增生　　　B. 再生　　　C. 肥大　　　D. 化生　　　E. 分裂

217. 构成造血器官和淋巴器官的基本组织成分是　　　　　　　　　　　(　　)

A. 疏松结缔组织　　　　　　　　　　B. 致密结缔组织

C. 网状组织　　　　　　　　　　　　D. 脂肪组织

E. 神经组织

218. 人体内90%的钙盐存在于　　　　　　　　　　　　　　　　　　　(　　)

A. 骨骼肌　　　　　　　　　　　　　B. 透明软骨

C. 弹性软骨　　　　　　　　　　　　D. 骨组织

E. 纤维软骨

219. 下列不属于内脏的是　　　　　　　　　　　　　　　　　　　　　(　　)

A. 消化系统　　　　　　　　　　　　B. 呼吸系统

C. 运动系统　　　　　　　　　　　　D. 泌尿系统

E. 生殖系统

220. 以下骨的哪种结构中存在着丰富的神经和血管,对骨的营养、再生、感觉有重要作用

(　　)

A. 骨松质　　　B. 骨密质　　　C. 骨膜　　　D. 红骨髓　　　E. 黄骨髓

221. 起自髂前上棘斜向内下方,止于胫骨上部的内侧,可屈髋关节和膝关节的四肢肌是

(　　)

A. 股四头肌　　　B. 髂腰肌　　　C. 骨二头肌　　　D. 缝匠肌　　　E. 臀大肌

222. 齿突位于 （   ）
　　A. 第 1 颈椎　　　　　　　　B. 第 2 颈椎
　　C. 第 3 颈椎　　　　　　　　D. 第 5 颈椎
　　E. 第 7 颈椎

223. 关于成人躯干骨的描述，正确的是 （   ）
　　A. 脊柱由 28 块椎骨组成　　　B. 1 对棘突
　　C. 尾椎 5 块　　　　　　　　D. 骶骨 2 块
　　E. 骶骨前方有 4 对骶前孔

224. 下列不从肺门进出的结构是 （   ）
　　A. 气管　　　　　　　　　　B. 支气管动脉
　　C. 神经　　　　　　　　　　D. 淋巴管
　　E. 肺静脉

225. 口腔的三对大唾液腺是指 （   ）
　　A. 唇腺、腮腺、舌下腺　　　　B. 腮腺、下颌下腺、舌下腺
　　C. 下颌下腺、舌下腺、颊腺　　D. 舌下腺、唇腺、颊腺
　　E. 腮腺、下颌下腺、颊腺

226. 口咽、喉咽的分界是 （   ）
　　A. 软腭　　B. 硬腭　　C. 会厌　　D. 前庭襞　　E. 声襞

227. 关于食管的描述，正确的是 （   ）
　　A. 从膈食管裂孔至胃贲门的部分，已进入腹腔，不再属于食管的部分
　　B. 深吸气屏息可使食管完全松弛
　　C. 膈食管裂孔出现松弛时，胃内食物易出现反流
　　D. 食管的第 2 狭窄部位于气管分叉水平，距中切牙 40 cm
　　E. 食管的肌层上为平滑肌，下为横纹肌

228. 大肠中最短、最宽的部分是 （   ）
　　A. 阑尾　　B. 肛管　　C. 直肠　　D. 盲肠　　E. 结肠

229. 关于大肠的描述，正确的是 （   ）
　　A. 结肠有特殊的形态：结肠带、结肠袋、肠脂垂，而盲肠、直肠等均无此形态
　　B. 阑尾长 5~10 cm，其体表投影在脐与左髂前上棘连线的外、中 1/3 处
　　C. 乙状结肠呈"乙"字形弯曲，至第 5 骶椎平面连接直肠
　　D. 直肠横襞距肛门约 7 cm
　　E. 阑尾无系膜，活动度大

230. 人体最大的腺体是 （   ）
　　A. 腮腺　　B. 胰腺　　C. 肝脏　　D. 甲状腺　　E. 前列腺

231. 关于胆囊的描述，不正确的是 （   ）
　　A. 胆囊是独立的脏器，不包括在肝外胆管之列
　　B. 胆囊为贮存和浓缩胆汁的器官
　　C. 胆囊分底、体、颈三部
　　D. 胆囊体与底无明显分界

E. 进食后，胆汁从胆囊内排出

232. 听觉感受器位于 （　　）
    A. 椭圆囊　　B. 膜半规管　　C. 球囊　　D. 蜗管　　E. 骨半规管

233. 血液中数量最多的细胞是 （　　）
    A. 白细胞　　B. 红细胞　　C. 中性粒细胞　D. 血小板　　E. 单核细胞

234. 抗凝的原理主要是去除血液中的 （　　）
    A. 钠离子　　B. 钙离子　　C. 铁离子　　D. 钾离子　　E. 氢离子

235. 在心室舒张期的最后约0.1秒，心房开始收缩，此时心脏进入 （　　）
    A. 等容收缩期　　　　　　　　B. 射血期
    C. 等容舒张期　　　　　　　　D. 充盈期
    E. 房缩期

236. 形成动脉血压的前提是 （　　）
    A. 心脏射血　　　　　　　　　B. 外周阻力
    C. 足够的血液充盈　　　　　　D. 静脉回心血量
    E. 中心静脉压

237. 肺通气的直接动力是 （　　）
    A. 呼吸运动　　　　　　　　　B. 肺泡压力和大气压力之差
    C. 气体分压差　　　　　　　　D. 肺泡回缩力
    E. 肋间内肌收缩

238. 下列哪项不是细胞质的组成部分 （　　）
    A. 基质　　B. 细胞器　　C. 胞浆　　D. 包含物　　E. 质膜

239. 正常女性脂肪含量占体重的比例为 （　　）
    A. 10%～15%　　　　　　　　B. 10%～20%
    C. 15%～25%　　　　　　　　D. 20%～25%
    E. 20%～30%

240. 关于上皮组织的说法，错误的是 （　　）
    A. 上皮组织由密集排列的细胞和极少量的细胞间质构成
    B. 上皮组织有丰富的神经末梢，但无血管和淋巴
    C. 上皮组织有丰富的神经末梢、血管和淋巴
    D. 上皮组织具有保护、分泌、吸收和排泄等功能
    E. 分布于胸膜、腹膜、心包膜的单层扁平上皮称为间皮

241. 钙盐主要存在于骨组织中，骨组织中钙盐含量占体内钙盐含量的比例为 （　　）
    A. 70%　　B. 75%　　C. 80%　　D. 90%　　E. 95%

242. 神经组织由神经细胞和神经胶质细胞构成。神经细胞为神经系统结构和功能的基本单位，具有下列哪项功能 （　　）
    A. 感受刺激，传导冲动　　　　B. 营养、保护
    C. 支持　　　　　　　　　　　D. 绝缘
    E. 传导

243. 骨与骨之间借结缔组织、软骨或骨连接，称为关节或骨连接。耻骨联合属于下列哪

项连接 ( )
A. 纤维连接 B. 骨性连接
C. 透明软骨结合 D. 纤维软骨结合
E. 滑膜关节

244. 下列说法中不正确的是 ( )
A. 胸骨由胸骨柄、胸骨体、剑突组成
B. 胸骨角是重要体表标志,平对第 2 肋软骨
C. 第 7 颈椎称隆椎,棘突长,是体表标志
D. 第 10～12 肋前端游离,称为浮肋,不与胸骨连接
E. 脊椎长韧带有三条:前纵韧带、后纵韧带、棘上韧带

245. 关于骨髓的说法,错误的是 ( )
A. 充填于骨髓腔和松质间隙
B. 胎儿和新生儿的骨髓内含有不同发育阶段的红细胞和某些白细胞,呈红色,故称红骨髓
C. 6 岁之后,长骨骨干内的红骨髓逐渐被黄骨髓取代
D. 红骨髓逐渐被脂肪组织代替,呈黄色,称为黄骨髓,失去造血功能
E. 5 岁之后,长骨骨干内的红骨髓逐渐被黄骨髓取代

246. 骨与骨之间借纤维组织、软骨或骨相连,称为关节或骨连接。下列属纤维连接的有 ( )
A. 人字缝 B. 耻骨联合
C. 幼儿的蝶骨与枕骨间的蝶枕结合 D. 骶椎之间的连接
E. 相邻椎骨间的椎间盘

247. 下列不属滑膜关节的是 ( )
A. 颞下颌关节 B. 膝关节
C. 肩关节 D. 椎间关节
E. 踝关节

248. 腕骨共有 8 块,从桡侧向尺侧,近侧列依次为 ( )
A. 手舟骨、月骨、三角骨、豆骨
B. 手舟骨、豆骨、月骨、三角骨
C. 大多角骨、小多角骨、头状骨、钩骨
D. 手舟骨、月骨、头状骨、钩骨
E. 手舟骨、月骨、豆骨、三角骨

249. 桡腕关节的组成是 ( )
A. 桡骨下端、尺骨头下方的关节盘和手舟骨、月骨、三角骨
B. 桡骨下端、尺骨头下方的关节盘和手舟骨、月骨、豆骨
C. 桡骨下端、尺骨头下方的关节盘和手舟骨、月骨
D. 桡骨下端、尺骨头下方的关节盘和手舟骨、三角骨
E. 桡骨下端的关节盘和手舟骨、月骨、三角骨

250. 锁骨骨折常见的部位是 ( )

A. 锁骨外侧端

B. 锁骨内侧端

C. 锁骨内侧 1/3 与外侧 2/3 相邻部位

D. 锁骨内侧 2/3 与外侧 1/3 相邻部位

E. 锁骨内侧 3/4 与外侧 1/4 相邻部位

251. 关于膝关节韧带的说法,错误的是 （　　）

A. 膝关节囊内有前后交叉韧带,防止胫骨移位

B. 前交叉韧带于伸膝时最紧张,防止胫骨前移

C. 胫侧副韧带位于膝关节内侧前份,与关节囊和内侧半月板紧密结合

D. 膝关节囊宽阔松弛,周围有韧带加强。前壁有股四头肌腱、髌骨及髌韧带

E. 后交叉韧带于屈膝时最紧张,防止胫骨后移

252. 关于肩胛骨的描述,错误的是 （　　）

A. 肩胛骨为三角形扁骨,位于胸廓后上方,第 2 后肋到第 7 后肋之间

B. 肩胛骨有两面、四缘、三角

C. 肩胛冈将肩胛骨后面分为冈上窝和冈下窝

D. 肩胛骨上缘靠外侧角的突起为喙突

E. 肩部的最高点为肩峰

253. 颈体角正常值为 （　　）

A. 男性平均 130°,女性平均 125° B. 男性平均 132°,女性平均 127°

C. 男性平均 130°,女性平均 127° D. 男性平均 132°,女性平均 125°

E. 男性平均 125°,女性平均 132°

254. 关于脊椎椎体的描述,错误的是 （　　）

A. 颈椎椎体小,横突根部有横突孔

B. 第 1 颈椎称寰椎,无椎体

C. 腰椎椎体大,棘突伸向后下,呈叠瓦状

D. 第 7 颈椎棘突最长

E. 第 2 颈椎称枢椎,有齿突

255. 关于骨骼肌的描述,错误的是 （　　）

A. 骨骼肌在人体分布广泛,约占体重的 30%

B. 骨骼肌可以看成是一个器官

C. 骨骼肌包括躯干肌、头颈肌、四肢肌

D. 骨骼肌具有丰富的血管和淋巴管分布,并受神经支配

E. 膈上有主动脉裂孔、食管裂孔和腔静脉裂孔

256. 下列不属于短骨的是 （　　）

A. 椎体　　B. 月骨　　C. 跟骨　　D. 三角骨　　E. 头状骨

257. 下列属于中列足跗骨的是 （　　）

A. 月骨　　B. 舟骨　　C. 三角骨　　D. 楔状骨　　E. 骰骨

258. 下列不属于肺间质结构的是 （　　）

A. 血管　　B. 淋巴　　C. 淋巴结　　D. 支气管树　　E. 神经

259. 关于鼻窦的描述,错误的是 （   ）
    A. 鼻窦共四对
    B. 上颌窦是最大的鼻窦
    C. 上颌窦开口于中鼻道的后份
    D. 鼻窦是鼻腔周围颅骨内开口于鼻腔的含气空腔
    E. 上颌窦开口于中鼻道的前份

260. 关于肺的描述,错误的是 （   ）
    A. 右肺较宽短,左肺较狭长
    B. 肺呈圆锥形,具有一尖、一底、两面、两缘
    C. 左肺分两叶,右肺分三叶
    D. 肺尖经胸廓上口突至颈部,超出锁骨内侧1/3段上方1.5 cm
    E. 肺尖相当于第7颈椎棘突的高度

261. 立位钡餐造影片最清晰的阴影是 （   ）
    A. 幽门管   B. 胃体   C. 贲门部   D. 胃泡   E. 幽门窦

262. 胃小弯黏膜皱襞多为纵行,宽度不超过 （   ）
    A. 1 mm   B. 2 mm   C. 3 mm   D. 4 mm   E. 5 mm

263. 关于十二指肠的描述,错误的是 （   ）
    A. 小肠中最短、最窄又是最固定的部分
    B. 十二指肠分四部分:上部、降部、横部及升部
    C. 十二指肠呈C字形,包绕胰头
    D. 上部约在第1腰椎的右侧起于幽门
    E. 十二指肠水平部在肠系膜上动脉和腹主动脉夹角内通过

264. 关于阑尾的描述,错误的是 （   ）
    A. 阑尾长5~10 cm   B. 开口于盲肠内侧缘上部
    C. 阑尾有系膜,活动度大   D. 阑尾根部位置固定
    E. 阑尾体表投影通常在脐与右髂前上棘连线的外、中1/3处

265. 乙状结肠在哪个水平续接直肠 （   ）
    A. 第1骶椎平面   B. 第2骶椎平面
    C. 第3骶椎平面   D. 第4骶椎平面
    E. 第5骶椎平面

266. 关于肝脏的描述,不正确的是 （   ）
    A. 肝脏呈不规则的楔形,分膈面、脏面和下缘
    B. 肝圆韧带将肝脏分为左右叶
    C. 镰状韧带将肝脏分为左右叶
    D. 肝脏接受双重血供
    E. 胚胎时期肝脏参与造血

267. 下列说法,正确的是 （   ）
    A. 成人腹上区剑突下3~6 cm范围内,可及肝脏前缘
    B. 成人右肋弓下1~2 cm范围可及肝下缘

C. 成人正常肝脏右肋弓下缘一般不应触及

D. 小儿的肝脏下缘位置较低,露出于右肋弓下属正常情况

E. 肝外形呈不规则楔形,分为膈面、脏面和内侧缘

268. 关于肝脏功能的描述,错误的是 (　　)

　　A. 参与激素、药物等物质的合成、转化与分解

　　B. 解毒

　　C. 分泌胆汁

　　D. 吞噬防御

　　E. 胚胎时期肝脏还是造血器官之一

269. 左右肝管在何水平汇合成肝总管 (　　)

　　A. 肝门下 1～2 cm　　　　　　B. 肝门下 1.5～2.5 cm

　　C. 肝门下 2～3 cm　　　　　　D. 肝门下 3～4 cm

　　E. 肝门下 4～5 cm

270. 下列说法,正确的是 (　　)

　　A. 胆囊为生成和储存胆汁的器官

　　B. 胆囊容量为 30～60 ml

　　C. 胆囊分底、体、颈三部分

　　D. 胆囊位于肝脏的胆囊窝内,与肝脏游离

　　E. 胆囊底圆钝,指向后下方

271. 关于胰腺的描述,错误的是 (　　)

　　A. 胰是人体重要的消化腺,由外分泌和内分泌两部分组成

　　B. 胰具有分解消化蛋白质、糖类和脂肪的作用

　　C. 胰位于上腹部,横跨于第 2～3 腰椎体前方

　　D. 胰全长 14～20 cm

　　E. 胰岛主要分泌胰岛素,散在于胰腺实质内

272. 下列说法中错误的是 (　　)

　　A. 脉管系统又称心血管系统

　　B. 淋巴管道是静脉的辅助管道

　　C. 脉管系统的功能是物质运输,保证新陈代谢的不断运行

　　D. 心血管系统由心脏、动脉、静脉和毛细血管组成

　　E. 淋巴系统包括淋巴管道、淋巴器官和淋巴组织

273. 关于心脏的描述,错误的是 (　　)

　　A. 心脏位于胸腔的中纵隔

　　B. 心脏分一尖、一底、两面和三缘

　　C. 心尖钝圆,朝向左前下方

　　D. 左侧第 6 肋间隙锁骨中线内 1～2 cm 处可扪及心脏搏动

　　E. 心脏具有重要的内分泌功能

274. 正常心脏三缘的解剖组成是 (　　)

　　A. 左缘主要由左心室形成;右缘主要由右心房形成;下缘由左右心室形成

B. 左缘主要由左右心室形成；右缘主要由右心房形成；下缘由左心室形成

C. 左缘主要由左心室形成；右缘主要由右心房、右心室形成；下缘由左右心室形成

D. 左缘主要由左心室形成；右缘主要由右心室形成；下缘由左心室、左心房形成

E. 左缘主要由左心室形成；右缘主要由右心房、右心室形成；下缘由左心室形成

275. 主动脉压力感受器位于 （ ）
   A. 主动脉弓壁内　　　　　　　B. 主动脉弓下方
   C. 主动脉起始部侧壁　　　　　D. 主动脉弓上方
   E. 主动脉弓外上方

276. 关于心腔和瓣膜的描述，错误的是 （ ）
   A. 右心房有三个口：上腔静脉口、下腔静脉口和冠状窦口
   B. 右心房居心脏最前部
   C. 左心房前部凸向右前方的部分为左心耳
   D. 右心房凸向左前方的部分，称右心耳
   E. 左心室壁最厚，有出入两口

277. 关于体循环静脉的描述，正确的是 （ ）
   A. 体循环静脉由上腔静脉系、下腔静脉系组成
   B. 数量多、管壁厚、管腔大
   C. 同侧颈内外静脉汇合成的夹角称为静脉角
   D. 头颈部每侧各有两条静脉干，主要为颈内静脉和颈外静脉
   E. 颈外静脉为颈部最大的静脉干

278. 下列说法，正确的是 （ ）
   A. 颈外静脉是颈部最大的静脉干
   B. 肝门静脉收集除肝外腹腔不成对器官的静脉血
   C. 下腔静脉在第4腰椎水平，由左右髂总静脉汇合而成
   D. 肝门静脉与上下腔静脉吻合途径：食管静脉丛、阴部静脉丛、脐周静脉网
   E. 肝门静脉由肠系膜上下静脉和脾静脉在胰头后方汇合而成

279. 关于淋巴系统的叙述，不正确的是 （ ）
   A. 淋巴系统内流动着无色透明的淋巴液
   B. 淋巴管道分为毛细淋巴管、淋巴管、淋巴干和淋巴导管
   C. 淋巴管无瓣膜
   D. 淋巴系统可繁殖增生淋巴细胞并能运转脂肪和其他大分子物质
   E. 淋巴液无色透明

280. 全身淋巴干数量为 （ ）
   A. 5　　　B. 6　　　C. 7　　　D. 8　　　E. 9

281. 关于胸导管的描述，错误的是 （ ）
   A. 全身最粗、最长的淋巴管　　　B. 胸导管长约30～40 cm
   C. 为全身最粗但不是最长的淋巴管　D. 胸导管起于乳糜池
   E. 胸导管经主动脉裂孔进入胸腔

282. 不属于肾蒂结构的是 （ ）

A. 肾动脉 B. 肾静脉
C. 淋巴管 D. 肾窦
E. 神经

283. 关于肾的描述,错误的是 (　　)
   A. 肾的表面有三层被膜包绕,由内向外:纤维囊、脂肪囊、肾筋膜
   B. 肾单位为肾的结构和功能的基本单位
   C. 肾小管分为近段小管、中段及远段小管
   D. 肾小体位于肾皮质内,包括肾小球和肾小囊
   E. 肾门平第1腰椎

284. 输尿管的长度为 (　　)
   A. 15～20 cm B. 15～25 cm
   C. 20～25 cm D. 20～30 cm
   E. 30～40 cm

285. 关于膀胱的描述,错误的是 (　　)
   A. 成人膀胱的容积为:250～450 ml
   B. 膀胱壁分三层,由内向外为:黏膜、肌层和外膜
   C. 膀胱空虚时,其尖与耻骨联合上缘平齐
   D. 膀胱三角是肿瘤好发部位
   E. 膀胱三角黏膜平滑无皱襞

286. 男性后尿道是指 (　　)
   A. 前列腺部 B. 膜部、海绵体部
   C. 海绵体部 D. 前列腺部和膜部
   E. 前列腺部、海绵体部

287. 关于男性尿道的描述,错误的是 (　　)
   A. 分为前列腺部、膜部、海绵体部
   B. 有3处狭窄:前列腺部、膜部、尿道外口
   C. 尿道长约16～22 cm
   D. 有两个弯曲:耻骨下弯、耻骨前弯
   E. 海绵体部称为前尿道

288. 关于神经系统的描述,正确的是 (　　)
   A. 神经元胞体聚集在一起形成的结构称神经节
   B. 神经纤维聚集在一起成束称纤维束
   C. 躯干神经和内脏神经均含有传入纤维和传出纤维
   D. 躯干神经和内脏神经的传入纤维又分为交感神经和副交感神经
   E. 中枢神经系统网状结构由白质构成

289. 连接两大脑半球的横行纤维束是 (　　)
   A. 弓状纤维 B. 联络纤维
   C. 投射纤维 D. 胼胝体
   E. 钩束

290. 端脑的 3 条叶间沟为 ( )
    A. 外侧沟、中央沟、顶枕沟
    B. 外侧沟、中央沟、距状沟
    C. 外侧沟、中央沟、顶内沟
    D. 颞下沟、中央沟、顶内沟
    E. 外侧沟、中央沟、枕横沟
291. 端脑的 5 个脑叶为 ( )
    A. 额叶、顶叶、颞叶、枕叶和岛叶
    B. 额叶、顶叶、颞叶、枕叶和楔叶
    C. 额叶、顶叶、颞叶、枕叶和边缘叶
    D. 额叶、顶叶、颞叶、枕叶和海马
    E. 额叶、顶叶、颞叶、枕叶和前叶
292. 血细胞在全血中所占的容积百分比为血细胞比容，男女分别为 ( )
    A. 30%～40%、27%～38%
    B. 40%～50%、37%～48%
    C. 40%～50%、27%～38%
    D. 30%～40%、37%～48%
    E. 50%～60%、27%～38%
293. 红细胞内的蛋白主要是血红蛋白，成年男女分别为 ( )
    A. 110～160 g/L、110～150 g/L
    B. 110～150 g/L、100～140 g/L
    C. 120～160 g/L、110～150 g/L
    D. 120～160 g/L、110～140 g/L
    E. 120～150 g/L、110～140 g/L
294. 国际通用的凝血因子有 12 种。其中除哪项是钙离子外，其余都属于蛋白，并大都在肝脏合成 ( )
    A. 因子Ⅳ
    B. 因子Ⅴ
    C. 因子Ⅵ
    D. 因子Ⅶ
    E. 因子Ⅷ
295. 我国成人正常脉压为 ( )
    A. 20～30 mmHg
    B. 25～35 mmHg
    C. 25～30 mmHg
    D. 30～40 mmHg
    E. 35～45 mmHg
296. 我国成人正常中心静脉压为 ( )
    A. 3～11 cmH$_2$O
    B. 4～12 cmH$_2$O
    C. 5～13 cmH$_2$O
    D. 6～14 cmH$_2$O
    E. 7～15 cmH$_2$O
297. 当人体出现发绀症状时，毛细血管血液中去氧血红蛋白超过 ( )
    A. 30 g/L B. 40 g/L C. 50 g/L D. 60 g/L E. 70 g/L
298. 食物入胃后一般多长时间开始胃排空 ( )
    A. 5 分钟 B. 8 分钟 C. 10 分钟 D. 15 分钟 E. 30 分钟
299. 测定基础代谢主要反映了哪项器官的功能 ( )
    A. 甲状腺 B. 下丘脑 C. 垂体 D. 肾上腺 E. 胰岛
300. 无尿是指成人每昼夜尿量低于 ( )
    A. 0.1 L B. 0.2 L C. 0.3 L D. 0.4 L E. 0.5 L
301. 多尿是指成人每昼夜尿量高于 ( )
    A. 1.5 L B. 2 L C. 2.5 L D. 3 L E. 3.5 L

302. 经卵圆孔出颅的神经是 （ ）
    A. 视神经　　　　　　　　B. 动眼神经
    C. 滑车神经　　　　　　　D. 三叉神经
    E. 面神经
303. 下列说法,不正确的是 （ ）
    A. 血浆中有晶体物质和胶体物质
    B. 晶体物质形成晶体渗透压,维持血细胞内外水的分布
    C. 晶体物质形成晶体渗透压,保持毛细血管内外水的平衡
    D. 胶体物质形成胶体渗透压,保持毛细血管内外水的平衡
    E. 0.9%的NaCl溶液和5%的葡萄糖溶液为等渗溶液
304. 关于颅缝的描述,正确的是 （ ）
    A. 两顶骨与枕骨之间的缝是人字缝
    B. 左、右顶骨之间的缝称冠状缝
    C. 额骨与两顶骨之间的缝称矢状缝
    D. 新生儿颅盖位于两顶骨和额骨之间呈菱形的是后囟
    E. 位于两顶骨和枕骨之间呈三角形的是前囟
305. 关于脑膜的说法,错误的是 （ ）
    A. 硬脊膜与椎管之间的狭窄腔隙称硬膜外隙
    B. 蛛网膜外层为衬于颅骨内面的骨膜
    C. 蛛网膜与软膜之间为蛛网膜下隙
    D. 蛛网膜在上矢状窦的两侧形成许多颗粒状突起,突入窦内,称蛛网膜粒
    E. 软膜按位置分别称为软脑膜和软脊膜
306. 脑分为6部分,其描述正确的是 （ ）
    A. 端脑、间脑、小脑、脑干、脑桥和延髓
    B. 端脑、间脑、丘脑、中脑、脑桥和延髓
    C. 端脑、间脑、小脑、中脑、脑桥和延髓
    D. 端脑、大脑、小脑、中脑、脑桥和延髓
    E. 端脑、间脑、大脑、中脑、脑桥和延髓
307. 鼻尖两侧呈弧状隆突的部分称 （ ）
    A. 外鼻　　B. 鼻腔　　C. 鼻根　　D. 鼻翼　　E. 鼻背
308. 胃与十二指肠相接处称 （ ）
    A. 胃底　　B. 贲门　　C. 胃窦　　D. 幽门　　E. 胃小弯
309. 接受双重血液供应的脏器是 （ ）
    A. 肾脏　　B. 脾脏　　C. 子宫　　D. 肝脏　　E. 胰腺
310. 产生胆汁的是 （ ）
    A. 肝管　　B. 胆囊　　C. 胰腺　　D. 胆总管　E. 肝细胞
311. 属于女性生殖腺的是 （ ）
    A. 睾丸　　B. 卵巢　　C. 精囊　　D. 前列腺　E. 尿道球腺
312. 关于脑动脉的描述,错误的是 （ ）

A. 脑的动脉主要来自颈内动脉和椎动脉
B. 颈内动脉供应大脑半球的前 1/3
C. 由前交通动脉、大脑前动脉、颈内动脉、后交通动脉和大脑后动脉吻合,称大脑动脉环
D. 脑的静脉不与动脉伴行
E. 椎动脉发出的脊髓前、后动脉

313. 正常人血浆的 pH 值为 ( )
    A. 7.15～7.25   B. 7.25～7.35
    C. 7.35～7.45   D. 7.45～7.55
    E. 7.55～7.65

314. 胃、大肠、小肠都用的运动形式是 ( )
    A. 紧张性收缩   B. 容受性舒张
    C. 蠕动   D. 分节运动
    E. 袋状往返运动

315. 大肠特有的运动方式是 ( )
    A. 紧张性收缩   B. 容受性舒张
    C. 蠕动   D. 分节运动
    E. 袋状往返运动

316. 关于胆汁的作用,不正确的是 ( )
    A. 胆汁中的胆盐、胆固醇和磷脂酰胆碱等能降低脂肪的表面张力,可使脂肪裂解为脂肪微滴,从而增加了胰脂肪酶的作用面积,有利于脂肪的消化
    B. 肠腔中的脂肪分解产物,如脂肪酸、甘油一酯等与胆盐结合,形成水溶性复合物,有利于脂肪消化产物的吸收
    C. 胆汁促进脂溶性维生素的吸收
    D. 利胆作用,胆盐本身通过肠—肝循环,刺激胆汁的合成与分泌
    E. 胆汁能将淀粉水解为麦芽糖及葡萄糖

317. 促进脂溶性维生素吸收的是 ( )
    A. 胆汁   B. 胃液   C. 小肠液   D. 胰液   E. 唾液

318. 关于肋骨的说法,正确的是 ( )
    A. 第 7～10 肋软骨连成肋弓   B. 分为真肋和假肋
    C. 肋骨均以肋软骨与胸骨相连   D. 第 1～8 肋前端连于胸骨,称真肋
    E. 第 10～12 肋前端游离

319. 关于脊柱的叙述,错误的是 ( )
    A. 长度因姿势不同而异   B. 正常人可有轻度的侧弯
    C. 颈部棘突短,呈水平位   D. 颈曲突向后
    E. 腰曲突向前

320. 关于胸大肌的描述,正确的是 ( )
    A. 起自胸骨、第 1～6 肋软骨和锁骨的内侧半
    B. 止于肱骨外科颈

C. 收缩时肱骨后伸
D. 收缩时肱骨旋外
E. 收缩时牵引肩胛骨向前

321. 关于腹直肌的描述,正确的是 ( )
   A. 位于腹直肌鞘中 B. 上窄下宽
   C. 有 5~6 条横行的腱划 D. 腱划与鞘的前后层紧密结合
   E. 腹直肌鞘有完整的前后层

322. 关于三角肌的描述,错误的是 ( )
   A. 位于肩部,呈三角形 B. 使肩关节外展
   C. 止于三角肌粗隆 D. 只起于肩胛骨
   E. 受腋神经支配

323. 平静呼吸时,关于肺下界的描述,错误的是 ( )
   A. 两肺下缘各沿第 6 肋向外后走行 B. 在锁骨中线处与第 7 肋相交
   C. 在腋中线处与第 8 肋相交 D. 在肩胛线处与第 10 肋相交
   E. 最后终止于第 10 胸椎棘突的外侧

324. 关于十二指肠的描述,正确的是 ( )
   A. 属于下消化道的一部分 B. 在小肠中长度最短、管径最小
   C. 可分为降部、水平部、升部 D. 有胰管和胆总管的开口
   E. 降部的外侧壁有十二指肠大乳头

325. 关于胆总管的描述,正确的是 ( )
   A. 由左、右肝管汇合而成 B. 胆总管与胆囊管汇合成肝总管
   C. 胆总管开口于十二指肠水平部 D. 宽度超过 1 cm
   E. 开口于十二指肠乳头

326. 关于胰腺的描述,正确的是 ( )
   A. 只有内分泌功能
   B. 胰尾邻接脾门
   C. 胰管和肝总管汇合开口于十二指肠乳头
   D. 空肠环绕胰头
   E. 胰腺分为胰头、胰体两部分

327. 胃窦指的是 ( )
   A. 胃小弯 B. 幽门部 C. 幽门窦 D. 幽门管 E. 胃的腺体

328. 关于肝的描述,错误的是 ( )
   A. 大部分位于右季肋部和上腹部
   B. 肝后部邻接右肾和右肾上腺
   C. 肝有双重血液供应
   D. 肝门处有肝固有动脉、门静脉、神经、淋巴管出入
   E. 肝膈面有胆囊窝

329. 关于胆总管的描述,正确的是 ( )
   A. 由肝左、右管汇合而成

B. 与胰管汇合共同开口于十二指肠乳头
　　C. 起始于胆囊管
　　D. 开口于十二指肠球部
　　E. 胆总管宽度约为 2～3 mm

330. 关于食管的叙述,错误的是　　　　　　　　　　　　　　　　　　　　　　　（　　）
　　A. 全长有 3 个狭窄　　　　　　　　B. 穿膈肌食管裂孔
　　C. 颈部食管位于气管的前方　　　　D. 上端与咽喉部相连
　　E. 可分为颈部、胸部、腹部 3 部分

331. 关于直肠、肛管的叙述,错误的是　　　　　　　　　　　　　　　　　　　（　　）
　　A. 直肠位于骶骨后方　　　　　　　B. 直肠中部扩大称为直肠壶腹
　　C. 壶腹部有直肠横襞结构　　　　　D. 肛管长约 3～4 cm
　　E. 肛管经常处于收缩状态

332. 关于胰的描述,错误的是　　　　　　　　　　　　　　　　　　　　　　　（　　）
　　A. 胰由内分泌和外分泌两部分组成　B. 胰液不能消化脂肪
　　C. 胰岛素参与调节糖代谢　　　　　D. 胰头位于十二指肠弓内
　　E. 胰尾邻近脾门

333. 关于胃的说法,错误的是　　　　　　　　　　　　　　　　　　　　　　　（　　）
　　A. 胃可以分为贲门部、胃底、胃体、幽门部 4 部分
　　B. 胃小弯的最低处为角切迹
　　C. 胃小弯黏膜皱襞多为纵行
　　D. 幽门管位于幽门窦的左侧
　　E. 正常人胃型多为钩型

334. 关于胆囊的叙述,错误的是　　　　　　　　　　　　　　　　　　　　　　（　　）
　　A. 具有分泌和浓缩胆汁的功能　　　B. 位于肝的胆囊窝内
　　C. 胆囊底与腹前壁相贴　　　　　　D. 胆囊呈长梨形
　　E. 胆囊容量为 40～60 ml

335. 颈动脉小球位于　　　　　　　　　　　　　　　　　　　　　　　　　　（　　）
　　A. 颈内动脉起始处的膨大处　　　　B. 颈内、外动脉交叉处的后方
　　C. 颈外动脉起始处的后方　　　　　D. 颈总动脉起始处的后方
　　E. 颈血管鞘的内面

336. 关于心脏的说法,正确的是　　　　　　　　　　　　　　　　　　　　　　（　　）
　　A. 位于胸腔内,胸膜腔外
　　B. 长轴与身体中轴基本一致
　　C. 心房发出动脉,心室接受静脉
　　D. 右房室口有二尖瓣,左房室口有三尖瓣
　　E. 心脏正常心跳的起搏点是房室结

337. 属于腹主动脉发出的成对脏支是　　　　　　　　　　　　　　　　　　　　（　　）
　　A. 卵巢动脉　　　　　　　　　　　B. 子宫动脉
　　C. 腰动脉　　　　　　　　　　　　D. 肾上腺上动脉

E. 脾动脉

338. 下列除何者外,静脉血均汇入门静脉 （ ）
   A. 胃　　　B. 肝　　　C. 胰　　　D. 胆囊　　　E. 空肠

339. 关于淋巴系统的说法,正确的是 （ ）
   A. 是心血管的组成部分　　　B. 由淋巴管和淋巴结构成
   C. 淋巴结产生淋巴液　　　D. 全身的淋巴经右静脉角回流
   E. 是人体重要的防护屏障

340. 毛细淋巴管起自 （ ）
   A. 小静脉　　　B. 毛细血管
   C. 组织间隙　　　D. 淋巴结
   E. 小动脉

341. 关于肾形态的描述,错误的是 （ ）
   A. 形似蚕豆的实质性器官
   B. 内侧缘凹陷为肾门
   C. 肾门是肾血管、淋巴管、神经和肾盂出入的部位
   D. 右侧肾蒂较左侧长
   E. 出入肾门的结构由结缔组织包被称为肾蒂

342. 关于肾的叙述,正确的是 （ ）
   A. 位于腹膜腔内　　　B. 位于脊柱两旁
   C. 右肾较左肾高　　　D. 肾门约平第2腰椎
   E. 属于腹膜间位器官

343. 大脑皮质是人体活动的最高中枢,在不同部位,有完成某些反射活动的相对集中区,其中躯体感觉区位于 （ ）
   A. 中央前回和中央旁小叶的后部　　　B. 中央后回和中央旁小叶的后部
   C. 枕叶内侧面　　　D. 颞横回
   E. 端脑背侧

344. 关于下丘脑的描述,不正确的是 （ ）
   A. 下丘脑位于中脑和端脑之间
   B. 间脑主要是由背侧丘脑和下丘脑组成的
   C. 下丘脑位于背侧丘脑的下方
   D. 下丘脑包括视交叉、灰结节、白结节和漏斗
   E. 下丘脑末端连有垂体

345. 下丘脑主要核团有视上核和室旁核,其神经元能分泌 （ ）
   A. 血管升压素和孕激素　　　B. 血管升压素和催产素
   C. 血管升压素和雌激素　　　D. 利尿激素和孕激素
   E. 利尿激素和催产素

346. 第四脑室是 （ ）
   A. 位于延髓、脑桥和小脑之间的室腔
   B. 位于中脑、脑桥和小脑之间的室腔

C. 位于延髓、端脑和小脑之间的室腔
D. 位于中脑、端脑和小脑之间的室腔
E. 位于中脑和端脑之间的室腔

347. 穿行于海绵窦腔内的神经有 （　　）
A. 动眼神经　　　　　　　　B. 滑车神经
C. 上颌神经　　　　　　　　D. 展神经
E. 视神经

348. 关于脊神经的叙述,错误的是 （　　）
A. 脊神经共31对,借前根和后根与脊髓相连
B. 前根为感觉神经,后根为运动神经
C. 有颈神经8对,胸神经12对
D. 第8颈神经经第7颈椎下方的椎间孔穿出
E. 脊神经丛有颈丛、臂丛、腰丛、骶丛

349. 关于三叉神经的叙述,错误的是 （　　）
A. 三叉神经属混合神经,含躯体感觉和躯体运动两种纤维
B. 眼神经为感觉神经
C. 上颌神经为感觉神经,穿眶上裂,为眶上神经
D. 下颌神经为混合神经,经卵圆孔出颅分为数支
E. 三叉神经周围突形成眼神经、上颌神经和下颌神经的大部分

350. 关于内脏运动神经的说法,错误的是 （　　）
A. 低级中枢位于脊髓内
B. 神经元分为节前神经元、节后神经元
C. 也称植物性神经
D. 调节内脏、心血管的运动和腺体的分泌
E. 分交感神经和副交感神经

351. 连接中耳和咽部的管道是 （　　）
A. 蜗管　　B. 咽鼓管　　C. 前庭阶　　D. 鼓阶　　E. 鼓室

352. 红细胞的主要功能是 （　　）
A. 提供营养　　　　　　　　B. 缓冲温度
C. 运输激素　　　　　　　　D. 运输O_2和CO_2
E. 提供铁

353. 房室瓣关闭主要是由于 （　　）
A. 心房收缩　　　　　　　　B. 心室收缩
C. 乳头肌收缩　　　　　　　D. 房室瓣舒张
E. 室内压高于房内压

354. 人唾液中含有的消化酶是 （　　）
A. 脂肪酶和蛋白酶　　　　　B. 脂肪酶和肽酶
C. 淀粉酶和溶菌酶　　　　　D. 淀粉酶和寡糖酶
E. 脂肪酶和溶菌酶

355. 胆汁中与脂肪消化关系最密切的成分是 （   ）
    A. 胆固醇　　　　　　　　　B. 磷脂酰胆碱（卵磷脂）
    C. 胆色素　　　　　　　　　D. 胆盐
    E. 脂肪酸

356. 肾小球滤过率是单位时间内 （   ）
    A. 一个肾单位生成的原尿量　B. 一个肾生成的原尿量
    C. 两肾生成的原尿量　　　　D. 两肾生成的终尿量
    E. 一个肾生成的终尿量

357. 某患者在弯腰时，提重物后感到右下肢麻木疼痛，这提示什么结构受到了损伤
     （   ）
    A. 棘上韧带　　　　　　　　B. 前纵韧带
    C. 后纵韧带　　　　　　　　D. 黄韧带
    E. 椎间盘

358. 某患者在踢足球时，急剧伸小腿，并做强力旋转时，右膝关节不慎受损，经体检后发现膝关节内有摩擦音，这提示损伤了什么结构 （   ）
    A. 半月板　　　　　　　　　B. 前交叉韧带
    C. 后交叉韧带　　　　　　　D. 翼状襞
    E. 胫、腓侧副韧带

359. 颅底内面有颅前、中、后3个窝，当颅底骨折时，在鼻腔有液体流出，推测是损伤了3窝中哪一部位的哪一结构 （   ）
    A. 颅前窝内的眶板　　　　　B. 颅中窝内的鼓室盖
    C. 颅中窝内的颈动脉管　　　D. 颅后窝内的颈静脉孔
    E. 颅后窝内的内耳门

360. 关于小脑的描述，正确的是 （   ）
    A. 包括小脑半球和蚓部　　　B. 有齿状核、豆状核和栓状核
    C. 中脚连中脑　　　　　　　D. 分上、中、下三叶
    E. 位于小脑幕的上方

361. 下列不属于平滑肌的是 （   ）
    A. 消化道管壁肌肉　　　　　B. 心肌
    C. 皮肤竖毛肌　　　　　　　D. 血管管壁肌肉
    E. 眼瞳孔括约肌

362. 调节胰岛素分泌最重要的因素是 （   ）
    A. 甘油三酯　　　　　　　　B. 血糖
    C. 胆固醇　　　　　　　　　D. 下丘脑
    E. 垂体

363. 脑、脊髓被膜由外向内依次为 （   ）
    A. 蛛网膜、软膜、硬膜　　　B. 软膜、硬膜、蛛网膜
    C. 蛛网膜、硬膜、软膜　　　D. 硬膜、蛛网膜、软膜
    E. 软膜、蛛网膜、硬膜

364. 关于胃酸的作用,错误的是 （   ）
    A. 激活胃蛋白酶原
    B. 使食物中的蛋白质变性,易于水解
    C. 杀灭进入胃内的细菌
    D. 胃酸进入小肠内,可促进胰液、胆汁和小肠液的分泌
    E. 盐酸所造成的酸性环境不利于铁和钙的吸收

365. 关于红细胞的描述,错误的是 （   ）
    A. 红细胞是血液中数量最多的细胞
    B. 缺铁可导致缺铁性贫血
    C. 维生素 B_{12} 和叶酸缺乏导致巨幼细胞性贫血
    D. 红细胞的功能主要是由血红蛋白完成,运输氧和二氧化碳及对机体产生的酸碱物质起缓冲作用
    E. 红细胞的主要功能是保护机体、抵抗外来微生物的侵害

366. 感光、辨色最敏锐的部位是 （   ）
    A. 视杆细胞   B. 视锥细胞
    C. 视神经盘   D. 黄斑中央凹
    E. 视网膜

367. 决定组织液生成与回流的主要因素是 （   ）
    A. 毛细血管血压   B. 组织液静水压
    C. 血浆胶体渗透压   D. 组织液胶体渗透压
    E. 有效滤过压

368. 产生贫血的原因是 （   ）
    A. 白蛋白减少   B. 球蛋白减少
    C. 白细胞减少   D. 血小板减少
    E. 血红蛋白减少

369. 右肺上叶支气管开口以下至中叶开口的支气管称为 （   ）
    A. 右主支气管   B. 右上叶支气管
    C. 中间支气管   D. 右下叶背段支气管
    E. 右下叶支气管

370. 喉与气管、咽与食管的分界点是 （   ）
    A. 环状软骨   B. 甲状软骨
    C. 舌骨   D. 下颌骨
    E. 甲状腺

371. 划分左、右肝叶的解剖标志是 （   ）
    A. 肝动脉   B. 门静脉
    C. 肝中静脉   D. 肝左静脉
    E. 肝右静脉

二、多选题

1. 关于喉部结构的说法，不正确的是 （   ）
   A. 环状软骨弓平对第5颈椎　　B. 前庭裂是喉腔最狭窄的部位
   C. 环状软骨位于甲状软骨下方　D. 杓状软骨近似三面锥体形
   E. 吞咽时会厌软骨开放使食物进入食道

2. 关于胃的描述，错误的是 （   ）
   A. 胃大部分位于右季肋区
   B. 胃体分为胃大弯、胃小弯、前壁和后壁
   C. 胃形态分为牛角型、钩型、长型和瀑布型
   D. 胃大弯最低处有一切迹称角切迹
   E. 胃大弯黏膜常为较粗的扭曲纵行皱襞

3. 关于十二指肠的描述，错误的是 （   ）
   A. 十二指肠环绕胰头
   B. 十二指肠升部为溃疡好发部位
   C. 十二指肠上部纵襞的下端有十二指肠大乳头
   D. 十二指肠大乳头是胰管和胆囊管的共同开口
   E. 十二指肠起自幽门，止于十二指肠空肠曲

4. 肝门结构不包括 （   ）
   A. 肝管　　　　　　　　　　B. 肝固有动脉
   C. 胆囊管　　　　　　　　　D. 门静脉
   E. 胆总管

5. 输尿管的狭窄部位有 （   ）
   A. 尿道内口　　　　　　　　B. 穿膀胱壁处
   C. 输尿管起始部　　　　　　D. 膜部
   E. 跨越小骨盆上口处

6. 脑干由哪几部分组成 （   ）
   A. 间脑　　B. 中脑　　C. 延髓　　D. 小脑　　E. 脑桥

7. 下列脑神经中，属于混合神经的是 （   ）
   A. 面神经　　　　　　　　　B. 副神经
   C. 迷走神经　　　　　　　　D. 三叉神经
   E. 舌咽神经

8. 关于副交感神经作用的描述，不正确的是 （   ）
   A. 冠状血管舒张　　　　　　B. 支气管平滑肌收缩
   C. 抑制胆囊收缩　　　　　　D. 瞳孔扩大
   E. 促进肾上腺髓质分泌

9. 在ABO血型系统中，B型血 （   ）
   A. 只含有A凝集原　　　　　B. 只含有抗A凝集素
   C. 只含有B凝集原　　　　　D. 只含有B抗凝集素
   E. 无凝集素

10. 血细胞分为 （   ）
    A. 红细胞   B. 白细胞   C. 血浆   D. 血红蛋白   E. 血小板
11. 下列属于平滑肌的是 （   ）
    A. 心肌   B. 皮肤的竖毛肌
    C. 眼的瞳孔括约肌及睫状肌   D. 肛门外括约肌
    E. 血管管壁肌肉
12. 颅骨中的翼点是由哪4块骨骼汇合而成 （   ）
    A. 额骨   B. 顶骨   C. 颞骨   D. 蝶骨   E. 枕骨
13. 膈有3个裂孔,分别是 （   ）
    A. 主动脉裂孔   B. 肺动脉裂孔
    C. 食管裂孔   D. 腔静脉裂孔
    E. 奇静脉裂孔
14. 肝外胆道包括 （   ）
    A. 左肝管   B. 右肝管   C. 肝总管   D. 胆囊管   E. 胆总管
15. 肝门静脉主要属支有 （   ）
    A. 脾静脉   B. 肠系膜上静脉
    C. 肠系膜下静脉   D. 胃左静脉
    E. 附脐静脉
16. 输卵管可分为 （   ）
    A. 子宫部   B. 宫颈部   C. 峡部   D. 壶腹   E. 漏斗
17. 基底核包括 （   ）
    A. 豆状核   B. 尾状核   C. 屏状核   D. 内囊   E. 杏仁体
18. 大脑动脉环组成包括 （   ）
    A. 前交通动脉   B. 大脑前动脉
    C. 颈内动脉   D. 后交通动脉
    E. 大脑后动脉
19. 心肌收缩自身的特点 （   ）
    A. 不发生强直性收缩   B. 同步收缩
    C. 对细胞外液 Ca^{2+} 依赖性较大   D. 强直性收缩
    E. 对细胞外液 Ca^{2+} 无依赖性
20. 影响气道阻力的因素,包括 （   ）
    A. 气流速度   B. 肺泡的表面张力
    C. 气流形式   D. 气道管径
    E. 黏质阻力
21. 唾液的主作用有 （   ）
    A. 湿润和溶解食物   B. 清洁和保护口腔
    C. 唾液能将蛋白质分解   D. 唾液淀粉酶可将淀粉分解为麦芽糖
    E. 排泄功能
22. 胰液除水分外,还主要有 （   ）

A. 碳酸氢盐   B. 胰淀粉酶
C. 胰蛋白酶   D. 胰脂肪酶
E. 糜蛋白酶

23. 细胞质又称胞浆,由下列哪几部分组成 （　　）
    A. 细胞核   B. 基质   C. 细胞膜   D. 细胞器   E. 包含物

24. 下列骨中不参与桡腕关节组成的是 （　　）
    A. 头状骨   B. 手舟骨   C. 钩骨   D. 三角骨   E. 月骨

25. 下列脑神经中,属于感觉神经的是 （　　）
    A. 嗅神经   B. 视神经
    C. 滑车神经   D. 展神经
    E. 前庭蜗神经

26. 关于血压的描述,正确的是 （　　）
    A. 中心静脉压的正常值是 4～12 mmH$_2$O
    B. 我国健康成年人安静状态时的收缩压为 100～120 mmHg,舒张压为 60～80 mmHg,脉压差为 30～40 mmHg
    C. 安静时,收缩压持续超过 140 mmHg、舒张压持续超过 90 mmHg,称为高血压
    D. 安静时,收缩压持续低于 90 mmHg,舒张压持续低于 60 mmHg,称为低血压
    E. 血流量与血管两端的压力差成正比,与血流阻力成反比

27. 细胞内部结构分为 （　　）
    A. 细胞膜   B. 细胞核   C. 细胞质   D. 细胞液   E. 线粒体

28. 属于中纵隔的有 （　　）
    A. 心脏   B. 食管
    C. 胸主动脉   D. 胸导管
    E. 主支气管起始部

29. 下列属于腹膜外位器官的有 （　　）
    A. 胃   B. 肝   C. 肾   D. 肾上腺   E. 输尿管

30. 关于解剖学标准姿势的描述,错误的是 （　　）
    A. 身体直立,面向前方
    B. 两眼向正前方平视
    C. 两足跟靠拢,两足尖自然分开,成 45°
    D. 两足并立,足尖向前
    E. 上肢下垂于躯干两侧,手掌朝向身体,并紧贴身体两侧

31. 下列属于结缔组织的有 （　　）
    A. 软骨组织   B. 固有结缔组织
    C. 神经组织   D. 骨组织
    E. 血液

32. 下列对于骨密质的描述,正确的有 （　　）
    A. 位于长骨的骨干
    B. 由大量的针状、片状的骨小梁构成

C. 空隙内含有红骨髓、神经和血管
D. 由规则排列的骨板构成
E. 常位于长骨的干骺端

33. 中枢神经系统中的胶质细胞可分为 （　　）
   A. 星型胶质细胞　　　　　　　B. 少突胶质细胞
   C. 小胶质细胞　　　　　　　　D. 施万细胞
   E. 室管膜细胞

34. 下列对神经组织的描述，正确的是 （　　）
   A. 由神经细胞和神经胶质细胞组成
   B. 神经细胞有支持、营养、保护、绝缘的作用
   C. 神经胶质细胞能感受刺激，传导冲动
   D. 神经细胞是神经系统结构和功能的基本单位
   E. 尼氏体存在于神经胶质细胞内

35. 收缩可上提下颌骨的骨骼肌有 （　　）
   A. 口轮匝肌　　　　　　　　　B. 颊肌
   C. 咬肌　　　　　　　　　　　D. 舌骨下群肌
   E. 颞肌

36. 胸肌包括 （　　）
   A. 胸锁乳突肌　　　　　　　　B. 胸大肌
   C. 前锯肌　　　　　　　　　　D. 斜方肌
   E. 肋间肌

37. 不成对的面颅骨有 （　　）
   A. 上颌骨　　B. 下颌骨　　C. 犁骨　　D. 鼻骨　　E. 舌骨

38. 参与围成胸廓上口的有 （　　）
   A. 第1胸椎　　　　　　　　　B. 第7颈椎
   C. 第1肋　　　　　　　　　　D. 两侧锁骨
   E. 胸骨柄上缘

39. 下列对跗骨的描述，正确的有 （　　）
   A. 跗骨5块，属于短骨，分前、中、后三列
   B. 前列为舟骨及骰骨
   C. 中列为舟骨
   D. 后列为距骨、跟骨
   E. 楔状骨位于前列

40. 人体最大的鼻窦 （　　）
   A. 额窦　　　　　　　　　　　B. 上颌窦
   C. 筛窦　　　　　　　　　　　D. 蝶窦
   E. 其开口于中鼻道的前份

41. 下列对气管、支气管解剖结构的描述，不正确的是 （　　）
   A. 气管位于食管前，上接杓状软骨，下行入胸腔

B. 气管在胸骨角水平分叉为左、右主支气管

C. 右主支气管粗短,走向较直

D. 异物易进入左主支气管

E. 左主支气管细长,走向倾斜

42. 下列不属于上消化道的组织结构是 (　　)
    A. 口腔　　B. 胃　　C. 十二指肠　　D. 空肠　　E. 回肠

43. 关于肝脏的描述,错误的是 (　　)
    A. 肝是人体最大、血管极其丰富的腺体,也是重要的实质性器官
    B. 肝仅接受肝动脉的供血
    C. 肝外观呈不规则的楔形,分为膈面和脏面
    D. 肝门是肝固有动脉、肝管、门静脉以及神经、淋巴管进出的门户
    E. 在胚胎时期,肝是造血器官之一

44. 关于胰腺的描述,错误的是 (　　)
    A. 胰液是由胰的内分泌部分泌的
    B. 胰岛散在于胰实质内,主要分泌胰岛素
    C. 胰横跨于第1、2腰椎的前方
    D. 胰头位于十二指肠弓内
    E. 主胰管扩张处形成肝胰壶腹,开口于十二指肠乳头

45. 左、右心室表面分界的标志是 (　　)
    A. 冠状沟　　B. 前室间沟　　C. 后室间沟　　D. 左心耳　　E. 右心耳

46. 关于心传导的描述,错误的是 (　　)
    A. 包括窦房结、房室结、房室束等
    B. 窦房结位于降主动脉和右心房交界处
    C. 房室结是正常心跳的起搏点
    D. 房室结位于房间隔下部右侧心内膜深面
    E. 房室束入室间隔分为左束支和右束支

47. 颈动脉小球是 (　　)
    A. 压力感受器　　　　　　　　　　B. 化学感受器
    C. 能接受血压变化的刺激　　　　　D. 能感受血中 CO_2 浓度变化的刺激
    E. 能感受血中 O_2 浓度变化的刺激

48. 关于肝门静脉的描述,错误的是 (　　)
    A. 肝门静脉为一细长的静脉干
    B. 肝门静脉由肠系膜上静脉和脾静脉在胰头后方汇合而成
    C. 肝门静脉收集腹腔成对器官的静脉血
    D. 直肠静脉丛是肝门静脉与上、下腔静脉吻合的唯一途径
    E. 肝门静脉的主要属支有:脾静脉、肠系膜上静脉、肠系膜下静脉、胃左静脉、附脐静脉

49. 关于泌尿系统的说法,正确的是 (　　)
    A. 结石易嵌顿于膀胱三角

B. 当尿路结石下降时,易嵌顿于输尿管的3个狭窄处
C. 肾门一般平第3腰椎
D. 肾的前方,右侧肾脏自上而下为:右肾上腺、肝右叶、十二指肠降部、结肠肝曲
E. 肾的表面有3层被膜包绕,由内向外依次为脂肪囊、纤维囊、肾筋膜

50. 临床腰椎穿刺点常选择在 （　　）
    A. 第1、2腰椎间　　　　　　B. 第2、3腰椎间
    C. 第3、4腰椎间　　　　　　D. 第4、5腰椎间
    E. 腰5以下范围

51. 关于端脑的叙述,正确的是 （　　）
    A. 大脑半球借叶间沟分成额叶、顶叶、颞叶、枕叶
    B. 基底核是包埋于灰质中的白质团块
    C. 豆状核和尾状核合称纹状体
    D. 视区位于颞横回
    E. 躯体运动区位于中央前回和中央旁小叶的前部,管理对侧半身的骨骼肌运动

52. 关于血浆的描述,正确的是 （　　）
    A. 正常人血浆的pH值为7.35～7.45
    B. 维持血浆pH值相对稳定,其中起主要作用的缓冲对是$KHCO_3/H_2CO_3$
    C. 血浆的渗透压主要来自于其中的晶体物质,主要是NaCl,称晶体渗透压
    D. 胶体渗透压对维持血细胞内外水的分布以及血细胞的正常形态和功能起重要作用
    E. 0.9%的NaCl溶液和10%的葡萄糖溶液是等渗溶液

53. 关于第一心音的描述,正确的是 （　　）
    A. 音调高,持续时间短
    B. 音调低,持续时间短
    C. 音调低,持续时间长
    D. 主要是心室肌收缩、房室瓣关闭及血液冲击动脉壁引起振动而产生
    E. 主要是心室舒张、动脉瓣关闭及血液与动脉壁的振动

54. 胃的运动形式是 （　　）
    A. 紧张性收缩　　　　　　　B. 容受性舒张
    C. 分节运动　　　　　　　　D. 蠕动
    E. 袋状往返运动

55. 关于脊髓的描述,正确的是 （　　）
    A. 脊髓细而长呈前后略扁的圆柱状,有2个膨大,即颈膨大、腰膨大
    B. 脊髓圆锥下端接无神经细胞的终丝,其末端附于骶骨的背面
    C. 脊髓可分为相应的31个节段,即7个颈节、12个胸节、5个腰节、5个骶节和2个尾节
    D. 脊髓表面有6条纵贯全长,彼此平行的沟裂
    E. 脊髓长40～50 cm

56. 关于脑与脊髓血管的描述,正确的是 （　　）

A. 颈内动脉供应大脑半球的前 2/3 和部分间脑
B. 椎动脉供应脑干、小脑、间脑后部和大脑半球的后 1/3
C. 脑的动静脉相伴而行,可分深浅两组
D. 脊髓的动脉不与静脉伴行,大多数的静脉注入硬膜外系的椎静脉丛
E. 前交通动脉、大脑前动脉、大脑中动脉、后交通和基底动脉构成大脑动脉环

57. 关于三叉神经的描述,正确的是 （   ）
    A. 三叉神经属混合神经,含躯体感觉和躯体运动两种纤维
    B. 三叉神经的眼神经支和上颌神经支属感觉性神经,下颌神经支为混合性神经
    C. 三叉神经下颌支为混合神经,经圆孔出颅腔后分为数支
    D. 眶上神经经眶上切迹分布于额顶部及眼周的皮肤
    E. 上颌神经为感觉神经,经卵圆孔出颅,穿眶下裂续为眶下神经

58. 甲状腺分泌过剩可出现 （   ）
    A. 怕热   B. 心跳加快   C. 失眠   D. 反应迟钝   E. 怕冷

59. 下列描述,正确的是 （   ）
    A. 胰岛细胞根据组织学特征分为 α 细胞和 β 细胞,α 细胞数量多,位于胰岛周围部
    B. β 细胞位于胰岛中心部,细胞分泌胰岛素
    C. α 细胞位于胰岛周围部,细胞分泌胰高血糖素
    D. 胰岛素是合成代谢和维持血糖相对稳定的主要激素
    E. β 细胞位于胰岛周围部,细胞分泌胰岛素

60. 关于血液循环功能的说法,正确的是 （   ）
    A. 物质运输功能   B. 防御和保护功能
    C. 缓冲功能   D. 回收蛋白质
    E. 调节人体体温

61. 长期口服广谱抗生素,可造成肠道内菌群失调,导致下列哪类维生素的缺乏 （   ）
    A. 维生素 B   B. 维生素 K
    C. 维生素 A   D. 维生素 E
    E. 维生素 C

62. 关于胆汁的描述,正确的是 （   ）
    A. 胆汁是由肝细胞生成的
    B. 肝细胞直接分泌的胆汁呈弱酸性
    C. 胆汁中不含消化酶,胆盐是参与消化和吸收的主要成分
    D. 胆色素主要是血红蛋白的分解产物,决定胆汁的颜色
    E. 胆囊内贮存的胆汁呈弱碱性

63. 关于心脏的说法,正确的是 （   ）
    A. 主动脉起于右心室
    B. 降主动脉分为胸主动脉和腹主动脉
    C. 主动脉弓壁内有压力感受器
    D. 头臂干发出右颈总动脉和右锁骨下动脉
    E. 主动脉弓由右向左依次为头臂干、左颈总动脉和左锁骨下动脉

64. 关于女性生殖系统的叙述,正确的是 (   )
    A. 由生殖腺(卵巢)和输送管道(输卵管、子宫和阴道)组成
    B. 输卵管可分为4部分:子宫部、峡、壶腹和漏斗
    C. 子宫是一中空的肌性器官,分为底、体、颈3部分
    D. 成人子宫呈前倾前屈位
    E. 阴道位于盆腔中央,前方与膀胱底和尿道相邻,后方贴近直肠

65. 关于胰腺的描述,正确的是 (   )
    A. 胰分头、颈、体、尾4部分　　　　B. 胰腺为腹膜内位器官
    C. 胰横跨于第1~2腰椎前方　　　　D. 胰头位于十二指肠弓内
    E. 胰的中央有主胰管

66. 关于软骨的叙述,正确的是 (   )
    A. 软骨可分透明软骨、弹性软骨和纤维软骨
    B. 弹性软骨基质中含有大量弹性纤维
    C. 纤维软骨含有大量胶原纤维
    D. 透明软骨基质中含有交织排列的胶原纤维
    E. 软骨组织由软骨细胞和软骨基质构成

67. 关于胸廓的描述,正确的是 (   )
    A. 由12块胸椎、12对肋和1块胸骨连结而成
    B. 胸骨由胸骨柄、胸骨体、剑突组成
    C. 胸骨角,平对第1肋软骨
    D. 肋由肋骨和肋软骨构成
    E. 胸廓的运动主要是呼吸运动

68. 通过眶上裂的神经有 (   )
    A. 三叉神经(Ⅴ)　　　　　　　　　B. 滑车神经(Ⅳ)
    C. 副神经(Ⅺ)　　　　　　　　　　D. 展神经(Ⅵ)
    E. 动眼神经(Ⅲ)

69. 听骨链的组成 (   )
    A. 锤骨　　B. 砧骨　　C. 镫骨　　D. 听骨　　E. 筛骨

70. 关于中耳的描述,正确的是 (   )
    A. 包括鼓室、咽鼓管、乳突窦和乳突小房
    B. 咽鼓管是咽与鼓室的通道,使鼓室与外界大气压保持平衡,有利于鼓膜的振动
    C. 3块听小骨以关节相连,构成听骨链
    D. 乳突小房位于颞骨乳突内,借乳突窦与鼓室相通
    E. 小儿咽鼓管近水平位,咽部感染不易蔓延至鼓室

71. 关于胃酸的作用,正确的是 (   )
    A. 激活胃蛋白酶原,使其变成有活性的胃蛋白酶,并为其作用提供适宜的酸性环境
    B. 使食物中的蛋白质变性,易于水解
    C. 杀灭进入胃内的细菌
    D. 胃酸进入小肠内可促进胰液、胆汁和小肠液的分泌

E. 盐酸所造成的酸性环境还有利于铁和钙的吸收

三、配伍题

A. 单层扁平上皮　　　　　　　　B. 单层立方上皮
C. 单层柱状上皮　　　　　　　　D. 假复层纤毛柱状上皮
E. 复层扁平上皮

1. 分布于气管、支气管等呼吸道黏膜　　　　　　　　（　）
2. 分布皮肤表皮、口腔、食管、阴道等处黏膜　　　　（　）
3. 分布于心、血管、淋巴管内表面　　　　　　　　　（　）
4. 分布于胃、肠等消化道黏膜　　　　　　　　　　　（　）
5. 分布于肾小管、胆小管等处　　　　　　　　　　　（　）

A. 第1颈椎　　　　　　　　　　B. 第2颈椎
C. 第6颈椎　　　　　　　　　　D. 第7颈椎
E. 第1胸椎

6. 无椎体的是　　　　　　　　　　　　　　　　　　（　）
7. 有齿突的是　　　　　　　　　　　　　　　　　　（　）
8. 棘突最长的是　　　　　　　　　　　　　　　　　（　）
9. 呈环形的是　　　　　　　　　　　　　　　　　　（　）

A. 上鼻道　　　　　　　　　　　B. 中鼻道
C. 下鼻道　　　　　　　　　　　D. 蝶筛隐窝
E. 咽鼓管

10. 额窦开口于　　　　　　　　　　　　　　　　　（　）
11. 前组筛窦开口于　　　　　　　　　　　　　　　（　）
12. 后组筛窦开口于　　　　　　　　　　　　　　　（　）
13. 上颌窦开口于　　　　　　　　　　　　　　　　（　）
14. 蝶窦开口于　　　　　　　　　　　　　　　　　（　）

A. 滑车关节　　　　　　　　　　B. 车轴关节
C. 鞍状关节　　　　　　　　　　D. 球窝关节
E. 平面关节

15. 指骨间关节属于　　　　　　　　　　　　　　　（　）
16. 拇指腕掌关节属于　　　　　　　　　　　　　　（　）
17. 腕骨间关节属于　　　　　　　　　　　　　　　（　）
18. 肩关节属于　　　　　　　　　　　　　　　　　（　）
19. 寰枢正中关节属于　　　　　　　　　　　　　　（　）

A. 椎孔　　　　　　　　　　　　B. 椎间孔
C. 横突孔　　　　　　　　　　　D. 椎管
E. 椎骨上下切迹

20. 椎弓和椎体共同围成的是　　　　　　　　　　　（　）
21. 相邻椎骨的上、下切迹围成的是　　　　　　　　（　）
22. 所有椎孔相连形成的是　　　　　　　　　　　　（　）

23. 颈椎独有的是 ( )
    A. 人字缝　　　　　　　　B. 冠状缝
    C. 矢状缝　　　　　　　　D. 视神经管
    E. 舌下神经管
24. 左、右顶骨之间的缝是 ( )
25. 垂体窝的前外侧有 ( )
26. 颈静脉孔和枕骨大孔之间有 ( )
27. 两顶骨与枕骨之间的缝 ( )
    A. 第6肋　　　　　　　　B. 第7肋
    C. 第8肋　　　　　　　　D. 第9肋
    E. 第10肋
28. 平静呼吸时两肺下缘与腋中线相交的是 ( )
29. 平静呼吸时两肺下缘与锁骨中线相交的是 ( )
30. 平静呼吸时两肺下缘与肩胛线相交的是 ( )
    A. 腔静脉孔　　　　　　　B. 腹主动脉裂孔
    C. 主动脉裂孔　　　　　　D. 下腔静脉裂孔
    E. 食管裂孔
31. 在第12胸椎水平处有 ( )
32. 在第10胸椎水平处有 ( )
33. 在第8胸椎水平处有 ( )
    A. 左心房　　　　　　　　B. 左心室
    C. 右心房　　　　　　　　D. 右心室
    E. 全身各部毛细血管
34. 体循环始于 ( )
35. 体循环终于 ( )
36. 肺循环始于 ( )
37. 肺循环终于 ( )
    A. 生长素　　　　　　　　B. 性激素
    C. 甲状腺素　　　　　　　D. 糖皮质激素
    E. 盐皮质激素
38. 甲状腺分泌 ( )
39. 肾上腺网状带分泌 ( )
40. 垂体分泌 ( )
41. 肾上腺球状带分泌 ( )
42. 肾上腺束状带分泌 ( )
    A. 长骨　　　　　　　　　B. 短骨
    C. 扁骨　　　　　　　　　D. 不规则骨
    E. 软骨
43. 腕骨属于 ( )

44. 颅骨属于 （ ）
45. 椎骨属于 （ ）
46. 半月板属于 （ ）
47. 股骨属于 （ ）
    A. 股骨 B. 髌骨 C. 肩关节 D. 髋骨 E. 髋关节
48. 人体最大的籽骨是 （ ）
49. 人体最粗最长的长骨是 （ ）
50. 因关节囊下壁薄弱,易发生关节下脱位的是 （ ）
51. 全身最灵活的关节是 （ ）
    A. 容受性舒张   B. 蠕动
    C. 分节运动   D. 袋状往返运动
    E. 咀嚼和吞咽
52. 小肠特有的运动形式是 （ ）
53. 胃特有的运动形式是 （ ）
54. 大肠特有的运动形式是 （ ）
55. 胃、小肠、大肠都具有的运动形式是 （ ）
    A. 少尿 B. 多尿 C. 无尿 D. 糖尿 E. 肾糖阈
56. 将开始出现糖尿时的血糖浓度,称为 （ ）
57. 每昼夜尿量在 0.1~0.5 L 之间,称为 （ ）
58. 每昼夜尿量低于 0.1 L,称为 （ ）
59. 每昼夜尿量长期超过 2.5 L,称为 （ ）
    A. 展神经   B. 面神经
    C. 副神经   D. 舌咽神经
    E. 舌下神经
60. 支配外直肌的是 （ ）
61. 支配舌肌的是 （ ）
62. 支配胸锁乳突肌的是 （ ）
    A. 腹膜内位器官   B. 腹膜间位器官
    C. 腹膜外位器官
63. 十二指肠上部 （ ）
64. 十二指肠下部 （ ）
65. 直肠上段 （ ）
66. 直肠中下部 （ ）
    A. 呆小症 B. 侏儒症 C. 巨人症
67. 生长素缺乏 （ ）
68. 生长素过多 （ ）
69. 甲状腺素分泌不足 （ ）
    A. 韧带连接   B. 纤维软骨连接
    C. 透明软骨连接   D. 骨性连接

E. 滑膜关节
70. 幼儿的蝶骨和枕骨间的蝶枕结合属于 （　）
71. 膝关节属于 （　）
72. 耻骨联合属于 （　）
73. 骶椎之间的结合属于 （　）

A. 垂体窝　　　　　　　　B. 颈静脉孔
C. 翼点　　　　　　　　　D. 骨腭
E. 筛板

74. 位于前颅凹 （　）
75. 位于中颅凹 （　）
76. 位于后颅凹 （　）
77. 位于颅底外面的前部 （　）

A. 在肠系膜上动脉和腹主动脉夹角内通过
B. 是十二指肠溃疡的好发部位
C. 其后内侧壁上有一纵襞，称十二指肠纵襞，是胰管和胆总管的共同开口
D. 走向左上方，连于空肠，连接处称十二指肠空肠曲
E. 走行于脊柱右缘，十二指肠纵襞的下端有十二指肠大乳头

78. 十二指肠上部 （　）
79. 十二指肠降部 （　）
80. 十二指肠横部 （　）
81. 十二指肠升部 （　）

A. 甲状腺　　B. 甲状旁腺　　C. 肾上腺　　D. 垂体　　E. 胰腺

82. 维持血钙平衡的激素是哪个内分泌组织分泌 （　）
83. 维持血糖稳定的激素是哪个内分泌组织分泌 （　）
84. 调节机体的基础代谢的激素是哪个内分泌组织分泌 （　）
85. 使心跳加快、心脏收缩加强的激素是哪个内分泌组织分泌 （　）

A. 2～3 天　　　　　　　　B. 1～2 周
C. 1～2 天　　　　　　　　D. 2～3 周
E. 3～12 月

86. 肉芽组织修复期在骨折后 （　）
87. 骨痂形成期在骨折后 （　）
88. 骨折愈合期在骨折后 （　）

四、共干题

某男，32 岁，半个月前超声提示胆囊炎，行药物治疗，今日突发右侧下腰痛，呈放射状，尿检红细胞阳性。

1. 最可能的诊断是 （　）
   A. 输尿管结石嵌顿　　　　　　　B. 腰椎间盘突出
   C. 慢性阑尾炎急性发作　　　　　D. 慢性胆囊炎急性发作
   E. 胆囊结石

2. 最适合的影像检查项目是　　　　　　　　　　　　　　　　　　（　　）
   A. 静脉肾盂造影　　　　　　　　B. 腹部平片
   C. 腹部透视　　　　　　　　　　D. CT
   E. MRU

   王女士,43岁,近半月以来出现怕热、消瘦、烦躁、心跳加快等症状,查体未见明显异常。

3. 最有可能的诊断是　　　　　　　　　　　　　　　　　　　　　（　　）
   A. 更年期综合征　　　　　　　　B. 甲状腺功能亢进
   C. 甲状旁腺机能亢进　　　　　　D. 肺结核
   E. 心理疾患

4. 最有助于诊断的检查是　　　　　　　　　　　　　　　　　　　（　　）
   A. 胸部 CT　　　　　　　　　　　B. 甲状腺核素扫描
   C. 甲状腺功能测定　　　　　　　D. 甲状旁腺功能测定
   E. 心理疏导

   某胃癌患者,行胃大部分切除,近期出现头晕,乏力,活动后心慌、气短等症状,并伴有四肢麻木、共济失调、末梢神经炎等较严重的神经系统改变。

5. 根据以上描述,在未经实验室检查之前,患者可能继发　　　　　（　　）
   A. 脑出血　　　　　　　　　　　B. 缺铁性贫血
   C. 肿瘤脑转移　　　　　　　　　D. 巨幼红细胞性贫血
   E. 高血糖

6. 此病变往往因为胃液内缺乏　　　　　　　　　　　　　　　　　（　　）
   A. 盐酸　　　　　　　　　　　　B. 胃蛋白酶原
   C. 内因子　　　　　　　　　　　D. 黏液
   E. 无机盐

7. 当胃液内上述成分缺乏,会造成什么吸收障碍　　　　　　　　　（　　）
   A. 维生素 C　　　　　　　　　　B. 维生素 A
   C. 维生素 B_1　　　　　　　　 D. 维生素 B_{12}
   E. 维生素 E

第一章 人体解剖学与生理学模拟试题答案及解析

一、最佳选择题

1. C 解析:喉软骨构成喉的支架,包括不成对的甲状软骨、环状软骨、会厌软骨和成对的杓状软骨。
2. B 解析:喉腔可分为喉前庭、喉中间腔、声门下腔三部分。
3. A 解析:右主支气管较粗短,走向较直,故异物易进入。
4. A 解析:左肺由斜裂分为上、下两叶,左肺较狭长;右肺由斜裂与水平裂分为上叶、中叶和下叶,右肺较宽短。
5. E 解析:胸膜腔为一密闭潜在腔隙,为负压,左右胸膜腔互不相通。
6. D 解析:声门裂是喉腔最窄的部位。
7. D 解析:肺尖圆钝,向上经胸廓上口突向颈根部,高出锁骨内侧1/3段2～3 cm,故听诊肺尖部可在此进行。
8. D 解析:上皮组织、结缔组织、肌组织和神经组织,统称为人体基本组织。
9. D 解析:固有结缔组织可分为疏松结缔组织、致密结缔组织、网状组织和脂肪组织。
10. D 解析:透明软骨主要分布于喉、气管、支气管和肋软骨等处,弹性软骨分布于耳廓与会厌等处。
11. D 解析:骨骼肌大多附着在骨骼上,属于随意肌,有横纹。心肌主要存在于心脏,少量心肌细胞存在于大血管根部,属不随意肌,有横纹。平滑肌存在于消化、呼吸、泌尿、生殖及血管的管壁。皮肤的竖毛肌,眼的瞳孔括约肌、睫状肌等也属于平滑肌,它是梭形、无横纹的细胞,属不随意肌。
12. D 解析:神经胶质细胞有支持、营养、绝缘和保护的作用。
13. C 解析:滑膜关节的运动分为屈与伸、内收、外展、旋内和旋外。
14. A 解析:扁骨成板状,主要构成颅腔、胸腔、盆腔的壁,由坚硬的内板、外板及板障构成。上颌骨属于不规则骨。
15. B 解析:躯干肌包括背肌、胸肌、膈、腹肌和会阴肌,肩肌属于四肢肌。
16. B 解析:成对的面颅骨有上颌骨、鼻骨、泪骨、颧骨、腭骨和下鼻甲。不成对的有犁骨、下颌骨和舌骨。
17. B 解析:蝶骨体两侧由前向后的结构依次为圆孔、卵圆孔、棘孔。
18. D 解析:在颞窝内侧壁上,额骨、顶骨、颞骨、蝶骨四骨汇合处称翼点。
19. C 解析:连接椎弓板之间的韧带为黄韧带。
20. B 解析:肺尖的体表定位相当于第7颈椎棘突的高度。
21. E 解析:后纵隔所包含的结构包括食管、胸主动脉、奇静脉、迷走神经、胸交感干、胸导管和淋巴结等。
22. C 解析:十二指肠全长约为25 cm,呈"C"字形包绕胰头,分为上部、降部、水平部和升部,上部起始处与幽门连接的一段为十二指肠球,它是十二指肠溃疡的好发部位。
23. E 解析:肝门是肝固有动脉、肝管、门静脉以及神经、淋巴管进出的门户。
24. B 解析:腹膜内位器官是指器官各面均被腹膜所覆盖的器官,如胃、十二指肠上部、空肠、回肠、盲肠、阑尾、横结肠、乙状结肠、脾、卵巢、输卵管等。肝属于腹膜间位器官。
25. D 解析:腹膜间位器官是指有三个面被腹膜所覆盖的器官,如肝、胆囊、升结肠、降结肠、直肠上段、子宫、膀胱等。横结肠属于腹膜内位器官。
26. B 解析:腹膜外位器官是指仅有一面被腹膜所覆盖的器官,如肾、肾上腺、输尿管、胰、十二指肠降部和下部、直肠中下部。十二指肠上部属于腹膜内位器官。
27. C 解析:心血管系统由心脏、动脉、静脉和毛细血管组成。淋巴管属于淋巴系统。
28. E 解析:颈外动脉主要分支包括甲状腺上动脉、舌动脉、颞浅动脉、面动脉、上颌动脉。

29. C 解析：肾表面的3层被膜由内向外依次为纤维囊、脂肪囊、肾筋膜。
30. C 解析：成人膀胱的容积为300～500 ml。
31. E 解析：膀胱底的内面，两输尿管口和尿道内口之间的三角形区域，黏膜平滑无皱襞，称膀胱三角，是肿瘤的好发部位。
32. B 解析：基底核是大脑半球髓质内灰质团块的总成，包括豆状核、尾状核、屏状核、杏仁体等。
33. D 解析：展神经属于运动神经，视神经属于感觉神经，三叉神经、面神经和迷走神经属于混合神经。
34. C 解析：副神经属于运动神经，舌咽神经、三叉神经、面神经和迷走神经属于混合神经。
35. B 解析：甲状腺的重量约为20 g。
36. E 解析：甲状腺分泌过剩可引起消瘦、心跳加速、怕热、烦躁、失眠等。反应迟钝是甲状腺分泌不足的表现。
37. D 解析：胰岛细胞根据组织学特征主要分为α细胞和β细胞。α细胞数量较少约占胰岛细胞的20%，胞体较大，多分布于胰岛的周围部，其细胞分泌胰高血糖素。β细胞数量最多，占胰岛细胞的60%～70%，胞体较小，多分布于胰岛的中央部，其细胞分泌胰岛素。
38. A 解析：眼球壁由外向内依次为纤维膜、血管膜、视网膜。
39. B 解析：角膜、房水、晶状体、玻璃体构成眼的折光系统。
40. B 解析：内耳分为骨迷路和膜迷路。骨迷路分三部分：耳蜗、前庭、骨半规管。膜迷路也分三部分：蜗管、椭圆囊和球囊、膜半规管。膜半规管有位觉感受器，感受旋转变速运动的刺激。椭圆囊和球囊也有位觉感受器，能感受直线变速运动的刺激以及头部的位置感。
41. E 解析：同上。
42. A 解析：蜗管上有螺旋器，是听觉感受器。
43. D 解析：血液的功能：物质运输功能、防御及保护功能、缓冲功能、调节人体体温。回收蛋白质是淋巴循环的主要功能之一。
44. B 解析：呼吸肌律性的收缩、舒张来自中枢神经系统的呼吸中枢的调节。其中脑桥是呼吸调整中枢。存在于脑桥前端1/3区域内，有调节延髓呼吸中枢节律性活动的作用。
45. C 解析：调节呼吸活动的基本中枢是延髓。在延髓内有喘息中枢产生的最基本的呼吸节律。
46. E 解析：唾液的主要作用：湿润和溶解食物，引起味觉并易于吞咽；清洁和保护口腔；唾液淀粉酶可将淀粉分解为麦芽糖；排泄功能，排出进入体内的重金属。使食物中的蛋白质变性是胃液的作用。
47. C 解析：胃液的pH值是0.9～1.5。
48. C 解析：正常成人每日分泌的胃液量是1.5～2.5 L。
49. D 解析：胃酸的主要作用有：激活胃蛋白酶原，提供适宜的酸性环境；使食物中的蛋白质变性，易于水解；杀灭进入胃内的细菌；胃酸进入小肠内可促进胰液、胆汁及小肠液的分泌；盐酸所造成的酸环境有利于铁和钙的吸收。将淀粉分解为麦芽糖是唾液的主要作用。
50. D 解析：正常成人每日分泌的胆汁量为800～1 000 ml。
51. D 解析：正常成人平静时呼吸频率为12～18次/分。
52. E 解析：输卵管组成包括子宫部、峡部、漏斗部和壶腹部。
53. B 解析：脑干自下而上的结构依次是延髓、脑桥、中脑。
54. B 解析：矢状面是从前后方向沿人体的长轴将人体切为左右两部分的切面。
55. B 解析：长骨呈管状，其两端为骺，体为干，内有骨髓腔。肋骨为扁骨。
56. C 解析：大小转子之间，前有转子间线，后有转子间嵴相连。
57. B 解析：胸骨角平对第2肋软骨，是重要标志。
58. D 解析：骨盆由骶骨、尾骨和左右髋骨连接而成。耻骨联合下缘为小骨盆下口组成部分。
59. E 解析：胸锁乳突肌位于颈部外侧，起于胸骨柄与锁骨的内侧端，肌束斜向后上方止于乳突，一侧收缩头倾向同侧，颜面转向对侧，两侧收缩使头后仰。
60. D 解析：三角肌起自锁骨的外侧份、肩峰和肩胛冈，止于三角肌粗隆。

61. E 解析：肺循环血液由右心室搏出，在肺部进行气体交换后，再经肺静脉进入左心房。
62. A 解析：主动脉弓凸侧发出3个分支，自右向左依次为头臂干、左颈总动脉和左锁骨下动脉。
63. B 解析：食管第1个生理狭窄距中切牙的距离为15 cm，食管第2个生理狭窄距中切牙的距离为25 cm，食管第3个生理狭窄距中切牙的距离为40 cm。
64. B 解析：横切面是与人体或器官的长轴垂直的切面。该切面将人体横切为上、下两部分，因此此切面与地平面平行，故又称水平面。
65. D 解析：食管的生理性狭窄有3处：第1狭窄部为咽与食管交界处；第2狭窄部为气管分叉水平；第3狭窄部为膈食管裂孔处。
66. E 解析：根据张力和形状，胃可以分为四型：瀑布型、牛角型、钩型、长型。
67. C 解析：淋巴系统是脉管系统的一个组成部分，由各级淋巴管道、淋巴器官和散在的淋巴组织构成。
68. B 解析：肾脏属于腹膜外位器官，肾单位包括肾小体和肾小管，肾门约平第1腰椎，右肾较左肾低。右肾肾蒂较左侧肾蒂短，故临床上右肾手术难。
69. A 解析：滑车神经属于运动神经，支配上斜肌。
70. D 解析：胰岛α细胞分泌胰高血糖素，胰岛β细胞分泌胰岛素。
71. C 解析：眼球中血管膜由前向后可分为虹膜、睫状体、脉络膜3部分。
72. C 解析：心肌的生理特性包括：自动节律性、传导性、兴奋性、收缩性。
73. B 解析：影响气道阻力的因素有：气流速度、气流形式和气道直径，其中气道直径是影响气道阻力的重要因素。
74. D 解析：消化管不同部位的吸收能力和吸收速度是不同的，食物在口腔和食管内是基本不吸收的，胃仅吸收酒精和少量的水分，大肠主要吸收水分和无机盐，而小肠是吸收营养物质的主要部位。
75. A 解析：构成人体最基本的形态结构、生理功能和发育分化等生命现象的基本单位是细胞。
76. C 解析：组织分成4类：上皮组织、结缔组织、肌组织和神经组织，统称为基本组织。
77. B 解析：脑颅有8块颅骨，其中不成对的有额骨、枕骨、蝶骨和筛骨。
78. B 解析：胸廓下口由第12胸椎、第12对肋、第11对肋、两侧肋弓和剑突围成。
79. E 解析：肱骨上端与体交界处稍缩细的部分为外科颈，是骨折的易发部位。
80. B 解析：小骨盆下口由尾骨、骶结节韧带、坐骨结节、坐骨支、耻骨下支和耻骨联合下缘共同围成。
81. C 解析：鼻泪管开口于下鼻道内前上方。
82. C 解析：环状软骨弓平对第6颈椎，是颈部的重要标志之一。
83. A 解析：壁层胸膜附于胸壁内面、膈的上面及纵隔的两侧，分别称肋胸膜、膈胸膜、纵隔胸膜和胸膜顶。
84. A 解析：膈有3个裂孔：在第8胸椎有腔静脉孔，在第10胸椎水平有食管裂孔，在第12胸椎水平有主动脉裂孔。
85. B 解析：阑尾有系膜，移动度大。
86. C 解析：肝脏面位于中间部的横沟称肝门，是肝固有动脉、肝管、门静脉以及神经、淋巴管进出的门户。
87. D 解析：心的表面有一环行的冠状沟，是心房和心室的表面分界标志。
88. A 解析：肝门静脉的主要属支有：脾静脉、肠系膜上静脉、肠系膜下静脉、胃左静脉、附脐静脉。食管胃底静脉是肝门静脉系与上腔静脉系之间的吻合支，正常情况下吻合支细小，血流量少。
89. E 解析：肾单位是肾的结构和功能的基本单位，由肾小体和肾小管两部分组成。
90. B 解析：脑脊液循环途径：左右侧脑室、室间孔、第三脑室、中脑水管、第四脑室、正中孔和左右外侧孔、蛛网膜下隙、蛛网膜粒、上矢状窦。
91. E 解析：椎间孔内有脊神经通过。
92. B 解析：甲状腺位于喉、气管上部的两侧及前面。

93. E 解析：左心室发出主动脉。
94. E 解析：唾液腺属于消化腺。
95. D 解析：气管在胸骨角水平分叉。
96. C 解析：肝外胆道包括左右肝管、肝总管、胆囊管、胆囊和胆总管。
97. B 解析：中性粒细胞是白细胞中数量最多的一种，占50%～70%。
98. C 解析：人体解剖切面术语中没有"纵切面"。
99. D 解析：上皮组织中不存在"复层立方上皮"。
100. D 解析：睫状肌属于平滑肌，是不随意肌。
101. D 解析：正常成人的肾小球滤过率是125 ml/min。
102. B 解析：骨板排列有4种方式：内环骨板、外环骨板、哈弗系统、间骨板。
103. E 解析：颈肌有胸锁乳突肌、舌骨上肌群和舌骨下肌群。舌骨下肌群位于舌骨和胸骨之间，收缩时下降舌骨，并使喉上、下活动。
104. A 解析：股四头肌起自髂骨和股骨，向下形成肌腱包绕髌骨，延续为髌韧带，止于胫骨粗隆。股四头肌有屈髋关节和伸膝关节的作用。
105. E 解析：中枢神经系统中的胶质细胞是一类有突起的细胞，可分为星形胶质细胞、少突胶质细胞、小胶质细胞、室管膜细胞。
106. D 解析：肩胛骨位于第2后肋到第7后肋间。
107. D 解析：足趾骨共14块。
108. A 解析：前纵隔内有少量的淋巴和结缔组织。中纵隔由心、心包、连接心的大血管根部及主支气管的起始部等组成。后纵隔则包括食管、胸主动脉、奇静脉、迷走神经、胸交感干、胸导管和淋巴结等。
109. D 解析：胃分4部分：贲门部、胃底、胃体、幽门部，其胃体解剖可分为胃小弯、胃大弯、前壁、后壁。
110. D 解析：副交感神经可使心跳变慢，心房收缩减弱，部分血管（如软脑膜血管、外生殖器血管）舒张。
111. B 解析：甲状腺分泌过剩时可引起消瘦、怕热、心跳加速、烦躁、失眠等。
112. E 解析：体液是人体内液体的总称，约占体重的60%。
113. C 解析：用力呼吸的特点为吸气和呼气都是主动过程。
114. B 解析：胆汁的成分除了水和无机盐外，还有胆盐、胆汁酸、胆色素、胆固醇等。胆汁中不含有消化酶。
115. A 解析：解剖学的标准姿势：身体直立，面向前，两眼正视前方平视，两足并立，足尖向前，上肢下垂于躯干两侧，手掌向前。
116. C 解析：人体细胞的内部结构分为细胞膜、细胞核、细胞质，其中细胞质又称为胞浆。
117. B 解析：人体基本组织分为四类：上皮组织、结缔组织、肌组织和神经组织。其中，结缔组织可分为固有结缔组织、软骨组织、骨组织、血液和淋巴。
118. C 解析：人体组织分为四类：上皮组织、结缔组织、肌组织和神经组织。其中，固有结缔组织可分为：疏松结缔组织、致密结缔组织、网状组织、脂肪组织。
119. E 解析：骨的分类包括：长骨、短骨、扁骨、不规则骨。
120. A 解析：胫腓骨间关节连接方式为：纤维连结。
121. D 解析：胸大肌收缩时可使上臂内收和旋内。
122. D 解析：可使髋关节后伸的肌肉主要有臀大肌、股二头肌。
123. D 解析：鼻骨是成对的。
124. B 解析：胸骨柄和胸骨体连接处形成向前微凸的角，称胸骨角，是重要的体表标志，平对第2肋软骨。
125. E 解析：作为颈部重要标志平第6颈椎的是：环状软骨弓。

126. D　解析：杓状软骨由底向上伸出的突起有声韧带附着,称声带突。
127. D　解析：左右胸膜腔互不相通。
128. B　解析：主气管的起始部在中纵隔。
129. D　解析：消化系统由消化道和消化腺组成。脾是免疫系统器官之一,是人体最大的淋巴器官。
130. C　解析：胆总管开口于十二指肠降部乳头口,此口部有Oddi括约肌。
131. B　解析：上腔静脉沿升主动脉右侧下行注入右心房。
132. D　解析：毛细血管除软骨、角膜、晶状体、毛发、牙釉质和被覆上皮外,遍布全身。
133. E　解析：淋巴管结构与静脉相似,但瓣膜更多。
134. D　解析：肾小体位于肾皮质内,包括肾小球和肾小囊
135. D　解析：膀胱颈在膀胱的最下部。
136. E　解析：脊神经有31对。
137. A　解析：成人的脊髓下端位置平第1腰椎下缘。
138. A　解析：脊髓的两侧有脊神经相连,每一个脊神经所连的一段脊髓,称脊髓节段,脊髓可分为相应的31个节段,即8个颈节,12个胸节,5个腰节,5个骶节,1个尾节。
139. E　解析：脑膜窦主要有上矢状窦、下矢状窦、横窦、直窦、乙状窦和海绵窦。蝶窦是鼻窦的组成部分。
140. C　解析：脊髓下端的终池内有马尾而无脊髓,临床上常在此处穿刺抽取脑脊液。
141. E　解析：交感神经的低级中枢位于脊髓胸1至腰3的灰质侧角内。
142. E　解析：内分泌腺是没有排泄管道的腺体,称无管腺。
143. C　解析：胰腺分为外分泌腺和内分泌腺两部分。外分泌腺由腺泡和腺管组成,腺泡分泌胰液,胰液通过胰腺管排入十二指肠,有消化蛋白质、脂肪和糖的作用；内分泌腺由大小不同的细胞团——胰岛所组成,分泌胰岛素,调节糖代谢。
144. B　解析：在婴儿期甲状腺分泌不足,会严重影响生长发育而出现呆小症。
145. D　解析：垂体所产生的生长素,在幼年时期缺乏,将出现生长停滞而成为侏儒症。
146. D　解析：垂体所产生的生长素,分泌过多,将患巨人症。
147. E　解析：胸腺既是一个淋巴免疫器官,又兼有内分泌功能的腺体。
148. E　解析：甲状旁腺分泌的激素调节机体内钙的代谢,维持血钙平衡。
149. B　解析：能促进淋巴细胞的生长与成熟的激素是由胸腺分泌的胸腺素。
150. D　解析：红细胞的平均寿命是120天。
151. C　解析：淋巴循环的主要功能有：回收蛋白质；调节血浆与组织液之间平衡；是机体运输脂肪和脂溶性维生素的重要途径；参与机体的防御和屏障功能。对机体产生的酸碱物质起缓冲作用的是血红蛋白。
152. D　解析：胆汁可使脂肪裂解为脂肪微滴,增加胰脂肪酶的作用面积,有利于脂肪消化。
153. E　解析：大肠内细菌能利用肠内简单物质合成维生素B和维生素K。
154. C　解析：深呼吸时,两肺下缘可向上、向下各移动2~3 cm,临床上称肺下缘移动度。
155. B　解析：细胞核内集中了全套遗传信息,通过可调节的基因来表达。
156. A　解析：骨与骨之间的连接主要有3种形式：纤维连接(如颅缝)、软骨和骨性连接、滑膜连接。
157. C　解析：肩关节关节囊松弛,可做屈、伸、内收、外展、内旋、外旋和环转运动,是全身最灵活的关节。
158. A　解析：肩关节下壁最为薄弱,是脱位最为常见的部位。
159. C　解析：肱骨上端与体交界处稍细的部分为外科颈,是骨折最易发生的部位。
160. E　解析：呼吸道包括鼻、咽、喉、气管、支气管,鼻、咽、喉称上呼吸道,气管、支气管称下呼吸道。
161. A　解析：咽是漏斗状肌性管道,位于第1~6颈椎的前方,上方固着于颅底,向下与食管相续。咽的后、侧壁完整,前壁几乎不存在,因咽的前方分别通鼻腔、口腔及喉。
162. E　解析：膈食管裂孔的收缩时能卡断食管腔,而扩张时使食管扩张,食物下行,这种功能是防止胃

食物的反流。

163. B　解析：胃的前壁在右侧与肝左叶贴近，左侧与膈相邻，介于两者间的胃前壁与前腹壁相贴，后壁与胰腺、横结肠、左肾上腺及左肾上半部相邻。

164. B　解析：胃小弯的黏膜皱襞多为纵行，宽度不超过 5 mm；胃大弯黏膜皱襞较粗，常为扭曲的横行皱襞，宽度约 10 mm；胃前、后壁黏膜多为斜行，相互交叉，宽度 5 mm。

165. A　解析：腹主动脉分脏支和壁支，壁支主要有 4 对腰动脉，脏支有成对的肾动脉、卵巢动脉、睾丸动脉和不成对的腹腔干、肠系膜上动脉、肠系膜下动脉。

166. B　解析：基底核是指大脑半球髓质内灰质团块的总称，包括豆状核、尾状核、屏状核和杏仁体。

167. C　解析：脊髓下端平腰 1 椎体下缘，新生儿脊髓下端平腰 3 椎体，故临床腰椎穿刺常在腰 3、4 椎间隙或腰 4、5 椎间隙进行，不致损伤脊髓。

168. A　解析：大脑动脉环由前交通动脉、大脑前动脉、颈内动脉、后交通动脉和大脑后动脉吻合，环绕视交叉、灰结节和乳头体周围而成。

169. E　解析：脑脊液从脉络丛产生，其主要功能是营养功能、缓冲功能、分散压力、保护功能。

170. E　解析：十二对脑神经中，属于运动神经的有滑车神经（Ⅳ）、展神经（Ⅵ）、副神经（Ⅺ）、舌下神经（Ⅻ）、动眼神经（Ⅲ）；属于感觉神经的有嗅神经（Ⅰ）、视神经（Ⅱ）、前庭蜗神经（Ⅷ）；属于混合神经的有三叉神经（Ⅴ）、面神经（Ⅶ）、舌咽神经（Ⅸ）、迷走神经（Ⅹ）。

171. B　解析：交感神经兴奋，心跳加快、冠状血管舒张、腹腔内血管收缩、支气管平滑肌舒张、抑制胃肠运动、逼尿肌舒张、瞳孔扩大、汗腺分泌增加、促进糖原分解；副交感神经兴奋心跳减慢、腹腔部分血管舒张、支气管平滑肌收缩、促进胃液分泌及肠蠕动、胰液分泌、逼尿肌收缩、瞳孔缩小、促进胰岛素分泌。

172. D　解析：体液约占人体重量的 60%，分为细胞内液、细胞外液。细胞内液约占体重的 40%；细胞外液是细胞直接生存的环境，即内环境，细胞外液的 1/4 即血浆，3/4 分布于组织间隙中，称组织液。

173. C　解析：维生素 B_{12}、叶酸是促使红细胞成熟的因子，缺乏时可产生巨幼红细胞性贫血。

174. C　解析：窦房结发出兴奋后，经心房肌传到左、右心房，同时经心房的优势传导通路传到房室结，再经房室束，左、右束支及浦肯野纤维网传到左、右心室肌。

175. E　解析：第一心音的音调低，持续时间长，产生的机制是心室肌收缩、房室瓣关闭和血液冲击动脉壁引起的振动而产生的。第二心音的音调高亢，持续时间短，产生的机制主要是心室舒张、动脉瓣关闭及血液与动脉壁的振动所致。

176. A　解析：呼吸由 3 个连续的环节组成：外呼吸，包括肺通气和肺换气；气体在血液中的运输；内呼吸，即组织交换。

177. C　解析：3 种食物中，糖排空最快，蛋白质次之，脂肪最慢。

178. D　解析：胰淀粉酶分解淀粉成麦芽糖；胰脂肪酶分解脂肪；胰蛋白酶本身可以激活胰蛋白酶原，也可以激活糜蛋白酶原；胰蛋白酶和糜蛋白酶均可分解蛋白质；两者共同作用把蛋白质分解成小分子多肽和氨基酸。

179. A　解析：胃仅吸收少量水分和酒精；大肠主要是吸收水分和无机盐；小肠是主要吸收部位；糖、蛋白质经消化后进入血液；脂肪在消化后大多需由胆盐帮助进入淋巴而被吸收。

180. A　解析：肾脏是排泄体内代谢废物，维持电解质稳定及酸碱平衡等功能。

181. C　解析：椎动脉由锁骨下动脉发出，左右各一，穿过颈椎两侧 6 个横突孔（颈 6～颈 1），经枕骨大孔上升到颅内，所以椎动脉对应颈椎。

182. C　解析：各椎骨之间借椎间盘、韧带、关节等相连。

183. B　解析：正常成人血量占体重的 7%～8%，即每公斤体重有 70～80 mL 血液。

184. D　解析：骨骼肌受神经的支配。

185. E　解析：上矢状窦属于脑的静脉系统，不是鼻窦的组成部分。

186. C 解析：第7颈椎称隆椎，棘突长，是重要的体表标志。

187. E 解析：右心房有三个入口，一个出口。其入口为：上腔静脉口，下腔静脉口，冠状窦口。其出口为右房室口。

188. B 解析：颈外动脉在胸锁乳突肌深面上行，其主要分支有：甲状腺上动脉，舌动脉，面动脉，上颌动脉，颞浅动脉。

189. D 解析：苍白球为基底核结构。

190. A 解析：冠状窦为心脏结构，开口于右心房，收纳心壁的静脉血。

191. E 解析：迷走神经无混合纤维成分。

192. C 解析：乳腺为外分泌腺。

193. D 解析：我国成人白细胞数量，正常为$(4.0\sim10.0)\times10^9$/L。

194. E 解析：凝血因子Ⅱ、Ⅶ、Ⅸ、Ⅹ的合成需要维生素K的参与，缺乏时常伴有凝血障碍。

195. D 解析：安静时，收缩压持续超过140 mmHg，舒张压持续超过90 mmHg，称为高血压；如收缩压持续低于90 mmHg，舒张压持续低于60 mmHg，则称为低血压。

196. B 解析：中心静脉压的正常值为$4\sim12$ cmH$_2$O。

197. C 解析：碳酸氢盐是血液运输CO_2的主要形式，约占CO_2运输总量的88%。

198. B 解析：胃排空约需$4\sim6$小时。

199. E 解析：成人两肾每昼夜生成的原尿总量约为180 L，每日排出的终尿约1.5 L。

200. C 解析：细胞通过细胞膜进行物质交换、信息传递和能量转换等基本功能。

201. B 解析：细胞分裂有三种：有丝分裂、无丝分裂、成熟分裂。细胞有丝分裂是最普通的分裂方式。

202. B 解析：致密结缔组织的特征是纤维丰富致密，以胶原纤维为主体，只有极少数是以弹性纤维为主体。

203. C 解析：骨骼肌属随意肌，有横纹；心肌属不随意肌，有横纹；平滑肌是梭形无横纹的细胞，属不随意肌。

204. B 解析：5岁以后，长骨骨干内的红骨髓逐渐被脂肪组织代替，成黄色，称为黄骨髓，失去造血功能。

205. D 解析：滑膜关节的运动可分为屈和伸、内收和外展、旋转和环转。

206. E 解析：腹股沟管位于腹股沟韧带的内侧半的上方，为腹壁扁肌间的一条斜行间隙，长$4\sim5$ cm，腹股沟管有内、外两个口，内口又称深环，外口又称内环。内口在腹股沟韧带中点上方1.5 cm处，腹股沟管在男性有精索，女性有子宫圆韧带通过。

207. E 解析：锁骨呈S形弯曲，前内侧2/3凸向前，外侧1/3凸向后，肩胛骨上缘靠外侧角的突起为喙突；外科颈是骨折的易发部位；掌骨共5块，每块掌骨部分都分为底、体、头三部分；肩关节是全身最灵活的关节。

208. E 解析：膝关节主要做屈伸运动，当关节处于半屈位时，还可做轻度的旋转运动。

209. B 解析：肝中部进肝门处邻接十二指肠上曲。

210. C 解析：胸腺在20岁以后逐渐退化，到45岁以后逐渐被脂肪组织所代替。

211. B 解析：心室射血完毕后开始舒张，室内压降低，当低于主动脉压时，动脉瓣关闭，此时的室内压仍高于房内压，房室瓣亦处于关闭状态，称为等容舒张期。

212. C 解析：有效滤过压＝（毛细血管压＋组织液胶体渗透压）－（血浆胶体渗透压＋组织静水压）

213. D 解析：由于胰液中含有三大营养素的消化酶，所以胰液是最重要的消化液。

214. D 解析：肾小管重吸收物质具有选择性，葡萄糖、氨基酸可全部重吸收，钠离子、氯离子和水等物质大部分重吸收，尿素等部分重吸收，肌酐等则完全不吸收。

215. D 解析：人体最大的细胞是卵细胞，直径约200 μm。

216. E 解析：细胞分裂是细胞的增殖方式，并以此繁衍后代。

217. C 解析：网状组织是造血器官和淋巴器官的基本组织成分。

218. D　解析：人体内90%的钙盐存在于骨组织中。
219. C　解析：消化、呼吸、泌尿、生殖四系统，统称内脏。
220. C　解析：骨膜由纤维结缔组织构成，含有丰富的神经和血管，对骨的营养、再生、感觉有重要作用。
221. D　解析：缝匠肌起自髂前上棘斜向内下方，止于胫骨上部的内侧，可屈髋关节和膝关节。
222. B　解析：第2颈椎称枢椎，有齿突。
223. E　解析：脊柱由26块椎骨组成，1个棘突，尾椎1块，骶骨1块。
224. A　解析：肺门有主支气管、肺动脉、肺静脉、支气管动脉、支气管静脉、淋巴管、神经进出。
225. B　解析：口腔的三对大唾液腺是指腮腺、下颌下腺、舌下腺，小唾液腺指唇腺、颊腺等。
226. C　解析：咽腔分别以软腭与会厌上缘为界，分为鼻咽、口咽和喉咽三部分。
227. C　解析：食管裂孔至胃贲门为食管的腹部，深吸气屏息可使膈食管裂孔完全闭锁，食管的第2狭窄距中切牙应为25 cm，食管的肌层上为横纹肌，下为平滑肌。
228. D　解析：盲肠是大肠中最短、最宽的一段。
229. D　解析：盲肠和结肠有特殊的形态：结肠带、结肠袋、肠脂垂。阑尾长5～10 cm，其体表投影在脐与右髂前上棘连线的外、中1/3处。乙状结肠呈"乙"字形弯曲，至第3骶椎平面连接直肠。阑尾有系膜，活动度大。
230. C　解析：肝脏是人体最大、血管极其丰富的腺体。
231. A　解析：肝外胆管包括：左、右肝管，肝总管，胆囊管和胆总管。
232. D　解析：膜半规管、椭圆囊和球囊有位觉感受器，骨半规管属于骨迷路之一。耳蜗里有听觉感受器。
233. B　解析：血液中数量最多的细胞是红细胞，中性粒细胞是白细胞中数目最多的一种。
234. B　解析：抗凝的原理主要是去除血液中的钙离子。
235. E　解析：在心室舒张期的最后约0.1秒，心房开始收缩，此时心脏进入房缩期。
236. C　解析：在封闭的心血管系统中，足够的血液充盈是形成动脉血压的前提。在此基础上，心射血产生的动力与血流所遇到的外周阻力两者相互作用形成了动脉血压。中心静脉压的高低，取决于心射血能力和静脉回心血量。
237. B　解析：呼吸运动是肺通气的原动力，肺通气的直接动力是肺泡压力和大气压力之差。
238. E　解析：细胞质又称胞浆，它由基质、细胞器和包含物三部分组成。质膜为细胞膜
239. C　解析：正常女性的脂肪含量占体重的比例为15%～25%。男性为10%～20%。
240. C　解析：上皮组织由密集排列的细胞和极少量的细胞间质构成，有丰富的神经末梢，但无血管和淋巴，具有保护、分泌、吸收和排泄等功能。
241. D　解析：正常人体内钙的总量约为1～1.2 kg，90%以上在骨组织中。
242. A　解析：神经细胞能感受刺激，传导冲动，是神经系统结构和功能的基本单位。神经胶质细胞有支持、营养、保护、绝缘的作用。
243. D　解析：耻骨联合属于纤维软骨结合。
244. D　解析：胸骨角是重要体表标志，平对第2肋软骨。第11～12肋前端游离于腹壁肌肉中，称为浮肋，不与胸骨连接。
245. C　解析：5岁之后，长骨骨干内的红骨髓逐渐被黄骨髓取代。
246. A　解析：软骨和骨性连接有三种形式：透明软骨结合（蝶枕结合）、纤维软骨结合（相邻椎骨间的椎间盘及耻骨联合）及骨性结合（骶椎之间的骨性结合）。
247. D　解析：滑膜关节基本构成：关节面、关节囊、关节腔；滑膜关节辅助构造有韧带、关节盘和关节唇。椎间骨间的连接为纤维软骨结合。
248. A　解析：从桡侧向尺侧，近侧列依次为手舟骨、月骨、三角骨、豆骨；远侧列依次为大多角骨、小多角骨、头状骨、钩骨。
249. A　解析：桡腕关节由桡骨下端、尺骨头下方的关节盘和手舟骨、月骨、三角骨共同构成。

250. D 解析：锁骨呈S形弯曲，横于胸廓前上方，其内侧2/3凸向前，外侧1/3凸向后。两弯曲的相邻部位是最易发生骨折的部位。
251. C 解析：膝关节关节囊内有前、后交叉韧带防止胫骨向前、后移位。胫侧副韧带位于膝关节内侧后份，与关节囊和内侧半月板紧密结合。
252. B 解析：肩胛骨有两面、三缘、三角。
253. B 解析：股骨头下方为股骨颈，它与体之间形成一角度称颈体角，男性平均132°，女性平均127°。
254. C 解析：腰椎椎体大，棘突呈板状水平后伸。
255. A 解析：骨骼肌在人体分布广泛，约占体重的40%。
256. A 解析：椎体形态不规则，属不规则骨。
257. B 解析：跗骨7块属短骨，分前、中、后三列。中列为舟骨。
258. D 解析：肺间质由结缔组织、血管、淋巴、淋巴结和神经组成。
259. C 解析：上颌窦是最大的鼻窦，开口于中鼻道的前份。
260. D 解析：肺尖经胸廓上口突至颈部，超出锁骨内侧1/3段上方2.5 cm。
261. D 解析：立位造影时，钡餐充盈于幽门部和胃体的下部，气体聚集于胃底和胃体的上部，形成胃泡，显影最清晰。
262. E 解析：胃小弯黏膜皱襞多为纵行，宽度不超过5 mm。
263. A 解析：十二指肠起自幽门，止于十二指肠空肠曲，为小肠中最短、最宽又是最固定的部分。
264. B 解析：阑尾开口于盲肠内侧缘中下部。
265. C 解析：乙状结肠在第3骶椎平面续接直肠。
266. B 解析：肝脏镰状韧带将肝脏分为左右叶。
267. C 解析：肝大部分在右季肋区和腹上区，小部分在左季肋区，被胸廓所遮盖，仅在腹上区左、右肋弓间露出。
268. A 解析：肝脏的功能极为复杂、重要，它是机体新陈代谢最活跃的器官，参与蛋白质、脂类、糖类和维生素等物质的合成、转化与分解。此外，激素、药物等物质的转化和解毒、抗体的生成以及胆汁的生成与分泌均在肝内进行。
269. D 解析：左右肝管在肝门下3～4 cm汇合成肝总管。
270. C 解析：胆囊为储存和浓缩胆汁的器官，容量为40～60 ml，位于肝脏的胆囊窝内，借结缔组织与肝脏相连。胆囊底圆钝，为向前下方突的盲端，胆囊病变时此处可有压痛。
271. C 解析：胰位于上腹部，横跨于第1～2腰椎体前方。
272. A 解析：脉管系统包括心血管系统和淋巴系统。
273. D 解析：左侧第5肋间隙锁骨中线内1～2 cm处可扪及心脏搏动。
274. A 解析：心的三缘：左缘主要由左心室形成；右缘主要由右心房形成；下缘由右心室形成。
275. A 解析：主动脉弓壁内有压力感受器。
276. B 解析：右心室居心脏最前部。
277. D 解析：体循环静脉由上腔静脉系、下腔静脉系、心静脉系组成。特点：数量多、管壁薄、管腔大。同侧颈内静脉与锁骨下静脉汇合成的夹称为静脉角。头颈部每侧各有两条静脉干，主要为颈内静脉和颈外静脉。颈内静脉为颈部最大的静脉干。
278. B 解析：颈内静脉是颈部最大的静脉干。肝门静脉收集除肝脏外腹腔不成对器官的静脉血。下腔静脉在第5腰椎水平由左右髂总静脉汇合而成。肝门静脉与上下腔静脉吻合途径：食管静脉丛、直肠静脉丛、脐周静脉网。
279. C 解析：淋巴管结构与静脉相似，但瓣膜更多。
280. E 解析：全身共有9条淋巴干。
281. C 解析：胸导管为全身最粗、最长的淋巴管。胸导管起于乳糜池，长30～40 cm。胸导管经主动脉裂孔进入胸腔。

282. D 解析:肾门是肾动脉、肾静脉、肾盂、神经和淋巴管出入的部位。
283. C 解析:肾小管分为近段小管、细段及远段小管。
284. D 解析:输尿管长20~30 cm。
285. A 解析:成人膀胱的容积为300~500 ml。
286. D 解析:男性后尿道是指前列腺部和膜部。
287. B 解析:男性尿道有3处狭窄:尿道内口、膜部、尿道外口。
288. C 解析:功能相同的神经元胞体聚集在一起形成的结构称神经节。在中枢神经系统起止和功能基本相同的神经纤维聚集在一起成束,称纤维束。躯干神经和内脏神经均含有传入纤维和传出纤维,其中内脏神经中的传出部分又称为交感神经和副交感神经。中枢神经系统网状结构由白质和灰质混合而成。
289. D 解析:端脑被纵裂分为左右两侧大脑半球,纵裂底部有横行纤维束胼胝体,连接左右大脑半球。
290. A 解析:3条叶间沟是:外侧沟、中央沟、顶枕沟。
291. A 解析:端脑的5个脑叶为:额叶、顶叶、颞叶、枕叶和岛叶。
292. B 解析:血细胞在全血中所占的容积百分比为血细胞比容,男女分别为40%~50%、37%~48%。
293. C 解析:红细胞内的蛋白主要是血红蛋白,成年男女分别为120~160 g/L、110~150 g/L。
294. A 解析:国际通用的凝血因子有12种,其中除因子Ⅳ是钙粒子外,其余都属于蛋白,并大都在肝脏合成。
295. D 解析:我国成人正常脉压为30~40 mmHg。
296. B 解析:我国成人正常中心静脉压为4~12 cmH$_2$O。
297. C 解析:当毛细血管血液中去氧血红蛋白含量超过50 g/L时,黏膜或甲床等部位就呈现紫蓝色,称发绀。
298. A 解析:胃排空一般从食物入胃后5分钟开始。
299. A 解析:测定基础代谢主要反映甲状腺的功能。
300. A 解析:成人每昼夜尿量低于0.1 L称为无尿。
301. C 解析:成人每昼夜尿量高于2.5 L称为多尿。
302. D 解析:三叉神经分支下颌神经,经卵圆孔出颅腔后再进行分支。动眼神经、滑车神经经眶上裂出颅。
303. C 解析:晶体物质形成晶体渗透压,维持血细胞内外水的分布和血细胞的正常形态;胶体物质形成胶体渗透压,保持毛细血管内外水的平衡和维持正常的血浆容量。0.9%的NaCl溶液和5%的葡萄糖溶液为等渗溶液。
304. A 解析:额骨与两顶骨之间的缝称冠状缝;左、右顶骨之间的缝称矢状缝;两顶骨与枕骨之间的缝是人字缝;新生儿颅盖位于两顶骨和额骨之间呈菱形的是前囟;位于两顶骨和枕骨之间呈三角形的是后囟。
305. B 解析:硬脑膜外层为衬于颅骨内面的骨膜。
306. C 解析:脑位于颅腔内,在枕骨大孔处连于脊髓。脑分为6部分,即端脑、间脑、小脑、中脑、脑桥和延髓。
307. D 解析:鼻尖两侧呈弧状隆突的部分称鼻翼。
308. D 解析:胃与十二指肠相接处称幽门。
309. D 解析:肝是人体最大、血管极为丰富的腺体,也是最重的实质性器官。它有别于其他腺体的特点是它接受双重的血液供应,既接受肝动脉外还接受肝门静脉的注入。
310. E 解析:胆汁由肝细胞产生,经肝内各级胆管收集,出肝门后再经肝外胆道输送到十二指肠。
311. B 解析:女性生殖器由生殖腺(卵巢)和输送管道(输卵管、子宫和阴道)组成。
312. B 解析:颈内动脉供应大脑半球的前2/3和部分间脑,椎动脉供应脑干、小脑、间脑后部和大脑半球的后1/3。

313. C　解析：正常人血浆的pH值为7.35～7.45。如血浆pH值低于7.35时，为酸中毒，高于7.45时，则为碱中毒。
314. C　解析：胃、大肠、小肠都用的运动形式是蠕动。
315. E　解析：大肠特有的运动方式是袋状往返运动。
316. E　解析：胆汁的作用：①胆汁中的胆盐、胆固醇和磷脂酰胆碱等能降低脂肪的表面张力，可使脂肪裂解为脂肪微滴，从而增加了胰脂肪酶的作用面积，有利于脂肪的消化。②肠腔中的脂肪分解产物，如脂肪酸、甘油一酯等与胆盐结合，形成水溶性复合物，有利于脂肪消化产物的吸收。③胆汁促进脂溶性维生素的吸收。④利胆作用，胆盐本身通过肠-肝循环，刺激胆汁的合成与分泌。
317. A　解析：胆汁促进脂溶性维生素的吸收。
318. B　解析：第1～7对肋前端连于胸骨，称真肋，第8～10对肋称为假肋。第8～10对肋前端借软骨与上位肋软骨连成肋弓，第11～12肋前端游离于腹壁肌肉中，称为浮肋，不与胸骨相连。
319. D　解析：颈曲、腰曲突向前，胸曲、骶曲突向后。
320. A　解析：胸大肌起自胸骨、第1～6肋软骨和锁骨的内侧半，肌束斜向外上方，止于肱骨大结节下方，收缩时可使臂内收或旋内，前锯肌上部收缩时牵引肩胛骨向前。
321. A　解析：腹直肌位于腹前壁正中线的两旁，位于腹直肌鞘内，上宽下窄，肌的全长被3～4条横行的腱划分成若干个肌腹，腱划与腹直肌鞘的紧密结合，未与后层结合。
322. D　解析：三角肌起自锁骨的外侧份、肩峰和肩胛冈，止于三角肌粗隆。
323. B　解析：平静呼吸时，肺的下界在锁骨中线处与第6肋相交，在腋中线处与第8肋相交，在肩胛线处与第10肋相交。
324. D　解析：十二指肠属于上消化道的一部分，在小肠中长度最短、管径最大，可分为上部（球部）、降部、水平部（横部）、升部；降部的后内侧壁的下端有十二指肠大乳头，是胰管和胆总管的共同开口。
325. E　解析：左、右肝管汇合为肝总管，肝总管与胆囊管汇合为胆总管，胆总管开口于十二指肠降部的乳头处。胆总管宽度为4～6 mm。
326. B　解析：胰腺有内分泌功能和外分泌功能，可分为胰头、胰体、胰尾3部分。十二指肠环绕胰头，胰管和胆总管汇合开口于十二指肠乳头。
327. C　解析：胃小弯的最低处有一切迹，称角切迹。从角切迹到幽门的部分是幽门部。幽门部的大弯侧，有一不明显的浅沟，将幽门部分为右侧的幽门管和左侧的幽门窦。临床上所称的胃窦即幽门窦，或是包括幽门窦在内的幽门部。
328. E　解析：胆囊窝位于肝的脏面。
329. B　解析：左、右肝管汇合为肝总管，肝总管与胆囊管汇合为胆总管，胆总管开口于十二指肠降部的乳头处。胆总管宽度为4～6 mm。
330. C　解析：食管上端位于气管后方。
331. A　解析：直肠位于骶骨前方。
332. B　解析：胰液含有多种消化酶，有分解消化蛋白质、糖类和脂肪的作用。
333. D　解析：幽门部分为幽门管与幽门窦，幽门管位于幽门窦的右侧。
334. A　解析：胆囊具有贮存和浓缩胆汁的功能，无分泌功能。胆汁的生成与分泌均在肝内进行。
335. B　解析：在颈总动脉分叉处的后壁有一卵圆形小体，称颈动脉小球，为化学感受器，能感受血中CO_2浓度的变化。颈总动脉末端和颈内动脉起始处略膨大，称颈动脉窦，窦壁内有压力感受器，能接受血压变化的刺激。
336. A　解析：心脏大致呈前后略扁的倒置圆锥形，长轴自心底部斜向心尖部，与身体中轴不一致。心房接受静脉，心室发出动脉。右房室口有三尖瓣，左房室口有二尖瓣。心脏正常心跳的起搏点是窦房结。
337. A　解析：腹主动脉发出壁支、脏支两种分支，脏支成对的有肾动脉、睾丸动脉（卵巢动脉）；不成对的有腹腔干、肠系膜上动脉和肠系膜下动脉。

338. B 解析：肝门静脉为一短粗的静脉干，由肠系膜上静脉和脾静脉在胰头后方汇合而成。肝门静脉收集除肝外的腹腔不成对器官的静脉血。

339. E 解析：脉管系统包括心血管系统和淋巴系统。淋巴系统包括淋巴管道、淋巴器官和淋巴组织。淋巴经胸导管和右淋巴导管回流入静脉。

340. C 解析：毛细淋巴管为淋巴管道的起始部，它以盲端起始于组织间隙，也吻合成网状伴毛细血管分布。

341. D 解析：右侧肾蒂较左侧短。

342. B 解析：肾属于腹膜外位器官，位于脊柱两旁，右肾较左肾略低，肾门约平第1腰椎。

343. B 解析：躯体感觉区位于中央后回和中央旁小叶的后部。

344. D 解析：下丘脑位于背侧丘脑的下方，包括视交叉、灰结节、乳头体和漏斗，其末端连有垂体。

345. B 解析：下丘脑主要核团有视上核和室旁核，视上核和室旁核的神经元能分泌血管升压素和催产素。

346. A 解析：第四脑室是位于延髓、脑桥和小脑之间的室腔。

347. D 解析：海绵窦位于蝶骨体的两侧，腔内有颈内动脉和展神经穿行，动眼神经、滑车神经、眼神经和上颌神经沿窦的外侧壁通过。

348. B 解析：前根为运动神经，后根为感觉神经。

349. C 解析：上颌神经为感觉神经，经圆孔出颅，穿眶下裂续为眶下神经。

350. A 解析：内脏运动神经分交感神经和副交感神经两部分。交感神经的低级中枢位于脊髓胸1至腰3节段的灰质侧角内，副交感神经的低级中枢位于脑干的副交感神经核和脊髓骶2至骶4节段的骶副交感核。

351. B 解析：咽鼓管连接中耳鼓室和咽部，使鼓室与外界大气压保持平衡，有利于鼓膜的振动。

352. D 解析：红细胞的功能主要由血红蛋白完成，一是运输 O_2 和 CO_2，二是对机体产生酸碱物质起缓冲作用。

353. E 解析：心房收缩期后进入舒张期，心室即开始收缩，室内压迅速升高当室内压高于房内力时，房室瓣关闭，阻止血液逆流。

354. C 解析：唾液中的淀粉酶可将淀粉分解为麦芽糖，溶菌酶有杀菌作用。

355. D 解析：胆盐、胆固醇、磷脂酰胆碱(卵磷脂)等可使脂肪裂解为脂肪微滴，从而增加了胰脂肪酶的作用面积，有利于脂肪的消化。其中，与脂肪消化关系最密切的成分是胆盐。

356. C 解析：肾小球滤过是指当血液流经肾小球毛细血管时，血浆中的水分和小分子溶质通过滤过膜滤入肾小囊中，生成原尿的过程。单位时间内(每分钟)两肾生成的原尿量，称为肾小球滤过率。

357. E 解析：提重物后感到右下肢麻木疼痛，提示椎间盘突出。

358. A 解析：膝关节内存在半月板结构，分为内侧半月板和外侧半月板，外伤时容易累及。

359. A 解析：颅前窝内的眶板，有筛孔通向鼻腔，当颅底骨折时，鼻腔可有脑脊液流出。

360. A 解析：小脑位于小脑幕的下方，包括小脑半球和蚓部，小脑半球下面有小脑扁桃体。小脑按形态结构和进化可分为：绒球小结叶(原小脑或古小脑)、小脑前叶(旧小脑)、小脑后叶(新小脑)。在小脑左、右半球深部的髓质中，每侧各埋藏着4个神经核团，由内侧向外侧分别为顶核、栓状核、球状核和齿状核。小脑中脚连接小脑和脑桥之间。其主要成分为小脑传入纤维。

361. B 解析：平滑肌存在于消化系统、呼吸系统、泌尿系统、生殖系统及血管的管壁。皮肤竖毛肌、眼瞳孔括约肌等也是平滑肌。心肌不属于平滑肌。

362. B 解析：血糖是调节胰岛素分泌的最重要因素，血糖浓度升高时，胰岛素分泌明显增加，从而使血糖降低。

363. D 解析：脑、脊髓被膜由外向内依次为硬膜、蛛网膜、软膜。

364. E 解析：盐酸所造成的酸性环境利于铁和钙的吸收。

365. E 解析：白细胞的主要功能是保护机体、抵抗外来微生物的侵害。

366. D 解析:视神经盘的颞侧约4 mm处为黄斑,黄斑的中央凹,是感光、辨色最敏锐的部位。
367. E 解析:决定组织液生成与回流的主要因素是有效滤过压。有效滤过压=(毛细血管血压+组织液胶体渗透压)—(血浆胶体渗透压+组织液静水压)。
368. E 解析:红细胞内的蛋白主要是血红蛋白,血红蛋白含量低于正常,称为贫血。
369. C 解析:右肺上叶支气管开口以下至中叶开口的支气管称为中间支气管。
370. A 解析:环状软骨,位于甲状软骨下方,临床上常在此作急救气管切开或用粗针头穿入,以解救窒息。它是喉与气管、咽与食管的分界点。
371. C 解析:肝中静脉是划分左、右肝叶的解剖标志。

二、多选题

1. ABE 解析:环状软骨弓平对第6颈椎,声门裂是喉腔最狭窄的部位,吞咽时会厌软骨关闭喉口防止食物误入喉腔。
2. ADE 解析:胃大部分位于左季肋区,胃小弯最低处有一切迹称角切迹,胃大弯黏膜常为较粗的扭曲的横行皱襞。
3. BCD 解析:十二指肠球部为溃疡好发部位,十二指肠降部纵襞的下端有十二指肠大乳头,是胰管和胆总管的共同开口。
4. CE 解析:肝门是肝固有动脉、肝管、门静脉以及神经、淋巴管进出的门户。
5. BCE 解析:输尿管全程有3处狭窄,分别位于输尿管起始部、跨越小骨盆上口处和穿膀胱壁处。
6. BCE 解析:中脑、脑桥和延髓3部分合称脑干。
7. ACDE 解析:脑神经分为运动性神经、感觉性神经和混合性神经,其中三叉神经、面神经、舌咽神经和迷走神经属于混合神经。副神经属运动神经。
8. ACDE 解析:副交感神经兴奋时心跳减慢、支气管平滑肌收缩、促进消化液分泌、胆囊收缩、瞳孔缩小;交感神经兴奋时心跳加快、冠状血管舒张、支气管平滑肌舒张、抑制胃肠运动、瞳孔扩大、促进糖原分解、促进肾上腺髓质分泌。
9. BC 解析:B型血的红细胞膜上只含有B凝集原,B型血清中含有抗A凝集素。
10. ABE 解析:血液由血浆和血细胞构成。血浆相当于细胞间质。血细胞分红细胞、白细胞和血小板。
11. BCE 解析:肌组织可以分为骨骼肌、心肌、平滑肌。平滑肌存在于消化、呼吸、泌尿、生殖及血管管壁。此外皮肤的竖毛肌、眼的瞳孔括约肌及睫状肌等也是平滑肌,它是梭形无横纹的细胞,属不随意肌。肛门外括约肌属横纹肌。
12. ABCD 解析:颅骨的颞窝内侧壁上,额骨、顶骨、颞骨、蝶骨汇合处称为翼点。
13. ACD 解析:膈有3个裂孔:在第12胸椎水平有主动脉裂孔,在第10胸椎水平有食管裂孔,在第8胸椎水平有腔静脉裂孔。
14. ABCDE 解析:肝外胆道包括左、右肝管,肝总管,胆囊管和胆总管。
15. ABCDE 解析:肝门静脉主要属支有:脾静脉,肠系膜上静脉,肠系膜下静脉,胃左静脉,附脐静脉。
16. ACDE 解析:输卵管可分为:子宫部、峡部、壶腹和漏斗。
17. ABCE 解析:基底核是大脑半球髓质内灰质团块的总称,包括豆状核、尾状核、屏状核和杏仁体。
18. ABCDE 解析:由前交通动脉,大脑前动脉,颈内动脉,后交通动脉和大脑后动脉吻合,灰结节和乳头体周围,称大脑动脉环。
19. ABC 解析:心肌收缩自身的特点:①不发生强直性收缩。②同步收缩:由于心肌具有合胞体的性质,全部心房或心室肌表现为同时兴奋和收缩。③对细胞外液 Ca^{2+} 依赖性较大。
20. ACD 解析:影响气道阻力的因素包括气流速度、气流形式和气道管径。气道管径是影响气道阻力的重要因素。
21. ABDE 解析:唾液的主要作用有:①湿润和溶解食物,以引起味觉并易于吞咽。②清洁和保护口腔。唾液可清除口腔中的食物残渣,冲淡并中和进入口腔的有害物质,唾液中的溶菌酶还有杀菌的作用。③唾液淀粉酶可将淀粉分解为麦芽糖。④排泄功能,主要排出进入体内的重金属等。
22. ABCDE 解析:胰液除水分外,还主要有碳酸氢盐、胰淀粉酶、胰脂肪酶、胰蛋白酶和糜蛋白酶等。
23. BDE 解析:细胞质由基质、细胞器和包含物3部分组成。细胞膜、细胞核则是细胞的组成部分。
24. AC 解析:桡腕关节由桡骨下端、尺骨头下方的关节盘和手舟骨、月骨、三角骨共同组成。
25. ABE 解析:滑车神经和展神经属于运动神经。
26. BCDE 解析:中心静脉压的正常值是 $4\sim12\ cmH_2O$。
27. ABC 解析:细胞内部结构分为细胞膜、细胞核、细胞质。而细胞液、线粒体属于细胞质。
28. AE 解析:食管、胸主动脉、胸导管位于后纵隔。
29. CDE 解析:胃为腹膜内位器官,肝为腹膜间位器官。
30. CE 解析:解剖学的标准姿势:身体直立,面向前,两眼向正前方平视,两足并立,足尖向前,上肢下垂于躯干两侧,手掌向前。
31. ABDE 解析:结缔组织可分为固有结缔组织、软骨组织、骨组织、血液和淋巴。
32. AD 解析:骨密质位于骨干,有规则排列的骨板构成,BCE是对骨松质的描述。
33. ABCE 解析:中枢神经系统中的胶质细胞可分为星型胶质细胞、少突胶质细胞、小胶质细胞、室管膜细胞4种。
34. AD 解析:神经组织由神经细胞和神经胶质细胞组成,神经胶质细胞有支持、营养、保护、绝缘的作用。神经细胞是神经系统结构和功能的基本单位,能感受刺激,传导冲动。尼氏体存在于神经细胞内。
35. CE 解析:咀嚼肌主要有咬肌和颞肌,二肌收缩都可上提下颌骨。
36. BCE 解析:胸肌包括胸大肌、前锯肌、肋间肌,胸锁乳突肌属于颈肌,斜方肌属于背肌。
37. BCE 解析:上颌骨、鼻骨是成对的面颅骨。
38. ACE 解析:胸廓上口有第1胸椎、第1肋、胸骨柄上缘围成。
39. CDE 解析:跗骨7块,前列为楔状骨及骰骨。
40. BE 解析:上颌窦是最大的鼻窦,开口于中鼻道的前份。
41. AD 解析:气管上接环状软骨,异物易进入右主支气管。
42. DE 解析:口腔到十二指肠称上消化道,空肠以下为下消化道。
43. BC 解析:肝接受双重的血液供应,肝动脉、门静脉的供血;肝外观呈不规则的楔形,分为膈面、脏面和下缘。
44. AE 解析:胰液是由胰的外分泌部分泌的。主胰管与胆总管末端合成共同管道,称肝胰壶腹,开口于十二指肠乳头。
45. BC 解析:冠状沟是心房、心室表面分界标志。右心房凸向左前方的部分称为右心耳。左心房凸向右前方的部分称为左心耳。
46. BC 解析:窦房结位上腔静脉和右心房交界处。窦房结是正常心跳的起搏点。
47. BD 解析:颈动脉小球是化学感受器,能感受血中 CO_2 浓度变化的刺激。
48. ACD 解析:肝门静脉为一粗短的静脉干,收集除肝外腹腔不成对器官的静脉血,肝门静脉与上、下腔静脉吻合的途径有:食管静脉丛、直肠静脉丛、脐周静脉网。
49. BD 解析:膀胱三角是肿瘤的好发部位,肾门一般平第1腰椎,肾的表面有3层被膜包绕,由内向外依次为纤维囊、脂肪囊、肾筋膜。
50. CD 解析:成人脊髓下端平第1腰椎下缘,新生儿脊髓下端平第3腰椎,故临床腰椎穿刺常在第3、4或第4、5腰椎间进行,不致损伤脊髓。
51. CE 解析:大脑半球借叶间沟分成额叶、顶叶、颞叶、枕叶、岛叶,基底核是包埋于白质中的灰质团块,视区位于枕叶内侧面距状沟两侧的皮质,听区位于颞横回。
52. AC 解析:维持血浆 pH 值相对稳定,其中起主要作用的缓冲对是 $NaHCO_3/H_2CO_3$,晶体渗透压对维持血细胞内外水的分布以及血细胞的正常形态和功能起重要作用,0.9%的 NaCl 溶液和5%

的葡萄糖溶液是等渗溶液。

53. CD　解析：第一心音的特点是音调低，持续时间长，主要是心室肌的收缩、房室瓣关闭及血液冲击动脉壁引起振动而产生。第二心音的特点是音调高，持续时间短，主要是心室舒张、动脉瓣关闭及血液与动脉壁的振动。

54. ABD　解析：分节运动是小肠的运动形式，袋状往返运动是大肠的运动形式。

55. AD　解析：脊髓细而长呈前后略扁的圆柱状，长40～45 cm，有2个膨大，即颈膨大、腰膨大。脊髓圆锥下端接无神经细胞的终丝，其末端附于尾骨的背面。脊髓可分为相应的31个节段，即8个颈节、12个胸节、5个腰节、5个骶节和1个尾节。

56. AB　解析：颈内动脉供应大脑半球的前2/3和部分间脑，椎动脉供应脑干、小脑、间脑后部和大脑半球的后1/3。前交通动脉、大脑前动脉、颈内动脉、后交通和大脑后动脉构成大脑动脉环。脑的静脉不与动脉伴行，可分深浅两组。脊髓的动脉与静脉伴行，大多数的静脉注入硬膜外系的椎静脉丛。

57. AB　解析：三叉神经属混合神经，含躯体感觉和躯体运动两种纤维。三叉神经的眼神经支和上颌神经支属感觉性神经，下颌神经支为混合性神经。其下颌支为混合神经，经卵圆孔出颅腔后分为数支。眶上神经经眶上切迹分布于额部的皮肤。上颌神经为感觉神经，经圆孔出颅，穿眶下裂续为眶下神经。

58. ABC　解析：甲状腺分泌过剩可引起消瘦、怕热、心跳加快、烦躁、失眠等。

59. BCD　解析：胰岛细胞根据组织学特征分为α细胞和β细胞，α细胞数量少，位于胰岛周围部，细胞分泌胰高血糖素。β细胞数量多，位于胰岛中心部，细胞分泌胰岛素。胰岛素是合成代谢和维持血糖相对稳定的主要激素。

60. ABCE　解析：血液的功能包括物质运输功能、防御和保护功能、缓冲功能、调节人体体温。

61. AB　解析：长期口服广谱抗生素，可造成肠道内菌群失调，使维生素B和维生素K合成不足，引起维生素B和维生素K缺乏症。

62. ACD　解析：胆汁是由肝细胞生成的。肝细胞直接分泌的胆汁呈弱碱性，在胆囊内贮存的胆汁，呈弱酸性。胆汁中不含消化酶，胆盐是参与消化和吸收的主要成分。胆色素主要是血红蛋白的分解产物，决定胆汁的颜色。

63. BCDE　解析：主动脉起于左心室，全长可分为升主动脉、主动脉弓和降主动脉3段。

64. ABCDE

65. CDE　解析：胰分头、体、尾3部分；胰腺为腹膜外位器官。

66. ABCDE

67. ABDE　解析：胸骨柄和胸骨体连结处形成向前微凸的角，称胸骨角，平对第2肋软骨，是重要标志。

68. ABDE　解析：三叉神经（Ⅴ）属混合神经，含躯体感觉和躯体运动两种纤维。其周围突形成眼神经、上颌神经和下颌神经的大部分。躯体运动纤维参与组成下颌神经。眼神经为感觉神经，其中一支经眶上孔（切迹）出眶，布于额部的皮肤，称眶上神经。展神经（Ⅵ）属运动神经，从延髓脑桥沟中部的两侧出脑，向前穿海绵窦经眶上裂入眶，支配外直肌。副神经（Ⅺ）属运动神经，自迷走神经下方出脑，经颈静脉孔出颅，支配胸锁乳突肌和斜方肌。展神经（Ⅵ）属运动神经，从延髓脑桥沟中部的两侧出脑，向前穿海绵窦经眶上裂入眶，支配外直肌。动眼神经（Ⅲ）为运动神经，含有两种运动纤维。躯体运动纤维和内脏运动纤维。动眼神经自脚间窝出脑，向前穿海绵窦，经眶上裂入眶。滑车神经（Ⅳ）经眶上裂入眶，支配上斜肌。

69. ABC　解析：鼓室内有3块听小骨，即锤骨、砧骨和镫骨。3块听小骨以关节相连，构成听骨链。

70. ABCD　解析：中耳包括鼓室、咽鼓管、乳突窦和乳突小房，为一个含气的不规则腔道，大部分在颞骨岩部，是声波传导的主要部分。鼓室内有3块听小骨，即锤骨、砧骨和镫骨。3块听小骨以关节相连，构成听骨链。咽鼓管是咽与鼓室的通道，使鼓室与外界大气压保持平衡，有利于鼓膜的振动。小儿咽鼓管近水平位，咽部感染易蔓延至鼓室。乳突小房位于颞骨乳突内，借乳突窦与鼓室相通。

71. ABCDE

三、配伍题

1. D
2. E
3. A
4. C
5. B
6. A
7. B
8. D
9. A
10. B
11. B
12. A
13. B
14. D
15. A
16. C
17. E
18. D
19. B

20~23. ABDC　解析：椎弓和椎体共同围成椎孔，所有椎骨的椎孔连成椎管，容纳脊髓。椎弓连接椎体的部分称为椎弓根，其上下缘的切迹共同围成椎间孔，有脊神经通过。颈椎椎体较小，横突根部有横突孔。

24~27. CDEA　解析：颅顶面，额骨与两顶骨之间的缝称冠状缝；左、右顶骨之间的缝称矢状缝；两顶骨与枕骨之间的缝称人字缝。颅中窝中部由蝶骨体构成，上面的凹窝叫垂体窝，垂体窝的前外侧有视神经管。颅后窝中央是枕骨大孔，其外侧有颈静脉孔，颈静脉孔与枕骨大孔之间有舌下神经管。

28~30. CAE　解析：平静呼吸时两肺下缘各沿第6肋向外后走行，在锁骨中线处与第6肋相交，在腋中线处与第8肋相交，在肩胛线处与第10肋相交，最后终于第10胸椎棘突的外侧。深呼吸时，两肺下缘可向上、下各移动2~3 cm，临床上称肺下缘移动度。

31~33. CEA　解析：膈有3个裂孔，在第12胸椎水平处有主动脉裂孔，在第10胸椎水平处有食管裂孔，在第8胸椎水平处有腔静脉孔。

34~37. BCDA　解析：体循环血液由左心室搏出，在全身毛细血管进行物质和气体交换后，最后经上、下腔静脉及心冠状窦进入右心房；肺循环血液由右心室搏出，在肺部进行气体交换后，再经肺静脉进入左心房。

38~42. CBAED　解析：甲状腺分泌甲状腺素，调节机体的基础代谢，并影响机体的生长发育。肾上腺网状带分泌性激素。垂体分泌4种激素：生长素、催乳素、黑色素细胞刺激素、促激素。肾上腺球状带分泌盐皮质激素。肾上腺束状带分泌糖皮质激素。

43~47. BCDEA　解析：短骨呈立方状，如腕骨。扁骨呈板状，主要构成颅腔、胸腔、盆腔的壁。不规则骨形状不规则，如椎骨。半月板属于软骨。长骨呈长管状，如股骨。

48~51. BACC　解析：股骨是人体最粗最长的长骨，长度约为身高的1/4；髌骨是人体最大的籽骨；肩关节关节囊薄而松弛，囊内有肱二头肌长头腱通过，其下壁薄弱，是肩关节脱位最常见的部位；肩关节可做屈、伸、内收、外展、旋内、旋外和环转运动，是全身最灵活的关节。

52~55. **CADB** 解析：胃的运动形式是紧张性收缩、容受性舒张、蠕动；小肠的运动形式是紧张性收缩、分节运动、蠕动；大肠的运动形式是袋状往返运动、蠕动。

56~59. **EACB** 解析：当血糖浓度超过 8.96~10.08 mmol/L(1.6~1.8 g/L)，出现糖尿。通常将开始出现糖尿时的血糖浓度，称为肾糖阈。成年人每昼夜尿量低于 0.1 L，称为无尿；每昼夜尿量在 0.1~0.5 L 之间，称为少尿；每昼夜尿量长期超过 2.5 L，称为多尿。

60~62. **AEC**

63~66. **ACBC** 解析：腹膜内位器官是指器官各面均被腹膜所覆盖的器官，如胃、十二指肠上部、空肠、回肠、阑尾、横结肠、乙状结肠、脾、卵巢、输卵管等。腹膜间位器官是指有 3 面被腹膜覆盖的器官，如肝、胆囊、升结肠、降结肠、直肠上段、子宫、膀胱等。腹膜外位器官是指仅有 1 面被腹膜覆盖的器官，如肾、肾上腺、输尿管、胰、十二指肠降部和下部、直肠中下部等。

67~69. **BCA** 解析：甲状腺分泌甲状腺素，在婴儿时分泌不足时，严重影响生长发育而出现呆小症。垂体分泌生长激素，幼年时期若缺乏生长素，将出现生长停止，称为侏儒症；生长素过多，将患巨人症。

70~73. **CEBD**

74~77. **EABD** 解析：翼点位于颅侧面的颞窝内侧壁上。

78~81. **BEAD** 解析：胰管和胆总管的共同开口在十二指肠大乳头处。

82~85. **BEAC** 解析：甲状腺分泌甲状腺素，调节机体的基础代谢，并影响机体的生长发育；甲状旁腺分泌甲状旁腺素，调节机体内钙的代谢，维持血钙平衡；肾上腺髓质分泌肾上腺素和去甲肾上腺素，使心跳加快、心脏收缩加强、小动脉收缩；垂体分泌生长素、催乳素、黑色素细胞刺激素和促激素，调节人体生长及乳汁分泌等；胰腺的 β 细胞分泌胰岛素，维持血糖相对的稳定。

86~88. **ABE** 解析：骨折的愈合分为 4 个阶段。肉芽组织修复期：骨折后数小时，骨折端及周围软组织出血并血肿形成。约在骨折后 2~3 天，新生的毛细血管侵入血肿，开始机化，纤维性骨架成，在此基础上，成骨细胞活动形成大量的骨样组织，即骨样骨痂。骨痂形成期：骨折 1~2 周后，骨样组织逐渐骨化，形成骨性骨痂。骨折愈合期：骨折后 3~12 个月骨性骨痂逐渐缩小增浓，骨小梁逐渐增加，骨髓腔为骨架所堵塞，断端形成骨性连接。塑形期：完成塑形儿童约需 1~2 年，成人约需 2~4 年。

四、共干题

1~2. **AB** 解析：输尿管全长粗细不均，有 3 个明显狭窄，分别位于输尿管的起始部、跨越小骨盆上口处和入膀胱处，是尿路结石最易嵌顿的部位。

3~4. **BC** 解析：甲状腺分泌过剩时，可引起怕热、消瘦、烦躁、心跳加快等症状，甲状腺功能测定是诊断甲状腺功能亢进的主要手段。

5~7. **DCD** 解析：胃大部分切除后，胃液内因子缺乏，维生素 B_{12} 吸收障碍，造成巨幼红细胞性贫血。

第二章　医用物理与 X 线摄影基础模拟试题

一、最佳选择题

1. 原子能级用电子伏特表示，1 eV 为　　　　　　　　　　　　　　　　　　　　（　　）
   A. $1.6×10^{19}$ J　　　　　　　　　　B. $1.6×10^{-17}$ J
   C. $1.6×10^{17}$ J　　　　　　　　　　D. $1.6×10^{10}$ J
   E. $1.6×10^{-19}$ J

2. 关于弛豫时间的说法，错误的是　　　　　　　　　　　　　　　　　　　　　（　　）
   A. 弛豫时间有两种，一种是纵向弛豫时间，另一种是横向弛豫时间
   B. 纵向弛豫时间称 T_1
   C. 横向弛豫时间称 T_2
   D. 自旋-晶格弛豫时间又称为 T_1，即纵向磁化恢复到磁化激发前状态的 37% 所需要的时间
   E. 自旋-自旋弛豫时间又称为 T_2，即横向磁化衰减到 37% 所需要的时间

3. 关于激光的主要特性，不合适的是　　　　　　　　　　　　　　　　　　　　（　　）
   A. 方向性好　　　　　　　　　　　　B. 强度高
   C. 穿透性强　　　　　　　　　　　　D. 单色性好
   E. 相干性好

4. 决定原子能级的主要因素是　　　　　　　　　　　　　　　　　　　　　　　（　　）
   A. 电子云　　　　　　　　　　　　　B. 主量子数
   C. K 空间　　　　　　　　　　　　　D. 电子壳的多少
   E. 原子序数

5. 下列哪项不是人体磁共振成像选择氢原子核的理由　　　　　　　　　　　　　（　　）
   A. 氢原子核是人体组织中最多的
   B. 氢原子核的磁化率在人体磁性原子核中是最高的
   C. 氢原子核是最简单的原子核
   D. 氢原子核原子序数最低
   E. 氢原子核磁矩较弱，便于磁化

6. 关于磁共振的解释，正确的是　　　　　　　　　　　　　　　　　　　　　　（　　）
   A. 若产生磁共振的磁矩是顺磁体中的原子核磁矩，则称磁共振
   B. 若产生磁共振的磁矩是铁磁体中的电子自旋磁矩，则称磁共振
   C. 若产生磁共振的磁矩是原子核外电子的自旋磁矩，则称磁共振
   D. 若产生磁共振的磁矩是原子核的自旋磁矩，则称磁共振
   E. 若产生磁共振的磁矩是磁体中的原子磁矩，则称顺磁共振

7. 关于共振中弛豫过程的描述，不正确的是　　　　　　　　　　　　　　　　　（　　）
   A. 弛豫时间是原子核发生共振现象后，是吸收能量的过程
   B. 弛豫过程是原子核发生共振现象后，把吸收的能量释放的过程
   C. 弛豫时间有两种：横向弛豫时间和纵向弛豫时间

D. 纵向弛豫时间即自旋-晶格时间弛豫时间,又称 T_1

E. 横向弛豫时间即自旋-自旋弛豫时间,又称 T_2

8. 是谁提出了"自发和受激辐射"的理论　　　　　　　　　　　　　　　( )

A. 居里夫人　　　　　　　　　　B. 爱因斯坦

C. 伦琴　　　　　　　　　　　　D. 玻尔

E. 卢瑟福

9. 光学谐振腔的主要作用是　　　　　　　　　　　　　　　　　　　　( )

A. 调整方向性　　　　　　　　　B. 调节激光强度

C. 单色性更好　　　　　　　　　D. 调节相干性

E. 减少散射

10. 关于物质结构的叙述,错误的是　　　　　　　　　　　　　　　　　( )

A. 物质由原子组成

B. 核外电子具有不同壳层

C. 一般每层上的电子数最多是 $2n^2$ 个

D. 核外的带负电荷的电子称为"电子云"

E. 最外层电子数最多不超过 10 个

11. 原子中壳层电子吸收足够的能量脱离原子核的束缚变为自由电子的过程称为( )

A. 基态　　B. 激发　　C. 电离　　D. 跃迁　　E. 特征光子

12. 原子以一定的频率绕着自己的轴进行高速旋转,这一特性称为　　　　( )

A. 自旋　　B. 进动　　C. 核磁　　D. 电离　　E. 共振

13. 关于磁性原子核需要符合条件的叙述,错误的是　　　　　　　　　　( )

A. 中子和质子均为奇数　　　　　B. 中子为偶数,质子为奇数

C. 中子为奇数,质子为奇数　　　D. 中子和质子均为偶数

E. 中子为奇数,质子为偶数

14. 关于原子能级的相关叙述,错误的是　　　　　　　　　　　　　　　( )

A. 电子在各个轨道上具有的能量是不连续的

B. 靠近原子核的壳层电子结合力最强

C. 结合力与原子序数 Z 无关

D. 移走轨道电子所需的最小能量称结合能

E. 原子处于能量最低状态时叫基态

15. 关于原子能级的叙述,正确的是　　　　　　　　　　　　　　　　　( )

A. 原子处于最高能量状态为基态

B. 当原子吸收一定能量后电子由低能级过渡到高能级的过程叫跃迁

C. 当电子吸收的能量大于其结合能时,电子将脱离原子核的束缚,成为自由电子的过程称为激发

D. 跃迁指处于激发态的原子,外层电子或自由电子将自发地填充其空位,同时释放出一个光子

E. 处于激发态的原子是稳定的

16. 关于原子能级的叙述,错误的是　　　　　　　　　　　　　　　　　( )

A. 每个电子轨道上的电子都具有一定的能量
B. 电子在各个轨道上具有的能量是不连续的
C. 不连续的能量值构成原子能级
D. 原子能级以电子伏特表示
E. 靠近原子核的壳层电子结合力小

17. 处于激发态的原子,外层电子自发填充空位,放出一个能量为两能级之差的光子的过程为 ( )
   A. 基态   B. 激发   C. 电离   D. 跃迁   E. 特征光子

18. 关于连续放射的相关叙述,错误的是 ( )
   A. 又称为韧致辐射
   B. 是高速电子与靶物质原子核作用的结果
   C. 其产生的X线是一束波长不等的混合线
   D. 连续X线的波长仅与管电压有关
   E. 其X线光子的能量仅取决于电子的能量

19. $^{99}T_c^m$ 属于哪种衰变方式 ( )
   A. β^+衰变   B. α衰变   C. c衰变   D. γ衰变   E. β衰变

20. 关于颈部体表标志点的描述,错误的是 ( )
   A. 舌骨相当于第3颈椎   B. 甲状软骨其后方正对第5颈椎
   C. 环状软骨后方正对第6颈椎   D. 颈静脉切迹相当于第2、3胸椎水平
   E. 颈部体表标志因年龄、性别和个体而异

21. 关于胸部径线的描述,错误的是 ( )
   A. 前正中线:通过胸骨两外侧缘中点的垂线
   B. 锁骨中线:通过锁骨中点的平行线
   C. 腋前线:通过腋窝前缘的垂线
   D. 脊柱旁线:相当于各椎体横突尖端的连线
   E. 胸骨线:通过胸骨两侧最宽处的两条连线

22. 两眼眶下缘的连线 ( )
   A. 听眶线   B. 听眦线   C. 听眉线   D. 眶下线   E. 瞳间线

23. 听眦线与听眶线夹角成 ( )
   A. 10°   B. 12°   C. 18°   D. 20°   E. 25°

24. 下列说法不正确的是 ( )
   A. 听眶线:外耳孔中点与同侧眼眶下缘的连线
   B. 听眦线:外耳孔中点与同侧眼外眦的连线
   C. 听鼻线:外耳孔中点与同侧鼻前棘的连线
   D. 瞳间线:两侧瞳孔间的连线
   E. 听眉线:外耳孔中点与同侧眶下缘的连线

25. 甲状软骨的体表标志是 ( )
   A. 第3颈椎   B. 第4颈椎
   C. 第5颈椎   D. 第6颈椎

E. 第7颈椎

26. 男性乳头的位置,相当于 （   ）
    A. 第3肋骨
    B. 第4肋骨
    C. 第5肋骨
    D. 第6肋骨
    E. 第7肋骨

27. 脐的位置约相当于 （   ）
    A. 第1、2腰椎之间
    B. 第2、3腰椎之间
    C. 第3、4腰椎之间
    D. 第4、5腰椎之间
    E. 第4腰椎水平

28. 下列体表标志错误的是 （   ）
    A. 舌骨相当第4颈椎水平
    B. 甲状软骨正对第5颈椎
    C. 环状软骨正对第6颈椎
    D. 胸骨颈静脉切迹相当第2、3胸椎水平
    E. 胸骨角相当第5、6胸椎水平

29. ABL是指 （   ）
    A. 听眉线　　B. 瞳间线　　C. 听鼻线　　D. 听眦线　　E. 听眶线

30. 关于胸部边界的描述,错误的是 （   ）
    A. 胸部的上界是由胸骨颈静脉切迹开始
    B. 沿锁骨到肩锁关节
    C. 再从此连线往后到第7颈椎棘突
    D. 胸部下界相当胸廓的下口
    E. 胸部和上肢的界限是斜方肌的前缘

31. 相当于主动脉弓最高点的体表标志是 （   ）
    A. 胸骨柄中分处
    B. 胸骨角
    C. 剑胸关节
    D. 剑突
    E. 胸骨颈静脉切迹

32. 关于肋骨的叙述,错误的是 （   ）
    A. 第2、3肋骨呈水平
    B. 第2、3肋骨往下各肋骨逐渐斜行
    C. 第2前肋间最宽
    D. 第7、8肋骨最斜
    E. 肋骨的最低点相当于第3腰椎水平

33. 男性乳头相当于 （   ）
    A. 第4胸椎水平
    B. 第5胸椎水平
    C. 第6胸椎水平
    D. 第7、8胸椎水平
    E. 第9、10胸椎水平

34. 关于腹部边界的叙述,错误的是 （   ）
    A. 腹部包括腹壁、腹腔及其内脏器官
    B. 上界从前向后为胸骨剑突、肋弓、第12肋前端与第1腰椎
    C. 下界从前向后为耻骨联合下缘、耻骨结节、腹股沟韧带、髂嵴与第5腰椎下缘
    D. 腹壁在后方为脊柱的腰部
    E. 前外侧壁均由扁平肌构成

35. 解剖学的基准线,不包括 （　　）
    A. 听鼻线　　　　　　　　　B. 垂直线
    C. 水平线　　　　　　　　　D. 冠状线
    E. 正中矢状线

36. 关于颈部的体表解剖,错误的是 （　　）
    A. 甲状软骨其后方正对第5颈椎
    B. 舌骨相当于第4颈椎水平
    C. 胸骨颈静脉切迹相当于第2、3胸椎水平
    D. 甲状软骨是喉与气管、咽与食管的分界
    E. 环状软骨位于甲状软骨下方

37. 关于胸部的前正中线的表述,正确的是 （　　）
    A. 通过胸骨两外侧缘中点的垂线　　　B. 通过锁骨中点的垂线
    C. 通过腋窝中点的垂线　　　　　　　D. 相当于各椎体横突尖端的连线
    E. 相当于各棘突的连线

38. 位置不恒定的腹部体表标志是 （　　）
    A. 剑突　　　B. 胸骨角　　　C. 耻骨联合　　　D. 髂嵴　　　E. 脐

39. 中心线与被照体局部边缘相切为 （　　）
    A. 前后方向　　　　　　　　B. 后前方向
    C. 切线方向　　　　　　　　D. 冠状方向
    E. 轴方向

40. 关于轴位的描述,错误的是 （　　）
    A. 有髌骨轴位摄影位置　　　　B. 有跟骨轴位摄影位置
    C. 中心线与被照体边缘相切　　D. 有颞骨岩部轴位
    E. 是指中心线与被照体长轴平行的摄影位置

41. 被照体矢状面与胶片平行的摄影体位是 （　　）
    A. 胸部正位　　　　　　　　B. 心脏右前斜位
    C. 梅氏位　　　　　　　　　D. 腕关节正位
    E. 胸部侧卧侧位

42. 关于解剖学基准线的说法,错误的是 （　　）
    A. 矢状面:将人体纵断为左右两部分的面
    B. 水平面:与地平面平行的将人体横断为上下两部分的断面
    C. 冠状面:将人体纵断为前后两部分的断面,与矢状面平行
    D. 正中线:将人体左右等分的线
    E. 正中矢状面:将人体左右等分的面

43. 关于X线摄影方位的说法,错误的是 （　　）
    A. 正位:被照体矢状面与成像介质的长轴平行,中心线经被照体前方或后方入射,同时从后方或前方射出的体位
    B. 侧位:被照体冠状面与成像介质长轴平行,中心线经被照体一侧入射,同时从另一侧出的体位

C. 斜位：被照体与成像介质成一定的摄影角度，中心线经被照体左、右后方或左、右前方入射，同时从左、右前方或左、右后方射出的体位

D. 轴位：中心线与被照体长轴垂直的摄影体位

E. 特殊位：枕顶位、额鼻位、前凸位、切线位等

44. 关于胸部的体表解剖径线，错误的是 （　　）

A. 前正中线：通过胸骨两外侧缘中点的垂线

B. 胸骨线：通过胸骨两侧最窄处的两条垂线

C. 锁骨中线：通过锁骨中点的垂线

D. 腋前线：通过腋窝前缘的垂线

E. 腋后线：通过腋窝后缘的垂线

45. 舌骨位于颈中线最上方，相当于 （　　）

A. 第2颈椎　　　　　　　　B. 第3颈椎

C. 第4颈椎　　　　　　　　D. 第5颈椎

E. 第6颈椎

46. 在X线摄影基准轴线中，上自头顶、下至尾端并垂直地面的轴线称为 （　　）

A. 矢状轴　　　　　　　　B. 垂直轴

C. 冠状轴　　　　　　　　D. 水平轴

E. 斜面轴

三、配伍题

A. 第6颈椎下缘　　　　　　B. 第4胸椎下缘

C. 胸第2~3椎间盘　　　　　D. 第3腰椎水平

E. 第4腰椎棘突

1. 环状软骨下缘平对 （　　）

2. 颈静脉切迹平对 （　　）

3. 胸骨角平对 （　　）

4. 两髂嵴最高点连线平对 （　　）

5. 肋骨的最低点平对 （　　）

A. 焦-片距　　　　　　　　B. 焦-肢距

C. 肢-片距　　　　　　　　D. 中心线

E. 斜射线

6. X线管焦点到被照体的距离 （　　）

7. 被照体到胶片（成像介质）的距离 （　　）

8. 居X线束中心部分的 （　　）

9. X线管焦点到胶片（成像介质）的距离 （　　）

A. 矢状面　　　　　　　　B. 水平面

C. 冠状面　　　　　　　　D. 冠状线

E. 矢状线

10. 与矢状面垂直相交，将人体前后分开的线是 （　　）

11. 将人体纵断为左右两部分的面称 （　　）

12. 将人体纵断为前后两部分的面称 （   ）
    A. 听眶线　　　　　　　　B. 听眦线
    C. 瞳间线　　　　　　　　D. 听眉线
    E. 眶间线
13. 外耳孔中点与同侧眼外眦的连线 （   ）
14. 外耳孔中点与同侧眼眶下缘的连线 （   ）
15. 外耳孔中点与同侧眶上缘的连线 （   ）
16. 两侧瞳孔间的连线 （   ）
    A. 甲状软骨　　　　　　　B. 舌骨
    C. 锁骨上窝　　　　　　　D. 男性乳头
    E. 人站立位的心尖位置
17. 位于颈中线最上方，相当于第 4 颈椎水平 （   ）
18. 成人男性在其上缘处构成喉结，平第 5 颈椎 （   ）
19. 左侧第 5 肋间锁骨中线内侧约 2 cm 处 （   ）
20. 对第 4 肋骨，相当于 7、8 胸椎水平 （   ）
21. 锁骨中 1/3 分界处上方 （   ）

第二章 医用物理与 X 线摄影基础模拟试题参考答案及解析

一、最佳选择题

1. **E** 解析：原子能级用电子伏特表示，$1\ eV=1.6\times10^{-19}\ J$。

2. **D** 解析：自旋-晶格弛豫时间又称为纵向弛豫时间，它是反映自旋核把吸收的能量传给周围晶格所需要的时间，也是 90°射频脉冲质子由纵向磁化转到横向磁化后再恢复到纵向磁化激发前状态的 63%所需要的时间，称 T_1。

3. **C** 解析：激光的主要特性有方向性好、强度高、单色性好和相干性好。穿透性的强弱取决于激光器的光强度，应归于强度高的特性中。

4. **B** 解析：电子壳层可用主量子数表示，主量子数用 n 表示，取 $1,2,3,\cdots$，等自然数。n 越大，电子离核越远，能级越高。故主量子数是决定原子能级的主要因素。

5. **E** 解析：氢原子核是人体组织中最多的；氢原子核的磁化率在人体磁性原子核中是最高的，氢原子核最简单；氢原子核有较强的磁矩。

6. **D** 解析：若产生磁共振的磁矩是顺磁体中的原子磁矩，则称顺磁共振；若产生磁共振的磁矩是铁磁体中的电子自旋磁矩，则称铁磁共振；若产生磁共振的磁矩是原子核的自旋磁矩，则称磁共振。

7. **A** 解析：弛豫过程是原子核发生共振现象后，把吸收的能量释放的过程；弛豫时间有两种：横向弛豫时间和纵向弛豫时间；纵向弛豫时间即自旋-晶格时间弛豫时间，又称 T_1；横向弛豫时间即自旋-自旋弛豫时间，又称 T_2。

8. **B** 解析：爱因斯坦于 1916 年提出了"自发和受激辐射"的理论，是现代激光系统的物理学基础，人们称其为"激光理论之父"。

9. **C** 解析：光学谐振腔的主要作用是选频作用，使得激光的单色性更好。

10. **E** 解析：按照玻尔理论，核外电子因离核远近不同而具有不同的壳层。半径最小的壳层叫 K 层，最多容纳 2 个电子；第二层叫 L 层，最多容纳 8 个电子；第三层叫 M 层，最多容纳 18 个电子，……越外面的壳层可容纳的电子数越多，但最外层电子数最多不超过 8 个。

11. **C** 解析：当原子中壳层电子吸收的能量大于其结合能时，电子将脱离原子核的束缚，离开原子成为自由电子，这个过程称为电离。

12. **A** 解析：原子以一定的频率绕着自己的轴进行高速旋转，这一特性称为自旋。

13. **D** 解析：如果原子核内的质子数和中子数均为偶数，则这种原子核的自旋并不产生核磁，我们称这种原子核为非磁性原子核。

14. **C** 解析：结合力与原子序数 Z 有关，Z 越高，核内正电荷越多，对电子的吸引力越大。

15. **D** 解析：处于激发态的原子，在极短的时间内，外层电子或自由电子将自发地填充其空位，同时释放出一个光子，这个过程称为跃迁。

16. **E** 解析：靠近原子核的壳层电子结合力强。

17. **D** 解析：处于激发态的原子，在极短时间内，外层电子自发填充其空位，放出一个能量为两能级之差的光子的过程为跃迁。

18. **E** 解析：连续放射又称轫致放射，是高速电子与靶物质原子核作用的结果。当高速电子接近原子核时，受核电场（正电荷）的吸引，偏离原有方向，失去能量而减速。此时电子所丢失的能量直接以光子的形式放出来，这种放射叫连续放射。连续放射产生的 X 线是一束波长不等的混合线，其 X 线光子的能量取定于：电子接近核的情况；电子的能量和核电荷。

19. **D** 解析：$^{99}T_c^m$ 属于 γ 衰变。

20. **A** 解析：舌骨位于颈中线最上方，相当于第 4 颈椎。

21. **B** 解析：锁骨中线：通过锁骨中点的垂线。

22. D 解析:眶下线:两眼眶下缘的连线。
23. B 解析:听眦线与听眶线夹角约12°~15°。
24. E 解析:听眉线:外耳孔中点与同侧眶上缘的连线。
25. C 解析:甲状软骨:成人男性在上缘处构成高突的喉结,其后方正对第5颈椎。
26. B 解析:男性乳头对第4肋骨,相当于第7、8胸椎水平。
27. C 解析:脐的位置不恒定,约相当于第3、4腰椎之间。
28. E 解析:胸骨角相当第4、5胸椎水平。
29. E 解析:听眶线(ABL):人类学的基线,外耳孔上缘与眼眶下缘的连线。
30. E 解析:胸部和上肢的界限是三角肌的前缘。
31. A 解析:胸骨柄中分处相当于主动脉弓的最高点。
32. D 解析:第5、6肋骨最斜。
33. D 解析:男性乳头对第4肋骨,相当于第7、8胸椎水平。
34. B 解析:上界从前向后为胸骨剑突、肋弓、第11肋前端与第12胸椎。
35. A 解析:解剖学的基准线应包括水平线、正中线、矢状线、冠状线、垂直线。听鼻线属头颈体表定位线。
36. D 解析:甲状软骨:成人男性在上缘处构成高突的喉结,后方对第5颈椎。
37. A 解析:胸部的前正中线指通过胸骨两外侧缘中点的垂线。
38. E 解析:脐的位置不恒定,约相当于第3、4腰椎之间。
39. C 解析:轴位:中心线入射被照部位时与病灶边缘相切的方向。
40. C 解析:中心线与被照体长轴平行的摄影体位。
41. E 解析:胸部侧卧侧位时,受检者侧卧,矢状面平行于胶片,其余位置矢状面均不平行于胶片。
42. C 解析:冠状面与矢状面垂直。
43. D 解析:轴位:中心线与被照体长轴平行的摄影体位。
44. B 解析:胸骨线:通过胸骨两侧最宽处的两条垂线。
45. C 解析:舌骨位于颈中线最上方,相当于第4颈椎水平。
46. B 解析:垂直轴是与身体长轴平行、垂直于地面的轴;矢状轴是呈前后方向,与身体长轴和冠状轴垂直相交;冠状轴呈左右方向,与身体的长轴和矢状轴垂直相交。

二、配伍题

1~5. ACBED 解析:通过体表标志或体腔内结构可确定椎平面:环状软骨下缘平对第6颈椎下缘;颈静脉切迹平于胸第2~3椎间盘;胸骨角平对第4胸椎下缘;两髂嵴最高点连线平对第4腰椎棘突;肋骨的最低点平对第3腰椎水平。

6~9. BCDA

10~12. DAC 解析:冠状线:与矢状面垂直相交,将人体前后分开的线。矢状面:将人体纵断为左右两部分的面称矢状面。冠状面:将人体纵断为前后两部分的断面称冠状面。

13~16. BADC 解析:外耳孔中点与同侧眼外眦的连线称听眦线。外耳孔中点与同侧眼眶下缘的连线称听眶线。外耳孔中点与同侧眶上缘的连线称听眉线。两侧瞳孔间的连线称瞳间线。

17~21. BAEDC 解析:舌骨位于颈中线最上方,相当于第4颈椎水平。成人男性在其上缘处构成喉结,平第5颈椎的是甲状软骨。人站立位的心尖位置位于左侧第5肋间锁骨中线内侧约2 cm处。男性乳头对第4肋骨,相当于7、8胸椎水平。锁骨上窝位于锁骨中1/3分界处上方。

第三章　X线物理与防护模拟试题

1. X线产生的必备条件中,不包括　　　　　　　　　　　　　　　　　　　　　　　(　　)
   A. 电子源　　　　　　　　　　　　B. 高速运动的电子
   C. 阳极靶面　　　　　　　　　　　D. 阴极灯丝
   E. 管套

2. 关于连续X线的波长、管电压与光子能量关系的描述,正确的是　　　　　　　　(　　)
   A. 管电压越低,产生连续X线的波长越长,对应最大光子能量
   B. 管电压越低,产生连续X线的波长越短,对应最小光子能量
   C. 管电压越高,产生连续X线的波长越短,对应最大光子能量
   D. 管电压越高,产生连续X线的波长越长,对应最大光子能量
   E. 管电压越高,产生连续X线的波长越长,对应最小光子能量

3. 影响医用X线产生的因素,不包括　　　　　　　　　　　　　　　　　　　　　　(　　)
   A. X线管电压　　　　　　　　　　 B. X线管电流
   C. 靶物质的原子序数　　　　　　　D. 阳极柄的材料
   E. 高压的脉动率

4. 不属于X线物理效应作用的是　　　　　　　　　　　　　　　　　　　　　　　　(　　)
   A. 热作用　　　　　　　　　　　　B. 电离作用
   C. 着色作用　　　　　　　　　　　D. 荧光作用
   E. 穿透作用

5. 关于光电效应的叙述,错误的是　　　　　　　　　　　　　　　　　　　　　　　(　　)
   A. 光电效应的结果是,入射光子的部分能量以散射光子形式释放
   B. 光电效应不产生有效的散射,对胶片不产生灰雾,可增加X线的对比度
   C. 光电效应的产物是特征放射、光电子、正离子和俄歇电子
   D. 光电效应中,X线光子能量全部给予了物质原子的内壳层电子
   E. 光电效应以光子击脱原子的内壳层轨道电子而发生

6. 医用X线主要利用X线与物质相互作用的形式是　　　　　　　　　　　　　　　(　　)
   A. 光核反应和康普顿效应　　　　　B. 电子对效应和相干散射
   C. 光核反应和电子对效应　　　　　D. 光电效应和康普顿效应
   E. 光电效应和相干散射

7. X线产生中,球管两极间的管电压决定了　　　　　　　　　　　　　　　　　　　(　　)
   A. 阳极靶面的寿命　　　　　　　　B. X线量的多少
   C. 球管的容量　　　　　　　　　　D. 电子从阴极射向阳极所获得的能量
   E. 阴极灯丝的使用寿命

8. 关于X线硬度、波长及穿透力关系的说法,错误的是　　　　　　　　　　　　　 (　　)
   A. X线波长短,X线质硬　　　　　　B. X线波长短,穿透力强
   C. X线质硬,穿透力强　　　　　　　D. X线波长长,穿透力强
   E. X线波长长,X线硬度差

9. 下列哪项不是影响 X 线质的因素 ( )
    A. 管电压
    B. 管电流
    C. 滤过
    D. 整流方式
    E. 高压波形

10. 射线扩散衰减的平方反比法则是指 ( )
    A. 射线强度与滤过板厚度的平方成反比
    B. 射线强度与核外电子数的平方成反比
    C. 射线强度与管电压的平方成反比
    D. 射线强度与核内质子数的平方成反比
    E. 射线强度与距离的平方成反比

11. 与影响射线减弱的因素无关的是 ( )
    A. 射线质
    B. 物质原子序数
    C. X 线管管电流
    D. 每克电子数
    E. 物质密度

12. 人体对 X 线的衰减从大到小排列的顺序是 ( )
    A. 骨、脂肪、水、肌肉、空气
    B. 骨、脂肪、肌肉、水、空气
    C. 骨、水、肌肉、脂肪、空气
    D. 骨、肌肉、水、脂肪、空气
    E. 骨、水、脂肪、肌肉、空气

13. 关于 X 线滤过的叙述,错误的是 ( )
    A. X 线滤过主要是把指原始 X 线束中的低能成分吸收掉
    B. X 线滤过是为了增加 X 线的质
    C. X 线滤过是为了减少高能射线对受检者的照射量
    D. 球管的固有滤过包括 X 线管壁、绝缘油层、放射窗口
    E. 附加滤过是指从窗口到检查床之间 X 线通过的所有材料的滤过总和

14. 下列对应关系,不正确的是 ( )
    A. 当量剂量—希沃特(Sv)
    B. 吸收剂量—戈瑞(Gy)
    C. 比释动能—戈瑞(Gy)
    D. 照射量—伦琴(R)
    E. 有效剂量—雷姆(rem)

15. 关于辐射随机效应的叙述,错误的是 ( )
    A. 损害的严重程度与个体有关
    B. 随机效应亦可能变成遗传效应
    C. 随机效应有剂量阈值
    D. 受害效应的严重程度与受照剂量的大小无关
    E. 随机效应亦可能成致癌效应

16. 人体对辐射最敏感组织或器官是 ( )
    A. 脑、肾、肝、肺
    B. 感觉器官、肝脏、内皮细胞、皮肤上皮
    C. 胃肠上皮、性腺、胸腺、骨髓、淋巴组织
    D. 甲状腺、心脏、胰腺

E. 骨骼、结缔组织、肌肉

17. 不影响电离辐射损伤的因素是 ( )
    A. 辐射种类　　　　　　　　B. 吸收剂量
    C. 辐射部位和分次照射　　　D. 血型
    E. 辐射方式

18. 下列属于人体对辐射轻度敏感的组织是 ( )
    A. 性腺、骨髓　　　　　　　B. 皮肤上皮、感觉器官
    C. 内皮细胞、唾液腺　　　　D. 中枢神经系统、内分泌腺
    E. 肌肉组织、骨组织

19. 胎儿受射线照射导致智力低下最敏感的时期是 ( )
    A. 妊娠 4~8 周　　　　　　 B. 妊娠 8~15 周
    C. 妊娠 3~7 周　　　　　　 D. 妊娠 15~20 周
    E. 妊娠 12 周

20. 下列哪项不是慢性皮肤损伤的处理原则 ( )
    A. Ⅰ度损伤者,避免外伤和过照射,长期观察,但仍可从事放射工作
    B. Ⅱ度损伤者,尽量脱离放射工作,并积极治疗
    C. Ⅲ度损伤者,应脱离放射工作并给予局部和全身治疗
    D. 久治不愈的溃疡应尽早手术
    E. 对严重的皮肤组织增生或萎缩性病变,应手术切除后行小剂量放疗,避免瘢痕产生

21. 与 X 线防护原则相悖的是 ( )
    A. 建立剂量限制体系　　　　B. 缩短照射距离
    C. 缩短受照时间　　　　　　D. 建立良好的屏蔽防护
    E. 合理运用 X 线检查,减少个人受照剂量

22. 下列哪项不属于外照射防护的一般措施 ( )
    A. 药物防护　　　　　　　　B. 距离防护
    C. 时间防护　　　　　　　　D. 屏蔽防护
    E. 实物防护

23. 屏蔽防护主要研究的问题是 ( )
    A. 屏蔽材料的性能和适用度　B. 时间防护和距离防护
    C. 屏蔽防护的材料和厚度　　D. 工作人员和受检者的防护
    E. 设备的固有防护和附加防护

24. 下列哪项不是在选用屏蔽材料时应主要考虑的 ( )
    A. 防护性能　　　　　　　　B. 稳定性
    C. 结构性能　　　　　　　　D. 经济成本
    E. 环保

25. 下列哪项不是确定屏蔽防护厚度的主要依据 ( )
    A. 当量剂量限值和最优化　　B. 屏蔽用途和距离
    C. 自然环境和经济成本　　　D. 屏蔽材料的防护性能

E. 工作负荷、居留因子和利用因子

26. 放射线工作者年照射有效剂量当量限值的组合,错误的是 （ ）
    A. 防止非随机效应的影响——眼晶状体 150 mSv/年
    B. 防止随机效应的影响——均匀照射 50 mSv/年
    C. 放射从业孕妇、哺乳者——只能在甲种条件下工作
    D. 16~18 岁放射专业实习生——不应在甲种条件下工作
    E. 乙种工作条件——5~15 mSv/年

27. CT 扫描的局部剂量与下列因素无关的是 （ ）
    A. 扫描层厚   B. 被照体的散射大小
    C. 管电流   D. 管电压
    E. 探测器的多少

28. 发现 X 线的物理学家是 （ ）
    A. 居里夫人   B. 拉德
    C. 贝克勒尔   D. 伦琴
    E. 戈瑞

29. 关于 X 线产生条件的叙述,错误的是 （ ）
    A. 电子源   B. 高速电子流
    C. X 线管的靶面均由钼制成   D. 高速电子与靶物质相互作用
    E. 阻碍电子流的靶面

30. 关于特征 X 线的叙述,正确的是 （ ）
    A. X 线的波长仅与管电压有关
    B. 内层轨道电子跃迁产生 X 线为特征放射
    C. X 线谱是连续能量谱
    D. 电压升高特征放射能量增加
    E. 管电压升高特征射线的百分比减少

31. 关于 X 线强度分布的叙述,正确的是 （ ）
    A. 与靶面状况无关   B. X 线管短轴方向两侧对称
    C. 照射野内分布均匀   D. 与靶面倾斜角度无关
    E. 阴极端 X 线强度弱

32. X 线在与物质相互作用时,突出表现的性质是 （ ）
    A. 波动性   B. 微粒性
    C. 波粒二象性   D. 物理特性
    E. 生物效应特性

33. 关于光电效应发生的概率,正确的是 （ ）
    A. 大约和能量的 3 次方成反比   B. 大约和能量的 4 次方成正比
    C. 和原子序数的 4 次方成反比   D. 和原子序数的 3 次方成正比
    E. 和管电流成正比

34. 关于康普顿效应的叙述,正确的是 （ ）
    A. 光子自身波长变短,产生散射现象   B. 光子与芯电子作用产生康普顿效应

C. 产生的散射线使胶片发生灰雾 D. 与光电效应是同一种作用形式
E. 当光子能量增加时康普顿效应递增

35. 关于电子对效应的发生概率，正确的是 （　　）
A. 与物质的原子序数的平方成正比 B. 与物质的原子序数的平方成反比
C. 与入射光子的能量成正比 D. 与入射光子的波长成正比
E. 与单位体积内的原子个数成反比

36. 关于 X 线"质"的描述，错误的是 （　　）
A. 即 X 线的强度 B. 由 X 线的波长决定
C. 由 X 线的频率决定 D. X 线波长越短，穿透力越强
E. X 线波长越长，X 线"质"越硬

37. 对半价层的描述，错误的是 （　　）
A. 可以表示 X 线的质 B. 即 HVL
C. 可以用 mmAl 表示 D. 对同一物质来说，半价层大的 X 线质软
E. 反映了 X 线束的穿透能力

38. 关于 X 线的描述，正确的是 （　　）
A. X 线的硬度大→频率高→穿透力强 B. X 线的硬度大→波长长→穿透力强
C. X 线的硬度大→频率高→穿透力弱 D. X 线的硬度大→波长长→穿透力弱
E. X 线的硬度大→HVL 小→穿透力强

39. 导致 X 线行进中衰减的原因是 （　　）
A. X 线频率 B. X 线波长
C. X 线能量 D. 物质和距离
E. X 线是电磁波

40. 在影响 X 线减弱的因素中，错误的是 （　　）
A. 入射光子能量越大，X 线穿透力越强 B. 射线能量越高，衰减越小
C. 原子序数越高的物质，吸收 X 线越多 D. 物质密度越高，衰减越小
E. 电子数多的物质更容易衰减射线

41. 人体对 X 线衰减的叙述，错误的是 （　　）
A. 组织对 X 线衰减不同形成影像对比 B. 软组织对 X 线衰减相当于水
C. 脂肪对 X 线衰减最小 D. 骨对 X 线衰减相当于铝
E. 骨组织对 X 线衰减最大

42. 关于 X 线滤过的说法，错误的是 （　　）
A. 滤过是把 X 线束中的低能成分吸收掉
B. 固有滤过是指 X 线管本身的滤过
C. 固有滤过用铅当量表示
D. 总滤过为附加滤过与固有滤过之和
E. 一般对低能量射线采用铝滤过板

43. 下列叙述，正确的是 （　　）
A. 低能量射线采用铜滤过板
B. 高能量射线采用铝滤过板

C. 高能量射线采用铜滤过板
D. 使用复合滤过板时原子序数大的朝向 X 线管
E. 使用复合滤过板时原子序数大的背向 X 线管

44. 下列对辐射敏感度最高的是 （ ）
A. 淋巴组织   B. 皮肤上皮
C. 心脏   D. 肌肉组织
E. 软骨

45. 影响电离辐射生物效应的因素，主要来自 （ ）
A. 电离辐射和受照机体   B. 电离辐射
C. 受照机体   D. 不同个体
E. 不同种系

46. 胚胎在器官形成期受照，可能引起在照射时正在发育的器官畸形，这在性质上属于
（ ）
A. 随机性效应   B. 确定性效应
C. 遗传效应   D. 致癌效应
E. 急性效应

47. 关于急性放射性皮肤损伤的处理原则，错误的是 （ ）
A. 立即脱离放射源   B. 防止被照区皮肤再次受到照射
C. 防止被照区皮肤再次受到刺激 D. 继续照射
E. 疑有放射性核素沾染皮肤时应及时去污处理

48. 对待放射性皮肤癌的处理原则，错误的是 （ ）
A. 尽早彻底手术切除
B. 严格避免接触射线
C. 一般不宜放射治疗
D. 因切除肿瘤而需做截肢手术时，应慎重考虑
E. 可以接触射线

49. 吸收剂量的基本测量法是 （ ）
A. 电离室法   B. 量热法
C. 热释光剂量计测量法   D. 胶片剂量测量法
E. 半导体剂量测量法

50. 目前公众个人全身受照射的年剂量应低于 （ ）
A. 0.5 mSv   B. 1 mSv
C. 2 mSv   D. 5 mSv
E. 10 mSv

51. 放射工作人员全身均匀照射时，防止随机性效应的年剂量当量限值是 （ ）
A. 10 mSv   B. 20 mSv
C. 30 mSv   D. 40 mSv
E. 50 mSv

52. 放射工作人员防止眼晶体发生非随机性效应的年剂量当量限值是 （ ）

A. 5 mSv B. 50 mSv
C. 100 mSv D. 150 mSv
E. 500 mSv

53. 高速电子与阳极靶面碰撞时,绝大部分的能量转变成 ( )
    A. X线能 B. 热能
    C. 光能 D. 机械能
    E. 动能

54. 玻璃、水晶经X线长期大剂量照射后,逐渐改变颜色,这是X线的 ( )
    A. 电离作用 B. 着色作用
    C. 荧光作用 D. 热作用
    E. 感光作用

55. 下列不是光电效应的产物是 ( )
    A. 光电子 B. 正离子
    C. 特征放射 D. 俄歇电子
    E. γ射线

56. X线诊断机房的主防护应有多少铅当量的厚度 ( )
    A. 1 mm B. 2 mm C. 3 mm D. 5 mm E. 10 mm

57. 100 kV 管电压时,X线摄影用的最短波长 λ_{min} 是 ( )
    A. 0.037 2 nm B. 0.024 8 nm
    C. 0.014 1 nm D. 0.012 4 nm
    E. 0.046 9 nm

58. 连续X线的辐射方式为 ( )
    A. 受激辐射 B. 自发辐射
    C. 韧致辐射 D. 热辐射
    E. 标识辐射

59. X线的波长约在 ( )
    A. $10^{-2} \sim 10$ nm B. $10^{-3} \sim 10$ nm
    C. $10^{-4} \sim 10$ nm D. $10^{-5} \sim 10$ nm
    E. $10^{-6} \sim 10$ nm

60. 诊断用X线的HVL一般用什么表示 ( )
    A. nmAl B. mmAl
    C. cmAl D. μmAl
    E. mlAl

61. X线摄影中,X线的波长是 ( )
    A. 0.000 8～0.000 6 nm B. 0.008～0.006 nm
    C. 0.008～0.031 nm D. 0.008～0.06 nm
    E. 0.08～0.031 nm

62. 关于X线衰减的叙述,不正确的是 ( )
    A. 强度与距离的平方呈反比

B. 衰减后X线的质和量都发生改变
C. X线通过物质后低能光子少量被吸收
D. X线通过物质后高能光子所占比例相对变大
E. X线通过物质后平均能量提高

63. 关于放射线产生的生物效应，不正确的是 （   ）
   A. 分为确定性效应和随机性效应
   B. 确定性效应的严重程度与剂量无关
   C. 确定性效应损害的严重程度随剂量的增加而增加
   D. 随机性效应被认为无剂量阈值
   E. 随机性效应的严重程度与受照剂量的大小无关

64. 关于放射防护标准的规定，不正确的是 （   ）
   A. 放射工作人员的全身照射的当量剂量≤50 mSv/年
   B. 未满16岁，不能在甲种工作条件下工作
   C. 丙种工作条件可根据需要进行检测
   D. 非放射专业学生教学期间，有效剂量不大于0.5 Sv/年
   E. 公众的个人年剂量当量：全身≤5 mSv

65. 关于连续X线的叙述，错误的是 （   ）
   A. 高速电子与靶原子作用   B. 电子从核场经过改变运动方向
   C. 电子与原子核外K层作用   D. 电子与原子核外N层作用
   E. 连续X线又称韧致辐射

66. 下列哪一项不是光电效应的产物 （   ）
   A. 光电子   B. 正离子
   C. 负离子   D. 俄歇电子
   E. 特征放射

67. 为了提高影像的对比度，应尽量提高 （   ）
   A. 光电效应   B. 散射效应
   C. 电子对效应   D. 光核反应
   E. 相干散射

68. 有关X线质的叙述，错误的是 （   ）
   A. X线质又称X线的硬度   B. X线质用半价层表示
   C. 管电压高X线质硬   D. 管电流高X线质硬
   E. 整流方式影响X线质

69. 影响X线衰减，错误的是 （   ）
   A. 入射X线的能量越大，衰减越小
   B. 物质的密度越高，X线衰减越大
   C. 物质的每克电子数越多，X线衰减越大
   D. 在诊断X线能量范围内，锡比铅具有更好的屏蔽防护性能
   E. 光电衰减系数与原子序数的4次方成反比

70. 关于人体对X线的衰减，错误的是 （   ）

A. 在 42 kV 时,肌肉组织的光电效应和康普顿效应相同
B. 在 73 kV 时,骨组织的光电效应和康普顿效应相同
C. 在 90 kV 时,肌肉组织的康普顿效应占 90%
D. 在 90 kV 时,肌肉组织的光电效应占 90%
E. 在骨骼中发生光电效应的概率是肌肉的 2 倍

71. 下列哪项不属于 CT 扫描辐射防护的内容 （   ）
    A. 缩小扫描视野   B. 减少扫描层数
    C. 尽量采用薄层扫描   D. 对非扫描区进行遮盖
    E. 做好扫描前的准备工作,取得受检者的合作

72. 下列哪项不属于附加滤过 （   ）
    A. 窗口的滤过板   B. 遮光器中的反射镜
    C. 遮光器中的有机玻璃窗 D. 铝滤过板
    E. 铜滤过板

73. 国际辐射单位和测量委员会的英文缩写是 （   ）
    A. IAEA   B. ICRU
    C. ICRP   D. UNSCEAR
    E. BSS

74. 对造血功能有抑制意义的全部骨髓的吸收剂量的阈值是 （   ）
    A. 0.2 Gy   B. 0.5 Gy
    C. 2 Gy   D. 5 Gy
    E. 10 Gy

75. 关于 X 线机房的防护要求,不正确的是 （   ）
    A. 主防护有 2 mm 铅当量的厚度   B. 主防护要有 24 cm 厚的无缝实心砖墙
    C. 副防护有 1 mm 铅当量的厚度   D. 屏蔽厚度用 mmPb 来表示
    E. 主防护有 2 cm 铅当量的厚度

76. X 线防护基本原则中,错误的是 （   ）
    A. 产生电离辐射的任何实践要经过论证
    B. 如果拟议中的实践不能带来超过代价(包括健康损害代价和防护费用代价)的净利益,就不应当采用该项实践
    C. 应当避免一切不必要的照射
    D. 在进行防护设计时,应尽力追求降低剂量
    E. 在实施正当化与最优化两项原则时,要同时保证个人所受照射的剂量不超过规定的限值

77. 关于连续 X 线的叙述,错误的是 （   ）
    A. 韧致辐射产生的电磁波为连续 X 线
    B. 连续 X 线的能量取决于电子接近核的情况,电子的能量及核电荷
    C. 可以通过 X 线光谱中的最大光子能量的 keV 值,推断管电压的 kV 值
    D. 连续 X 线的最短波长与管电流有关
    E. 管电压越高,X 线的最短波长越短

78. 关于特征X线的叙述,错误的是 （   ）
    A. 入射电子的能量由管电压决定
    B. 特征X线的波长有一定的数值
    C. 管电压必须大于结合能,才能产生特征X线
    D. 轨道电子具有结合能
    E. 壳层越接近原子,最低激发电压越大

79. 影响连续X线产生的因素,错误的是 （   ）
    A. 靶面物质的原子序数越高,X线强度越大
    B. X线强度与管电压的 n 次方成正比
    C. 管电流影响X线的质
    D. 管电流越大,X线强度越大
    E. X线的辐射强度由脉动电压产生的要比峰值相当的恒定电压产生的低

80. 下列哪种现象较好地突显X线具有波动性 （   ）
    A. X线激发荧光现象   B. X线反射现象
    C. X线使气体电离现象   D. X线衍射现象
    E. X线散射现象

81. X线摄影利用的X线特性是 （   ）
    A. 生物效应   B. 着色作用
    C. 折射作用   D. 反射作用
    E. 感光作用

82. X线透视利用的X线特性是 （   ）
    A. 生物效应   B. 着色作用
    C. 折射作用   D. 荧光作用
    E. 感光作用

83. 关于X线产生原理的表述,错误的是 （   ）
    A. 高速电子和阳极靶物质相互能量转换的结果
    B. 利用阳极靶面的几何形状
    C. 利用原子存在于最低能级的需要
    D. 利用靶物质的核电场
    E. 利用靶物质轨道电子结合能

84. X线剂量测量、X线治疗、X线损伤的基础是 （   ）
    A. 荧光作用   B. 反射作用
    C. 电离作用   D. 穿透作用
    E. 感光作用

85. 关于X线强度的表述,不正确的是 （   ）
    A. X线曝光量
    B. X线的硬度或穿透力
    C. X线质与量的乘积
    D. 指垂直于X线传播方向的单位面积上,在单位时间内通过的X线光子数量与能

量之总和

E. 指 X 线束光子数量乘以每个光子的能量

86. 光电效应发生概率和原子序数的关系,正确的是 （　　）
    A. 光电效应发生概率和原子序数的 2 次方成正比
    B. 光电效应发生概率和原子序数的 3 次方成正比
    C. 光电效应发生概率和原子序数的 4 次方成正比
    D. 光电效应发生概率和原子序数的 5 次方成正比
    E. 光电效应发生概率和原子序数的 6 次方成正比

87. 光电效应发生概率和入射光子能量的关系,正确的是 （　　）
    A. 光电效应发生概率和入射光子能量成反比
    B. 光电效应发生概率和入射光子能量的 2 次方成反比
    C. 光电效应发生概率和入射光子能量的 3 次方成反比
    D. 光电效应发生概率和入射光子能量的 4 次方成反比
    E. 光电效应发生概率和入射光子能量的 5 次方成反比

88. 关于光电效应在 X 线摄影中的意义的说法,错误的是 （　　）
    A. 光电效应不产生有效散射
    B. 光电效应对胶片不产生灰雾
    C. 光电效应可增加 X 线的对比度
    D. 在光电效应中,为减少对受检者照射,在适当的情况下,要采取高能量的射线
    E. 在光电效应中,由于光子能量全部被吸收,使受检者接受的剂量比其他效应都少

89. 关于康普顿效应散射角的说法,正确的是 （　　）
    A. 反冲电子运动方向和 X 线中心线的夹角
    B. 光子入射和 X 线中心线的夹角
    C. 反冲电子运动方向与入射光子的传播方向的夹角
    D. 光子入射和散射方向的夹角
    E. 光子入射和入射光子的传播方向的夹角

90. 医用 X 线摄影时管电压的范围是 （　　）
    A. 25～120 kV   B. 25～150 kV
    C. 40～120 kV   D. 40～150 kV
    E. 40～200 kV

91. 对低能量射线常采用的附加滤过板为 （　　）
    A. 铅滤过板   B. 铜滤过板
    C. 铝滤过板   D. 有机玻璃滤过板
    E. 铜与铝等复合滤过板

92. 对高能量射线常采用的附加滤过板为 （　　）
    A. 铅滤过板   B. 铜滤过板
    C. 铝滤过板   D. 有机玻璃滤过板
    E. 铜与铝等复合滤过板

93. X 线摄影中适合高电压、厚滤过的摄影部位有 （　　）

A. 骨盆 B. 下肢骨
C. 上肢骨 D. 肋骨
E. 胸部或颈部

94. 与电离辐射有关的因素，不包括 （ ）
    A. 吸收剂量 B. 照射部位、面积和方式
    C. 分次照射 D. 辐射种类
    E. 辐射敏感性

95. 胚胎或胎儿在不同发育时期受照射后出现的效应，不包括 （ ）
    A. 胚胎死亡 B. 畸形
    C. 早产 D. 智力低下
    E. 诱发癌症

96. 防护 X 线常用材料，不包括 （ ）
    A. 铅 B. 铁 C. 混凝土 D. 铝 E. 水

97. 连续 X 线最高能量为 100 keV，平均能量在 40 keV 左右时的平均波长约为最短波长的 （ ）
    A. 0.5 倍 B. 1.24 倍 C. 1.5 倍 D. 2 倍 E. 2.5 倍

98. 在影响 X 线衰减的因素中，正确的是 （ ）
    A. 入射光子的能量与 X 线衰减成正比
    B. 物质的原子序数与 X 线衰减成反比
    C. 物质的密度与 X 线衰减成反比
    D. 每克电子数与 X 线衰减成正比
    E. 射线能量越低，衰减越少

99. 当量剂量的单位是 （ ）
    A. Gy B. Sv C. Ci D. rad E. C/kg

100. 关于 X 线滤过的说法，错误的是 （ ）
    A. 滤过是把 X 线束中的低能成分吸收掉
    B. 固有滤过是指 X 线管本身的滤过
    C. 固有滤过用铅当量表示
    D. 一般对低能量射线采用铝滤过板
    E. 高电压、厚滤过技术可大幅度降低受照剂量

101. 关于电离辐射的描述，错误的是 （ ）
    A. 在一定范围内，吸收剂量愈大，生物效应愈显著
    B. 剂量率愈大，生物效应愈显著
    C. 受照面积愈大，损伤愈严重
    D. 受小剂量、低剂量率辐射的人群，引起的辐射损害主要是随机性效应
    E. 单向照射引起的效应大于多向照射

102. X 线管内高速电子的动能取决于 （ ）
    A. X 线管灯丝加热电压 B. 两极间的管电压
    C. 物质的原子序数 D. 管电流

E. 阴极灯丝焦点大小

103. 连续X线在物质中的衰减特点是 （   ）
   A. 强度变小,硬度减低,能谱变窄
   B. 强度变小,硬度减低,能谱变宽
   C. 强度变小,硬度提高,能谱变窄
   D. 强度变小,硬度提高,能谱变宽
   E. 强度变小,硬度不变,能谱变窄

104. 关于X线衰减系数中的质量衰减系数的描述,正确的是 （   ）
   A. 它的数值与吸收物质的密度成正比
   B. 它的数值与物质的密度有关,与物质的物理形态有关
   C. 它的数值与物质的密度有关,与物质的物理形态无关
   D. 它的数值与物质的密度无关,与物质的物理形态有关
   E. 它的数值与物质的密度无关,与物质的物理形态无关

105. 关于特征X线的描述,正确的是 （   ）
   A. 特征X线产生过程中,入射电子动能完全由管电流决定
   B. 特征X线产生过程中,入射电子动能完全由管电压决定
   C. 在X线2种成分中,特征X线所占比例最大,连续X线只占很少一部分
   D. 特征X线产生的动因是高速入射电子与靶原子的外层轨道电子作用电子被击脱,致内壳层电子跃迁填充空位时,多余的能量以光子(X线)形式放出
   E. 特征X线产生过程中,壳层电子越接近原子核,最低激发电流越大

106. 关于X线质的描述,错误的是 （   ）
   A. 半价层是表示X线质的一种方法
   B. 对于同样质的X线来说,不同物质的半价层是一样的
   C. 实际应用中是以管电压和滤过情况来反映X线的质
   D. 整流方式(高压波形)也是影响X线质的一个因素
   E. X线波长越短,穿透力越强;反之,则弱

107. 关于放射工作人员剂量限值的描述,错误的是 （   ）
   A. 未满18岁者,不得在甲种工作条件下工作;未满16岁者,不得参与放射工作
   B. 为限制随机性效应的发生概率,而达到可接受水平,放射工作人员(全身照射)的当量剂量限值是50 mSv/年(5 rem/年)
   C. 对事先计划的特殊照射,其有效剂量在1次事件中不得大于100 mSv,一生中不得超过250 mSv
   D. 年照射的有效剂量有可能超过20 mSv/年的,为甲种工作条件
   E. 年照射的有效剂量可能很少超过15 mSv/年,但可能会超过5 mSv/年的,为乙种工作条件

108. 关于放射防护目的的叙述,错误的是 （   ）
   A. 保障放射工作者健康安全
   B. 保障放射工作者后代健康安全
   C. 保障受检者的健康安全
   D. 保障受检者后代健康安全
   E. 保障人群非随机效应的发生

109. 皮肤角化过度,皲裂或萎缩变薄,毛细血管扩张,指甲增厚变形,属于哪一度慢性放射性皮肤损伤的临床表现 （   ）

A. Ⅰ度　　B. Ⅱ度　　C. Ⅲ度　　D. Ⅳ度　　E. 够不上度

110. 关于外照射防护的叙述，错误的是　　　　　　　　　　　　　　　　　　　　（　　）
    A. 外照射防护的一般措施有时间防护、距离防护和屏蔽防护
    B. 时间防护是指在不影响工作质量的前提下，尽量缩短人员受照射的时间
    C. 距离防护是指在不影响工作质量的前提下，尽量延长X线管和被照部位的距离
    D. X线按平方反比法则衰减，可见距离防护是十分有效的
    E. 屏蔽材料的选择和屏蔽厚度的确定是屏蔽防护中主要研究的问题

111. 下列不属于放射工作人员防护的项目是　　　　　　　　　　　　　　　　　　（　　）
    A. 工作期间必须接受辐射剂量的监控与监测
    B. 定期进行健康检查
    C. X线设备的操作必须在屏蔽防护合格的情况下进行
    D. 提高图像转换介质的灵敏度
    E. 严格进行剂量限制控制，一年内不超过 50 mSv

112. 与CT受检者的辐射剂量无关的是　　　　　　　　　　　　　　　　　　　　（　　）
    A. 螺距　　　　　　　　　　　　　B. 管电流
    C. 管电压　　　　　　　　　　　　D. 机房屏蔽
    E. 后准直器

113. CT机房设计与布局时可不考虑的是　　　　　　　　　　　　　　　　　　　（　　）
    A. CT机各部件功能的发挥　　　　　B. 便于日常工作的开展
    C. 充分利用有效空间　　　　　　　D. 选择向阳房间
    E. 射线的防护

114. CT机房安装空调，主要为了　　　　　　　　　　　　　　　　　　　　　　（　　）
    A. 受检者和工作人员舒服　　　　　B. 不设窗户，使射线屏蔽更安全
    C. 设备贵重，保护机器　　　　　　D. 使计算机能正常工作
    E. 不开窗户，避免灰尘进入

115. 关于CT检查防护的论述，错误的是　　　　　　　　　　　　　　　　　　　（　　）
    A. CT检查比较安全不等于没有损伤
    B. 生物效应是造成X线对人体损伤的根本
    C. 随机和非随机效应均属辐射生物效应
    D. 随机效应存在着剂量的最低阈值
    E. 重点防止非随机效应，限制随机效应

116. CT检查防护措施中，属于临床医生必须执行的是　　　　　　　　　　　　　（　　）
    A. 关好铅防护门　　　　　　　　　B. 让受检者穿好防护用品
    C. 辐射实践的正当化　　　　　　　D. 扫描中的最优化
    E. 受检者指导水平

二、多选题

1. 根据《放射卫生防护基本标准》的要求，放射防护的基本原则是　　　　　　（　　）
    A. 时间防护原则　　　　　　　　　B. 实践正当化原则
    C. 屏蔽原则　　　　　　　　　　　D. 放射防护最优化原则

E. 个人剂量的限制原则
2. 关于X线物理效应的叙述，正确的是　　　　　　　　　　　　　　　　　　　　（　　）
　　A. 穿透作用　　　　　　　　　　　　B. 电离作用
　　C. 荧光作用　　　　　　　　　　　　D. 热作用
　　E. 着色作用
3. CT防护中常用的辐射剂量有　　　　　　　　　　　　　　　　　　　　　　　（　　）
　　A. 照射量　　　　　　　　　　　　　B. 局部剂量
　　C. 个人剂量　　　　　　　　　　　　D. 全身剂量
　　E. 有效剂量
4. 产生X线的必备条件是　　　　　　　　　　　　　　　　　　　　　　　　　（　　）
　　A. 电子源　　　　　　　　　　　　　B. 高速电子流
　　C. 阳极靶面　　　　　　　　　　　　D. 电流
　　E. 电压差
5. 在诊断X线能量范围内，下列哪些作用不可能发生　　　　　　　　　　　　　（　　）
　　A. 光电效应　　　　　　　　　　　　B. 电子对效应
　　C. 康普顿效应　　　　　　　　　　　D. 相干散射
　　E. 光核反应
6. 影响X线量的因素，包括　　　　　　　　　　　　　　　　　　　　　　　　（　　）
　　A. 与靶面物质的原子序数呈正比　　　B. 与管电压的平方呈正比
　　C. 与管电压的平方呈反比　　　　　　D. 与管电流呈正比
　　E. 与曝光时间呈正比
7. 影响X线衰减的主要因素有　　　　　　　　　　　　　　　　　　　　　　　（　　）
　　A. 射线性质　　　　　　　　　　　　B. 物质原子
　　C. 物质密度　　　　　　　　　　　　D. 每克电子数
　　E. 质量能量
8. 胎儿出生前受照后出现的效应，包括　　　　　　　　　　　　　　　　　　　（　　）
　　A. 胚胎死亡　　　　　　　　　　　　B. 胎儿死亡
　　C. 畸形　　　　　　　　　　　　　　D. 智力低下
　　E. 诱发癌症
9. 外照射防护的措施有　　　　　　　　　　　　　　　　　　　　　　　　　　（　　）
　　A. 屏蔽防护　　　　　　　　　　　　B. 初级防护
　　C. 距离防护　　　　　　　　　　　　D. 时间防护
　　E. 次级防护
10. 对于受检者的防护，下列采用的措施哪些是正确的　　　　　　　　　　　　（　　）
　　A. 焦点至皮肤距离不小于40 cm
　　B. 特别注意性成熟女性的腹部照射时的防护
　　C. 为保护受检者眼睛，头颅通常采用前后位摄影
　　D. 在锐利度的许可下，尽可能使用高速胶片及增感屏，同时利用高电压技术
　　E. 缩小照射野，以免减少皮肤的照射面积

三、配伍题

A. 光电效应　　　　　　　　　B. 康普顿效应
C. 电子对效应　　　　　　　　D. 相干散射

1. 散射线主要产生于　　　　　　　　　　　　　　　　　　　　　　（　　）
2. 产生特征 X 线现象的是　　　　　　　　　　　　　　　　　　　（　　）
3. 在诊断射线能量范围内不会发生的现象是　　　　　　　　　　（　　）
4. 光子与物质相互作用过程中唯一不产生电离过程的是　　　　（　　）

  A. 5 mSv　　　　　　　　　　B. 50 mSv
  C. 100 mSv　　　　　　　　　D. 150 mSv
  E. 250 mSv

5. 放射工作人员全身均匀照射时，防止随机性效应的年剂量当量限值是　　（　　）
6. 放射工作人员防止眼晶体发生非随机性效应的年剂量当量限值是　　　（　　）
7. 目前公众个人全身受照射的年剂量应低于　　　　　　　　　　（　　）
8. 对事先计划的特殊照射，其有效剂量在一次事件中不得大于（　　）

第三章　X线物理与防护模拟试题参考答案及解析

1. **E**　解析：X线产生的必备条件是电子源(阴极灯丝)、高速运动的电子、阳极靶面。
2. **C**　解析：产生连续X线的波长与管电压有关，管电压越高，波长越短，对应最大光子能量。
3. **D**　解析：影响连续X线产生的因素：X线管电压、X线管电流、靶物质的原子序数、高压的脉动率。医用X线使用的是连续辐射，物质结构的光谱分析中使用的是特征辐射。
4. **C**　解析：X线是一种电磁波，它不带电不受外界磁场和电场的干扰，具有穿透作用、电离作用、荧光作用、热作用。
5. **A**　解析：光电效应不产生有效的散射，对胶片不产生灰雾，可增加X线的对比度；光电效应的产物是特征放射、光电子、正离子和俄歇电子；光电效应中，X线光子能量全部给予了物质原子的内壳层电子；光电效应以光子击脱原子的内壳层轨道电子而发生。
6. **D**　解析：在诊断X线能量范围内，只能发生光电效应、康普顿效应及相干散射，而相干散射发生几率不足5%；电子对效应、光核反应不可能发生。
7. **D**　解析：X线产生中，球管两极间的管电压决定了电子从阴极射向阳极所获得的能量，即X线的质。
8. **D**　解析：X线的波长越短(频率越高)，X线光子的能量越高，即X显得质硬，穿透力越强；反之亦然。
9. **B**　解析：在实际工作中，主要影响X线质的因素有管电压、滤过、整流方式(高压波形)。高压波形稳定，管电压高，激发的光子能量大，产生的X线硬，滤过板厚，连续能谱中的低能成分被吸收，透过滤过板的高能成分增加，使得X线的质变硬。
10. **E**　解析：射线强度与距离的平方成反比，这一规律称射线强度衰减的平方反比法则，这一衰减是距离的衰减，又称扩散衰减。
11. **C**　解析：影响射线减弱的因素有射线的质、物质原子序数、每克电子数、物质密度。
12. **D**　解析：人体各组织对X线衰减按由大到小的顺序分别是骨、肌肉、水、脂肪、空气，这一差别形成了X线影像的对比度。
13. **C**　解析：X线滤过是把指原始X线束中的低能成分吸收掉；X线滤过是为了增加X线的质，减少受检者的剂量；球管的固有滤过包括X线管壁、绝缘油层、放射窗口；附加滤过是指从窗口到检查床之间X线通过的所有材料的滤过总和(主要是附加滤过板)。
14. **E**　解析：照射量是指X或γ射线光子在单位质量(dm)空气中产生出来的所有次级电子，完全被空气阻止时，所形成的任何一种符号离子的总电荷量(dQ)的绝对值，即 $X=\dfrac{dQ}{dm}$，国际单位(SI)是库仑每千克(C·kg^{-1})，原有单位是伦琴(R)；比释动能(K)是间接电离辐射与物质相互作用时，在单位质量(dm)的物质中，由间接致辐射所产生的全部带电粒子的初始动能之和(dE$_{tr}$)，$K=\dfrac{dE_{tr}}{dm}$，其SI单位是戈瑞(Gy)，曾用单位是拉德(rad)，1戈瑞(Gy)=100拉德(rad)；吸收剂量(D)是单位质量(dm)的物质吸收电离辐射能量大小的物理量，定义为，任何电离辐射授予质量物质的平均能量 dE$_{en}$除以 dm 的商，$D=\dfrac{dE_{en}}{dm}$，其SI单位是焦耳每千克(J·kg^{-1})，专有名词是戈瑞(Gy)，原有单位是拉德(rad)，换算是1拉德(rad)=0.01 J·kg^{-1}=0.01 戈瑞(Gy)。在辐射防护中，将个人或集体实际接收的可能接受的吸收剂量根据组织生物效应加权修正后的吸收剂量在放射防护中称当量剂量(H)，在 SI 单位与吸收剂量相同，专有名词是希沃特(Sv)，1希沃特(Sv)=1焦耳每千克(J·kg^{-1})；有效剂量(E)是以辐射诱发的随机效应的发生率为基础，表示当身体各部位收到不同程度照射时，对人体造成伤害的总的随机辐射损伤，其单位与当量剂量的单位相同。
15. **C**　解析：损害的严重程度与个体对辐射的敏感程度有关；当电离辐射使细胞发生了改变而未被杀死，改变了的但存活着的体细胞繁殖出来的细胞克隆，经过长短不一的潜伏期后，可能发生癌变，这种随机效应亦称为致癌效应；如果这种发生在具有传递遗传信息功能的细胞上，发生的效应称为遗传效应；随机效应无剂量阈值；受害效应的严重程度与受照剂量的大小无关。

16. C 解析：人体对辐射高敏感组织或器官是胃肠上皮、性腺、胸腺、淋巴组织、骨髓和胚胎组织；中度敏感的组织有感觉器官、肝脏、内皮细胞、皮肤上皮、肾、肝、肺；轻度敏感的组织有中枢神经、内分泌腺、心脏等；不敏感的组织有骨骼、软骨、结缔组织、肌肉。

17. D 解析：与电离辐射损伤有关的因素是辐射种类、吸收剂量、辐射部位、分次照射、照射面积和辐射方式。

18. D 解析：人体对辐射轻度敏感的组织有中枢神经、内分泌腺、心脏等。

19. B 解析：在妊娠8～15周，胎儿受到照射，即受到1 Sv有效剂量的照射，诱发智力低下的概率为40%。因此在妊娠8～15周是射线照射引发智力低下最敏感的时期，其次是16～25周。

20. E 解析：对职业性放射工作人员中的Ⅰ度慢性放射性皮肤损伤者，应妥善保护，皮肤避免外伤及过量照射，并做长期观察；Ⅱ度损伤者，应视损伤的面积大小及轻重程度，减少射线的接触或脱离放射性工作，并给予积极治疗；Ⅲ度损伤者，应脱离放射性工作，并及时给予局部和全身治疗。对久治不愈的溃疡或严重的皮肤组织增生或萎缩性病变，应尽早手术治疗。

21. B 解析：X线防护原则是实践的正当化、放射防护最优化、个人剂量限制。

22. A 解析：在不影响工作的情况下，尽量延长人员到X线源的距离，缩短受照射的时间，同时在放射源与人员之间放置有效吸收放射线的屏蔽材料。

23. C 解析：屏蔽防护的材料和厚度是屏蔽防护主要研究的问题，时间防护、距离防护、屏蔽防护是外照射防护的一般措施。

24. E 解析：选用屏蔽材料时主要考虑的防护性能主要是材料对射线的衰减能力，防护性能好的，衰减能力强；屏蔽材料要考虑其结构性能，即物理形态、力学特性和机械强度等。为保证屏蔽效果的持久性，要求屏蔽材料的稳定性好，同时要经济实惠，来源广泛。常用的屏蔽材料有铅、砖、混凝土、铁、水等。

25. C 解析：确定屏蔽防护厚度的主要依据是当量剂量限值和最优化、屏蔽用途和距离、屏蔽材料的防护性能、工作负荷、居留因子和利用因子。

26. C 解析：为防止非随机效应(确定性效应)，放射工作人员的当量剂量是——晶状体150 mSv/年，其他组织500 mSv/年；为防止随机效应的发生概率，达到可接受水平，放射工作人员(全身照射)的当量剂量是50 mSv/年；年照射的有效剂量有可能超过15 mSv/年的为甲种工作条件，对个人剂量进行监测应建立个人受照射剂量和场所监测档案；年照射的有效剂量很少可能超过15 mSv/年，但有可能超过的5 mSv/年为乙种工作条件，要建立场所的定期监测，个人剂量监测档案；年照射的有效剂量很少可能超过5 mSv/年，为丙种工作条件，可根据需要进行监测，并加以记录；控制原则是未满18岁者不得在甲种工作条件下工作，未满16岁的不得参与放射工作，从事放射工作的育龄妇女应严格按均匀的月剂量率加以控制，一般情况下连续3个月内1次或多次接受的总剂量当量不得超过年当量剂量质的一半(25 mSv/年)，对事先计划好的特殊照射，其有效剂量在1次事件中不得大于100 mSv，一生中不得超过250 mSv，放射专业的学生教学期间，其剂量限值遵循放射工作人员的防护条款，非放射专业的学生教学期间，有效剂量不大于0.5 mSv/年，单个组织或器官当量剂量不大于5 mSv/年。

27. E 解析：CT扫描的局部剂量与被照体的散射大小、扫描层厚、管电流、管电压有关。被照体的散射越小、管电流越小、管电压越小、层厚越薄，局部剂量越低。

28. D 解析：1895年11月8日，德国物理学家伦琴在实验室内研究阴极射线管放电现象时，发现用黑纸包着的照相底片感光了。当阴极射线管通电后，发现在其附近的一块涂有铂氰化钡的纸屏上发出绿色荧光，关闭电源，荧光消失。伦琴根据上述现象推测，一定是从阴极射线管发出一种新射线，这种具有一定的特性，当时他把这种未知射线称为X线。1905年第1届国际放射学会大会把X线命名为伦琴射线。1901年伦琴因发现X线而获诺贝尔物理学奖。

29. C 解析：诊断和治疗用的X线管的靶面由钨制成，特殊用途(软组织摄影用)的X线管用钼制成。

30. B 解析：靶原子的内层轨道电子被高速电子击脱，外壳层电子跃迁填充空位，多余的能量以光子的形式放出，形成特征X线。

31. B 解析：高速电子碰撞阳极靶面所产生的X线分布与阳极倾角有关。在X线管长轴，近阳极端X线强度弱，近阴极端强，这种现象称为阳极效应。阳极倾角越小，阳极效应越明显。在X线管短轴方向X线强度分布基本上是对称的。

32. B 解析：X线在传播时，突出地表现了它的波动性，并有干涉、衍射等现象；X线与物质相互运动时，则突出表现了它的粒子特征，具有能量、质量和动量。所以说X线具有波粒二象性。

33. A 解析：入射光子的能量与轨道电子的结合能必须接近相等才容易产生光电效应。光子能量过大，反而会使光电效应的概率下降。实际上光电效应发生概率大约和能量的3次方成反比。

34. C 解析：因康普顿效应而产生的散射线向四周各个方向传播，充满机房的任何角落。X线摄影中所遇到的散射线几乎都是来自这种散射。摄影时到达前方的散射线使胶片产生灰雾，到达侧面的散射线对工作人员的防护带来困难。

35. A 解析：电子对效应的发生概率与物质的原子序数的平方成正比，与单位体积内的原子个数成正比，也近似地与光子能量的对数成正比。

36. E 解析：X线质又称X线的硬度，它是由X线的波长(或频率)来决定的。X线的波长越短(频率越高)，X线的光子所具有的能量就越大，X线的穿透力就越强，即X线质硬，反之，X线的波长变长，穿透力变弱，X线的硬度就小。

37. D 解析：X线质的另一种表示方法是半价层(HVL)。所谓半价层是指使入射X线强度衰减到初始值的1/2时，所需的标准吸收物质的厚度，诊断用X线的半价层一般用毫米铝(mmAl)表示。它反映了X线的穿透能力，表示X线质的软硬程度。对同样质的X线来说，不同物质的半价层是不一样的。但就同一物质来说，半价层值大的X线质硬，半价层小的X线质软。诊断用X线，若半值层来表示，在1.5～4 mmAl。

38. A 解析：X线质又称X线的硬度，它是由X线的波长(或频率)来决定的。X线的波长越短(频率越高)，X线的光子所具有的能量就越大，X线的穿透力就越强，即X线的硬度大。

39. D 解析：当射线通过物质时，由于射线光子与物质原子发生光电效应、康普顿效应和电子对效应等一系列作用，致使入射方向上的射线强度衰减，这一衰减称为物质所致的衰减。根据射线强度衰减的平方反比法则，X线的强度与距离的平方成反比，距离增加1倍，则射线强度将衰减为原来的1/4，这一衰减称为距离所致的衰减，也称为扩散衰减。

40. D 解析：X线的衰减与物质密度成正比关系。

41. C 解析：人体各组织器官的密度、有效原子序数和厚度不同，对X线的衰减程度各异，一般按骨骼、肌肉、脂肪和空气的顺序由大变小。

42. C 解析：固有滤过是指X线机本身的滤过，包括X线管的管壁、绝缘油层、窗口的滤过板。固有滤过一般用铝当量表示，单位是mmAl。

43. D 解析：附加滤过，一般对低能量射线采用铝滤过板，高能射线采用铜与铝等复合滤过板，使用时原子序数大的朝向X线管。

44. A 解析：人体对辐射高敏感度的组织或器官是胃肠上皮、性腺、胸腺、淋巴组织、骨髓和胚胎组织。

45. A 解析：影响电离辐射生物效应的因素主要来自2个方面：一是与电离辐射有关的因素，另一个是与受照机体有关的因素。

46. B 解析：胚胎在器官形成期(相当于人受孕后9～42天)受到照射，可能引起照射时正在发育器官的畸形，此效应在性质上属于确定性效应。

47. D 解析：急性放射性皮肤损伤的处理原则是：立即脱离放射源或防止被照区皮肤再次受照射或刺激；疑有放射性核素沾染皮肤时应及时予以洗消、去污处理。

48. E 解析：放射性皮肤癌的处理原则是：①对放射性皮肤癌应尽早彻底手术切除；②放射性皮肤癌局

部应严格避免接触射线,一般不宜放射治疗;③放射性皮肤癌,因切除肿瘤而需做截肢手术时,应慎重考虑。

49. B 解析:任何一种物质,当受到辐射照射后,其吸收的射线能量将以热的形式表现出来,吸收的能量越大,产生的热量越高。通过测量此热量,就可以定量给出吸收剂量的大小。

50. D 解析:对于公众个人全身受照射的年剂量限值应低于 5 mSv,单个组织或器官应低于 50 mSv。

51. E 解析:为限制随机性效应的发生概率,而达到可接受水平,放射工作人员全身照射的年剂量当量限值是 50 mSv/年。

52. D 解析:为防止非随机性效应,放射工作人员的当量剂量限值——眼晶状体 150 mSv/年。

53. B 解析:X 线管产生 X 线的效率极低,一般不足 1%,绝大部分高速电子能都在阳极变成了热能,使阳极靶面产生高温。

54. B 解析:玻璃、水晶等经 X 射线大剂量照射后,其结晶体脱水而改变颜色,这是 X 线的着色作用。

55. E 解析:光电效应的产物是:特性放射、光电子、正离子和俄歇电子。

56. B 解析:X 线诊断机房的主防护应有 2 mm 铅当量的厚度。

57. D 解析:$\lambda_{min}(nm)=1.24/U(kV)$。

58. C 解析:韧致辐射所产生的能量为 $h\nu$ 的电磁波称为连续 X 线。

59. B 解析:X 线波长很短,约在 $10^{-3} \sim 10$ nm。

60. B 解析:HVL 是半价层,诊断用 X 线的半价层一般用 mmAl(毫米铝)表示。

61. D 解析:应用于 X 线摄影中的 X 线波长在 0.008~0.06 nm 之间。

62. C 解析:连续 X 线通过物质后低能光子容易被吸收,致使 X 线通过物质后高能光子所占比例相对变大。

63. B 解析:确定性效应的严重程度与剂量有关。

64. B 解析:未满 18 岁,不得在甲种工作条件下工作;未满 16 岁,不得参与放射工作。

65. D 解析:电子与芯电子作用产生标识 X 线。

66. C 解析:光电子与物质原子的内层轨道电子撞击,将全部能量传递给壳层电子,电子脱离束缚,成为光电子。失去电子的原子成为正离子。外层电子对内层空穴进行填充,放出特征射线,特征射线再激发外层电子,使外层电子成为俄歇电子。

67. A 解析:光电效应光子能量全部不吸收,不产生散射,X 线对比度高。

68. D 解析:X 线质又称 X 线的硬度,波长短,穿透力强,X 线质硬。X 线质用半值层(HVL)表示。X 线穿透均匀物质时其强度衰减到原来的一半时其物质的厚度。影响 X 线质的因素有管电压滤过物质及整流方式。

69. E 解析:X 线的衰减与其波长和透过的物质有关,入射 X 线的能量越大,衰减越小;物质的密度越高,X 线衰减越大;物质的每克电子数越多,X 线衰减越大;在诊断 X 线能量范围内,锡比铅具有更好的屏蔽防护性能。光电衰减系数与原子序数的 4 次方成正比。

70. D 解析:X 线在人体中,主要通过光电效应和康普顿效应使其衰减。对肌肉组织,在 42 kV 时,光电效应和康普顿效应各占 50%;在 90 kV 时,康普顿效应占 90%。在骨骼中发生光电效应的概率是肌肉的 2 倍。在 73 kV 时,骨组织的光电效应和康普顿效应相同。

71. C 解析:在不影响诊断的基础上应缩小扫描视野、减少扫描层数、尽量采用厚层扫描。同时对非扫描区进行遮盖,做好扫描前的解释和训练工作,取得受检者的合作,减少重复扫描。

72. A 解析:附加滤过是指从 X 线管窗口至检查床之间所通过的材料总和。窗口的滤过板是在 X 线管上,属于固有滤过。

73. B 解析:IAEA 为国际原子能机构,ICRP 国际放射防护委员会,UNSCEAR 为联合国原子辐射效应科学委员会,BSS 为电离辐射防护与辐射源安全基本标准。

74. B 解析:对于有临床意义的造血功能抑制,全部骨髓的吸收剂量的阈值约为 0.5 Gy。

75. E 解析:主防护有 2 mm 铅当量的厚度,副防护有 1 mm 铅当量的厚度。也可以采用砖墙作防护,但应达到一定的厚度,一般以铅当量来表示。

76. D 解析:在进行防护设计时,应当谋求防护的最优化,而不是盲目追求无限的降低剂量,否则,所增加的防护费用将是得不偿失,不能认为是合理的。
77. D 解析:连续X线的最短波长仅与管电压有关。
78. E 解析:壳层离原子核越近,最低激发电压越大。
79. C 解析:管电流不影响X线的质。
80. D 解析:X线在传播时,具有干涉、衍射等现象,突出地表现了它的波动性。
81. E 解析:X线具有光化学作用,可使胶片乳剂感光。
82. D 解析:X线照射磷、钨酸钙等物质后,能激发出可见荧光。
83. B 解析:X线的产生原理是高速电子和靶物质相互作用的结果,与阳极靶面形状无关。
84. C 解析:X线所具有的电离作用存在足够的能量,可用于X线剂量测量和X线治疗,也可造成损伤。
85. B 解析:X线强度是指垂直于X线束传播方向的单位面积上,在单位时间内通过的光子数和能量乘积的总和,即X线束中的光子数乘以每个光子的能量。
86. C 解析:光电效应发生概率和原子序数的4次方成正比。
87. C 解析:光电效应发生概率和入射光子能量的3次方成反比。
88. E 解析:光电效应不产生有效散射,对胶片不产生灰雾。光电效应可增加X线的对比度。在光电效应中,由于光子能量全部被吸收,使受检者接受的剂量比其他效应都高。为减少对受检者照射,在适当的情况下,要采取高能量的射线。
89. D 解析:光子入射和散射方向的夹角称为散射角,即偏转角度。反冲电子运动方向和入射光子的传播方向的夹角称为反冲角。
90. B 解析:医用X线摄影时一般采用25～150 kV管电压产生的X线,其中包括软X线摄影(25～40 kV)、普通X线摄影(40～120 kV)及高千伏X线摄影(120～150 kV)。
91. C 解析:一般的低能量射线常采用铝滤过板。
92. E 解析:一般的低能量射线常采用铝滤过板;高能量射线常采用铜与铝等复合滤过板。
93. E 解析:当增加管电压和滤过时,会提高透射率,但照片对比度降低,特别是骨的对比度减小,当骨的对比度不占重要地位时,如颈部和胸部的照片,可适合于高电压、厚滤过技术。
94. E 解析:与电离辐射有关的因素有辐射种类、吸收剂量、剂量率、分次照射、照射部位、照射面积和照射方式。
95. C 解析:胚胎或胎儿在不同发育时期受照射后出现的效应包括胚胎死亡、畸形、智力低下和诱发癌症。
96. D 解析:防护X线常用材料包括铅、铁、砖、混凝土、水等。
97. E 解析:平均能量在40 keV左右时连续X线的平均波长(λ_{mean})约为最短波长(λ_{min})的2.5倍。
98. D 解析:X线与物质之间的作用截面,随着入射光子能量的增加而减少,因此线性衰减系数随着入射光子能量的增大而减少。光电衰减系数与原子序数Z的4次方成正比,而康普顿衰减系数与原子序数成正比。因此,原子序数越高的物质,吸收X线越多。X线的衰减与物质的密度成正比,这是因为密度加倍,则单位体积内的原子、电子数也加倍,故相互作用的概率也加倍。射线的衰减与一定厚度内的电子数有关,电子数越多的物质X线衰减越大。
99. B 解析:Gy是比释动能的单位;Sv是当量剂量单位;Ci是放射性活度的单位;rad是吸收剂量的单位;C/kg是照射量的单位。
100. C 解析:固有滤过用铝当量表示。
101. E 解析:外照射可以是单向照射或多向照射,多向照射引起的效应大于单向照射。
102. B 解析:X线管两极间加以高电压产生强电场使电子向阳极加速。
103. C 解析:连续X线在物质中的衰减特点是:强度变小、硬度提高、能谱变窄。

104. E　解析:它的数值与物质的密度无关,与物质的物理形态无关,例如水、冰、和水蒸气,虽然它们的密度和物理形态不同,但都是由 H_2O 组成,其质量衰减系数相同。

105. B　解析:特征 X 线产生的动因是高速入射电子与靶原子的内层轨道电子作用电子被击脱,致外壳层电子跃迁填充空位时,多余的能量以光子(X 线)形式放出。只有当高速入射电子的动能大于轨道电子的结合能时,轨道电子才有可能被击脱造成电子空位,产生特征 X 线。因此,入射电子的动能完全由管电压决定。而相对于给定的靶原子,壳层越接近原子核,其最低激发电压也越大。需要指出的是,在 X 线两种成分中,特征 X 线所占很少一部分,并不重要。

106. B　解析:所谓半价层是指使入射 X 线强度衰减到初始值的 1/2 时,所需的标准吸收物质的厚度。它反映了 X 线束的穿透能力,表示 X 线质的软硬程度,故作为 X 线质的另一种表示方法。对于同样质的 X 线来说,不同物质的半价层是不一样的。但就同一物质来说,半价层值大的 X 线质硬,半价层值小的 X 线软。诊断用 X 线的半价层用毫米铝(mmAl)来表示,一般为 1.5~4 mmAl。

107. D　解析:按照我国放射卫生防护标准对于放射工作条件的分类规定:年照射的有效剂量有可能超过 15 mSv/年的,为甲种工作条件,要对个人剂量进行监测,对场所经常性地监测,建立个人受照剂量和场所监测档案。

108. E　解析:放射防护的目的在于防止发生有害的确定性效应,并将随机效应的发生率限制到认为可以接受的水平。

109. B

110. C　解析:距离防护是指在不影响工作质量的前提下,尽量延长人员到 X 线管和散射体的距离。

111. D　解析:提高图像转换介质的灵敏度属于受检者的防护项目。

112. D　解析:机房屏蔽属于固有防护,其在于减少工作人员的辐射剂量。

113. D　解析:CT 机房一般要求干净防尘,保持一定的温度和干湿度,房间设计时多为密闭无窗,利用空调进行温度调整。所以房间选择不要求一定向阳。

114. D　解析:计算机要在一定的温度环境中才能正常地工作。安装空调的主要目的在于对机房进行温度控制。

115. D　解析:CT 检查防护在于防止发生非随机效应,并将随机效应的发生率降到最低水平。

116. C　解析:辐射实践的正当化是每个临床医生必须做到的,什么样的受检者、什么样的疾病,该做什么样的放射检查,医生应该掌握好。

二、多选题

1. BDE　解析:时间防护、屏蔽防护是外照射防护的一般措施,是根据放射防护的基本原则(实践正当化、放射防护最优化、个人剂量的限制原则)制定的。

2. ABCD　解析:着色作用属于化学效应。

3. BCDE

4. ABC　解析:产生 X 线的必备条件:电子源、高速电子流、阳极靶面。

5. BE　解析:在诊断 X 线能量范围内,只能发生光电效应、康普顿效应和相干散射,电子对效应、光核反应不可能发生。

6. ABDE　解析:影响 X 线量的因素包括:与靶面物质的原子序数呈正比、与管电压的平方呈正比、与管电流和曝光时间呈正比。

7. ABCD　解析:影响 X 线衰减的主要因素有:射线性质、物质原子、物质密度、每克电子数。

8. ABCDE　解析:胎儿出生前受照后出现的效应包括:胚胎或胎儿死亡、畸形、智力低下、诱发癌症。

9. ACD　解析:外照射的防护一般措施有时间防护、距离防护和屏蔽防护。

10. ABDE　解析:为保护受检者眼睛,头颅通常采用后前位摄影。

三、配伍题

1~4. BACD　解析:光电效应是 X 线光子与构成原子的内壳层轨道电子碰撞时,将其全部能量都传递给原子的壳层电子,原子中获得能量的电子摆脱原子核的束缚,成为自由电子,失去电子的原子变成正离子,处于激发不稳定,外层电子填充空位,放出特征X线;康普顿效应也称康普顿散射,散射线主要产生于康普顿效应;产生电子对效应的X线光子的能量必须大于1.02 MeV,所以医用X线不会产生电子对效应;相干散射是光子与物质相互作用过程中唯一不产生电离的过程。

5~8. BDAC 解析:放射工作人员全身均匀照射时,防止随机性效应的年剂量当量限值是50 mSv;放射工作人员防止眼晶体发生非随机性效应的年剂量当量限值是150 mSv;目前公众个人全身受照射的年剂量应低于5 mSv;对事先计划的特殊照射,其有效剂量在一次事件中不得大于100 mSv。

第四章 数字 X 线成像基础模拟试题

一、最佳选择题

1. 关于数字影像灰度处理的叙述,错误的是 （ ）
   A. 谐调曲线的旋转主要改变影像的对比度
   B. 旋转量越大,对比度越大
   C. 当旋转量为 1 时,表示所选择的谐调曲线对比度最大
   D. 旋转量总是围绕着旋转中心进行调节
   E. 旋转中心为谐调曲线的中心密度,在 FCR 系统中设定为 0.3～2.6
2. 256×256 的形式表示数字影像中数字方阵的 （ ）
   A. 像素   B. 视野
   C. 矩阵   D. 像素大小
   E. 视野大小
3. 数字图像的形成,不包括 （ ）
   A. 信息采集   B. 重建
   C. 量化   D. 显示
   E. 分割
4. 在采样时所用的采样频率最低为原始图像中最高频率的 （ ）
   A. 1 倍   B. 1.5 倍   C. 2 倍   D. 2.5 倍   E. 3 倍
5. 12 位(bit)的成像系统能提供的灰度级数为 （ ）
   A. 256   B. 512   C. 1 024   D. 2 048   E. 4 096
6. 某成像系统能提供的灰度级数为 256,其比特数为 （ ）
   A. 1   B. 3   C. 8   D. 12   E. 16
7. 关于矩阵与像素关系的描述,正确的是 （ ）
   A. 当视野大小固定时,矩阵越小,像素尺寸越小
   B. 当视野大小固定时,矩阵越大,像素尺寸越大
   C. 当视野大小固定时,矩阵越大,像素尺寸越小
   D. 当矩阵不变时,视野越大,像素越小
   E. 当矩阵不变时,视野越小,像素越大
8. 下列图像重建算法中,属于 MRI 所特有的是 （ ）
   A. 反投影法   B. 傅立叶反演法
   C. 滤波反投影法   D. 卷积投影法
   E. 二维傅立叶变换法
9. 用原始数据经计算而得到影像数据的过程称为 （ ）
   A. 模数转换   B. 数模转换
   C. 重建   D. 滤波
   E. 量化
10. 照片或显示器上呈现的黑白图像的各点表现的不同深度灰度称为 （ ）

A. 噪声　　B. 量化　　C. 比特　　D. 灰阶　　E. 像素

11. 将连续数据转换为离散数字数据的转换过程称为　　　　　　　　　　　　　　（　　）
A. 采集　　B. 量化　　C. 重建　　D. 扫描　　E. 模数转换

12. CR 中的噪声，不包括　　　　　　　　　　　　　　　　　　　　　　　　　（　　）
A. X 线量子噪声
B. 光激励发光噪声
C. 成像板结构噪声
D. 增感屏结构噪声
E. 电子噪声

13. 若某图像中的最高频率成分为 15 kHz，则采样频率至少应为　　　　　　　　　（　　）
A. 7.5 kHz
B. 15 kHz
C. 20 kHz
D. 30 kHz
E. 45 kHz

14. CR 图像处理，不包括　　　　　　　　　　　　　　　　　　　　　　　　　（　　）
A. 图像降噪
B. 均衡处理
C. 伪彩处理
D. 灰度处理
E. 频率处理

15. 下列影像设备不属于数字化设备的是　　　　　　　　　　　　　　　　　　　（　　）
A. CT
B. CR
C. DR
D. 电视透视
E. DSA

16. 在低剂量曝光条件下，CR 最显著的噪声源是　　　　　　　　　　　　　　　（　　）
A. X 线量子斑点噪声
B. 成像板结构噪声
C. 电子噪声
D. 激光功率噪声
E. 量化噪声

17. 关于模拟和数字相关概念中，错误的是　　　　　　　　　　　　　　　　　　（　　）
A. 信息科学中，能够计数的离散量称为数字信号
B. 信息科学中，不能计数的连续量称为模拟信号
C. 模拟图像在水平和垂直方向上的像点位置变化，以及每个像点位置上的密度（或亮度）变化是连续的
D. 数字图像是将模拟图像分解成有限个小区域，每个小区域中密度是连续的
E. 模拟信号和数字信号是可以相互转换的

18. 关于灰阶的描述，错误的是　　　　　　　　　　　　　　　　　　　　　　　（　　）
A. 模拟影像比数字影像灰阶多
B. 灰阶级数影响着数字图像的密度分辨率
C. 显示器或照片上呈现的黑白图像的各点表现的不同深度灰度称灰阶
D. 灰阶级数越多，密度分辨率越高
E. 用位（bit）表示每个像素的灰度精度

19. 在 FCR 系统中有几种谐调类型　　　　　　　　　　　　　　　　　　　　　（　　）
A. 8　　B. 12　　C. 14　　D. 16　　E. 18

20. CR 图像空间频率处理中，低频等级（0～3）可用于增强　　　　　　　　　　（　　）

A. 微细骨结构 B. 软组织
C. 肺部 D. 肾小区
E. 骨骼轮廓线

21. 关于灰阶处理的描述,正确的是 (　　)
    A. 谐调曲线是一组线性的调节曲线 B. 根据不同的部位有不同的GT
    C. GC 一般设定为 0.2~2.6 D. GA越大,影像的对比度越小
    E. GS值降低,曲线右移影像密度增大

22. 关于像素的理解,正确的是 (　　)
    A. 像素是构成 CT 图像最小的单位 B. 像素是体积元的略语
    C. 像素是三维的概念 D. 像素又称为体素
    E. 在相同采样野里,矩阵越大,像素点越少

二、多选题

1. 在 CR 影像上的噪声,主要包括 (　　)
   A. 成像板结构噪声 B. X线量子斑点
   C. 光激励发光噪声 D. 电子噪声
   E. 激光功率噪声

2. 数字 X 线成像常用术语,包括 (　　)
   A. 信噪比 B. 比特 C. 重建 D. 像素 E. 伪影

3. 数字影像处理技术,包括 (　　)
   A. 图像降噪 B. 图像强化
   C. 灰度处理 D. 频率处理
   E. 均衡处理

4. 关于矩阵、像素与图像关系的描述,正确的是 (　　)
   A. 图像矩阵是一个二维数组
   B. 像素尺寸越大,图像的空间分辨率越高
   C. 像素数量越多,图像的空间分辨率越高
   D. 空间分辨率一定时,每个单独像素的大小决定空间分辨率
   E. 矩阵不变,视野越大,空间分辨率越高

5. 空间频率范围中频等级用于增强 (　　)
   A. 软组织 B. 肾脏
   C. 肺部 D. 肾小区
   E. 骨骼轮廓线

三、配伍题

A. 重建时间　　B. 采集时间　　C. 伪影　　D. 比特　　E. 灰阶

1. 计算机用原始数据重建成影像数据矩阵所需要的时间是 (　　)
2. 信息量的单位是 (　　)
3. 获取 1 幅图像的原始数据所需要的时间是 (　　)
4. 表现亮度信号等级差别的是(　　)

第四章 数字X线成像基础模拟试题参考答案及解析

一、最佳选择题

1. C 解析:当旋转量为1时,表示所选择的谐调曲线无对比度变化。
2. C 解析:矩阵在数学上表示一个横成行、纵成列的数字方阵,用行×列的形式表示。
3. B 解析:一般数字图像形成包括分割、采集、量化和显示。
4. C 解析:应为2倍。
5. E 解析:12位的成像系统能提供的灰阶数为$2^{12}=4\,096$。
6. C 解析:$256=2^8$,即像素的位数为8比特。
7. C 解析:重建像素大小=视野大小/矩阵大小,当视野大小固定时,矩阵越大,像素尺寸越小;矩阵不变,视野越大,像素越大。
8. E 解析:MRI所特有的是二维傅立叶变换法。
9. C 解析:用原始数据经计算而得到影像数据的过程称为重建。
10. D 解析:照片或显示器上呈现的黑白图像的各点表现不同深度灰度称为灰阶。
11. E 解析:模数转换即将连续数据转换为离散数字数据的转换过程。
12. D 解析:CR不使用增感屏。
13. D 解析:根据采样定理,采样频率应为最高频率的2倍,即$15×2=30$。
14. C 解析:伪彩常用于断层图像处理。
15. D 解析:传统的X线透视荧光屏影像、普通X线照片以及 I.I-TV 影像,均是由模拟量构成的图像,属于模拟影像。
16. A 解析:在低剂量曝光条件下,CR最显著的噪声源是X线量子斑点噪声和光激励发光噪声。
17. D 解析:数字图像是将模拟图像分解成有限个小区域,每个小区域中密度的平均值用一个整数表示。也就是说,数字图像是由许多不同密度的点组成,每个点内的密度是平均值。
18. A 解析:灰阶表示黑白图像的各点表现的不同深度灰度。屏-片组合系统的密度分辨率只能达到2^6灰阶,数字图像的密度分辨率可达到$2^{10\sim12}$甚至16位灰阶。
19. D 解析:在FCR系统中以16种谐调曲线类型作为基础,以旋转量、旋转中心、移动量作为调节参数,来实现对比度和光学密度的调节。
20. B 解析:低频等级(0~3):用于增强大结构、软组织、肾脏和其他内部器官的轮廓;中频等级(4~5):用于增强普通结构、肺部和骨骼轮廓线;高频等级(6~9):用于增强小结构,比如微细骨结构、肾小区等。
21. B 解析:谐调曲线是一组非线性的调节曲线;GC一般设定为0.3~2.6;GA越大,影像的对比度越大;GS值降低,曲线右移影像密度减小。
22. A 解析:像素是CT探测器采集到的最小面积单位,也是构成CT图像的最小单位,应为二维概念。

二、多选题

1. ABCDE 解析:在CR影像上的噪声主要包括X线量子斑点、光激励发光噪声、成像板结构噪声、电子噪声、激光功率噪声及量化噪声。
2. ABCDE 解析:熟悉和掌握数字X线成像常用术语的基本概念,对数字X线成像原理的理解和数字图像的正确分析是十分必要的。大体包括,信噪比:是信号噪声比的简称、值越大信息传递质量越高;比特:信息量的单位,值越大密度分辨率越高;重建:用原始数据经计算而得到影像的过程;像素:又称像元,指组成图像矩阵中的基本单元;伪影:成像过程中产生的错误图像特征;矩阵:表示横成行、纵成列的数字方阵,有影像矩阵和显示矩阵;原始数据:X线接收器直接接收到的信号,经放大后再通过模/数转换所得到的数据;影像数据:重建后某幅图像的数据;采集时间:获取1幅图像的原始数据所花费的时间;重建时间:计算机用原始数据重建成影像数据矩阵所需要的时间;滤波函数:又称重建算法,指CT影像重建时所采用的数学处理方法;噪声:指影像上观察到的亮度水平中随机出现的波动;灰阶:亮度或灰度信号的等级差别;模/数转换和数/模转换:模/数转换把模拟信号转换成数字信号,数/模转换把数字信号转换成模拟信号。

3. ABCDE 解析:对数字影像处理可提高图像在空间分辨率、锐利度、对比度、分辨率、信噪比等方面的视觉效果,向观察者传送最大的信息量。包括:函数过滤、图像降噪、图像强化、灰度处理、频率处理、均衡处理、图像重建。

4. ACD 解析:像素尺寸越大,图像的空间分辨率越低;矩阵不变,视野越大,空间分辨率越低。

5. CE 解析:中频等级(4~5)用于增强普通结构、肺部和骨骼轮廓线。

三、配伍题

1~4. ADBE 解析:比特是信息量的单位,在二进制中,一位二进制所包含的信息量称为1比特。在照片或显示器上呈现的黑白图像上的各点表现出不同深度灰色,把白色和黑色之间分成若干级,称为灰度等级,表现的亮度(或灰度)信号的等级差别称为灰阶。

第二篇 相关知识

第五章 人体影像解剖模拟试题

一、最佳选择题

1. 眦耳线是指 （　　）
   A. 前连合后缘中点至后连合前缘中点的连线
   B. AC-PC 线
   C. 眶下缘至外耳门中点的连线
   D. 眶外眦与外耳门中点的连线
   E. 人类学基线

2. 辐射冠是指 （　　）
   A. 半卵圆中心　　　　　　B. 投射纤维
   C. 联络纤维　　　　　　　D. 连合纤维
   E. 联络纤维和连合纤维

3. 可显示脑的发育、成熟度、脑内各种元素分布及生化变化的检查方法为 （　　）
   A. X 线平片检查　　　　　B. CT
   C. 多层螺旋 CT　　　　　 D. MRI
   E. B 超

4. 脑内白质与灰质相比一般在 MR 信号和 CT 密度表现为 （　　）
   A. T_1WI 呈高信号，T_2WI 呈高信号，CT 为低密度
   B. T_1WI 呈高信号，T_2WI 呈低信号，CT 为高密度
   C. T_1WI 呈高信号，T_2WI 呈低信号，CT 为低密度
   D. T_1WI 呈低信号，T_2WI 呈低信号，CT 为高密度
   E. T_1WI 呈低信号，T_2WI 呈高信号，CT 为低密度

5. 关于胃肠道黏膜的叙述，错误的是 （　　）
   A. 食管部黏膜有 2~4 条平行的皱襞
   B. 十二指肠球部有几条纵行黏膜，有的在幽门处并拢
   C. 空肠密集的环状黏膜可描述为羽毛状
   D. 回肠黏膜有管腔收缩时可看到环状皱襞
   E. 结肠黏膜纵、横、斜三种方向的都存在

6. 关于消化道蠕动的描述，错误的是 （　　）
   A. 食管的第一蠕动是由吞咽动作激发
   B. 胃的蠕动起始点是在胃大弯的上部

C. 十二指肠正常可见逆蠕动

D. 小肠的蠕动是推进性运动

E. 大肠的蠕动主要是分节运动

7. 关于肝脏检查的描述,错误的是 (   )

   A. 纵裂的内侧是右肝前叶

   B. 胆囊左缘紧邻肝方叶

   C. CT 扫描在肝门区可显示门静脉,有时肝动脉也能清晰显示

   D. 正常肝脏的密度比脾脏高

   E. 肝尾状叶位于肝门和下腔静脉之间

8. 正常肝脏超声的表现,错误的是 (   )

   A. 中等回声　　　　　　　　　B. 光点细小,分布均匀

   C. 肝内门静脉、肝静脉显示清晰　D. 门静脉为离肝血流

   E. 肝静脉为离肝静脉

9. 胆总管依行程可分为几段 (   )

   A. 二段　　B. 三段　　C. 四段　　D. 五段　　E. 六段

10. 肝外胆系的组成是 (   )

    A. 左右肝管、肝总管、胆总管、胆囊、胆囊管

    B. 左右肝管、肝总管、胆囊管、胆总管

    C. 胆囊管、肝总管、胆总管、胆囊

    D. 肝总管、胆囊管、胆总管、胆囊

    E. 胆囊管、肝总管、胆总管

11. 关于胰腺区的解剖叙述,错误的是 (   )

    A. 胰腺位于腹膜后

    B. 胰腺钩突部前方为肠系膜上静脉

    C. 胰头的上方是门静脉及肝动脉,后方是下腔静脉

    D. 胰腺位于脾静脉的前方

    E. 胆总管自胰头的前上缘穿过

12. 男性尿道最窄处是 (   )

    A. 尿道外口　　　　　　　　B. 海绵体部尿道

    C. 球部尿道　　　　　　　　D. 尿道舟状窝

    E. 前列腺部尿道

13. 输尿管行程可分为 (   )

    A. 二段　　B. 三段　　C. 四段　　D. 五段　　E. 六段

14. 仰卧位时,下腹部探测输尿管与髂动脉的关系是 (   )

    A. 从后方穿过髂动脉

    B. 跨过左髂总动脉末端及右髂外动脉起始部的前面

    C. 与髂动脉内侧平行走行

    D. 与髂外动脉平行走行

    E. 与髂动脉外侧平行走行

15. 关于左肾静脉走行的描述,正确的是 （　　）
　　A. 经过肠系膜上静脉的前方　　B. 穿过腹主动脉的后方
　　C. 经过肠系膜上动脉的前方　　D. 穿过肠系膜上动脉与腹主动脉之间
　　E. 穿过肠系膜下动脉后方
16. 侧脑室前角外侧是 （　　）
　　A. 胼胝体膝　　B. 尾状核头
　　C. 尾状核体　　D. 豆状核
　　E. 苍白球
17. 鞍上池内为第几对颅神经 （　　）
　　A. Ⅱ　　B. Ⅲ　　C. Ⅳ　　D. Ⅴ　　E. Ⅵ
18. 关于腰椎侧隐窝的描述,不正确的是 （　　）
　　A. 为椎孔的外侧份,是椎管的狭窄部位
　　B. 其前壁为椎体的后外侧面
　　C. 后壁由上关节突根部和关节突间部构成
　　D. 外侧壁为椎板的内侧面
　　E. 内侧面以上关节突前内缘为界
19. 胰颈、钩突的识别标志是 （　　）
　　A. 腹腔干　　B. 肠系膜上动脉
　　C. 肠系膜上静脉　　D. 肠系膜下动脉
　　E. 肠系膜上动、静脉
20. 侧隐窝狭窄时会压迫相应神经根,正常侧隐窝矢径为多少毫米(mm),小于多少毫米(mm)可视为狭窄 （　　）
　　A. 1～2;2　　B. 1～3;1　　C. 3～5;3　　D. 4～6;4　　E. 5～6;6
21. 关于腰椎椎管及其内容的描述,错误的是 （　　）
　　A. 腰椎椎管的形态在第1、2腰椎横径大于或等于矢径
　　B. 腰椎椎管的形态在第3、4腰椎平面横径大于矢径
　　C. 腰椎椎管在第5腰椎平面多呈三叶形
　　D. 当腰椎管矢径为 20 mm 时,被视为比较狭窄;当小于或等于 12 mm 时,为绝对狭窄。
　　E. 侧隐窝为椎孔的外侧份,是椎管的狭窄部位
22. 通过体表标志可确定脊柱的平面,胸骨角平对 （　　）
　　A. 第3胸椎体下缘　　B. 第3～4胸椎间盘水平
　　C. 第4胸椎体上缘　　D. 第4胸椎体下缘
　　E. 第5胸椎体上缘
23. 颈椎椎管狭窄指椎管矢状径小于 （　　）
　　A. 10 mm　　B. 11 mm　　C. 12 mm　　D. 13 mm　　E. 14 mm
24. 腰椎椎管狭窄指椎管矢状径小于 （　　）
　　A. 10 mm　　B. 11 mm　　C. 12 mm　　D. 13 mm　　E. 14 mm
25. 腰椎正常侧隐窝矢状径为 （　　）

A. 1～3 mm B. 2～3 mm
C. 2～4 mm D. 3～4 mm
E. 3～5 mm

26. 正常状态下适度扩张的膀胱壁厚度一般不超过（   ）
    A. 1～2 mm B. 2～3 mm
    C. 3～4 mm D. 4～5 mm
    E. 5～6 mm

27. 正常成人腰神经根直径为（   ）
    A. 1～2 mm B. 2～3 mm
    C. 3～4 mm D. 4～5 mm
    E. 5～6 mm

28. 颈膨大,脊髓增粗,其横径最大约为（   ）
    A. 11.3 mm B. 12.3 mm
    C. 13.3 mm D. 15.3 mm
    E. 16.3 mm

29. 经胼胝体压部的CT横断层显示,由内向外依次为（   ）
    A. 内囊、尾状核、豆状核、屏状核、岛叶
    B. 尾状核、内囊、豆状核、屏状核、岛叶
    C. 尾状核、内囊、屏状核、豆状核、岛叶
    D. 内囊、尾状核、屏状核、豆状核、岛叶
    E. 尾状核、内囊、豆状核、岛叶、屏状核

30. 鞍上池不包括（   ）
    A. 大脑纵裂池 B. 外侧窝池
    C. 交叉池 D. 桥池
    E. 环池

31. 下述哪项结构不参与气管前间隙的组成（   ）
    A. 主动脉弓 B. 上腔静脉
    C. 心包上隐窝 D. 奇静脉弓
    E. 气管

32. 在膈腔静脉裂孔层面观察,后纵隔内不包括（   ）
    A. 食管 B. 气管 C. 胸主动脉 D. 奇静脉 E. 胸导管

33. 关于腹腔干的说法,不正确的是（   ）
    A. 自第12胸椎下缘水平 B. 发出后向前下走行
    C. 是腹主动脉不成对的分支 D. 分为胃右动脉、脾动脉和肝总动脉
    E. 位于肠系膜上动脉的上方

34. 在断面影像上寻认胆总管的标志是（   ）
    A. 肠系膜上动脉 B. 肠系膜上静脉
    C. 下腔静脉 D. 胰颈
    E. 钩突

35. 肠系膜上静脉和脾静脉在哪处汇合成门静脉 (　　)
   A. 第一肝门　　　　　　　　　　B. 钩突后方
   C. 胰颈后方　　　　　　　　　　D. 胰体后方
   E. 胰尾后方

36. 诊断膝关节交叉韧带病变,常用 (　　)
   A. CT 横断面图像　　　　　　　B. CT 矢状面图像
   C. MRI 轴位图像　　　　　　　D. MRI 冠状图像
   E. MRI 矢状图像

37. 关于颈椎的描述,正确的是 (　　)
   A. 所有颈椎椎体间都有椎间盘　　B. 颈椎都有棘突
   C. 所有颈椎棘突成分叉状　　　　D. 颈椎间孔有 6 对,颈神经根有 8 对
   E. 颈椎管为圆形

38. 关于头部横断层常用基线的描述,错误的是 (　　)
   A. 听眦线,颅脑横断扫描多以此线为基线
   B. Reid 基线又称人类学基线
   C. Reid 基线又称下眶耳线
   D. 连合间线,现作为标准影像扫描基线
   E. 冠状断层标本的制作以连合间线的垂线为基线

39. 下图中,数字 1 标示的是 (　　)

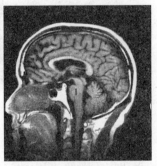

   A. 松果体　　B. 脑桥　　C. 延髓　　D. 垂体　　E. 中脑

40. 下图中,黑色箭头标示的是 (　　)

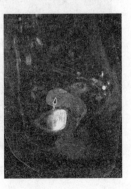

   A. 膀胱　　B. 卵巢　　C. 输卵管　　D. 子宫腔　　E. 子宫颈

41. 下图中,数字 1 标示的是 ( )

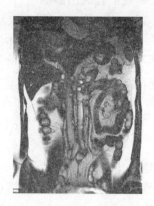

A. 门静脉主干 B. 胆管
C. 肝管 D. 胰管
E. 肝固有动脉

42. 下图中,数字 1 标示的是 ( )

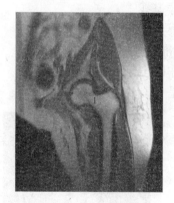

A. 股骨头 B. 股骨颈
C. 大转子 D. 小转子
E. 外科颈

43. 下图为横断层 MR 动脉期的强化扫描图像,图中数字 1 标示的是 ( )

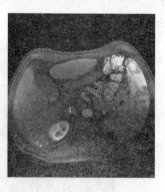

A. 腹主动脉 B. 门静脉
C. 腹腔干 D. 上腔静脉
E. 下腔静脉

44. 下面说法中,不正确的是 ( )
    A. 内囊在经胼胝体压部的横断面呈"><"形
    B. 小脑膜在经胼胝体压部的横断面呈"V"形
    C. 小脑膜在经前连合横断面呈"八"形
    D. 侧脑室在经胼胝体压部的横断面呈"八"形
    E. 前联合在经前连合横断面呈"H"形

45. 颈椎结核寒性脓肿蔓延的途径是 ( )
    A. 咽旁间隙   B. 咽喉间隙
    C. 颈前间隙   D. 椎前间隙
    E. 颌下间隙

46. 颈部与颌面部的分界线是 ( )
    A. 第3颈椎   B. 甲状软骨上缘
    C. 舌骨体上缘   D. 环状软骨上缘
    E. 勺状软骨

47. 气管切开的最佳位置是 ( )
    A. 环状软骨下缘   B. 环甲膜
    C. 甲状软骨上缘   D. 第一节气管
    E. 第一节气管上缘

48. 作为右肺门开始的标志是 ( )
    A. 右上肺动脉   B. 右上肺静脉
    C. 气管杈   D. 奇静脉弓
    E. 半奇静脉

49. 左肺门区结构前后排列正确的是 ( )
    A. 左主支气管,左上肺静脉,肺动脉   B. 左上肺静脉,左主支气管,肺动脉
    C. 肺动脉,左主支气管,左上肺静脉   D. 左主支气管,肺动脉,左上肺静脉
    E. 左上肺静脉,肺动脉,左主支气管

50. 右肺门区结构前后排列正确的是 ( )
    A. 支气管,右上肺静脉,肺动脉   B. 右上肺静脉,支气管,肺动脉
    C. 肺动脉,支气管,右上肺静脉   D. 支气管,肺动脉,右上肺静脉
    E. 右上肺静脉,肺动脉,支气管

51. 关于主动脉肺动脉窗的描述,正确的是 ( )
    A. 主动脉升部与胸主动脉之间的整个间隙
    B. 主动脉弓下缘和肺动脉杈上缘之间1~2 cm的小区域
    C. 左外界为左纵隔胸膜,内界为上腔静脉
    D. 前方为上腔静脉,后方为气管
    E. 前方为主动脉升部,后方为脊柱前缘

52. 左肺门出现的标志是 ( )
    A. 左肺动脉从前向后外进入肺门   B. 左肺动脉从后向前进入肺门
    C. 左肺动脉从上向后下进入肺门   D. 左肺动脉从前下向后上进入肺门

E. 左肺动脉从后上向前下进入肺门

53. 肺动脉呈"三叶草"状出现的层面是 （   ）
   A. 气管分叉层面　　　　　　　　　B. 左、右下肺静脉层面
   C. 肺动脉窦层面　　　　　　　　　D. 肺动脉杈层面
   E. 奇静脉弓层面

54. CT 测量有肺动脉心包段管径的理想部位的层面是 （   ）
   A. 气管分叉层面　　　　　　　　　B. 左、右下肺静脉层面
   C. 肺动脉窦层面　　　　　　　　　D. 肺动脉杈层面
   E. 奇静脉弓层面

55. 第一肝门出现的重要标志是 （   ）
   A. 门静脉及其左支的出现　　　　　B. 门静脉和胆囊出现
   C. 左右肝管出现　　　　　　　　　D. 门静脉及其右支的出现
   E. 肝动脉出现

56. 肝左叶间裂的天然标志是 （   ）
   A. 肝圆韧带裂　　　　　　　　　　B. 镰状韧带
   C. 冠状韧带　　　　　　　　　　　D. 胆囊窝
   E. 门静脉左支

57. 胰颈、钩突和左肾静脉的识别标志是 （   ）
   A. 门静脉　　　　　　　　　　　　B. 腹腔干
   C. 肠系膜上动脉、上静脉　　　　　D. 胆总管
   E. 胃十二指肠动脉

58. 胰腺钩突位于 （   ）
   A. 肠系膜上静脉与腹主动脉之间　　B. 肠系膜上动脉与腹主动脉之间
   C. 肠系膜上静脉与下腔静脉之间　　D. 肠系膜上静脉与腹主动脉之间
   E. 肠系膜上动脉与下腔静脉之间

59. 在经第 4 骶椎的横断面上，盆腔侧壁由前向后组成的组织排列正确的是 （   ）
   A. 髂腰肌、闭孔外肌和梨状肌　　　B. 髂腰肌、闭孔内肌和梨状肌
   C. 髂腰肌、梨状肌和闭孔外肌　　　D. 髂腰肌、梨状肌和闭孔内肌
   E. 闭孔外肌、髂腰肌和梨状肌

60. 腹股沟腹环出现的层面是 （   ）
   A. 经第 4 骶椎横断面　　　　　　　B. 经髋臼上缘横断面
   C. 经股骨头上缘横断面　　　　　　D. 经耻骨联合上缘横断面
   E. 经股骨头韧带横断面

61. 通过体表标志可以确定脊柱的平面，下列说法不正确的是 （   ）
   A. 环状软骨下缘平对第 6 颈椎椎体下缘
   B. 颈静脉切迹约平对胸第 2/3 椎间盘
   C. 胸骨角平对第 4 胸椎体下缘
   D. 剑突与肚脐连线的中点平第 1 腰椎
   E. 肚脐平第 2 腰椎

62. 通过体内结构确定的椎体平面,正确的是 （   ）
    A. 腹腔干平对第1腰椎上部　　　　B. 肠系膜上动脉平对第2腰椎下部
    C. 肾动脉平对第3腰椎上部　　　　D. 肠系膜上静脉平第3腰椎下部
    E. 腹腔干平对第1腰椎下部

63. 关于颈椎的说法,不正确的是 （   ）
    A. 颈7椎体棘突最长　　　　　　　B. 颈1椎体没有棘突
    C. 颈2椎体棘突最粗大且分叉　　　D. 颈7椎体棘突长而且分叉
    E. 颈膨大位于颈5、6颈椎平面

64. 脊髓横径大小的排列顺序,正确的是 （   ）
    A. 颈髓、胸髓、腰髓　　　　　　　B. 胸髓、颈髓、腰髓
    C. 颈髓、腰髓、胸髓　　　　　　　D. 胸髓、腰髓、颈髓
    E. 腰髓、胸髓、颈髓

65. 侧隐窝狭窄是指侧隐窝小于 （   ）
    A. 5 mm　　B. 4 mm　　C. 3 mm　　D. 2 mm　　E. 1 mm

66. 通过肘窝的重要结构由桡侧向尺侧依次是 （   ）
    A. 桡神经及其伴行的桡侧返血管、前臂外侧皮神经、肱二头肌腱、肱动脉、正中神经、肱静脉
    B. 桡神经及其伴行的桡侧返血管、前臂外侧皮神经、肱二头肌腱、肱动脉、肱静脉、正中神经
    C. 桡神经及其伴行的桡侧返血管、肱二头肌腱、前臂外侧皮神经、肱动脉、肱静脉、正中神经
    D. 桡神经及其伴行的桡侧返血管、肱二头肌腱、肱动脉、前臂外侧皮神经、肱静脉、正中神经
    E. 桡神经及其伴行的桡侧返血管、前臂外侧皮神经、肱动脉、肱二头肌腱、肱静脉、正中神经

67. 围成气管前间隙不包括 （   ）
    A. 主动脉弓　　　　　　　　　　　B. 上腔静脉
    C. 奇静脉弓　　　　　　　　　　　D. 食管
    E. 气管

68. 胸片上常不能看到的骨结构是 （   ）
    A. 锁骨　　B. 肋骨　　C. 肩胛骨　　D. 腰椎　　E. 胸椎

69. 正常肾脏CT轴位扫描,影像结构显示由前向后排列顺序,正确的是 （   ）
    A. 肾盂、肾动脉、肾静脉　　　　　B. 肾动脉、肾静脉、肾盂
    C. 肾静脉、肾动脉、肾盂　　　　　D. 肾动脉、肾盂、肾静脉
    E. 肾静脉、肾盂、肾动脉

二、多选题

1. 下列描述,正确的是 （   ）
    A. 第1颈椎无棘突,第7颈椎棘突最长,第2～7棘突均呈分叉状
    B. 颈膨大位于第6～7颈椎平面

C. 腰膨大在第11、12胸椎平面

D. 成人脊髓圆锥多终于第1腰椎平面

E. 新生儿的脊髓下端平2腰椎

2. 膝交叉韧带的正常走行是 （ ）

A. 前交叉起于胫骨髁间隆起的前部，止于股骨外侧髁的内侧面

B. 前交叉起于胫骨髁间隆起的后部，止于股骨外侧髁的内侧面

C. 后交叉起于胫骨髁间隆起的后部，止于股骨内侧髁的外侧面

D. 后交叉起于胫骨髁间隆起的前部，止于股骨内侧髁的外侧面

E. 后交叉起于胫骨髁间隆起的前部，止于股骨内侧髁的内侧面

3. 连合间线是指 （ ）

A. 人体学基准线
B. AC-PC 线

C. 标准影像扫描基线
D. 听鼻线

E. 听眶线

4. 半卵圆中心的髓质来自 （ ）

A. 运动纤维
B. 投射纤维

C. 联络纤维
D. 感觉纤维

E. 连合纤维

5. 关于肾上腺的出现和位置的说法，正确的是 （ ）

A. 右侧肾上腺先于左侧肾上腺出现

B. 右侧肾上腺在经肝门横断面出现

C. 右侧肾上腺位于肝裸区、膈和下腔静脉后壁围成的三角形空隙内

D. 左侧肾上腺位于胃后壁、膈和脾所围成的三角形空隙内

E. 右侧肾上腺多呈小"人"字状；左侧肾上腺多呈"逗号"状

6. 什么情况下应考虑腰椎椎管狭窄 （ ）

A. 腰椎椎管的矢径小于或等于 10 mm

B. 腰椎椎管的横径小于或等于 16 mm

C. 腰椎椎管的矢径小于或等于 16 mm

D. 腰椎椎管的横径小于或等于 10 mm

E. 腰椎椎管的矢径、横径均小于或等于 5 mm

7. 头部断层扫描常用的基线有 （ ）

A. 听眦线
B. 下眶耳线

C. 上眶耳线
D. 连合间线

E. 听鼻线

8. 肺纹理主要是由哪些解剖结构构成的 （ ）

A. 支气管动脉
B. 肺静脉

C. 肺动脉
D. 支气管

E. 淋巴管

三、配伍题

A. 第6颈椎体下缘
B. 第4胸椎体下缘

C. 第1腰椎上部 D. 第1腰椎下部
E. 第2腰椎上部

1. 腹腔干平对 （　）
2. 肾动脉平对 （　）
3. 肠系膜上动脉平对 （　）
4. 胸骨角平对 （　）
5. 环状软骨下缘平对 （　）

A. 椎前间隙 B. 斜角肌间隙
C. 声门裂黏膜 D. 环甲膜
E. 环状软骨

6. 臂丛神经通过 （　）
7. 颈椎结核的寒性脓肿可进入 （　）
8. 喉癌好发于 （　）
9. 临床气管切开经 （　）

第五章 人体影像解剖模拟试题参考答案及解析

一、最佳选择题

1. D 解析：眦耳线(听眦线)是指眼外眦与同侧外耳门中点的连线，颅脑横断层面扫描多以此线为基线，此也为X线摄影基线。
2. B 解析：辐射冠是指连接大脑皮层和皮层下诸结构的纤维。
3. D 解析：在影像学检查方法中，MRI可较好地显示脑的发育、成熟度、脑内各种元素分布及生化变化。
4. C 解析：脑内白质多为有髓纤维，含有较多脂类或类脂成分。
5. D 解析：回肠黏膜在收缩或加压时可以显示黏膜皱襞影像，呈纵行或斜行。
6. E 解析：大肠的蠕动是总体蠕动，右半结肠出现强烈的收缩，呈细条状，将钡剂迅速推向远侧。
7. A 解析：纵裂的内侧是左内叶。
8. D 解析：门静脉系统是肝脏的供血系统。
9. C 解析：胆总管分四段：十二指肠上段、十二指肠后段、胰腺段与十二指肠壁段。
10. A 解析：肝外胆道包括胆囊和左右肝管、肝总管、胆总管、胆囊管、胆囊。
11. E 解析：胰腺是腹膜后脏器，位于脾动脉的下方，脾静脉的前方，胰头部的前方为胃窦，外侧为十二指肠降部，胰头部向下延伸是胰腺的钩突部，呈钩形反折至肠系膜上静脉的后方。胰体尾交界部的后方是左肾上腺。胰头后方为胆管及下腔静脉。
12. A 解析：男性尿道有3处狭窄、3处扩大和2个弯曲。3处狭窄为尿道内口、膜部和尿道外口。3处扩大为前列腺部、尿道球部和尿道舟状窝。2个弯曲为耻骨下弯和耻骨前弯。
13. B 解析：输尿管全长25~30 cm，上端与肾盂相连，下端与膀胱相连，可分为三段，即腹段、盆段和壁内段输尿管。
14. B 解析：腹段左、右输尿管分别跨过左髂总动脉末端和右髂外动脉起始部的前面，进入盆腔移行为盆段。
15. D 解析：左肾静脉于肠系膜上动脉与腹主动脉之间右行，三者关系较为恒定。
16. B 解析：侧脑室前角外侧是尾状核头，两前角前方为胼胝体膝。
17. B 解析：鞍上池内有视交叉、漏斗、大脑中动脉、基底动脉、后交通动脉和动眼神经(第Ⅲ对颅神经)。
18. D 解析：椎间孔为椎孔的外侧份，是椎管的狭窄部位，其前壁为椎体的后外侧面，后壁由上关节突根部和关节突间部构成，外侧壁为椎弓根侧面，内侧面以上关节突前内缘为界。
19. E 解析：肠系膜上动、静脉是胰颈、钩突和左肾静脉的识别标志，又有助于识别肠系膜根的起始段。
20. C 解析：侧隐窝狭窄时会压迫相应神经根，正常隐窝矢径为3~5 mm，小于3 mm可视为狭窄。
21. D 解析：当腰椎矢径为12 mm时，被视为比较狭窄；当小于或等于10 mm时，为绝对狭窄。
22. D 解析：胸骨角平对第4胸椎体下缘。
23. C 解析：颈椎椎管矢状径小于12 mm则考虑椎管狭窄。
24. A 解析：腰椎椎管矢状径小于10 mm则考虑椎管狭窄。
25. E 解析：腰椎正常侧隐窝矢状径为3~5 mm。
26. B 解析：正常状态下适度扩张的膀胱壁厚度一般不超过2~3 mm。
27. B 解析：正常成人腰神经根直径为2~3 mm。
28. C 解析：颈膨大位于第5、6颈椎平面，其矢、横最大径分别为8.2 mm和13.3 mm。
29. B 解析：尾状核和背侧丘脑的外侧是内囊，内囊外侧是豆状核壳，壳外侧是屏状核和岛叶，岛叶外侧可见外侧沟，其内有大脑中动脉走行。

30.	E	解析:五角形的鞍上池,由大脑纵裂池、外侧窝池、交叉池和桥池组成。
31.	C	解析:气管前间隙位于大血管和气管之间,间隙由主动脉弓、上腔静脉、奇静脉弓和气管围成,间隙内有气管前淋巴结和心包上隐窝。
32.	B	解析:后纵隔内有食管、胸主动脉、奇静脉和胸导管。
33.	D	解析:腹腔干出现于第12胸椎下缘水平,发自腹主动脉,走向前下,分为胃左动脉、脾动脉和肝总动脉,是腹主动脉不成对的分支。
34.	C	解析:胆总管下行于胰头后缘,下腔静脉的前方,故下腔静脉是在断层影像上寻认胆总管的标志。
35.	C	解析:在胰颈的后方,肠系膜上静脉和脾静脉合成肝门静脉。
36.	E	解析:诊断膝关节交叉韧带病变,常用MRI矢状图像,可见各主要结构。
37.	D	解析:第1~2颈椎间无间盘,第一颈椎无棘突,第7颈椎棘突长而不分叉,颈椎间孔有6对,颈神经根有8对,颈椎管类似三角形。
38.	E	解析:Reid基线又称人类学基线或下眶耳线,头部横断层标本的制作常以该线为准,冠状断层标本的制作也常以该线的垂线为基线。
39.	B	解析:此处标示的是脑桥,基底动脉紧贴脑桥的基底沟。
40.	D	解析:经躯干正中矢状面是显现阴道、子宫颈和子宫体的最佳断层。
41.	A	解析:此处标示的是门静脉主干。
42.	B	解析:此处标示的是股骨颈。
43.	E	解析:此处标示的是下腔静脉,因该图像为动脉期,下腔静脉中对比剂浓度较低,故其信号明显低于腹主动脉。
44.	D	解析:内囊在经胼胝体压部的横断面呈">＜"形;小脑膜在经胼胝体压部的横断面呈"V"形;侧脑室在经胼胝体压部的横断面呈倒"八"形;前联合在经前联合横断面呈"H"形;小脑膜在经前联合横断面呈"八"形。
45.	D	解析:枢椎体与椎前筋膜之间的间隙称为椎前间隙,上至颅底,下达胸部,为一潜在性间隙,颈椎结核的寒性脓肿可以进入此间隙向下蔓延。
46.	C	解析:经第4颈椎体,以舌骨体上缘为标志,其前方为颌面部,后方为上颈部。
47.	B	解析:甲状软骨与环状软骨之间有环甲膜,经此穿刺或切开达声门下腔。
48.	D	解析:奇静脉弓层面,右肺上叶的段支气管和血管出现于肺门区,为右肺门的第一横断层面,奇静脉弓可作为右肺门开始的标志。
49.	A	解析:左肺门区结构前后排列是:左主支气管,左上肺静脉,肺动脉。
50.	E	解析:右肺门区结构前后排列是:右上肺静脉,肺动脉,支气管。
51.	B	解析:主动脉升部与胸主动脉之间为纵隔左缘称主动脉肺动脉窗,在CT图像上呈一低密度空隙,其范围是指主动脉弓下缘和肺动脉权上缘之间1~2 cm的小区域,左外界为左纵隔胸膜,内界为气管,前方为主动脉升部,后方为食管和胸主动脉。
52.	A	解析:左肺动脉从前向后外抵达肺门,是左肺门出现的标志。
53.	D	解析:在肺动脉权层面,肺动脉干分成左、右肺动脉,形成状若"三叶草"的肺动脉权。
54.	C	解析:在肺动脉窦层面,右肺叶间动脉经上腔静脉与中间支气管之间至肺门,其位置较为恒定,是CT测量有肺动脉心包段管径的理想部位。
55.	D	解析:门静脉及其右支的出现是肝门的标志。
56.	A	解析:经肝门向前,肝圆韧带裂出现,它是肝左叶间裂的天然标志,分开肝左外叶和左内叶,内含肝圆韧带。
57.	C	解析:肠系膜上动脉、上静脉是胰颈、钩突和左肾静脉的识别标志,又有助于辨识肠系膜根的起始段。
58.	C	解析:胰腺的钩突位于肠系膜上静脉与下腔静脉之间。

59. B　解析:在经第4骶椎的横断面上,盆腔侧壁由前向后分别由髂腰肌、闭孔内肌和梨状肌构成,梨状肌向背外侧穿越坐骨大孔。

60. B　解析:经髋臼上缘横断面精索起始部(腹股沟腹环)出现。

61. E　解析:环状软骨下缘对第6颈椎椎体下缘;胸骨角平对第2肋软骨或胸4椎体下缘,为重要的体表标志;颈静脉切迹平第2/3椎间盘;肚脐平第4腰椎;髂前上棘两线平第2骶椎。

62. A　解析:腹腔干平对第1腰椎上部;肠系膜上动脉平对第1腰椎下部;肾动脉平对第2腰椎上部。

63. D　解析:颈7椎体棘突最长、不分叉;颈1椎体没有棘突;颈2椎体棘突最粗大且分叉;颈膨大位于颈5、6椎体平面。

64. C　解析:脊髓横径大小的排列顺序是:颈髓横径13 mm,胸髓7.8 mm,腰髓10.3 mm。

65. C　解析:正常侧隐窝的矢径为3～5 mm,小于3 mm可视为侧隐窝狭窄。

66. B　解析:通过肘窝的重要结构由桡侧向尺侧依次是:桡神经及其伴行的桡侧返血管、前臂外侧皮神经、肱二头肌腱、肱动脉、肱静脉、正中神经。

67. D　解析:围成气管前间隙不包括食管,食管在气管后方。

68. D　解析:锁骨、肋骨、肩胛骨和胸椎等结构在胸片上都能看到。

69. C　解析:正常肾脏CT轴位扫描,影像结构显示由前向后分别是肾静脉、肾动脉、肾盂。

二、多选题

1. CD　解析:第1颈椎无棘突,第7颈椎棘突最长不分叉,其余的颈椎棘突呈分叉状。颈膨大位于第5、6颈椎平面。腰膨大在第11、12胸椎平面。成人脊髓圆锥多终于第1腰椎平面。新生儿的脊髓下端平3腰椎。

2. AC　解析:膝前交叉起于胫骨髁间隆起的前部,止于股骨外侧髁的内侧面;后交叉起于胫骨髁间隆起的后部,止于股骨内侧髁的外侧面。

3. BC　解析:连合间线是前连合后缘中点至后连合前缘中点的连线,又称AC-PC线,现作为标准影像扫描基线。

4. BCE　解析:半卵圆中心的髓质来自:①投射纤维:连接大脑皮质及皮质下诸结构,呈扇形放射状称辐射冠;②联络纤维:连接一侧半球各皮质区,联络纤维多而发达;③连合纤维:连接两大脑半球的相应皮质区。

5. BCD　解析:左侧肾上腺先于右侧肾上腺出现,左侧肾上腺多呈小"人"字状,位于胃后壁、膈和脾所围成的三角形空隙内;右侧肾上腺多呈"逗号"状,在经肝门横断面出现,位于肝裸区、膈和下腔静脉后壁围成的三角形空隙内。

6. AB　解析:在临床上腰椎椎管的矢径小于或等于10 mm时,横径小于或等于16 mm时应考虑椎管狭窄。

7. ABD　解析:听眦线又称眦耳线,是眶外眦与同侧外耳孔的连线;Reid基线又称下眶耳线,或人类学基线。连合间线是前连合后缘中点至后连合前缘中点的连线,又称AC-PC线。

8. BCDE　解析:肺纹理主要是由肺动脉、肺静脉构成的影像,支气管、淋巴管也参与肺纹理的构成。

三、配伍题

1～5. CEDBA　解析:腹腔干平对第1腰椎上部。肾动脉平对第2腰椎上部。肠系膜上动脉平对第1腰椎下部。胸骨角平对第4胸椎体下缘。环状软骨下缘平对第6颈椎体下缘。

6～9. BACD　解析:前、中斜角肌之间是斜角肌间隙,内有臂丛等通过。枢椎椎体与椎前筋膜之间为椎前间隙,上至颅底,下达胸部,为一潜在间隙,颈椎结核的寒性脓肿可进入此间隙向下蔓延。声门裂黏膜是喉癌的好发部位。甲状软骨与环状软骨弓之间有环甲膜,经此穿刺或切开达声门下腔。

第六章 CT/MR 影像诊断基础模拟试题

一、最佳选择题

1. 下列关于子宫肌瘤的描述，哪项不正确 （ ）
   A. 是最常见的女性生殖系统肿瘤
   B. 较大的肌瘤可恶变
   C. 多发肌瘤不少见
   D. 以浆膜下肌瘤最常见
   E. 恶变者多为绝经后女性

2. 肾上腺脑白质营养不良主要发生在 （ ）
   A. 儿童
   B. 青年女性
   C. 青春期
   D. 中年
   E. 老年

3. "小泡征"提示哪种疾病 （ ）
   A. 周围型肺癌，尤其是支气管肺泡癌
   B. 中心型肺癌
   C. 肺气肿
   D. 肺结核
   E. 肺脓肿

4. 在胰腺癌的 CT 影像中，"双管征"是指 （ ）
   A. 门静脉和肝动脉
   B. 肝内胆管和胆总管
   C. 总胆管和主胰管
   D. 胰管和肝内胆管
   E. 脾静脉和肠系膜上静脉

5. 异位嗜铬细胞瘤多数位于下列哪个部位 （ ）
   A. 纵隔
   B. 胃壁
   C. 腹主动脉旁和肾门
   D. 肝脏
   E. 膀胱

6. 转移瘤的常见 CT 表现不包括 （ ）
   A. 病灶多发
   B. 瘤周显著水肿
   C. 易出血、坏死
   D. 可见不同形式的强化
   E. 常见钙化

7. 脑外、脑内占位性病变的最主要鉴别点是 （ ）
   A. 增强扫描
   B. 中线结构的移位
   C. 脑室大小的改变
   D. 病变周围的脑皮髓质的移位及局部蛛网膜下隙的改变
   E. 病变密度

8. 视神经梭形肿块，典型病例可见"轨道征"，常见于 （ ）
   A. 眶内炎性假瘤
   B. 视网膜母细胞瘤
   C. 视神经脑膜瘤
   D. 黑色素瘤
   E. 视神经胶质瘤

9. 以下哪项 CT 表现最支持侵袭性胸腺瘤的诊断 （ ）

A. 肿瘤边缘不清　　　　　　　　　　B. 肿瘤增强明显

C. 肿瘤与大血管间脂肪间隔不清　　　D. 肿瘤相邻前胸壁胸膜结节状增厚

E. 肿瘤分叶状

10. 下列脾脏原发性恶性肿瘤中,哪种最为常见　　　　　　　　　　（　　）

A. 脾血管肉瘤　　　　　　　　　　B. 脾原发性腺癌

C. 脾原发性恶性淋巴瘤　　　　　　D. 脾原发性纤维肉瘤

E. 脾原发性鳞癌

11. 星形细胞瘤据其组成的细胞类型可分四型,不属于其类型的为　　（　　）

A. 纤维细胞型　　　　　　　　　　B. 毛细胞型

C. 原浆细胞型　　　　　　　　　　D. 肥胖细胞型

E. 生殖细胞型

12. Dandy-Walker 综合征的 CT 表现不包括　　　　　　　　　　　（　　）

A. 后颅窝囊肿与扩大的四脑室相通　B. 小脑蚓部发育不良

C. 窦汇、天幕上移　　　　　　　　D. 小脑扁桃体下疝

E. 脑积水

13. 视网膜母细胞瘤最具特征的 CT 表现是　　　　　　　　　　　（　　）

A. 位于眼球内　　　　　　　　　　B. 伴视网膜剥离

C. 增强明显　　　　　　　　　　　D. 平扫高密度

E. 软组织肿块内钙化

14. Budd-Chiari 综合征的病理特点是　　　　　　　　　　　　　（　　）

A. 肝动脉闭塞　　　　　　　　　　B. 门静脉扩张

C. 门静脉闭塞　　　　　　　　　　D. 肝静脉阻塞

E. 肝静脉扩张

15. 少枝胶质细胞瘤的典型 CT 表现为　　　　　　　　　　　　　（　　）

A. 病灶不均匀强化　　　　　　　　B. 表现为环状强化

C. 病灶边缘不锐利　　　　　　　　D. 占位效应明显

E. 病灶内可见不规则钙化

16. 男,10 岁,头痛。CT 示松果体区有一 2.5 cm×2.5 cm 稍高密度影,中等增强,侧脑室室管膜明显增厚并被增强。最可能的诊断为　　　　　　　　（　　）

A. 松果体细胞瘤　　　　　　　　　B. 恶性胶质瘤

C. 生殖细胞瘤　　　　　　　　　　D. 恶性淋巴瘤

E. 脑膜瘤

17. 有关胆囊腺肌增生症的说法,错误的是　　　　　　　　　　　（　　）

A. 胆囊黏膜层和肌层过度增生导致胆囊壁增厚

B. 胆囊腔缩小

C. 胆囊浓缩和收缩功能正常

D. 罗-阿氏窦与胆囊不相通

E. 罗-阿氏窦一般为 2～3 mm 大小

18. 前列腺癌发生部位主要是　　　　　　　　　　　　　　　　　（　　）

A. 70%发生于外周带 B. 70%发生于前部和中央腺体
C. 90%发生于外周带 D. 5%发生于前部并突至膀胱
E. 5%发生于外周带突至直肠前凹

19. CT扫描示左下肺后基底段可见囊实性肿块,中央为液性成分,边缘光整,壁厚强化明显,病灶内侧可见异常供血动脉,最可能的诊断是 （ ）
    A. 肺癌 B. 肺隔离症
    C. 肺脓肿 D. 肺结核
    E. 支气管源性囊肿

20. 关于腹主动脉瘤的描述,错误的是 （ ）
    A. 我国主动脉瘤发生的主要原因为外伤
    B. 主动脉直径在肾动脉平面以上≥4 cm可诊断
    C. 直径＞7 cm的动脉瘤破裂率高
    D. 瘤体迅速增大、壁薄并局限性凸出应尽早手术
    E. CT增强扫描有助于发现瘤内血栓

21. 常引起视神经孔增大的病变是 （ ）
    A. 骨纤维异常增殖症 B. 畸形性骨炎
    C. 石骨症 D. 眶内血管瘤
    E. 视神经脑膜瘤

22. 女性脑转移瘤多来自于哪种原发肿瘤 （ ）
    A. 乳腺癌 B. 肺癌
    C. 肾癌 D. 结肠癌
    E. 甲状腺癌

23. 引起垂体瘤短期内迅速增大的最常见原因是 （ ）
    A. 肿瘤恶性程度高 B. 肿瘤囊性变
    C. 垂体瘤卒中 D. 肿瘤侵犯颈内动脉
    E. 合并其他肿瘤

24. 下列酒精性肝病CT特点,哪项不对 （ ）
    A. 病变晚期肝脏体积缩小 B. 病变早期肝脏体积增大
    C. 肝脏密度一致性减低 D. 晚期可出现腹水
    E. 属胆汁淤积型肝硬化

25. 诊断脾脓肿的可靠的CT表现为 （ ）
    A. 可出现"靶"征 B. 圆形或卵圆形低密度区
    C. 增强扫描脓肿壁增强腔内无增强 D. 内有气液面或液液面
    E. 同时肝、肾常有类似的小脓肿

26. 关于门静脉瘤栓的描述,不正确的是 （ ）
    A. 平扫时瘤栓密度与门静脉无大差异
    B. 巨块型肝瘤形成门脉瘤栓的比例最高
    C. 若门静脉分支直径大于主干,则提示分支有瘤栓形成
    D. 增强扫描瘤栓呈低密度充盈缺损

E. 可向两端延伸至肝内和(或)肠系膜上静脉

27. 男,15 岁,反复鼻出血 1 年。CT 示翼腭窝软组织肿块,压迫上颌窦后壁弯曲前移,明显强化。最可能的诊断是 （　　）
   A. 淋巴瘤　　　　　　　　　B. 平滑肌肉瘤
   C. 横纹肌瘤　　　　　　　　D. 癌
   E. 纤维血管瘤

28. 女,27 岁,搏动性耳鸣,蓝色鼓膜,CT 示鼓室有一 0.8 cm×0.6 cm 软组织密度影,中度增强。最可能的诊断是 （　　）
   A. 鼓室球瘤　　　　　　　　B. 胆脂瘤
   C. 中耳炎　　　　　　　　　D. 中耳癌
   E. 高位颈内动脉裸露

29. CT 表现右肺下叶较大范围低密度区,无壁,病变区内血管纹理明显减少,诊断为何种类型肺气肿 （　　）
   A. 全小叶型　　　　　　　　B. 小叶中心型
   C. 小叶间隔旁型　　　　　　D. 瘢痕旁型
   E. 混合型

30. 较易引起肺癌的尘肺是 （　　）
   A. 矽肺　　　　　　　　　　B. 石棉肺
   C. 煤尘肺　　　　　　　　　D. 铁矽肺
   E. 有机尘肺

31. 典型霉菌球的 CT 表现是 （　　）
   A. 肺内囊状或空洞内软组织球状阴影,可随体位移动
   B. 肺内单纯球状阴影
   C. 圆形阴影密度不均
   D. 圆形阴影增强明显
   E. 圆形阴影可见引流支气管

32. 下列哪项属于供血少的肿瘤 （　　）
   A. 甲状腺瘤　　　　　　　　B. 绒毛膜上皮癌
   C. 胰岛细胞癌　　　　　　　D. 胰腺癌
   E. 平滑肌肉瘤

33. 下列哪种疾病,不会出现肝内胆管扩张表现 （　　）
   A. Budd-Chiari 综合征　　　　B. 胆管细胞癌
   C. 胆管炎　　　　　　　　　D. 华支睾吸虫感染
   E. Caroli 病

34. 松果体区最常见的肿瘤是 （　　）
   A. 畸胎瘤　　　　　　　　　B. 表皮样囊肿
   C. 胶质瘤　　　　　　　　　D. 生殖细胞瘤
   E. 松果体细胞瘤

35. 男,10 岁,癫痫。CT 示右顶叶表面有一裂隙,向内并延伸到侧脑室旁,侧脑室外侧

壁可见一局限性突起与其相连,最可能的诊断为 ( )
A. 穿通畸形　　　　　　　　　B. 空洞脑
C. 脑裂畸形　　　　　　　　　D. 脑软化灶
E. 蛛网膜囊肿

36. 关于"脑转移瘤",下列描述哪项是错误的 ( )
A. 原发灶以肺癌最常见　　　　B. 瘤体周围"指压状"水肿
C. 转移灶多位于灰白质交界处　D. 瘤体常有钙化
E. 多呈结节性均匀强化

37. 肺癌可以经过支气管转移扩散,最突出的例子是 ( )
A. 鳞癌　　　　　　　　　　　B. 小细胞癌
C. 大细胞癌　　　　　　　　　D. 类癌
E. 细支气管肺泡癌

38. 关于胆管结石的CT表现,下列哪项是错误的 ( )
A. 出现靶征或新月征
B. 胆管内环形或圆形致密影
C. 扩张的胆总管逐渐变细中断,未见肿块
D. 胆管结石只含有胆固醇成分
E. 同时可以有肝内外胆管结石和胆囊结石

39. 骶尾部和颅底部好发的肿瘤是 ( )
A. 骨髓瘤　　　　　　　　　　B. 脊索瘤
C. 骨肉瘤　　　　　　　　　　D. 骨囊肿
E. 骨巨细胞瘤

40. 肾上腺转移瘤最常来自 ( )
A. 肝癌　　B. 胃癌　　C. 结肠癌　　D. 肺癌　　E. 乳腺癌

41. 下列有关肾周积液,哪项除外 ( )
A. 淋巴囊肿　　　　　　　　　B. 肾积水
C. 尿性囊肿　　　　　　　　　D. 肾周血肿
E. 肾周脓肿

42. 小儿白瞳症患者眼球内钙化常见于 ( )
A. 眶内炎性假瘤　　　　　　　B. 视网膜母细胞瘤
C. 眼型Graves病　　　　　　　D. 黑色素瘤
E. 视神经胶质瘤

43. 男,40岁,右侧突眼。CT示球后肿块,增强扫描肿块呈渐进性强化。最可能的诊断是 ( )
A. 炎性假瘤　　　　　　　　　B. 良性肿瘤
C. 海绵状血管瘤　　　　　　　D. 恶性肿瘤
E. 甲状腺性突眼

44. 对诊断上颌窦癌,最有价值的征象为 ( )
A. 窦腔密度高伴骨质破坏　　　B. 窦腔密度高伴骨质增生

C. 窦腔密度高伴骨壁膨胀   D. 窦腔密度高伴气液面

E. 窦腔密度高伴同侧鼻腔高密度

45. 眼直肌增粗,最常见于下列哪种疾病 （　　）
   A. 肢端肥大症   B. 眼眶蜂窝织炎
   C. 突眼性甲状腺肿   D. 结节病
   E. 炎性假瘤

46. 典型的单纯性肝囊肿的CT密度是 （　　）
   A. 空气样密度   B. 水样密度
   C. 脂肪密度   D. 肌肉样密度
   E. 肝脏样密度

47. 进行性梗阻性黄疸病人行动态增强扫描,胰头部出现不规则低密度区,应高度怀疑 （　　）
   A. 急性胰腺炎   B. 假囊肿形成
   C. 扩张的胆总管   D. 胰头癌
   E. 正常胰腺

48. 下述疾病中,能够引起盲肠缩短、变形、收缩最常见的原因是 （　　）
   A. 溃疡性结肠炎   B. 阿米巴性结肠炎
   C. 局限性肠炎   D. 增殖性肠结核
   E. 慢性痢疾

49. 脑肿瘤强化程度主要取决于 （　　）
   A. 血脑屏障破坏程度   B. 肿瘤大小
   C. 使用离子型还是非离子型造影剂   D. 年龄
   E. 肿瘤部位

50. 桥小脑角区最常见的肿瘤是 （　　）
   A. 脑膜瘤   B. 面神经瘤
   C. 听神经瘤   D. 胶质瘤
   E. 三叉神经瘤

51. 关于"Ⅱ型神经纤维瘤病"最常见、最特征的颅脑肿瘤为 （　　）
   A. 视神经胶质瘤   B. 双侧听神经瘤
   C. 多发脑膜瘤   D. 三叉神经瘤
   E. 室管膜瘤

52. 以下关于脊索瘤的叙述,哪一项是错误的 （　　）
   A. 脊索瘤起源于脊椎或椎旁残存的脊索细胞
   B. 好发部位是骶尾部,其次是颅底
   C. 脊索瘤软组织肿块呈分叶状,50%~90%有钙化
   D. 几乎都有骨质破坏
   E. 好发于颈、胸、腰椎

53. 肾脏的"良性肿瘤",最常见的是 （　　）
   A. 腺瘤   B. 血管平滑肌脂肪瘤

C. 平滑肌瘤 D. 血管瘤
E. 脂肪瘤

54. 海绵窦颈动脉瘘的确诊方法 （　　）
    A. CT 平扫 B. CT 增强
    C. MRI 增强 D. MRI
    E. 颈动脉造影

55. 儿童最常见的颈髓肿瘤是 （　　）
    A. 髓母细胞瘤 B. 少突胶质细胞瘤
    C. 星形细胞瘤 D. 生殖细胞瘤
    E. 畸胎瘤

56. 根据我国小肝癌的诊断标准,单个瘤结节的最大直径或两个瘤结节的最大直径总和应是 （　　）
    A. ≤2.0 cm B. ≤3.0 cm
    C. ≤4.0 cm D. ≤5.0 cm
    E. ≤6.0 cm

57. Caroli 氏病属于先天性胆管囊肿的 （　　）
    A. Ⅰ型　　B. Ⅱ型　　C. Ⅲ型　　D. Ⅳ型　　E. Ⅴ型

58. 腮腺脓肿的特征性 CT 表现是 （　　）
    A. 边界清楚的圆形肿块
    B. 边缘模糊的高密度影
    C. 弥漫性腮腺肿大,仍维持腮腺外形
    D. 腮腺内软组织密度影,其内见液-气面
    E. 增强 CT 扫描,肿块有强化

59. 男,55 岁,吸烟多年,咳嗽气短。HRCT 示两肺弥漫分布囊状影,2~10 mm。薄壁,两上肺为著,最可能的诊断为 （　　）
    A. 小叶中心型肺气肿 B. 先天性肺囊肿
    C. 组织细胞增生症 X D. 支气管扩张症
    E. 肺淋巴管肌瘤病

60. 关于降主动脉夹层动脉瘤的 CT 表现,错误的是 （　　）
    A. 钙化的内膜片向管腔内移位
    B. 两个不同增强密度的主动脉腔
    C. 通常主动脉夹层真腔较小,假腔较大
    D. 平扫不能显示剥离的内膜瓣片
    E. 假腔可无增强

61. 男,30 岁,腰骶部疼痛 2 年,CT 示骶 1、2 椎骨破坏伴肿块及斑片样钙化,诊断为 （　　）
    A. 巨细胞瘤 B. 包囊虫
    C. 转移瘤 D. 骨髓瘤
    E. 脊索瘤

62. 与高血压脑出血比较,脑淀粉样变性出血好发于 （ ）
   A. 基底节   B. 皮层   C. 脑干   D. 脑室旁   E. 小脑
63. 真菌性鼻窦炎的典型CT征象 （ ）
   A. 窦腔内可见软组织密度影,其内可见散在斑片状或沙粒状钙化
   B. 增强不明显
   C. 气-液平面多见
   D. 积液多见
   E. 多为双侧
64. 关于胸腺瘤与胸腺增生的鉴别要点,下列说法中错误的是 （ ）
   A. 胸腺增生多见于青少年
   B. 胸腺瘤很少发生于20岁以下者
   C. 伴有重症肌无力者为胸腺瘤,而非胸腺增生
   D. 胸腺增生多无明显肿块轮廓
   E. 胸腺瘤可出现坏死、囊变和出血
65. CT显示子宫颈癌向外后侵犯闭孔内肌和梨状肌,CT分期应属于 （ ）
   A. ⅡA   B. ⅡB   C. ⅢA   D. ⅢB   E. Ⅳ
66. 女,25岁,双侧突眼6个月。CT示双侧下直肌和内直肌呈梭形增大,增强扫描明显增强,眼环正常,眼球突出1 cm,最可能的诊断是 （ ）
   A. 炎性假瘤   B. 甲状腺性突眼（Graves病）
   C. 细菌性肌炎   D. 血管性病变
   E. 横纹肌瘤
67. 在哪个时期,脑内血肿与脑梗死的CT表现相仿 （ ）
   A. 超急性期   B. 急性期
   C. 亚急性早期   D. 亚急性晚期
   E. 慢性期
68. 结核性脑膜炎的CT表现,下列哪项是错误的 （ ）
   A. 脑池、脑沟变形或密度增高   B. 可伴脑积水
   C. 脑实质内无水肿   D. 脑膜斑片样或脑回样强化
   E. 可见斑片状钙化
69. 关于胰腺癌的描述,错误的是 （ ）
   A. 起源于腺管或腺泡细胞   B. 大多数肿块边界不清
   C. 以"围管浸润"方式侵犯胆总管 D. 常形成乳头状息肉突入胆总管内
   E. 转移发生较早
70. 5岁男孩,有不洁饮食史,自觉胸痛,气急,有果酱色黏痰,CT示肺内多发边缘模糊斑片状影,内有多个空洞,空洞壁厚薄不均,部分空洞内有条状高密度影,最可能的诊断是 （ ）
   A. 过敏性肺炎   B. 急性肺脓肿
   C. 肺吸虫病   D. 大叶性肺炎
   E. 肺钩端螺旋体病

71. 青年女性,低热、乏力、左腰痛3月余。CT示左肾影增大,左肾上极密度不均,有斑点样钙化,增强扫描左肾上极有多个囊腔,囊壁中等强度环形强化,邻近肾实质受压变薄,肾盏轻度扩大。应首先考虑左肾上极病变为 ( )
    A. 左肾上极肾盂癌　　　　　　　B. 左肾上极脓肿
    C. 左肾上极错构瘤　　　　　　　D. 左肾上极囊肿
    E. 左肾上极结核

72. 关于原发性硬化性胆管炎,下列观点错误的是 ( )
    A. 肝内外胆管无明显扩张　　　　B. 反复发作性黄疸、发热
    C. 胆管造影示"枯枝征"　　　　　D. 只影响肝外胆管
    E. 常见于溃疡性结肠炎、克罗恩病患者

73. 下列关于乳腺癌CT平扫叙述不正确的是 ( )
    A. 瘤体密度一般低于腺体密度
    B. CT值多为25～56 HU
    C. 肿瘤内有坏死液化后可出现低密度区
    D. 明显肿瘤内的短杆状、泥沙样钙化
    E. 累及胸壁者可见乳腺后间隙消失

74. 下列哪项不符合神经源性肿瘤的CT表现 ( )
    A. 一侧脊柱旁圆形或类圆形肿块影
    B. 早期增强扫描常不强化
    C. 起源于椎管内神经根的神经纤维瘤可呈哑铃状
    D. 多数神经鞘瘤因含脂肪较多而呈比周围肌肉低的密度
    E. 边缘锐利,附近骨骼可形成压迹

75. 女,52岁,右眼突。CT示视神经肿瘤,内有钙化,视神经孔扩大,骨质增生,增强明显。应诊断为 ( )
    A. 胶质瘤　　　　　　　　　　　B. 横纹肌瘤
    C. 脑膜瘤　　　　　　　　　　　D. 转移瘤
    E. 炎性假瘤

76. 女,25岁,视物不清,CT示侧脑室旁多发低密度灶,增强扫描呈结节样和块状增强。首先考虑为 ( )
    A. 转移瘤　　　　　　　　　　　B. 脑囊虫病
    C. 多发性硬化　　　　　　　　　D. 脑脓肿
    E. 髓鞘形成异常

77. 有利于甲状腺癌诊断的CT表现是 ( )
    A. 增强明显　　　　　　　　　　B. 边缘模糊
    C. 钙化　　　　　　　　　　　　D. 分叶状
    E. 颈部淋巴结转移

78. 男,20岁,右小腿肿胀2年。CT示右小腿中段软组织肿胀,密度不均,内有斑点样钙化,软组织部分明显增强。最可能诊断是 ( )
    A. 肌炎　　　　　　　　　　　　B. 淋巴管瘤

C. 蜂窝织炎 D. 恶性肿瘤
E. 海绵状血管瘤

79. 关于"中耳胆脂瘤"的 CT 诊断要点,下述说法哪项不对 （　　）
    A. 听小骨破坏、消失 B. 继发性脑脓肿
    C. 半规管破坏 D. 骨棘、外耳道棘骨质正常
    E. 与炎性肉芽组织难以鉴别

80. 男,70 岁,突然昏迷,CT 示额顶颞部呈新月形高密度,CT 值 75 HU,中线结构左移。
    最可能的诊断为 （　　）
    A. 急性出血性脑梗死 B. 急性硬膜外血肿
    C. 蛛网膜下腔出血 D. 急性硬膜下血肿
    E. 脑内血肿

81. 女,47 岁,左眼球向外下突出 2 个月余,逐渐加重,伴复视。CT 示左侧额窦扩大,窦
    腔内呈软组织密度,骨壁变薄,左眼球受压移位。最可能的诊断是 （　　）
    A. 额窦恶性肿瘤 B. 额窦黏膜下囊肿
    C. 额窦骨纤维异常增殖症 D. 额窦黏液囊肿
    E. 慢性额窦炎

82. 男,64 岁,血尿待查。CT 示双肾明显增大,正常轮廓消失,边缘呈分叶状,结节状,全
    肾无数大小不一,低密度囊性结节影,无强化,肾皮质菲薄,残存的肾实质强化尚可。
    最可能的诊断为 （　　）
    A. 双肾结核 B. 双肾癌
    C. 双侧多囊肾 D. 海绵肾
    E. 肾多发脓肿

83. 关于腺样体肥大的 CT 影像特点,下述哪项不符合 （　　）
    A. 密度多均匀 B. 平扫呈稍高密度
    C. 增强扫描显著强化 D. 颅底骨质破坏
    E. 与周围结构界线清楚

84. 下列哪项不符合弥漫性脂肪肝中残留正常肝岛的 CT 表现 （　　）
    A. 为正常肝组织密度 B. 边缘常较清楚且规则
    C. 无占位病变效应 D. 增强扫描见血管被推移
    E. 通常位于胆囊附近或包膜下

85. 关于颅咽管瘤 CT 表现,下列哪项是错误的 （　　）
    A. 圆形或椭圆形低密度影 B. 常见瘤周水肿
    C. 斑块样或蛋壳样钙化 D. 可造成脑积水
    E. 位于脑外

86. 外伤患者,CT 示双肾形态正常,但右肾强化不明显,最可能诊断是 （　　）
    A. 右肾血管撕裂伤 B. 肾撕裂
    C. 真性破裂 D. 肾动脉断裂
    E. 肾包膜下血肿

87. 青年男性,自觉无明显不适。CT 示双下肺多发斑片状、边缘不清模糊影,有支气管

气相,抗感染治疗 30 天后复查,病灶形态变化不大,但位置改变。最可能的诊断是
( )
  A. 过敏性肺炎   B. 肺结核
  C. 支气管扩张   D. 矽肺
  E. 肺放线菌病

88. 女,19 岁,左下腹疼痛 1 个月。CT 示左下腹 111 mm×120 mm 椭圆形囊性团块,边缘光滑,包膜完整,密度均匀,CT 值 26 HU,无强化,病变推移子宫、肠管。最先考虑为 ( )
  A. 卵巢囊肿   B. 卵巢囊腺瘤
  C. 卵巢畸胎瘤   D. 卵巢皮样囊肿
  E. 卵巢脓肿

89. 关于脾血管瘤的描述,错误的是 ( )
  A. 表现类似肝脏血管瘤   B. 可为实性肿块也可是囊实性肿块
  C. 是脾最常见的良性肿瘤   D. 呈蛋壳样或斑点状钙化
  E. 增强扫描肿块明显增强

90. 男,35 岁,突然昏迷不醒。CT 示右侧侧裂池、颞角呈铸形高密度。最可能的诊断为 ( )
  A. 右基底动脉瘤破裂出血
  B. 右侧大脑前动脉瘤破裂出血
  C. 右侧大脑中动脉瘤破裂出血
  D. 右侧大脑后动脉瘤破裂出血
  E. 前交通动脉瘤破裂出血

91. 脑脓肿壁形成早期,CT 表现为 ( )
  A. 水肿最明显   B. 结节样强化
  C. 不均匀环形强化   D. 均匀环形强化
  E. 无水肿

92. 高血压患者,CT 示鞍上池前角有一直径 0.8 cm 软组织密度影,增强扫描呈均匀密度强化。最可能的诊断 ( )
  A. 垂体瘤   B. 颅咽管瘤
  C. 前交通动脉瘤   D. 大脑中动脉瘤
  E. 后交通动脉瘤

93. 男性,7 岁,头痛呕吐 2 月余。CT 显示小脑下蚓部有一占位,呈等低混合密度,增强后病灶不均匀强化。最可能的诊断为 ( )
  A. 脑膜瘤   B. 星形细胞瘤
  C. 颅咽管瘤   D. 髓母细胞瘤
  E. 垂体瘤

94. 以下哪个征象有助于鉴别髓母细胞瘤和室管膜瘤 ( )
  A. 密度稍高   B. 均一增强
  C. 脑积水程度   D. 沿脑脊液播散种植转移

E. 第四脑室形态

95. 急性硬膜下血肿描述,下列哪项是错误的 （ ）
    A. 外伤3天内发生的血肿　　B. 新月形高密度影
    C. 有灶周水肿　　D. 有占位效应
    E. 可超越颅缝

96. 男,18岁,头部外伤2小时。CT示右颞叶前部团块样高密度影,鞍上池右侧变形、变窄、左移。最可能的诊断为 （ ）
    A. 右颞叶单纯血肿　　B. 右颞叶血肿,小脑扁桃体疝
    C. 右颞叶血肿,伴脑水肿　　D. 右颞叶急性血肿,大脑镰下疝
    E. 右颞叶急性血肿,钩回疝

97. 呈扁平样生长的脑膜瘤多发生在 （ ）
    A. 额部　　B. 颅底
    C. 大脑镰　　D. 矢状窦旁
    E. 大脑凸面

98. 下列胆管细胞癌CT特点,错误的是 （ ）
    A. 肿瘤无包膜　　B. CT平扫肿瘤为略低密度
    C. 增强扫描动脉期肿瘤明显强化　　D. 常有肝内胆管局限性扩张
    E. 瘤内可有细小的不规则钙化

99. 下列哪项不是胰腺癌的改变 （ ）
    A. 局部实质肿块　　B. 肿块远侧的腺体萎缩
    C. 胰周脂肪消失　　D. 胰管不规则钙化
    E. 胰周血管受侵包裹

100. 颅面血管瘤主要临床或CT特点是 （ ）
    A. 面部血管痣,癫痫,脑萎缩
    B. 面部血管痣,癫痫,基底节钙化
    C. 面部血管痣,头痛,大脑表浅部曲线样钙化
    D. 面部血管痣,癫痫,大脑表浅部曲线样钙化
    E. 面部血管痣,癫痫,大脑深部钙化

101. 韦格肉芽肿的CT征象中,哪项说法不对 （ ）
    A. CT对结节病灶、粟粒状病灶显示不满意
    B. 部分结节或球形病灶周围可见针刺状突起
    C. 邻近胸膜面可见放射状条索影
    D. 增强检查多可见1支供养血管进入病灶
    E. 约半数患者的结节或球形病灶可见空洞

102. 女,25岁,颈部疼痛2年。CT示颈右侧椎旁见一2 cm×3 cm软组织密度肿块,呈"哑铃"形,颈5~6右侧椎间孔扩大,诊断为 （ ）
    A. 神经源性肿瘤　　B. 淋巴瘤
    C. 巨细胞瘤　　D. 转移瘤
    E. 椎间盘突出

103. 类风湿肺与特发性肺间质纤维化的鉴别点是 （　　）
    A. 空洞性结节　　　　　　　　　B. 线网状影
    C. 蜂窝状改变　　　　　　　　　D. 片状影
    E. 细线影

104. 下述肺炎性假瘤的CT影像特点，错误的是 （　　）
    A. 多数密度均匀　　　　　　　　B. 边缘清楚的圆形肿块
    C. 一般无分叶　　　　　　　　　D. 邻近胸膜无显著增厚
    E. 双上肺多见

105. 关于"多囊肾"的CT表现，下列选项中错误的是 （　　）
    A. 囊肿大小、分布不均呈蜂窝状
    B. 囊肿大小、密度、分布均匀
    C. 增强扫描囊肿不强化
    D. 婴儿型者，肾盂、肾盏、肾外形多正常
    E. 成人型者，肾影常增大，肾盂、肾盏受压、变形

106. 女性盆腔内软组织肿块，肿块为囊实性，不规则，部分可钙化，肿块与子宫分界不清，伴有腹水和大网膜转移，最可能的诊断是 （　　）
    A. 淋巴瘤　　B. 宫颈癌　　C. 卵巢癌　　D. 膀胱癌　　E. 结肠癌

107. 颈动脉体瘤的增强特点 （　　）
    A. 早期明显增强，但低于或接近大动脉，停止注射后瘤内造影剂存留时间较动脉长
    B. 稍有增强
    C. 明显增强，同血管一致
    D. 不均匀增强
    E. 不增强

108. 筛窦黏液囊肿的特征性表现是 （　　）
    A. 窦腔内呈软组织密度　　　　　B. 窦壁骨质有破坏
    C. 病变向相邻眶内侵犯　　　　　D. 窦腔内病变无增强
    E. 窦腔呈气球样扩大

109. 下述胆囊切除术后综合征CT表现，错误的是 （　　）
    A. 胆管内结石　　　　　　　　　B. 胆总管内软组织肿块影，可强化
    C. 胆总管扩张，通而不畅　　　　D. 胆总管节段性狭窄
    E. 胆总管膨大

110. 男性，因突发呕血、右上腹痛、不能进食2天。CT示十二指肠水平段内5 cm×3 cm占位，其CT值−30 HU，有不均匀点状钙化，增强扫描无强化。最可能的诊断是 （　　）
    A. 十二指肠腺癌　　　　　　　　B. 十二指肠憩室
    C. 十二指肠内胆结石嵌顿　　　　D. 十二指肠乳头炎
    E. 十二指肠平滑肌瘤

111. 颅内动静脉畸形CT平扫，一般可为高、等、低三种密度。等密度是指 （　　）

A. 胶质增生 B. 尚未钙化的血栓
  C. 梗死区及脑萎缩的脑脊液充填区 D. 脑血管钙化
  E. 周围水肿

112. 新生儿缺氧性脑病,主要的 CT 征象除脑水肿外还包括   (   )
  A. 脑室扩张 B. 脑池增宽
  C. 颅内出血 D. 脑皮层钙化
  E. 中线移位

113. 关于"硬膜下水瘤",下列描述哪项错误   (   )
  A. 儿童、老年人多见 B. CT 平扫呈低密度
  C. 横断面呈新月形 D. 脑脊液进入蛛网膜下腔形成
  E. 邻近脑组织无受压、移位表现

114. 关于"胶质母细胞瘤"的描述,错误的是   (   )
  A. 增强扫描肿瘤呈明显强化 B. 肿瘤多位于幕上
  C. 平扫肿瘤密度不均匀 D. 儿童多见
  E. 瘤周水肿明显,占位征象显著

115. 下述"卵巢囊性病变"影像,不正确的是   (   )
  A. CT 能准确区分浆液性、黏液性囊腺瘤
  B. 滤泡囊肿多小于 3 cm
  C. 单纯囊肿多为单房性
  D. 单纯囊肿多小于 5 cm
  E. 多囊卵巢病,双侧卵巢常同时受累

116. 以下哪项 CT 表现不支持视网膜母细胞瘤的诊断   (   )
  A. 病变眼球小 B. 病变内钙化
  C. 视网膜弥漫性增厚 D. 相邻视网膜剥离
  E. 病变增强明显

117. 关于急性胆囊炎的 CT 表现,错误的是   (   )
  A. 囊壁钙化 B. 胆囊增大横径大于 5 cm
  C. 胆囊壁增厚超过 3 mm D. 常合并结石
  E. 胆囊因积脓密度增高

118. 以下哪项不是典型肝血管瘤的 CT 表现   (   )
  A. 平扫成等密度改变 B. 增强早期病灶边缘强化
  C. 增强区域逐渐向病灶内充填 D. 延迟扫描病灶呈低密度改变
  E. 充填过程所需时间常与病灶大小有关

119. 关于急性胆囊炎,下列哪项不是其特有的 CT 表现   (   )
  A. 胆囊壁增厚>3 mm,边缘模糊 B. 胆囊壁周围水肿呈环形低密度影
  C. 胆囊增大,横径>5 cm D. 胆总管和胰管扩张
  E. 胆囊腔或壁内可有气体形成

120. 关于垂体大腺瘤的描述哪项不正确   (   )
  A. 肿瘤可突入鞍上池 B. 肿瘤可导致鞍底下陷

  C. 肿瘤不引起脑积水   D. 肿瘤可侵犯海绵窦
  E. 肿瘤可呈哑铃状

121. 下列哪项不是结核性脑膜炎的CT表现 （　　）
  A. 基底池密度增高   B. 基底池增强
  C. 脑积水   D. 凸面脑膜增强
  E. 脑膜不增强

122. "颅内皮样囊肿"，下列哪项是错误的 （　　）
  A. 脑脊液样密度   B. 边缘光滑、锐利
  C. 主要分布于中线附近   D. 不强化
  E. 可有钙化灶

123. 脑(肝)豆状核变性,脑的铜沉积并发胶质增生最显著的部位是 （　　）
  A. 黑质　　B. 脑干　　C. 白质　　D. 壳核　　E. 小脑齿状核

124. 男,11岁,头痛、呕吐3周。CT示第四脑室扩大,内有菜花样混杂密度,不均匀强化。最可能的诊断为 （　　）
  A. 脑膜瘤   B. 脉络丛乳头状瘤
  C. 室管膜瘤   D. 星形细胞瘤
  E. 髓质母细胞瘤

125. 下列关于脑膜瘤的描述中正确的是 （　　）
  A. 男性发病率高   B. 青少年多见
  C. 多为良性   D. 多见邻骨质破坏
  E. CT增强扫描多无明显强化

126. Sturge-Weber综合征的面部血管痣主要累及 （　　）
  A. 三叉神经上颌支支配区   B. 三叉神经下颌支支配区
  C. 三叉神经眼支支配区   D. 面神经支配区
  E. 外展神经支配区

127. 中年女性,右上腹隐痛半年,伴黄疸2月。肝内胆管轻度扩张,正常胆囊未显示。其局部见与肝密度相似的软组织肿块影,肿块轻度增强。最可能的诊断是 （　　）
  A. 急性胆囊炎   B. 慢性胆囊炎
  C. 胆囊结石   D. 肝癌
  E. 胆囊癌

128. 有关肝多房棘球蚴病的描述,错误的是 （　　）
  A. 可有血行、淋巴播散
  B. 囊泡的角质层相对较完整
  C. 大囊肿性病变边缘增强部分为炎性肉芽组织
  D. 病变边缘部分有星环状排列的细颗粒状、多结节状或块状钙化
  E. 可表现为伴有钙化的实质性病变

129. 男,28岁,腹痛呕吐。CT示胰腺弥漫增大,结构不清,胰周有较多渗液,部分包裹,局部可见气泡影。诊断为 （　　）
  A. 急性水肿性胰腺炎   B. 急性坏死性胰腺炎

C. 急性胰腺炎,假囊肿形成   D. 急性胰腺炎,脓肿形成

E. 急性胰腺炎,伴有出血

130. 关于视神经鞘脑膜瘤叙述,正确的是 （ ）

A. 多双侧发生   B. 瘤内罕见钙化

C. 沿硬膜外间隙生长   D. 穿破硬膜向外离心性生长

E. 穿破硬膜向心性生长

131. 食管囊肿的 CT 征象中,错误的是 （ ）

A. 发生于后纵隔食管走行区,位于食管旁

B. 呈圆形或椭圆形,边缘光滑

C. 密度均匀,CT 值多在 10～15 HU

D. 变换体位扫描可见尖角征

E. 增强检查囊壁明显强化

132. CT 扫描发现在心后区类圆形"肿块"影,内含少量气体,与横膈关系密切。最可能的诊断是 （ ）

A. 神经源性肿瘤   B. 淋巴管瘤

C. 肺隔离症   D. 心包囊肿

E. 膈疝

133. 男,10 岁,体检发现右下肺有一 3 cm 团块影。CT 扫描,肿块为液性密度,边缘光滑,内有小透光区,增强扫描,病变不强化。最可能的诊断为 （ ）

A. 右下肺隔离症   B. 右下肺支气管扩张

C. 右下肺结核瘤   D. 右下肺炎性假瘤

E. 右下肺先天性孤立性肺囊肿

134. 男,57 岁,右侧胸部不适 3 天,无发热,无咳嗽、咳痰。CT 示右下肺外基底段楔形软组织密度病变,基底与胸膜相连,内可见小透亮区,内侧可见小血管影,考虑为 （ ）

A. 周围型肺癌   B. 肺不张

C. 过敏性肺炎   D. 肺梗死

E. 肺结核

135. 癌性空洞的特点不正确的是 （ ）

A. 偏心空洞   B. 壁厚超过 1.5 cm

C. 外壁可见分叶   D. 空洞直径大于 3 cm

E. 薄壁空洞周围肺野可见纤维索条

136. 鼻咽癌向颅内转移的最常见途径为 （ ）

A. 卵圆孔   B. 颈静脉孔

C. 眶下裂   D. 破裂孔

E. 棘孔

137. 女,40 岁,时有上腹隐痛 3 年余。CT 扫描,胰头层面胰头右侧见一 3 cm 大小囊状气影,囊壁薄,内有"气液面",同层十二指肠显示不清。最可能的诊断是 （ ）

A. 胰头癌   B. 十二指肠降部憩室

C. 十二指肠腺癌 D. 胰腺假性囊肿
E. 先天性胆总管囊样扩张症

138. 新生儿CT平扫显示"矢状窦旁征",提示 ( )
    A. 硬膜下出血 B. 蛛网膜下腔出血
    C. 矢状窦出血 D. 矢状窦血栓
    E. 脑深静脉血栓

139. 以下哪一项CT表现最支持侵袭性胸腺瘤的诊断 ( )
    A. 肿瘤与大血管间的脂肪间隔不清
    B. 边缘呈分叶状
    C. 肿块呈明显强化
    D. 肿瘤相邻前胸壁胸膜结节状增厚
    E. 肿瘤边缘模糊

140. 下列哪一项不属于肝硬化的典型CT表现 ( )
    A. 肝脏各叶大小比例失常,右叶萎缩,左叶外段和尾叶增大
    B. 肝缘变钝,表面凹凸不平
    C. 肝脏密度普遍增高
    D. 肝内弥漫结节,增强扫描有明显强化
    E. 脾大,腹水,门体侧支循环形成

141. 关于肝巨大海绵状血管瘤的CT表现的描述,错误的是 ( )
    A. 边界清晰 B. 中心性瘢痕
    C. "牛眼征" D. 边缘样乳头状强化
    E. 平扫病变密度低于正常肝实质

142. 结节硬化的CT典型表现是 ( )
    A. 侧脑室旁多发性低密度影 B. 室管膜下多发或单发结节,常有钙化
    C. 脑萎缩 D. 脑实质脑回状钙化
    E. 局部灰质增厚,白质变薄

143. 常累及双侧肾上腺的病变是 ( )
    A. 肾上腺腺瘤 B. 肾上腺出血
    C. 神经源性肿瘤 D. 肾上腺结核
    E. 髓质脂肪瘤

144. 晚期肺间质纤维化的HRCT表现是 ( )
    A. 蜂窝状阴影 B. 小叶间隔均匀增厚
    C. 小叶间隔串珠样增厚 D. 支气管血管周围间质增厚
    E. 胸膜下线或长线状影

145. "腹膜假性黏液瘤"常继发于 ( )
    A. 卵巢癌 B. 子宫体癌
    C. 宫颈癌 D. 直肠癌
    E. 膀胱癌

146. 关于胃癌的CT表现的描述,错误的是 ( )

A. 胃壁局限性或弥漫性增厚
B. 腔内外肿块，伴有病变附着处胃壁增厚
C. 肿瘤外侵时，胃周脂肪间隙和胃周结构清晰
D. 可出现腹膜后及腹腔淋巴结转移和肝转移
E. 发生单侧或双侧卵巢种植转移，称为 Krukenberg 瘤

147. "靶征"见于脑动脉瘤分型中 （ ）
    A. 无血栓形成型   B. 部分血栓形成型
    C. 完全栓塞型   D. 外伤型
    E. 出血型

148. 哪种患者应慎用血管内碘对比剂 （ ）
    A. 梗阻性黄疸   B. 一侧肾积水
    C. 肺结核   D. 氮质血症
    E. HBsAg 阳性

149. 甲状旁腺功能低下的钙化不分布在 （ ）
    A. 尾状核   B. 豆状核
    C. 脑白质   D. 基底池
    E. 脑室旁

150. CT 平扫，肝脏密度一致性增高，最可能的诊断是 （ ）
    A. 肝淋巴瘤   B. 弥漫性肝癌
    C. 血色病   D. 肝脓肿
    E. 脂肪肝

151. 有关卡氏肺囊虫肺炎，描述不正确的是 （ ）
    A. 胸腔积液多见   B. 病理主要为间质性和肺泡性炎症
    C. 双侧可见对称性毛玻璃样阴影 D. 可见结节样、线样和网格状影
    E. 多见于 AIDS 患者

152. 颅内囊性病变，囊内 CT 值较高，常见于下列哪项 （ ）
    A. 血管网状细胞瘤   B. 松果体囊肿
    C. 蛛网膜囊肿   D. 囊性脑膜瘤
    E. 囊性颅咽管瘤

153. 关于"动脉瘤破裂与相应出血部位"的描述，哪项不对 （ ）
    A. 后交通动脉动脉瘤破裂：颅底广泛出血
    B. 基底动脉动脉瘤破裂：脚间池、基底池出血
    C. 胼周动脉动脉瘤破裂：大脑纵裂池前部出血
    D. 大脑中动脉动脉瘤破裂：大脑纵裂池后部出血
    E. 前交通动脉动脉瘤破裂：胼胝体周围蛛网膜下隙出血

154. 典型表现：多发结节及空洞形成，多发斑片或球形突变。临床有鼻、肺、肾三联征表现。首先考虑为 （ ）
    A. 血源性肺脓肿   B. 细支气管肺泡癌
    C. 亚急性血行播散型肺结核   D. 支气管扩张合并感染

E. 韦格肉芽肿

155. 脑颜面血管瘤病的 CT 征象中,哪项不正确 （　）
A. 病侧大脑半球顶枕区表面有弧带状或锯齿状钙化
B. 钙化周围可见脑梗死灶,偶见脑内出血灶
C. 伴随脑发育不全的脑沟增宽、脑室扩大和体积缩小
D. 常并发脑膜瘤、神经鞘瘤及其他先天畸形
E. 增强扫描可显示皮质表面软脑膜的异常血管

156. 先天性颅脑闭合畸形,不包括 （　）
A. 脑脊膜膨出　　　　　　　B. 脑膜膨出
C. 胼胝体脂肪瘤　　　　　　D. 无脑畸形
E. 无脑回畸形

157. 关于脾转移瘤的说法,错误的是 （　）
A. 单发或多发低密度区　　　B. 转移途径为血行和种植性转移
C. 偶见钙化　　　　　　　　D. 脾血管丰富转移瘤多见
E. 脾转移瘤多为少血供肿瘤

158. 下列关于腹膜后脂肪肉瘤的描述,正确的是 （　）
A. 肿块越大,恶性程度越高
B. 实体型肿瘤以脂肪组织成分为主
C. 即使分化程度很高,肿块密度也不太均匀
D. 脂肪组织成分越少,肿瘤分化越好
E. 没有发现脂肪成分就不能诊断脂肪肉瘤

159. 淋巴瘤腹膜后区受累,错误的是 （　）
A. 霍奇金淋巴瘤的受累淋巴结多较小
B. 非霍奇金淋巴瘤的淋巴结受累多呈大块融合
C. 以肠系膜和腹膜后淋巴结受累最多
D. 常将膈下动脉包埋其中
E. 较大的肿大淋巴结中心可有低密度坏死区

160. 脑三叉神经血管瘤病(Sturge-Weber 综合征)的特征描述,下列哪项是错误的
（　）
A. 前额血管痣　　　　　　　B. 面颊血管痣
C. 枕叶血管瘤　　　　　　　D. 额叶血管瘤
E. 癫痫

161. 关于肺错构瘤的描述,正确的是 （　）
A. 肿块边界不光滑,周围有晕征　　B. 肿块或结节位于肺的中心区域
C. 肿块中心可见点状钙化　　　　　D. 常继发于慢性炎症
E. 肿块强化显著

162. 患者,男,49 岁。急性白血病化疗中,高热、咳血丝痰,CT 扫描显示肺内多发结节,直径为 1.0~1.5 cm,病灶周边有环形磨玻璃密度。下述疾病可能性最大的是
（　）

A. 白血病肺部浸润 B. 肺部侵入性霉菌感染
C. 金黄色葡萄球菌肺炎 D. 克雷白氏肺炎
E. 巨细胞病毒肺炎

163. 前上纵隔软组织密度占位病变,大小约 3 cm×4 cm,CT 值为 40～60 HU,其内偏右侧见 1.8 cm×0.4 cm 的钙化密度灶。最可能的诊断是 （ ）
A. 畸胎瘤 B. 胸腺瘤
C. 恶性淋巴瘤 D. 高密度支气管囊肿
E. 胸内甲状腺

164. 男,6 岁,精神异常。CT 示双侧枕叶低密度灶,边缘模糊,无增强,无占位效应。诊断 （ ）
A. 结节性硬化 B. 中枢神经系统海绵状变性
C. 病毒性脑炎 D. 脑梗死
E. 肾上腺脑白质营养不良

165. 男性,27 岁。三个月前发热,曾透视发现"右肺阴影",治疗经历不详。现 CT 扫描示右上肺胸膜下多房性空洞,部分空洞内可见小液平,病变周围散在小斑状病灶,相邻胸膜增厚。最可能的诊断是 （ ）
A. 结核性空洞 B. 空洞型肺癌
C. 慢性肺脓肿 D. 肺大泡合并感染
E. 真菌性肺炎

166. 有助于再生障碍性贫血诊断的影像学方法是 （ ）
A. X 线平片 B. MRI C. DSA D. CT E. 超声

167. 显示早期骨转移病变,最敏感的检查方法是 （ ）
A. MRI B. DSA C. 超声 D. CT E. X 线平片

168. 用 MRI 扫描来显示"透明软骨",应首选以下哪种成像方法 （ ）
A. IR 序列 B. GRE 序列 C. SE 序列 D. 水成像 E. 磁转换

169. 女,25 岁,右侧耳鸣,听力下降。CT 平扫无异常,临床拟诊内听道内小听神经瘤,选择哪一种方法进一步检查 （ ）
A. CT 增强扫描 B. 动态 CT 扫描
C. 椎动脉造影 D. 颈内动脉造影
E. MRI

170. CT 平扫极高密度,T_1、T_2 加权极低信号时,一般提示为以下哪种病变 （ ）
A. 脂肪 B. 钙化 C. 脑脊液 D. 肌腱 E. 脑白质

171. 铁磁性颗粒造影剂对质子弛豫时间的影响为 （ ）
A. T_1 缩短,T_2 缩短 B. T_1 缩短,T_2 延长
C. T_1 不变,T_2 缩短 D. T_2 不变,T_2 延长
E. T_1 延长,T_2 缩短

172. 下述引起腹主动脉瘤的病因中,易形成假性动脉瘤的是 （ ）
A. 感染性动脉瘤 B. 梅毒性动脉瘤
C. 先天性动脉瘤 D. 动脉硬化性动脉瘤

E. 夹层动脉瘤

173. 室管膜下巨细胞星形细胞瘤发生在下列哪种疾病中 （　　）
    A. 结节性硬化　　　　　　　　B. 神经纤维瘤病
    C. 神经元移行异常　　　　　　D. 脊髓低位综合征
    E. 胶质瘤

174. 为给"骨肉瘤"分期,应首选以下哪种检查 （　　）
    A. CT　　　　　　　　　　　　B. MRI
    C. SPECT　　　　　　　　　　D. 平片
    E. 核素扫描

175. 早期股骨头缺血性坏死的首选检查方法为 （　　）
    A. CT 平扫　　　　　　　　　B. CT 增强
    C. CT 平扫＋增强　　　　　　D. MRI
    E. X 线平片

176. 下列哪种组织表现为 T_1、T_2 及质子密度加权像均为低信号 （　　）
    A. 骨皮质　　　　　　　　　　B. 韧带、肌腱
    C. 软骨样组织　　　　　　　　D. 骨样组织
    E. 瘤骨

177. 下述纵隔肿瘤中,可产生重症肌无力和上腔静脉阻塞症状的是 （　　）
    A. 淋巴瘤　　　　　　　　　　B. 胸内甲状腺肿
    C. 巨淋巴增生症　　　　　　　D. 胸腺肿瘤
    E. 畸胎瘤

178. 有关胸腺瘤,错误的是 （　　）
    A. 多见于 20 岁以下　　　　　B. 为前纵隔病变
    C. 可伴有重症肌无力　　　　　D. 胸腺瘤信号与肌肉的信号强度相似
    E. 可发生囊变

179. 目前诊断半月板撕裂,敏感性和特异性最高的影像学检查方法是 （　　）
    A. CT　　　　　　　　　　　　B. X 线关节造影
    C. X 线平片　　　　　　　　　D. MRI 检查
    E. 关节镜检查

180. 鼻窦黏液囊肿 （　　）
    A. 是恶性病变　　　　　　　　B. 由黏液腺分泌阻塞引起
    C. 由鼻旁窦窦口阻塞引起　　　D. 有骨质破坏,呈气样密度
    E. CT 增强扫描有明显增强

181. 血管畸形不包括下列哪种疾病 （　　）
    A. 动脉瘤　　　　　　　　　　B. 静脉瘤
    C. 海绵状血管瘤　　　　　　　D. 动静脉畸形
    E. 毛细血管扩张症

182. 肿瘤引起的水肿属于 （　　）
    A. 间质性水肿　　　　　　　　B. 细胞毒性水肿

C. 渗出性水肿 D. 血管源性水肿
E. 梗阻性水肿

183. 原发性醛固酮增多症绝大多数是由下列哪项肾上腺病变所引起 （　　）
A. 皮质腺瘤 B. 嗜铬细胞瘤
C. 转移癌 D. 肾上腺增生
E. 皮质腺癌

184. 在早期周围型肺癌中,"小泡征"常见于 （　　）
A. 小细胞癌 B. 大细胞癌
C. 鳞癌 D. 腺癌
E. 类癌

185. 腹膜后纤维化最常见累及 （　　）
A. 肾脏　　B. 肝脏　　C. 脾脏　　D. 输尿管　　E. 膀胱

186. 亚急性出血 （　　）
A. T_1WI、T_2WI 均呈高信号 B. T_1WI 呈高信号、T_2WI 呈低信号
C. T_1WI 呈低信号、T_2WI 呈高信号 D. T_1WI、T_2WI 均呈低信号
E. T_1WI 呈等信号、T_2WI 呈低信号

187. 前列腺癌最好发的部位是 （　　）
A. 前纤维肌肉基质区 B. 移行区
C. 周缘区 D. 中央区
E. 尿道部

188. 典型的肝脓肿注射 Gd-DTPA 后,增强的脓腔壁如 （　　）
A. 线状 B. 结节状
C. 花环状 D. 葫芦状
E. 菜花状

189. 原发肥厚型心肌病主要累及 （　　）
A. 乳头肌 B. 左心室心尖
C. 左心房 D. 腱索
E. 肌部室间隔

190. 对于诊断胸内甲状腺最有价值的征象是 （　　）
A. 病变位于中上纵隔
B. 病变呈圆形或卵圆形
C. MRI 冠、矢状位显示病变与颈部甲状腺相连
D. T_1WI 上病变内出现极低信号灶
E. T_2WI 上病变内出现极低信号灶

191. 胸膜转移瘤中最常见的原发肿瘤为 （　　）
A. 肝癌 B. 乳腺癌
C. 肺癌 D. 胃肠道肿瘤
E. 卵巢肿瘤

192. 脑多发性硬化的 MR 表现是 （　　）

A. 胼胝体不受累

B. "直角脱髓鞘征"T_1加权像显示最敏感

C. "直角脱髓鞘征"质子密度加权像显示最敏感

D. "直角脱髓鞘征"T_2加权像显示最敏感

E. 静止期斑块可有明显异常对比增强

193. 根据横轴位断面上"四腔心"层面,定位扫描轴线平行于左心室长轴及室间隔的是指 （　　）

   A. 右心室流出道体位　　　　B. 心脏长轴位
   C. 矢状位　　　　　　　　　D. 心脏短轴位
   E. 左心室流出道体位

194. 关于子宫解剖的 MRI 表现,描述正确的是 （　　）

   A. 子宫内膜 T_2 加权像呈低信号　　B. 子宫内膜正常厚度大于 5 mm
   C. 结合带 T_2 加权像呈低信号　　　D. 子宫肌层 T_2 加权像呈高信号
   E. 子宫的峡部位于宫颈和阴道交界处

195. 关于卵巢囊性畸胎瘤的基本特征的描述哪项不正确 （　　）

   A. 为卵巢最常见的良性肿瘤
   B. 液性脂肪部分呈短 T_1 长 T_2 信号,与皮下脂肪类似
   C. 瘤内或瘤周可出现化学位移伪影
   D. 肿瘤内部结构特征主要有碎屑和壁突
   E. 肿瘤常出血和坏死

196. 以下选项中,对骨髓内炎性病变最敏感的 MRI 技术是 （　　）

   A. SE 序列,T_2 加权成像
   B. SE 序列,T_1 加权成像
   C. 选择性脂肪抑制,Gd-DTPA 增强后 T_1 加权成像
   D. 选择性脂肪抑制,T_2 加权成像
   E. 选择性脂肪抑制,T_1 加权成像

197. Gd-DTPA 用于诊断亚急性脑梗死时,脑回状最明显的强化时间为 （　　）

   A. 8～14 天　　　　　　　　B. 4～7 天
   C. 24～72 小时　　　　　　　D. 脑梗死后 6～20 小时
   E. 15 天以后

198. MRI 中子宫壁自内向外呈几层信号 （　　）

   A. 1 层信号　　　　　　　　B. 4 层信号
   C. 3 层信号　　　　　　　　D. 2 层信号
   E. 5 层信号

199. 心脏 MRI 扫描时,以下哪项主要用于对心室功能的评估 （　　）

   A. 右心室流出道体位　　　　B. 左心室流出道体位
   C. 冠状位　　　　　　　　　D. 心脏短轴位
   E. 心脏长轴位

200. 诊断长骨骨骺创伤性血管桥生成,宜选 （　　）

A. MRI 增强扫描　　　　　　　　B. CT
C. X 线片　　　　　　　　　　　D. MRI
E. 核素扫描

201. 放化疗后,有关骨髓的描述错误的是（　　）
    A. 最初反应为充血、水肿　　　　B. 急性期后红骨髓增加
    C. 急性期后骨髓主要成分为脂肪　D. MRI 有助于观察骨髓变化
    E. 不应选择 CT 观察骨髓变化

202. 巨大的海绵状肝血管瘤,在 MRI 上常与下列哪种疾病鉴别（　　）
    A. 肝腺瘤　　　　　　　　　　　B. 纤维板层型肝癌
    C. 转移癌　　　　　　　　　　　D. 肝囊肿
    E. 肝脓肿

203. 关于"听神经瘤",下列描述哪项不对（　　）
    A. 内听道扩大是其晚期征象
    B. 瘤较大时可囊变
    C. T_2 加权像,肿瘤信号比邻近小脑高
    D. 小听神经瘤诊断,MRI 优于常规 CT 平扫
    E. 瘤内常有钙化

204. 正常肾上腺的 MRI 信号与肝实质信号强度相比（　　）
    A. T_1 及 T_2 加权像均为等信号
    B. T_1 加权像低信号、T_2 加权像高信号
    C. T_1 加权像高信号、T_2 加权像低信号
    D. T_1 及 T_2 加权像均为高信号
    E. T_1 及 T_2 加权像均为低信号

205. 以下肝病变在 T_1 加权像呈高信号的是（　　）
    A. 再生结节　　　　　　　　　　B. 肝细胞腺瘤
    C. 局灶性结节增生　　　　　　　D. 黑色素瘤
    E. 海绵状血管瘤

206. 慢性胰腺炎 MRI 表现不包括（　　）
    A. 胰腺肿大　　　　　　　　　　B. 胰腺萎缩
    C. 胰腺钙化　　　　　　　　　　D. 胰管扩张
    E. 胰周淋巴结肿大

207. 脑多发性硬化的 MRI 表现是（　　）
    A. 胼胝体不受累
    B. "直角脱髓鞘征"T_1 加权像显示最敏感
    C. "直角脱髓鞘征"质子密度加权像显示最敏感
    D. "直角脱髓鞘征"T_2 加权像显示最敏感
    E. 静止期斑块可有明显异常对比增强

208. 12 岁儿童,间断性头痛 1 月,MRI 显示右颞叶肿胀,病变呈长 T_1、长 T_2 信号,注射对比剂后病灶无明显增强,病变边界不清,无明显灶周水肿,最可能的诊断是（　　）

A. 单纯疱疹性脑炎　　　　　　B. Ⅱ级星形细胞瘤
C. Ⅲ级星形细胞瘤　　　　　　D. Ⅳ级星形细胞瘤
E. 播散性脑脊髓炎

209. MRI成像，肝占位"靶征"指　　　　　　　　　　　　　　　　　　　（　　）
    A. T_1加权像，高信号灶内有低信号影
    B. T_1加权像，低信号灶内有更低信号影
    C. T_2加权像，高信号灶内有更高信号影
    D. T_1加权像，低信号灶内有高信号影
    E. T_2加权像，低信号灶内有高信号影

210. 下列原发性肝癌的MRI征象，哪项最常见　　　　　　　　　　　　　（　　）
    A. 马赛克征　　　　　　　　　B. 电灯泡征
    C. 包膜征　　　　　　　　　　D. 瘤内有脂肪信号
    E. 不定形征

211. 关于胰腺癌的MRI表现，错误的是　　　　　　　　　　　　　　　　（　　）
    A. T_1WI上呈低信号
    B. 动态增强扫描动脉期病灶明显强化
    C. T_2WI上其信号一般略高于胰腺
    D. 动态增强延迟期肿瘤信号变化无特征
    E. 可见主胰管扩张

212. "椎间盘Sharpey纤维"，MRI检查　　　　　　　　　　　　　　　　（　　）
    A. 不能显示　　　　　　　　　B. 横断面可显示
    C. 矢状面可显示　　　　　　　D. 可强化
    E. 显示与否无临床意义

213. 股骨头缺血坏死典型的MRI表现为　　　　　　　　　　　　　　　　（　　）
    A. 关节面下片状高信号　　　　B. 关节积液
    C. 半脱位　　　　　　　　　　D. 半月征
    E. 髋臼变浅

214. 在MR上下列哪种肿瘤无化学位移伪影　　　　　　　　　　　　　　（　　）
    A. 脂肪瘤　　　　　　　　　　B. 畸胎瘤
    C. 胆脂瘤　　　　　　　　　　D. 神经鞘瘤
    E. 皮样囊肿

215. 有关肩关节病变，不正确的是　　　　　　　　　　　　　　　　　　（　　）
    A. MRI可显示肌腱炎
    B. 肩袖撕裂时，质子密度像容易显示
    C. MRI可显示肩袖结构
    D. 肩袖撕裂时，T_1加权像可显示肌腱撕裂处的液体
    E. 肌腱完全断裂时，T_2加权像可显示肩峰部位三角肌下的滑囊

216. 下列"宫颈癌"影像表现，哪项是错误的　　　　　　　　　　　　　　（　　）
    A. 宫颈直径大于3 cm，外缘不整

B. 宫颈直径 2.5 cm,外缘光滑
C. 宫颈肿块密度不均
D. T_2 加权像,肿瘤信号比邻近正常宫颈高
E. 邻近组织、结构可受累

217. 关于脑外肿瘤的 MRI 表现特点,以下哪项错误 （　　）
A. 肿瘤有一宽基底,紧贴颅骨内面
B. 肿瘤邻近蛛网膜下腔(脑池)增宽
C. 邻近脑白质受挤压向脑室方向移位
D. 肿瘤周围脑白质出现大片指状水肿带
E. 肿瘤的脑室缘附近有裂隙状脑脊液信号

218. 垂体瘤不易 （　　）
A. 沿脑脊液种植　　　　　　　B. 出血
C. 侵犯海绵窦　　　　　　　　D. 压迫视交叉
E. 使垂体柄偏移

219. 关于纵隔肿瘤的 MRI 诊断,下列说法哪项正确 （　　）
A. 对肿瘤与心脏大血管区分不如 CT
B. 畸胎瘤都有特征性脂肪信号
C. 对囊性病变的诊断不比 CT 优越
D. 对瘤体内的钙化也较敏感
E. 显示后纵隔神经源性肿瘤与椎管的关系较好

220. T_2 加权像,哪种病变信号比肝脏低 （　　）
A. 原发性肝癌　　　　　　　　B. 单纯性肝囊肿
C. 肝血管瘤　　　　　　　　　D. 肝硬化性结节
E. 转移性肝癌

221. 关于鼻咽癌的描述,哪项正确 （　　）
A. 多为腺癌　　　　　　　　　B. 咽隐窝小肿块矢状位显示最好
C. T_2 加权像对早期病变显示最敏感　　D. 横轴位 T_1 加权像对病变显示最好
E. 咽旁间隙受侵矢状位显示最好

222. 在 CT、MRI 扫描中"视神经胶质瘤"最具特征影像表现为 （　　）
A. 视神经梭形、椭圆形肿大　　B. 可侵犯视盘
C. 瘤内无钙化　　　　　　　　D. 视神经管扩大
E. 瘤周有液体聚集

223. 矢状面图像上,椎间盘呈半球状,矢状向后方或侧后方伸出,其信号强度与其主体部分一致 （　　）
A. 椎间盘膨出　　　　　　　　B. 椎间盘突出
C. 硬膜外瘢痕　　　　　　　　D. 椎间盘变性
E. 椎间盘钙化

224. 椎间盘突出时,突出的髓核 （　　）
A. 与未突出的部分以狭颈相连　　B. 与未突出的部分以宽颈相连

C. 与未突出的部分不相连 D. 游离出的部分不相连
E. 呈长 T_2 信号

225. 关于双侧椎动脉 MRA,正确的描述是 （   ）
    A. 多选相位对比法 B. 可替代椎动脉造影
    C. 一侧变细可诊断异常 D. 与血管造影意义相同
    E. 颈椎退变时,可扭曲、粗细不均

226. 在 SE 序列成像中,慢性脑出血晚期血肿中心表现为 （   ）
    A. T_1 加权像为高信号,T_2 加权像为低信号
    B. T_1 加权像为等信号,T_2 加权像为低信号
    C. T_1 加权像为低信号,T_2 加权像为高信号
    D. T_1 加权像为低信号,T_2 加权像为高信号
    E. T_1 加权像为低信号,T_2 加权像为低信号

227. 用 MRI 检查骨折,下列不正确的是 （   ）
    A. 可清晰显示骨折断端 B. 能清晰显示软组织损伤情况
    C. 可清晰显示周围血肿 D. MRI 在显示骨折线方面优于 CT
    E. 能显示邻近组织和脏器的损伤情况

228. 关于前列腺癌的描述不正确的是 （   ）
    A. 前列腺癌是男性最常见的恶性肿瘤之一
    B. MRI 显示前列腺癌主要靠 T_2 加权像
    C. 前列腺癌主要发生在中央叶
    D. 精囊受侵表现为 T_2 加权像呈低信号肿块
    E. 淋巴结转移首先累及闭孔和髂内动脉旁组淋巴结

229. 女,30 岁,阵发性高血压伴出汗、头疼和心悸,MRI 检查在腹主动脉旁可见一直径 3 cm 肿块,包膜完整。T_1WI 呈低信号,T_2WI 呈高信号,其强度接近脑脊液,注射 Gd-DTPA 后不均匀强化。应首先考虑为 （   ）
    A. 淋巴瘤 B. 神经纤维瘤
    C. 脂肪肉瘤 D. 异位嗜铬细胞瘤
    E. 转移癌

230. 肝转移癌 T_2 加权像显示"靶征"中心高信号病理基础为 （   ）
    A. 坏死液化 B. 脂肪变性
    C. 亚急性出血 D. 癌血管中的瘤栓
    E. 肿瘤水肿

231. 细胞毒性水肿的主要受累部位为 （   ）
    A. 脑灰质 B. 脑灰白质
    C. 脑白质 D. 脑室旁
    E. 脉络丛

232. 豆状核的描述,下列哪项不正确 （   ）
    A. 楔状灰质团块
    B. 紧贴内囊的内侧

C. 壳核是其较大和较外的部分
D. 苍白球是豆状核靠内侧比较小的灰质部分
E. 豆状核包括壳核和苍白球

233. 获得性中耳胆脂瘤的 CT 特征性表现为 （   ）
A. 外耳道棘骨质破坏　　　　　B. 鼓室腔扩大
C. 鼓膜穿孔　　　　　　　　　D. 病变无明显增强
E. 鼓室内软组织占位

234. "脑膜瘤"MRI 特征,下列描述哪项错误 （   ）
A. T_1 加权像与正常脑组织信号相仿
B. 增强扫描多呈明显均匀强化
C. T_2 加权像与正常脑组织信号相仿
D. 对瘤内钙化和颅骨破坏程度价值有限
E. T_1 加权像多数脑膜瘤比正常脑组织信号高

235. 患者头痛 5 个月。CT 示松果体区有一 2 cm×2 cm 稍高密度影,边界清楚,中等均匀增强,最可能的诊断是 （   ）
A. 动静脉畸形　　　　　　　　B. 囊肿
C. 结核　　　　　　　　　　　D. 肿瘤
E. 脑脓肿

236. MRI 检查中显示瘤体内出现无信号的空气,最可能的诊断是 （   ）
A. 胶质瘤坏死、囊变　　　　　B. 脑囊虫病
C. 脑结核　　　　　　　　　　D. 脑脓肿
E. 血管网状细胞瘤

237. 在 MRI 图像上,下列哪种肿瘤看不见化学位移伪影 （   ）
A. 皮样囊肿　　　　　　　　　B. 脂肪瘤
C. 畸胎瘤　　　　　　　　　　D. 神经鞘瘤
E. 胆脂瘤

238. 外伤性脊髓水肿,伤后病情达到最严重的时间为 （   ）
A. 1 天　　　　　　　　　　　B. 2 天
C. 3~6 天　　　　　　　　　　D. 7 天
E. 半月后

239. MRI 可显示下列心脏结构,除了 （   ）
A. 房、室间隔　　　　　　　　B. 心肌壁厚度
C. 心腔大小　　　　　　　　　D. 金属瓣膜
E. 人工生物瓣膜

240. 下列哪种病变与肝脏炎性假瘤的 MRI 表现最相似 （   ）
A. 海绵状血管瘤　　　　　　　B. 转移癌
C. 肝癌　　　　　　　　　　　D. 肝脓肿
E. 肝囊肿

241. T_1WI 表现均匀低信号病灶,T_2WI 随着 TE 的延长肿瘤信号强度递增似灯泡,注入

Gd-DTPA 后病灶周边结节样强化,延迟后增强范围逐渐扩大,最可能的诊断为 ( )

A. 肝癌 B. 肝腺瘤
C. 肝囊肿 D. 肝海绵状血管瘤
E. 胆管癌

242. 显示骨软骨瘤的纤维帽软骨层和松质骨层,宜选 ( )

A. MRI 增强扫描 B. CT
C. X 线片 D. MRI
E. 核素扫描

243. 为使眼眶病变显示清楚,常在 T_1 和 T_2 加权扫描时,利用下列哪项技术 ( )

A. 呼吸门控技术 B. 梯度运动相位重聚技术
C. 脂肪抑制技术 D. 血流补偿技术
E. MRA 技术

244. 主动脉夹层 MRI 检查的优点不包括 ( )

A. 可行任意方向切层 B. 均能发现夹层撕裂口
C. 能显示附壁血栓 D. 能动态观察血流变化
E. 无射线,无创伤,可重复性强,有利于复查

245. 椎体血管瘤 MRI 表现 ( )

A. 男性多见 B. T_1 加权像,椎体内栅栏状低信号区
C. T_2 加权像显示不清 D. 脂肪抑制序列显示不佳
E. 可侵犯椎间隙

246. 对检出转移性骨肿瘤最敏感且无假阳性的方法是 ( )

A. CT B. MRI
C. X-ray D. 核素
E. DSA

247. 论述关节 MRI 影像,错误的是 ( )

A. 关节软骨为一厚 1~6 mm 的弧形中等偏低信号影
B. 骨髓腔在 T_1WI 上是低信号、在 T_2WI 上是高信号
C. 关节软骨下的骨性关节面为低信号影
D. 关节囊、囊内外韧带和关节盘在各种加权图像上均为低信号
E. 关节腔内的少量滑液在 T_1WI 呈低信号、T_2WI 表现为高信号

248. MR 对先天性脊髓空洞与肿瘤继发的脊髓空洞的主要鉴别是 ( )

A. 发病部位
B. 发病年龄
C. T_1 加权像不同
D. Gd-DTPA 造影后有无异常增强的病灶
E. 脊髓形态是否增粗

249. 下列"脊柱结核"MRI 征象,哪项不对 ( )

A. 受累椎间盘信号减低 B. 受累椎间盘信号增高

C. 多椎体受累
D. T_2 加权像椎旁脓肿高信号
E. 增强扫描,多数患者椎间盘不强化

250. 关于脊柱结核的描述中,哪项是错误的 （   ）
   A. 脊柱结核多累及两个以上椎体
   B. T_1WI 为低信号,T_2WI 为高信号
   C. 少数结核可累及椎间盘
   D. Gd-DTPA 强化后,病变周边明显强化
   E. 需要与脊柱骨髓炎、脊柱退行性变和转移瘤相鉴别

251. MRI 表现为患侧横膈抬高的疾病,可排除 （   ）
   A. 肺不张   B. 膈神经麻痹
   C. 张力性气胸   D. 胸膜粘连
   E. 膈下脓肿

252. 关于肝脏局灶性结节增生中心纤维瘢痕含有 （   ）
   A. 纤维组织和胆管   B. 纤维组织和肿瘤细胞
   C. 血管、胆管和炎症细胞 D. 肝动脉和门静脉
   E. 脂肪组织和肿瘤细胞

253. 下列哪项不符合神经源性肿瘤 CT 表现 （   ）
   A. 起源于椎管内神经根的神经纤维瘤可呈哑铃状
   B. 多数神经鞘瘤因含脂肪较多而呈比周围肌肉低的密度
   C. 一侧脊柱旁区圆形或椭圆形肿块影
   D. 边缘锐利,附近骨骼可形成压迹
   E. 增强扫描常不强化

254. MRI 显示心房间隔的最佳成像方法 （   ）
   A. 长轴斜位扫描   B. 短轴斜位扫描
   C. 矢状切面扫描   D. 横切面扫描
   E. 冠状切面扫描

255. 关于"听神经瘤",下列描述哪项正确 （   ）
   A. 血管造影无肿瘤染色 B. 增强扫描,多无明显强化
   C. 多数肿瘤起源于前庭部分的神经鞘 D. 早期就有内听道扩大
   E. 占桥小脑角区肿瘤 30%

256. 肝转移癌的"靶征"中,其高信号的外晕环与下列哪项有关 （   ）
   A. 纤维结缔组织形成   B. 细胞的凝固性坏死
   C. 脂肪浸润   D. 生长活跃的肿瘤细胞
   E. 肿瘤的液化囊变

257. 关于淋巴结转移癌,下列描述不正确的是 （   ）
   A. T_1WI 呈等或略高信号,T_2WI 呈等信号或高信号
   B. 淋巴结转移可单发或多发
   C. 胃癌、胰腺癌及肾癌常转移至腹膜后淋巴结
   D. 淋巴结肿大常大于 1.5 cm

E. MRI 可以明确判断肿大淋巴结的组织学改变

258. 有关胸腔内生殖细胞瘤错误的是 (　　)
    A. 多起源于胸腺　　　　　　　B. 多见于 20～40 岁
    C. 多位于后纵隔　　　　　　　D. 内部可见囊性信号
    E. 内部可有脂肪信号

259. 位于桥小脑角部位的脑膜瘤的特点或表现是 (　　)
    A. 可起源于小脑天幕　　　　　B. 不向颅中窝延伸
    C. T_1 加权像为明显的低信号　D. 可显示伸入内听道的蒂
    E. 中等以下的异常对比增强

260. 关于"脑血肿"典型 MRI 表现,下列描述哪项不对 (　　)
    A. 出血 1 天内,T_1 加权像呈等信号、T_2 加权像呈低信号
    B. 出血 3～6 天,T_1 加权像呈低信号、T_2 加权像呈低信号
    C. 出血 6～8 天,T_1 加权像呈高信号、T_2 加权像呈高信号
    D. 出血 15 天后,T_2 加权像血肿与周围水肿间出现低信号环
    E. 完全液化后,T_1 加权像呈低信号、T_2 加权像呈高信号

261. MRI 与 CT 相比,MRI 检查对下列哪项病变显示不敏感 (　　)
    A. 室管膜下出血　　　　　　　B. 硬膜下出血
    C. 脑实质内出血　　　　　　　D. 蛛网膜下腔出血
    E. 脑室内出血

262. 听神经最常表现的 MRI 信号特点为 (　　)
    A. T_1WI 高信号,T_2WI 高信号　　B. T_1WI 低信号,T_2WI 低信号
    C. T_1WI 低信号,T_2WI 高信号　　D. T_1WI 等信号,T_2WI 低信号
    E. T_1WI 等信号,T_2WI 低信号

263. 脑囊虫病的特点及表现是 (　　)
    A. 为脑内细粒棘球蚴寄生　　　B. 囊虫变性期不引起脑水肿
    C. 用 Gd-DTPA 头节多不增强　　D. 活动期可见囊虫头节
    E. "白靶征"指头节为高信号

264. 关于松果体区肿瘤,下列哪种不发生 Gd-DTPA 增强改变 (　　)
    A. 生殖细胞瘤　　　　　　　　B. 脑膜瘤
    C. 胆脂瘤　　　　　　　　　　D. 松果体瘤
    E. 畸胎瘤

265. 以下选项中,哪项为"流动血液"的 MRI 信号 (　　)
    A. 与周围组织等信号　　　　　B. 极低信号或极高信号
    C. 略高信号　　　　　　　　　D. 略低信号
    E. 高低混杂信号

266. 女,25 岁,右侧耳鸣,听力下降。CT 平扫无异常,临床拟诊内听道听神经瘤,选择以下哪种方法进一步检查为宜 (　　)
    A. 颈内动脉造影　　　　　　　B. CT 增强扫描
    C. MRI　　　　　　　　　　　　D. 动态 CT 扫描

E. 椎动脉造影

267. 关于股骨头缺血坏死 MRI 显示的双线征的描述,哪项正确 （　　）
A. 在质子密度加权像显示最好
B. 在 T_2 加权像显示最好
C. 条状高信号代表反应性硬化
D. 条状低信号代表充血的肉芽组织
E. 在 T_1 加权像显示最好

268. T_2WI 上,双侧内囊后肢后 3/4 处常可见对称性稍高信号,此信号代表 （　　）
A. 皮质脊髓束
B. 脊髓丘脑束
C. 额桥束
D. 皮质核束
E. 听辐射

269. 组织中自由水的成分增加 （　　）
A. 在 T_1WI 表现为信号强度增加
B. 在 T_2WI 表现为信号强度降低
C. 在 T_1WI 表现为信号强度降低
D. 在 T_2WI 其信号强度不变
E. 在 T_1WI 其信号强度不变

270. 脊髓多发硬化,以下不正确的是 （　　）
A. 女性多于男性
B. 病变部位脊髓明显增粗
C. 病变位于白质
D. 颈、胸髓多见
E. T_1WI 低信号,T_2WI 高信号

271. 与 CT 相比,MRI 在心血管疾病诊断中的主要优点为 （　　）
A. 可以显示冠状动脉
B. 可以进行心脏功能分析
C. 可以进行心肌血流灌注分析
D. 无需对比剂即可清楚显示心脏大血管的结构
E. 病人检查更为舒适

272. 关于脑膜瘤的叙述,正确的是 （　　）
A. 脑膜瘤多见于幕下,多见于鞍区
B. 脑膜瘤多见于幕上,典型的脑膜瘤基底部位于硬膜窦和大脑凸面
C. 脑膜瘤多见于蝶骨嵴和蝶骨翼
D. 脑膜瘤多见于松果体区
E. 脑膜瘤是脑内最常见的肿瘤

273. 哪种脑血管畸形较常见 （　　）
A. 动静脉畸形
B. 毛细血管扩张症
C. 海绵状血管瘤
D. 静脉血管瘤
E. 静脉曲张

274. 脊髓多发硬化,以下不正确的是 （　　）
A. 女性多于男性
B. 病变部位脊髓明显增粗
C. 病变位于白质
D. 颈、胸髓多见
E. T_1WI 低信号,T_2WI 高信号

275. 眶内海绵状血管瘤最具有特征性的 MRI 表现为 （　　）
A. 肿块位于肌锥内间隙
B. 呈长 T_1 长 T_2 信号

C. 肿瘤与眼球相邻 D. 强化不明显
E. 渐进性强化

276. 胸部恶性畸胎瘤 MRI 提示恶性最重要的指征 （ ）
A. 肿块巨大 B. 囊性变
C. 肿块内钙化 D. 肿块内出血
E. 局部受侵

277. 以下哪项扫描不符合急性肺动脉血栓栓塞（PE）的 MRI 表现 （ ）
A. 常规扫描可以直接显示中心性 PE 的血栓栓子
B. 主肺动脉或和左右肺动脉显著扩张
C. 急性期栓子 T_1WI 呈高或中等信号、在 T_2WI 呈高信号
D. 右心室壁明显增厚，可大于 8.0 mm
E. 肺梗死呈尖端指向肺门，底位于胸膜面的异常信号区

278. 关于肝内胆管细胞癌的叙述，错误的是 （ ）
A. 多见于 60 岁以上 B. 血供多丰富
C. 与肝硬化无关 D. 胆管及肝外门脉阻塞常见
E. 发现时肿瘤通常较大

279. MRI 诊断子宫内膜癌侵及肌层的重要征象是 （ ）
A. 子宫内膜增厚>1 cm B. 低信号的结合带破坏或消失
C. 高信号的结合带破坏或消失 D. 子宫峡部消失
E. 子宫肌层变薄

280. 关于脊柱结核，错误的是 （ ）
A. 发生在颈椎者最少见
B. 附件结核尤为多见
C. 绝大多数受累椎体终板有信号异常
D. 椎旁流注脓肿出现是较为特征性的征象
E. 可以形成硬膜外肿块

281. 子宫内膜癌行 MRI 检查时，T_1WI 肿瘤内部出现高信号影常提示 （ ）
A. 肿瘤内钙化 B. 肿瘤液化、坏死
C. 肿瘤内出血 D. 肿瘤纤维化
E. 肿瘤囊变

282. 变性椎间盘邻近的椎体（终板）Ⅰ型信号变化为 （ ）
A. T_1WI 低信号，T_2WI 高信号 B. T_1WI 高信号，T_2WI 低信号
C. T_1WI 高信号，T_2WI 高信号 D. T_1WI 低信号，T_2WI 低信号
E. T_1WI 等信号，T_2WI 等信号

283. 肾细胞癌 Robson 氏分期法，Ⅱ期 MRI 表现是 （ ）
A. 肿瘤局限于肾脏内
B. 肿瘤侵犯肾静脉
C. 肿瘤侵犯肾周脂肪，但在 Gerota 筋膜内
D. 肿瘤侵犯邻近器官

E. 肿瘤侵及局部淋巴结

284. 正常膝关节的特点或表现是 （　）
    A. 透明软骨含Ⅰ型胶原组织为主　　B. 纤维软骨含Ⅱ型胶原组织为主
    C. 纤维软骨含Ⅰ型胶原组织为主　　D. 纤维软骨表现为高信号
    E. 纤维软骨表现为中等信号

285. 位于桥小脑角部位的脑膜瘤的特点或表现是 （　）
    A. 可起源于小脑天幕　　B. 不向中颅凹延伸
    C. T_1加权像为明显的低信号　　D. 可显示伸入内听道的蒂
    E. 中等度以下的异常对比增强

286. "Bourneville病"伴随病变，下列描述哪项错误 （　）
    A. 肾脏错构瘤　　B. 视网膜胶质瘤
    C. 皮脂腺瘤　　D. 脑膜瘤
    E. 室管膜下巨细胞星形细胞瘤

287. 可引起皮质醇增多症(Cushing综合征)的是 （　）
    A. 肾上腺增生，嗜铬细胞瘤，肾上腺皮质腺瘤
    B. 肾上腺腺瘤，嗜铬细胞瘤，肾上腺皮质腺瘤
    C. 肾上腺增生，肾上腺腺瘤，肾上腺皮质腺癌
    D. 肾上腺腺瘤，肾上腺增生，肾上腺髓样脂肪瘤
    E. 肾上腺腺瘤，转移癌，囊肿

288. 病灶呈类圆形，位于鞍上，在MRI的T_1和T_2加权像上均呈高信号，垂体受压变扁 （　）
    A. 蛛网膜囊肿　　B. Rathke囊肿
    C. 囊性颅咽管瘤　　D. 胶样囊肿
    E. 囊性垂体瘤

289. 心脏快速MRI成像序列的优点不包括 （　）
    A. 能鉴别是血流还是血栓　　B. 测定心肌组织能量代谢
    C. 能观察瓣膜的功能状态　　D. 能鉴别是血管结构还是含气空腔
    E. 能测定心功能和心肌厚度

290. MRI上信号低于椎间盘，增强较椎间盘明显 （　）
    A. 椎间盘膨出　　B. 椎间盘突出
    C. 硬膜外瘢痕　　D. 椎间盘变性
    E. 椎间盘钙化

291. 用MRI检查脊柱外伤，论述错误的是 （　）
    A. 应用MRI可以观察椎体骨折椎间盘突出和韧带撕裂同时，还可以观察脊髓挫裂伤和脊髓受压等
    B. 损伤的椎间盘信号变低或消失，在矢状面T_2WI上显示最好
    C. 附件骨折和椎间关节脱位在MRI上易于发现
    D. T_2WI韧带在损伤或断裂后失去正常的连续性而表现为不同程度的低信号影
    E. 椎体爆裂骨折在T_1WI上呈低信号、在T_2WI上呈高信号

292. 脑多发性硬化的 MR 表现是 （   ）
    A. 胼胝体不受累
    B. "直角脱髓鞘征"T_1 加权像显示最敏感
    C. "直角脱髓鞘征"质子密度加权像显示最敏感
    D. "直角脱髓鞘征"T_2 加权像显示最敏感
    E. 静止期斑块可有明显的异常对比增强

293. 下列关于肿瘤 MR 信号特点的描述，错误的是 （   ）
    A. 肿瘤 MR 信号强度主要取决于细胞内外的含水量
    B. 黑色素瘤在 T_2WI 上表现为特征性高信号
    C. 信号不均匀的肿瘤并非都是恶性
    D. 结肠癌脑转移瘤在 T_2WI 上可呈低信号
    E. 出血可导致肿瘤在 T_1WI 呈高信号

294. 肿瘤继发性脊髓空洞症和先天性脊髓空洞症 MR 影像的主要鉴别点是 （   ）
    A. 信号高低　　　　　　　　B. 脊髓空洞周围有无增强的病变
    C. 病变部位　　　　　　　　D. 病变大小
    E. 病变形态

295. MRI 鉴别脑内脓肿与囊变坏死性肿瘤，描述正确的是 （   ）
    A. MRI 增强扫描脓肿壁外壁光滑，内壁呈结节状
    B. MRI 增强扫描肿瘤内外壁常光整
    C. DWI 脓肿腔呈高信号，ADC 值降低
    D. DWI 脓肿腔呈低信号，ADC 升高
    E. DWI 肿瘤内囊变坏死区呈高信号，ADC 升高

二、多选题

1. 下述哪些属原发腹膜后恶性肿瘤 （   ）
    A. 横纹肌肉瘤　　　　　　　B. 纤维组织细胞肉瘤
    C. 平滑肌肉瘤　　　　　　　D. 恶性畸胎瘤
    E. 神经纤维瘤

2. 肺结核病的主要诊断依据 （   ）
    A. 临床症状　　　　　　　　B. 痰检
    C. 胸部 X 线检查　　　　　　D. CT 检查
    E. USG 检查

3. 椎缘骨的 CT 表现有哪些 （   ）
    A. 椎体前部半圆形或梭形骨质缺损　　B. 位于椎体前 1/3，边缘硬化
    C. 缺损区 CT 值 70~90 HU　　　　　　D. 游离骨块位于缺损区后方
    E. 周围无软组织肿块

4. 急性胰腺炎可有以下 CT 表现 （   ）
    A. 胰腺局部或弥漫肿大　　　B. 胰周蜂窝织炎
    C. 胃壁增厚和胃肠道淤张　　D. 胰腺及胰管钙化
    E. 吉氏筋膜增厚

5. 在纵隔肿瘤中,比较常见的有 （   ）
   A. 胸腺瘤　　　　　　　　　　B. 迷走甲状腺
   C. 淋巴瘤　　　　　　　　　　D. 神经源性肿瘤
   E. 畸胎瘤

6. 动脉瘤样骨囊肿的特征表现为 （   ）
   A. 边缘硬化有液-液平面　　　　B. 有钙化或骨化影
   C. 边缘无硬化无液-液平面　　　D. 无钙化
   E. 无液-液平面、无增强

7. 胸部 CT 片上,支气管气相可见于 （   ）
   A. 肺水肿　　　　　　　　　　B. 霍奇金病
   C. 肺透明膜病　　　　　　　　D. 大叶性肺炎
   E. 结节病

8. 肺叶不张的 CT 表现有 （   ）
   A. 肺体积收缩　　　　　　　　B. 胸廓变小
   C. 纵隔向健侧移位　　　　　　D. 同侧膈肌升高
   E. 叶间胸膜移位

9. 常见的良性结节钙化类型包括 （   ）
   A. 中心致密钙巢　　　　　　　B. 同心圆状钙化
   C. 沙粒样钙化　　　　　　　　D. 爆米花样钙化
   E. 中心弥漫性钙化

10. 癌性空洞可有下列哪些 CT 特点 （   ）
    A. 偏心空洞　　　　　　　　　B. 外壁可见分叶
    C. 壁厚超过 1.5 cm　　　　　　D. 空洞直径大于 3 cm
    E. 薄壁空洞四周肺野可见纤维索条

11. 关于"肾盂癌",下列要点哪些错误 （   ）
    A. 以鳞癌居多　　　　　　　　B. 动脉期扫描肿瘤强化明显
    C. 常同时有输尿管、膀胱肿瘤　　D. 合并肾盂结石的,多为移行细胞癌
    E. 移行细胞癌比鳞癌转移早

12. 支持胆管结石 CT 表现有 （   ）
    A. 胆管内环形或圆形致密影
    B. 环形致密影形成靶征,中心为胆汁
    C. 常伴有结石平面以上胆管梗阻扩张
    D. 可同时有肝内外胆管结石和胆囊结石
    E. 扩张胆总管末端无肿块征象

13. 下列符合胰腺癌 CT 征象的有 （   ）
    A. 胰腺局部实性肿块　　　　　B. 肿块远端腺体萎缩
    C. 胰内脂肪消失　　　　　　　D. 肿块远端胰管明显狭窄
    E. 胰周血管受侵包裹

14. CT 增强扫描无强化改变的是 （   ）

A. 慢性脓肿 B. 囊肿
  C. 血肿 D. 肿瘤中心坏死区
  E. 腹腔恶性肿瘤

15. 下列彼此关联的选项中,哪些是正确的 （   ）
  A. 原发性肺癌——两侧肺门对称性淋巴结肿大
  B. 矽肺——蛋壳样淋巴结钙化
  C. 主动脉缩窄——肋骨切迹
  D. 二尖瓣狭窄——Kerley B 线
  E. 大叶性肺炎——支气管充气征

16. 在 CT 平扫中,肾错构瘤可表现为 （   ）
  A. 脂肪密度 B. 水样密度
  C. 混杂密度 D. 软组织密度
  E. 均匀高密度

17. 肝静脉阻塞(Budd-Chiari)综合征 CT 表现为 （   ）
  A. 肝弥漫性肿大 B. 可有肝区域性密度不均
  C. 肝段下腔静脉阻塞 D. 常见肝静脉扩张
  E. 增强后可见脐静脉增粗

18. 右上腹部钙化灶可见于下述哪些疾病 （   ）
  A. 肝包虫病钙化 B. 肝外胆管阳性结石
  C. 肝内胆管阴性结石 D. 肝内肿瘤钙化
  E. 胆囊阳性结石

19. 球形肺不张的 CT 表现 （   ）
  A. 进入肿块的支气管和血管扭曲形成"彗星尾"
  B. 外围胸膜增厚
  C. 可见支气管充气征
  D. 胸膜下圆形或卵圆形肿块
  E. 肿块近肺门缘模糊

20. 脑外伤常见的后遗症有哪些 （   ）
  A. 脑软化 B. 脑萎缩
  C. 脑积水 D. 蛛网膜囊肿
  E. 脑穿通畸形囊肿

21. 与周围型肺癌相比,结核球的 CT 特点有 （   ）
  A. 有包膜 B. 边缘弧形钙化
  C. 边缘光整或有尖角状牵引外突 D. 可见卫星病灶
  E. 伴有明显的胸膜增厚

22. 下列彼此关联的选项中,哪些是正确的 （   ）
  A. 原发性肺癌——两侧肺门对称性淋巴结肿大
  B. 矽肺——蛋壳样淋巴结钙化
  C. 主动脉缩窄——肋骨切迹

D. 二尖瓣狭窄——Kerley B 线

E. 大叶性肺炎——支气管充气征

23. 海绵状血管瘤在 CT 和 MRI 上的表现特点有 （   ）
   A. 可发生在脑外或脑内   B. 有明显占位效应
   C. 可合并出血   D. 常伴钙化
   E. 在 MRI 的 T_2 加权像上常有一低信号环

24. 关于含牙囊肿的描述正确的是 （   ）
   A. 向周围膨胀性生长
   B. 青少年多见
   C. CT 可见内含小牙或牙冠的低密度肿块
   D. 好发于磨牙区和上颌尖牙区
   E. 钙化多见

25. 脊柱退行性变主要是椎间盘的改变，下列属于椎间盘改变的是 （   ）
   A. 纤维环变性并出现裂隙   B. 软骨板变薄和玻璃样变
   C. "真空"征象   D. 椎间盘形成 Schmorl 结节
   E. 髓核脱出

26. 良、恶性胸膜间皮瘤的鉴别 （   ）
   A. 胸膜增厚伴大量胸水，多为恶性
   B. 纵隔胸膜增厚形成环形增厚包绕肺组织，多为恶性
   C. 胸膜明显增厚超过 2 cm 时几乎都是恶性
   D. 胸膜增厚呈结节状或肿块状多为恶性
   E. 纵隔固定无移位，多为恶性

27. 典型肝脓肿 CT 可表现为 （   ）
   A. 病灶呈圆形或椭圆形低密度
   B. 中心区域 CT 值略高于水而低于正常肝组织
   C. 密度均匀或不均匀
   D. 病灶周围往往出现不同密度的环形带
   E. 环状结构呈不同程度的增强

28. 慢性血吸虫肝病 CT 检查可发现 （   ）
   A. 线状肝包膜下钙化   B. 团块状汇管区钙化
   C. 地图样肝内钙化   D. 双轨样肝内钙化
   E. 线状肠壁钙化

29. Caroli 病可有以下 CT 表现 （   ）
   A. 肝内胆管扩张，右叶为主
   B. 肝门区中心胆管不扩张
   C. 肝内多个小囊状区域，与肝内胆管不连接
   D. 扩张的肝内胆管可有小结石影
   E. 肝硬化表现

30. 肝包虫病 CT 表现 （   ）

A. 囊肿边缘光整清晰　　　　　　　B. 增强后有强化
C. 囊内囊　　　　　　　　　　　　D. 水百合花征
E. 可有钙化、感染

31. 关于脑膜瘤的描述,正确的的有　　　　　　　　　　　　　　　　　　　(　　)
    A. 肿瘤可发生于颅内任何部位,大多数居脑内
    B. 其好发部位与蛛网膜颗粒的分布部位一致
    C. 肿瘤有包膜,多为结节状或颗粒状
    D. 肿瘤生长快,血供不丰富
    E. 肿瘤除恶变者外,一般不浸润至脑实质

32. 急性咽部脓肿常表现为　　　　　　　　　　　　　　　　　　　　　　(　　)
    A. 椎前软组织一致性肿胀　　　　B. 咽后壁软组织呈弧形膨隆
    C. 可见骨质破坏,椎间隙变窄　　D. 生理曲度变直或后突
    E. 有时表现为环状强化

33. 慢性咽部脓肿常表现为　　　　　　　　　　　　　　　　　　　　　　(　　)
    A. 椎前软组织一致性肿胀　　　　B. 咽后壁软组织呈弧形膨隆
    C. 可见骨质破坏,椎间隙变窄　　D. 生理曲度变直或后突
    E. 有时表现为环状强化

34. 急性胆囊炎的特有 CT 表现有　　　　　　　　　　　　　　　　　　　(　　)
    A. 胆囊壁增厚>3 mm,边缘模糊　　B. 胆囊壁周围水肿呈环状低密度影
    C. 胆囊增大,横径>4.5 cm　　　　D. 胆总管和胰管扩张
    E. 胆囊腔或壁内有气体形成

35. 骨肉瘤的基本影像征象有哪些　　　　　　　　　　　　　　　　　　　(　　)
    A. 瘤骨　　　　　　　　　　　　B. 骨质破坏
    C. 骨膜增生　　　　　　　　　　D. 瘤软骨钙化
    E. 软组织肿块

36. 继发性椎管狭窄的病因包括　　　　　　　　　　　　　　　　　　　　(　　)
    A. 短椎弓根综合征　　　　　　　B. 椎小关节退行性变
    C. 后纵韧带骨化　　　　　　　　D. 椎间盘突出
    E. 黄韧带肥厚

37. 关于胰腺癌,正确的描述是　　　　　　　　　　　　　　　　　　　　(　　)
    A. 起源于腺管或腺泡细胞
    B. 大多数肿块边界不清
    C. 胰头癌以"围管浸润"方式侵犯胆总管
    D. 常形成乳头状息肉突入胆总管内
    E. 胰腺癌较其他肿瘤转移出现早

38. 主动脉夹层的 CT 表现为　　　　　　　　　　　　　　　　　　　　　(　　)
    A. 血栓多见于假腔　　　　　　　B. 真腔通常位于降主动脉外侧
    C. 平扫可了解管壁钙化的位置　　D. 增强扫描真腔密度多高于假腔
    E. 在严重贫血患者中平扫可直接显示剥离内膜瓣

39. 脂肪肝的 CT 表现为 ( )
    A. 肝脏实质密度减低　　　　　　B. 局限性脂肪肝呈地图样改变
    C. 平扫肝脏 CT 值低于脾脏　　　　D. 肝内血管影模糊或相对高密度
    E. 增强扫描可见肝内血管变形或移位

40. 下列哪些符合脑膜瘤的描述 ( )
    A. 女性多见　　　　　　　　　　B. 与硬脑膜粘连紧
    C. 多有包膜　　　　　　　　　　D. 均为实性肿块
    E. 多呈较高密度

41. 颈动脉海绵窦瘘的 CT 表现包括 ( )
    A. 眼上静脉扩张　　　　　　　　B. 眼球突出
    C. 增强扫描鞍旁高密度影　　　　D. 脑缺血性改变
    E. 脑出血性改变

42. 骨巨细胞瘤 CT 征象包括 ( )
    A. 显示肿瘤周围的软组织情况及与周围神经、血管的关系
    B. 骨壳内面凹凸不平,肿瘤内并无真正的骨性间隔
    C. 肿瘤内密度不均,有时可见液-液平面
    D. 肿瘤与松质骨的交界多清楚,但无骨质增生硬化
    E. 大多数肿瘤的骨壳并不完整连续,但无包壳外的软组织肿块影

43. 诊断缩窄性心包炎最重要的三种征象为 ( )
    A. 上腔静脉扩张　　　　　　　　B. 心包增厚
    C. 心包钙化　　　　　　　　　　D. 右心房血栓形成
    E. 室间隔扭曲成角

44. 主动脉夹层的 CT 征象包括 ( )
    A. 内膜钙化内移　　　　　　　　B. 假腔内血栓形成
    C. 瘤体与主动脉之间有颈相连　　D. 真假两腔显示
    E. 真腔受压变形

45. 适宜做 CT 引导经皮穿刺肺活检的有 ( )
    A. 诊断不明的纵隔肿块
    B. 支气管镜活检阴性的肺门肿块
    C. 灶性或多发性炎性病灶,但不明确感染菌
    D. 胸膜肿块
    E. 弥漫性肺病变的磨玻璃阴影

46. 慢性血吸虫肝病 CT 检查的主要表现为 ( )
    A. 肝内钙化　　　　　　　　　　B. 肝硬化
    C. 腹水　　　　　　　　　　　　D. 门静脉系钙化
    E. 肠系膜、肠壁增厚钙化

47. 关于进展期胃癌 CT 的描述,正确的有 ( )
    A. 胃应适度充盈、扩张,并应用低张药物
    B. 异常增厚的胃壁在增强时有较明显强化

C. CT 较容易发现肝胃韧带内增大的淋巴结

D. 大弯侧癌可沿胃结肠韧带浸润

E. CT 易显示肿块,难以显示癌性溃疡

48. 有关 Caroli 病Ⅰ型 CT 表现,错误的是 （　　）
    A. 囊性肿物与胆管不相通
    B. 可伴有肝内胆管囊性扩张
    C. 增强扫描可见"中心点征"
    D. 可合并囊内结石
    E. 常伴有肝硬化和门脉高压

49. 典型肾囊肿的 CT 表现有 （　　）
    A. 圆或椭圆形,外形光滑
    B. 囊肿和肾实质分界锐利,清晰
    C. 囊肿壁很薄,不能测出
    D. 囊内密度均匀,接近水
    E. 注射造影剂,轻度强化

50. 下列支持脾血管瘤的说法有 （　　）
    A. 实性或囊实性肿块
    B. 边缘清楚的低或等密度
    C. 由毛细血管或海绵样扩张血管构成
    D. 发现钙化有助于除外血管瘤
    E. 增强扫描肿块明显强化

51. 关于膀胱癌 CT 表现描述正确的有 （　　）
    A. CT 能直接显示膀胱癌
    B. CT 能区别肿瘤是局限于黏膜内或已侵入黏膜下层
    C. CT 能检出膀胱癌所导致的盆腔淋巴结转移
    D. CT 能显示膀胱癌对前列腺的侵犯
    E. CT 能显示膀胱癌对精囊的侵犯

52. 下腔静脉受肝癌侵犯和癌栓形成 CT 表现 （　　）
    A. 管腔不规则狭窄
    B. 完全被肿瘤包绕
    C. 腔内充盈缺损
    D. 下腔静脉不显影
    E. 可以继发奇静脉扩张

53. 下列哪些病变可出现"肾髓质钙化" （　　）
    A. 原发性甲状旁腺功能亢进
    B. 急性肾皮质坏死
    C. 先天性肾小管性酸中毒
    D. 痛风性肾病
    E. 髓质海绵肾

54. 肝静脉阻塞(Budd-Chiari)综合征 CT 表现 （　　）
    A. 肝弥漫性肿大
    B. 可有肝区域性密度不均
    C. 肝段下腔静脉阻塞
    D. 常见肝静脉扩张
    E. 增强后可见脐静脉增粗

55. Conn 综合征的 CT 检查可见下列哪些征象 （　　）
    A. 单侧肾上腺孤立性小肿块
    B. 肿块呈类圆或椭圆形,边缘清楚
    C. 病变较小,直径多在 2 cm 以下
    D. 密度均一,近于水样密度
    E. 增强检查,肿块呈轻度强化

56. 小脑毛星形细胞的肿瘤应与下列哪些病变相鉴别 （　　）
    A. 小脑梗死
    B. 室管膜瘤

C. 神经胶质肉瘤 D. 髓母细胞瘤
E. 血管网状细胞瘤

57. 下列哪些是鳃裂囊肿 CT 征象　　　　　　　　　　　　　　　　　　　　　（　　）
   A. 呈边界清晰、圆形或卵圆形低密度囊性肿块
   B. 平扫时囊壁显示欠清,增强后囊壁轻度强化
   C. CT 值在 0~20 HU 之间,囊壁薄
   D. 继发感染时囊壁增厚,囊液密度增高
   E. 有时可见囊肿位于颈内和颈外动脉之间

58. 肾髓质钙化可见于下列哪种情况　　　　　　　　　　　　　　　　　　　　（　　）
   A. 原发性甲状旁腺功能亢进　　　　B. 先天性肾小管性酸中毒
   C. 痛风性肾病　　　　　　　　　　D. 急性肾皮质坏死
   E. 髓质海绵肾

59. Wilson 病 CT 征象包括　　　　　　　　　　　　　　　　　　　　　　　　（　　）
   A. 豆状核条状或新月形低密度区
   B. 低密度病变可见于基底节以外其他部位
   C. 增强扫描无强化
   D. 肝脏早期有脂肪沉积,后期有肝硬化
   E. 可伴有脑萎缩

60. TORCH 综合征包括下述哪些疾病　　　　　　　　　　　　　　　　　　　　（　　）
   A. 弓形体病　　　　　　　　　　　B. 风疹
   C. 结核病　　　　　　　　　　　　D. 巨细胞病毒
   E. 单纯疱疹

61. 下腔静脉受肝癌侵犯和癌栓形成 CT 表现　　　　　　　　　　　　　　　　（　　）
   A. 管腔不规则狭窄　　　　　　　　B. 完全被肿瘤包绕
   C. 腔内充盈缺损　　　　　　　　　D. 下腔静脉不显影
   E. 可以继发奇静脉扩张

62. 有关 Marfan 综合征描述,错误的是　　　　　　　　　　　　　　　　　　　（　　）
   A. 蜘蛛指为特征性改变　　　　　　B. 常染色体显性遗传病
   C. 多见于儿童　　　　　　　　　　D. 硬脊膜膨出少见
   E. 体型瘦长、脊柱侧弯、鸡胸

63. 恶性嗜铬细胞瘤的 CT 表现是　　　　　　　　　　　　　　　　　　　　　（　　）
   A. 合并甲状腺髓样癌的 Ⅱ 型嗜铬细胞瘤
   B. 瘤体大,不规则分叶状,密度不均
   C. 包埋附近腹主动脉、下腔静脉、肾静脉
   D. 侵及邻近器官
   E. 肝转移及附近淋巴结转移

64. 肝腺瘤 CT 表现中,可见如下哪些征象　　　　　　　　　　　　　　　　　（　　）
   A. 平扫多为等或略低密度　　　　　B. 平扫病灶中心可为高密度或低密度
   C. 增强扫描动脉期明显增强　　　　D. 增强后门脉期呈等密度

E. 常侵犯门脉

65. 下列病变中,哪些可伴有"颅内动脉瘤" （　　）
    A. 神经纤维瘤病　　　　　　　　B. 主动脉狭窄
    C. 胶原病　　　　　　　　　　　D. 多囊肾
    E. Marfan 综合征

66. 下列哪些鞍区肿瘤平扫呈实性密度影 （　　）
    A. 垂体瘤　　　　　　　　　　　B. 颅咽管瘤
    C. 动脉瘤　　　　　　　　　　　D. 脑膜瘤
    E. 表皮样囊肿

67. 直径＜2 cm 的周围型肺癌,薄层 CT 扫描可有以下哪些表现 （　　）
    A. 边界清楚的小结节灶　　　　　B. 密度不均匀
    C. 密度均匀　　　　　　　　　　D. 细小结节堆积状
    E. 空泡征

68. 符合颅内脊索瘤 CT 表现的是 （　　）
    A. 肿瘤好发于后颅窝　　　　　　B. 一般破坏骨质
    C. 可出现钙化　　　　　　　　　D. 肿瘤边界较清晰
    E. 增强扫描明显均匀强化

69. 肝局灶性结节增生与肝小腺瘤鉴别诊断中,前者具备以下特点 （　　）
    A. 纤维组织小梁分隔　　　　　　B. 中心星形瘢痕
    C. 肝细胞形态正常　　　　　　　D. 无包膜
    E. 有小胆管增生

70. 静脉注射对比剂后 CT 扫描常出现环状增强的病变有 （　　）
    A. 脑脓肿晚期　　　　　　　　　B. 恶性胶质瘤
    C. 转移瘤　　　　　　　　　　　D. 慢性颅内血肿
    E. 松果体细胞瘤

71. MRI 平扫易显示的正常肝脏结构有 （　　）
    A. 门静脉的左右分支　　　　　　B. 中肝静脉
    C. 肝动脉　　　　　　　　　　　D. 左肝静脉
    E. 右肝静脉

72. 腹膜后淋巴结肿大的病因可能为 （　　）
    A. 结节病　　　　　　　　　　　B. 巨大淋巴结增生
    C. 淋巴结转移瘤　　　　　　　　D. 恶性淋巴瘤
    E. 淋巴结结核

73. 以下关于骨肉瘤的 MRI 检查目的的叙述,正确的有 （　　）
    A. 确定诊断　　　　　　　　　　B. 确定肿瘤骨内浸润范围
    C. 确定肿瘤周围肌肉受累情况　　D. 确定有无跳跃性病灶
    E. 确定血管神经受累

74. 鼻咽癌的特点或表现为 （　　）
    A. 多为鳞癌　　　　　　　　　　B. 咽隐窝小肿块矢状位显示最好

C. T_2 加权像对早期病变显示敏感　　D. 横轴位 T_1 加权像对病变显示最好

E. 咽旁间隙受侵矢状位显示最好

75. MRI 检查心脏的优点是　　　　　　　　　　　　　　　　　　　(　　)

A. 心内血液和心脏结构之间的良好对比

B. 能分辨心肌、心内膜、心包和心包外脂肪

C. 动态观察心肌运动

D. 三维成像,可进行任意平面断层扫描

E. 无损伤检查,十分安全

76. 肾上腺皮质醇增生症的下列哪些描述是错误的　　　　　　　　(　　)

A. 病理所见:肾上腺皮质增生占 70%,腺瘤占 20%~30%,腺癌占 5%~10%

B. 弥漫性皮质增生 MRI 表现为肾上腺增粗,形态无明显异常

C. 结节状皮质增生是在腺体普遍增大的基础上出现结节

D. 肾上腺皮质腺瘤多为双侧

E. 肾上腺皮质肿瘤 T_1 及 T_2WI 类似脂肪信号

77. 前列腺增生症的描述是　　　　　　　　　　　　　　　　　　　　(　　)

A. 前列腺均匀对称性增大　　B. 增生结节 T_2 加权像可为低信号

C. 增生结节 T_2 加权像可为高信号　　D. 增生结节周围可见环形低信号

E. 前列腺增生结节绝大多数发生在中央区

78. 与胸片及 CT 比较,MRI 用于肺癌的诊断有以下优势　　　　　(　　)

A. 发现早期小病灶

B. 区分肺门区肿瘤与大血管

C. 显示肺上沟癌效果更佳

D. 对诊断肺门、隆突下、纵隔淋巴结肿大更有效

E. 容易显示肺癌的分叶、毛刺等征象

79. MRI 上能清楚显示的组织是　　　　　　　　　　　　　　　　　　(　　)

A. 含气肺组织　　B. 心肌

C. 心室、心房　　D. 主动脉升、弓、降部

E. 心内膜

80. 眼及眼眶 MRI 检查的最佳适应证为　　　　　　　　　　　　　　(　　)

A. 眶壁骨折　　B. 眼眶炎性假瘤

C. 眶内血肿　　D. 眶内金属异物

E. 视神经损伤

81. MRI 在头颅鞍上池层面可以显示的脑神经为　　　　　　　　　(　　)

A. 第Ⅳ对脑神经　　B. 第Ⅴ对脑神经

C. 第Ⅲ对脑神经　　D. 第Ⅱ对脑神经

E. 第Ⅹ对脑神经

82. 下腔静脉在冠状、矢状或横断面上的形态可呈现为　　　　　　(　　)

A. 带状形　　B. 扁状形

C. 椭圆形　　D. 圆形

E. 三角形

83. 诊断急性化脓性骨髓炎,MRI 不优于常规 X 线和 CT 的方面是 ( )
    A. 显示小破坏区和死骨方面　　　　B. 显示骨质破坏和死骨方面
    C. 早期确定急性化脓性骨髓炎方面　　D. 显示骨膜下脓肿方面
    E. 确定髓腔侵犯和软组织感染的范围方面

84. 垂体大腺瘤一般可出现 ( )
    A. 沿脑脊液种植　　　　　　　　　B. 瘤内出血
    C. 瘤内坏死囊变　　　　　　　　　D. 侵犯海绵窦
    E. 压迫视交叉

85. 以下哪些在 MRI 上均无信号或低信号改变 ( )
    A. 含气鼻窦腔　　　　　　　　　　B. 乳突气房
    C. 硬脑膜　　　　　　　　　　　　D. 颅骨内外板
    E. 颅骨板障

86. 肾脏病变在 MRI 呈长 T_1 信号、长 T_2 信号,且信号强度与游离水相似,常见于 ( )
    A. 多囊肾　　　　　　　　　　　　B. 肾盏肾盂积水
    C. 单纯性肾囊肿　　　　　　　　　D. 肾盂癌
    E. 肾外伤性血肿亚急性期

87. 下列哪些头颅病变 MRI 表现为短 T_1、短 T_2 信号 ( )
    A. 急性出血　　　　　　　　　　　B. 脂肪类肿瘤
    C. 黑色素瘤　　　　　　　　　　　D. 垂体瘤
    E. 肿瘤卒中

88. 诊断急性化脓性骨髓炎,MRI 不优于常规 X 线和 CT 的方面是 ( )
    A. 显示小破坏区和死骨方面　　　　B. 显示骨质破坏和死骨方面
    C. 早期确定急性化脓性骨髓炎方面　　D. 显示骨膜下脓肿方面
    E. 确定髓腔侵犯和软组织感染的范围方面

89. 色素沉着绒毛结节性滑膜炎的特征性 MRI 表现为 ( )
    A. 滑膜均匀性增厚　　　　　　　　B. T_2 加权像低信号
    C. T_2 加权像高信号　　　　　　　D. T_1 加权像低信号
    E. T_1 加权像高信号

90. 下列关于纵隔神经源性肿瘤描述,正确的是 ( )
    A. 多位于后纵隔,良性肿瘤为主　　B. MRI 对显示伴椎管内的肿瘤更好
    C. CT 呈边缘清楚光滑的肿块,密度均匀,CT 值与肌肉相仿
    D. MRI 上 T_1WI 呈中等偏低信号,T_2WI 呈高信号
    E. 增强扫描病灶可有强化

91. 卵巢癌的 MRI 表现可有哪些 ( )
    A. 盆腔内不规则肿块,往往与子宫分界不清
    B. T_1WI 呈中等信号,T_2WI 呈不均匀高信号
    C. 囊壁在 T_1WI 和 T_2WI 上均为高信号

D. 实性肿瘤区可见坏死灶，在 T_2WI 为明亮的高信号

E. 常伴腹水和（或）淋巴结转移

92. 关于多发硬化的 MR 表现，错误的有 （   ）

    A. 多发生在脑白质区，常为多发，也可单发
    B. 表现为侧脑室旁及半卵圆中心白质的脱髓鞘斑块
    C. 病灶多呈长椭圆形，常平行于侧脑室分布
    D. 增强扫描静止期病灶有片状或环状强化
    E. 活动期病灶多表现为 T_1WI 低信号，T_2WI 高信号

93. 与脉络丛乳头状瘤相符的描述是 （   ）

    A. 儿童常发生在四脑室   B. 成人常发生在侧脑室
    C. 可出现交通性或梗阻性脑积水 D. 肿瘤增强明显
    E. 肿瘤均伴囊性变

94. 胆囊癌常见表现有 （   ）

    A. 胆囊壁广泛增厚或形成肿块
    B. 胆囊癌强化与肝细胞癌相似，呈"速升速降"型
    C. 较早发生区域淋巴结转移
    D. 多发生于胆囊颈部和底部
    E. 不容易侵犯邻近器官

95. 脾血管瘤的 MRI 可表现为 （   ）

    A. 可单发或多发   B. T_2WI 呈高信号
    C. T_1WI 呈边界清楚的明显低信号区 D. 延迟扫描对比剂逐渐向心性填充
    E. 增强扫描早期呈典型的结节状强化

96. 有关肾上腺嗜铬细胞瘤的叙述，正确的有 （   ）

    A. 90%发生于肾上腺髓质   B. 10%为双侧，10%为恶性
    C. 肿瘤多小于 3 cm   D. 常可见肿瘤内有囊变
    E. 肿瘤可呈囊性，与囊肿不易鉴别

97. 卵巢癌的 MRI 表现可有哪些 （   ）

    A. 盆腔内不规则肿块，往往与子宫分界不清
    B. T_1WI 呈中等信号，T_2WI 呈不均匀高信号
    C. 囊壁在 T_1WI 和 T_2WI 上均为高信号
    D. 实性肿瘤区可见坏死灶，在 T_2WI 为明亮的高信号
    E. 常伴腹水和（或）淋巴结转移

98. 有关椎间盘变性的叙述，正确的是 （   ）

    A. 多发生于中老年人   B. 髓核含水量增加
    C. 椎间盘以低信号为主   D. 椎间盘内信号可不均匀
    E. 可伴有椎间盘突出

99. 腰椎术后不良综合征的原因包括 （   ）

    A. 神经受损   B. 椎间盘再脱出
    C. 假性脊膜膨出   D. 蛛网膜炎

E. 椎间隙增宽
100. 松果体区生殖细胞瘤表现为 (　　)
    A. 不压迫中脑导水管和大脑大静脉　　B. T_2WI 表现为稍高信号
    C. 常合并鞍上和基底节受侵　　D. 对放射治疗敏感
    E. 易发生脑脊液种植转移
101. 支持眼眶海绵状血管瘤的 MR 表现有 (　　)
    A. 多位于肌锥内　　B. 为迂曲状
    C. T_1 加权像为等或低信号　　D. T_2 加权像为高信号
    E. 病变信号不均匀
102. 肾癌与血管平滑肌脂肪瘤的鉴别诊断哪些是错误的 (　　)
    A. 肾癌具有假包膜征象,血管平滑肌脂肪瘤则无
    B. 肾癌可有邻近器官的转移,血管平滑肌脂肪瘤没有
    C. 血管平滑肌脂肪瘤有脂肪信号特点,肾癌则没有
    D. 注射造影剂后肾癌可强化,而血管平滑肌脂肪瘤不强化
    E. 以肌肉成分为主的血管平滑肌脂肪瘤与肾癌易鉴别
103. 下列哪些描述是不正确的 (　　)
    A. 子宫颈癌是妇科不常见的恶性肿瘤
    B. 子宫颈癌的预后主要取决于原发瘤的大小和分期
    C. T_2 加权像宫颈黏膜为高信号,基质为低信号
    D. 宫旁血管丛 T_2 加权像呈匍行低信号
    E. 子宫颈癌 T_2 加权像为高信号
104. 股骨头缺血坏死时 MR 显示的"双线征"的特点为 (　　)
    A. 在 T_2 加权像显示最好　　B. 在质子密度加权像显示最好
    C. 在 T_1 加权像显示最好　　D. 条状低信号代表反应性硬化
    E. 条状高信号代表充血的肉芽组织
105. 肺癌实质的 MRI 信号特点一般为 (　　)
    A. T_1WI 中等信号,T_2WI 高信号　　B. T_1WI 低信号,T_2WI 高信号
    C. T_1WI 信号均匀,T_2WI 不均匀　　D. T_1WI 高信号,T_2WI 高信号
    E. T_1WI 信号均匀,T_2WI 信号均匀
106. MRI 应用于胸部疾病检查,下列哪项是对的 (　　)
    A. MRI 对纵隔肿瘤和心脏大血管病变具有很高的价值
    B. MRI 不用对比剂也能显示心脏及大血管
    C. 为减少心搏造成的伪影,可用心电门控技术
    D. MRI 对肺实质病变检查效果较差,只作为 X 线和 CT 检查补充
    E. 通常取仰卧位,用体部线圈,采用自旋回波序列
107. 脑外伤病人有颅内出血时,MRI T_1 和 T_2 加权像上均呈高信号者是 (　　)
    A. 急性早期(0~24 小时)　　B. 急性期(1~3 天)
    C. 亚急性期(3 天~2 周)　　D. 慢性早期(10 天~3 周)
    E. 慢性期(3 周)

108. 在咽喉部组织 MRI 成像时,下列组织信号正确的是 （　　）
    A. 血管:T_1WI 及 T_2WI 均为低信号
    B. 咽旁间隙:T_1WI 及 T_2WI 均为高信号
    C. 鼻咽喉黏膜:T_1WI 中等信号,T_2WI 为较高信号
    D. 咀嚼肌、头长肌:T_1WI 中等信号,T_2WI 略低信号
    E. 咽喉部气体:T_1WI 及 T_2WI 均为低信号

109. MRI 检查肾上腺的优点是 （　　）
    A. MRI 检查可完全取代 CT 检查
    B. 可多方位成像,易于确定肾上腺区较大肿块的起源
    C. 较易发现小于 1 cm 的病变
    D. 能可靠地显示肾上腺增生和萎缩
    E. 组织分辨力高,多参数,多序列成像能显示病变组织的某些特征

110. 卵巢癌的 MRI 表现有哪些 （　　）
    A. 盆腔内不规则肿块,往往与子宫分界不清
    B. T_1WI 呈中等信号,T_2WI 呈不均匀高信号
    C. 囊壁在 T_1WI 和 T_2WI 均为高信号
    D. 实性肿瘤区可见坏死灶,在 T_2WI 为明亮的高信号
    E. 常伴腹水和(或)淋巴结转移

111. 肾脏病变在 MRI 呈长 T_1 低信号和长 T_2 高信号,且信号强度与游离水相似,常见于
 （　　）
    A. 多囊肾   B. 肾盏肾盂积水
    C. 单纯性肾囊肿   D. 肾盂癌
    E. 肾外伤性血肿亚急性期

112. 肝内病变的 MRI 表现,正确的是 （　　）
    A. 肝囊肿在 T_1WI 上呈低信号,T_2WI 上呈明显高信号
    B. 肝癌及肝血管瘤在 T_1WI 上均为稍低信号,而在 T_2WI 上肝癌为稍高信号,血管瘤为极高信号
    C. 大多数肝内病变在 T_1WI 呈低信号,T_2WI 上为高信号
    D. 肝内结石或钙化在 T_1WI 及 T_2WI 上均为低信号
    E. 巨块型肝癌有液化坏死或出血者以及血管瘤伴血栓形成者,常为混杂信号

113. 关于泌尿系统的 MRI 检查,论述正确的有 （　　）
    A. 肾与输尿管 MRI 检查常规用 SE 序列
    B. 静脉内快速注入 Gd-DTPA 后应即行 T_1WI 检查
    C. 顺磁性对比剂 Gd-DTPA 可由肾小球滤过
    D. 应用 T_1WI 有助于肾解剖结构的分辨
    E. MRU 主要用于检查尿路梗阻性病变

114. 慢性化脓性骨髓炎 MRI 的影像表现有 （　　）
    A. 慢性化脓性骨髓炎骨质增生、硬化、死骨和骨膜反应 T_1WI 和 T_2WI 上均为低信号

B. 瘘管在 T_1WI 上呈稍高信号，T_2WI 上呈高信号

C. 肉芽组织和脓液在 T_1WI 上为低或稍高信号，T_2WI 呈高信号

D. 骨质增生、硬化、死骨均为低信号，骨膜反应在 T_1WI 为低信号，T_2WI 上为高信号

E. 瘘管依层面及方向不同，可表现为：点状或不规则粗细不均的索条影从骨内脓腔向皮肤表面伸延

115. 动脉瘤样骨囊肿的特征性 MRI 表现为 ( )
    A. 病灶呈膨胀性肿块
    B. 病灶周围可见低信号环
    C. 可见液-液平面
    D. 表现为多发性囊腔
    E. 病灶中可见钙化

116. 关于骨转移瘤的影像表现描述正确的有 ( )
    A. X 线平片显示的骨转移瘤可分为溶骨型、成骨型和混合型
    B. MRI 能发现尚未引起明显骨质破坏的骨转移瘤
    C. MRI 能检出 X 线平片、CT 甚至核素骨显像不易发现的转移灶
    D. CT 显示骨转移瘤较 X 线平片敏感，能显示局部软组织肿块大小及与邻近脏器的关系
    E. 大多数骨转移瘤在 T_1WI 上呈低信号，在 T_2WI 上呈高信号

117. 关于膝关节半月板撕裂影像检查，论述正确的有 ( )
    A. X 线平片无助于半月板撕裂的诊断
    B. 膝关节造影可作出诊断，但操作繁杂，且伪影较多
    C. 半月板的 MRI 检查常用 SE 序列，主要采用矢状面和横断面
    D. CT 上正常半月板呈软组织密度影，内侧半月板为"C"形，外侧半月板为"O"形
    E. CT 只能对半月板行横断扫描，显示半月板横行撕裂的敏感性较高

118. 关于骨转移瘤的影像表现描述正确的有 ( )
    A. X 线平片显示的骨转移瘤可分为溶骨型、成骨型和混合型
    B. MRI 能发现尚未引起明显骨质破坏的骨转移瘤
    C. MRI 能检出 X 线平片、CT 甚至核素骨显像不易发现的转移灶
    D. CT 显示骨转移瘤较 X 线平片敏感，能显示局部软组织肿块大小及与邻近脏器的关系
    E. 大多数骨转移瘤在 T_1WI 上呈低信号，在 T_2WI 上呈高信号

119. 关于心包在 MRI 上的影像表现描述正确的有 ( )
    A. 壁层心包因有足够的厚度所以可以在 MRI 显示
    B. 舒张期的心包厚度小于收缩期的心包厚度
    C. 靠近心尖层面上心包膜的厚度最大
    D. 壁层心包在 T_1WI 上呈低信号、T_2WI 呈高信号
    E. 在壁层心包周围纵隔内脂肪的高信号和脏层心包下心表面脂肪高信号的衬托下，心包膜表现为介于二者之间的低信号弧线影

120. 骨肿瘤的 MRI 影像特点有 ( )
    A. 肿瘤在 T_1WI 上多呈低或中等信号强度，在 T_2WI 上多为高信号

B. 肿瘤内出血在 T_1WI 和 T_2WI 上均为高信号
C. 坏死囊变区在 T_1WI 上信号较低,而在 T_2WI 上呈高信号
D. 液-液平面在 T_1WI 下部信号高于上部,而在 T_2WI 上则相反
E. 肿瘤内含铁血黄素区则在 T_1WI 和 T_2WI 上均为低信号

121. MRI 检查室间隔缺损有以下特点　　　　　　　　　　　　　　　　(　)
A. 自旋回波法 MRI 诊断室间隔缺损的准确性可达 90% 以上
B. 对小的室间隔缺损诊断,MRI 不及超声心动图加多普勒检查
C. 电影 MRI 能提高诊断的敏感性和特异性
D. 横断面成像对判断室间隔缺损的部位和大小最适合
E. MRI 显示膜部不连续即可诊断为膜部室间隔缺损

122. 听神经瘤与脑膜瘤的鉴别要点是　　　　　　　　　　　　　　　　　(　)
A. 听神经瘤呈圆形有一狭窄蒂部由内听道伸出
B. 脑膜瘤特征性表现是 T_1WI 呈等信号,T_2WI 呈低信号
C. 多数听神经瘤 T_1WI 呈低信号,T_2WI 呈高信号
D. 脑膜瘤基底较宽,其中心不在内听道
E. 听神经瘤和脑膜瘤的鉴别依赖于平扫

123. 心肌梗死及其并发症在 MRI 的表现有　　　　　　　　　　　　　　(　)
A. 急性心肌梗死时,梗死区心肌信号强度增高,在 T_2WI 表现明显
B. 急性期室壁瘤瘤壁呈高信号,陈旧性室壁瘤瘤壁呈低信号
C. 急性心肌梗死增强后扫描,梗死处心肌在 T_1WI 呈明显高信号
D. 急性心肌梗死合并的附壁血栓在 T_1WI 上呈较高信号,在 T_2WI 上信号强度不变或略降低
E. 陈旧性心肌梗死时在 T_2WI 上梗死处心肌信号强度减弱

124. 下列囊肿中,扩散加权成像呈低信号的是　　　　　　　　　　　　　(　)
A. 室管膜囊肿　　　　　　　　B. 表皮样囊肿
C. 蛛网膜囊肿　　　　　　　　D. 中间帆腔囊肿
E. 脉络膜裂囊肿

125. 扩散加权成像显示异常高信号的病变包括　　　　　　　　　　　　　(　)
A. 亚急性脑梗死　　　　　　　B. 脑膜瘤
C. 淋巴瘤　　　　　　　　　　D. 脑脓肿
E. 脑囊虫

126. 关于髓母细胞瘤的描述,正确的有　　　　　　　　　　　　　　　　(　)
A. 大多数肿瘤 T_2WI 信号很高　　B. 常发生在小脑蚓部
C. 部分发生在成人　　　　　　D. 扩散加权像可呈异常低信号
E. 常发生脑脊液播散

127. 下列关于纵隔神经源性肿瘤 MRI 表现,正确的是　　　　　　　　　 (　)
A. 多位于脊柱旁沟　　　　　　B. 绝大多数为良性的
C. 肿瘤境界清楚　　　　　　　D. 可发生坏死、囊变及出血
E. 增强扫描不强化

128. MRCP 在诊断胆道结石时常遇到的误诊因素是 （　　）
    A. 胆道内的气泡
    B. 胆道内的血凝块
    C. 右肝动脉或胃十二指肠动脉外压造成的充盈缺损
    D. 胆囊窝内的金属夹
    E. 胆道内肿瘤

129. 关于膀胱癌的 MRI 检查，正确的有 （　　）
    A. T_1WI 有利观察膀胱周围脂肪和邻近器官有无受侵
    B. 注射 Gd-DTPA 后早期明显强化
    C. 注射 Gd-DTPA 后能区分淋巴结增生与转移
    D. 能显示肿瘤是否侵犯膀胱肌层
    E. MRI 能较准确对肿瘤进行分期

130. 前列腺癌的下述 MRI 表现哪些项是错误的 （　　）
    A. MRI 显示前列腺癌主要靠 T_1 加权像
    B. 前列腺癌向周围侵犯首先向两侧侵犯
    C. 如果前列腺包膜能够显示可肯定病变局限在前列腺内
    D. 肿瘤侵犯前列腺周围脂肪在 T_1 加权像观察较好
    E. 中央叶发现癌变较外围叶多

131. 关于软组织感染影像表现正确的有 （　　）
    A. 感染急性期的充血、水肿在 CT 上表现为皮下脂肪层密度增高，所累及的肌影增大，密度减低，肌间隙模糊
    B. X 线平片显示软组织感染有较大的限度
    C. 对软组织感染的急性期炎症反应如充血、水肿等，MRI 较平片和 CT 敏感
    D. 急性期炎症反应在 T_1WI 上为低信号，在 T_2WI 呈高信号，可呈片状或羽毛状
    E. 超声检查软组织脓肿表现为边缘不规则的圆形或类圆形无回声区

132. MRI 头颅病变表现为短 T_1、短 T_2 者可诊断为 （　　）
    A. 急性出血　　　　　　　　B. 脂肪类肿瘤
    C. 黑色素瘤　　　　　　　　D. 垂体瘤
    E. 肿瘤卒中

133. 下列关于 MRI 用于诊断动脉瘤描述，错误的是 （　　）
    A. 可显示瘤体大小　　　　　B. 可显示瘤内附壁血栓及其钙化
    C. 可显示瘤壁钙化　　　　　D. 可显示瘤腔外的情况
    E. 可显示受累的动脉大分支

134. 生殖细胞瘤发生在颅内不同部位，有哪几种类型 （　　）
    A. 多发病灶型　　　　　　　B. 松果体型
    C. 单发病灶型　　　　　　　D. 鞍区型
    E. 基底节型

135. 鞘膜积液的临床类型可分为 （　　）
    A. 睾丸鞘膜积液　　　　　　B. 精索鞘膜积液

C. 精索睾丸鞘膜积液　　　　　　　D. 交通性鞘膜积液

E. 睾丸炎性鞘膜积液

136. 色素沉着绒毛结节性滑膜炎的特征性 MRI 表现为　　　　　　　　　　(　　)

A. 滑膜均匀性增厚　　　　　　　　B. T_2 加权像低信号

C. T_2 加权像高信号　　　　　　　　D. T_1 加权像低信号

E. T_1 加权像高信号

137. 肩袖完全撕裂的 MRI 间接征象有　　　　　　　　　　　　　　　(　　)

A. 冈上肌和其他肩袖肌萎缩

B. 肩峰下三角肌滑囊内有长 T_2 高信号

C. T_1WI 肩峰下三角肌下脂肪平面消失

D. T_2WI 肌腱全层出现高信号

E. T_2WI 或 PDWI 损伤处为局限性高信号

三、共干题

男性，52 岁，吸烟 30 年，咳嗽、胸闷伴痰中带血 2 个月。X 线平片发现右下肺外带结节状阴影。

1. 如行 CT 扫描，以下哪项表现对支持肺癌诊断价值不大　　　　　　(　　)

A. 结节形态呈分叶状

B. 结节内部密度不均匀，含点状钙化灶

C. 结节边缘毛糙，可见多发毛刺

D. 纵隔内见肿大淋巴结

2. 确定诊断需做以下哪项检查　　　　　　　　　　　　　　　　　(　　)

A. 纤支镜并活检　　　　　　　　　B. CT 引导下穿刺活检

C. 痰脱落细胞学检查　　　　　　　D. PET-CT

3. 下列哪种类型的肺癌引起胸内淋巴结转移率最高　　　　　　　　(　　)

A. 鳞癌　　　　　　　　　　　　　B. 腺癌

C. 小细胞癌　　　　　　　　　　　D. 大细胞癌

女性，22 岁，未婚，闭经、双侧乳房泌乳半月余，泌乳素明显增高。

4. 临床首先怀疑的最可能疾病为　　　　　　　　　　　　　　　　(　　)

A. 垂体瘤　　　　　　　　　　　　B. 乳腺腺瘤

C. 乳腺癌　　　　　　　　　　　　D. 肾上腺腺瘤

5. 为了明确病变，首选的影像学检查方法为　　　　　　　　　　　(　　)

A. 颅脑 CT　　　　　　　　　　　B. 垂体 MRI

C. 乳腺钼靶　　　　　　　　　　　D. 双肾上腺 CT

6. 直径多大的垂体腺瘤称为微腺瘤　　　　　　　　　　　　　　　(　　)

A. ≤10 mm　　　　　　　　　　　B. ≤20 mm

C. ≤25 mm　　　　　　　　　　　D. ≤30 mm

女性，36 岁，满月脸，向心性肥胖，高血压，体部毛发较多，痤疮明显，血糖皮质激素明显增高

7. 最可能的临床初步诊断为　　　　　　　　　　　　　　　　　　(　　)

A. 皮质醇增多症 B. 醛固酮增多症
C. 嗜铬细胞瘤 D. 肾上腺皮质功能减退

8. 若临床怀疑非 ACTH 依赖性 Cushing 综合征,那么本病的原发病变最常见于以下哪个部位 ( )
   A. 肾 B. 垂体前叶
   C. 垂体后叶 D. 肾上腺

9. 下列哪一项不是肾上腺皮质腺瘤的CT表现 ( )
   A. 密度均匀的类圆形实性肿块 B. 常可见条或斑片状钙化
   C. 常因含有脂类而呈低密度 D. 增强扫描呈轻度强化

男性,14岁,颈淋巴结肿大2周,活检示淋巴结结构破坏,可见R-S细胞。

10. 最可能的诊断是 ( )
    A. 淋巴结反应性增生 B. 霍奇金病
    C. 非霍奇金淋巴瘤 D. 淋巴结结核

11. 可能的CT表现为 ( )
    A. 双侧颈部多发肿大淋巴结,部分融合成团,增强扫描呈均匀明显强化
    B. 双侧颈部多发肿大淋巴结,无明显融合,增强扫描呈明显强化,中央部分不强化
    C. 单侧颈部多发肿大淋巴结,无明显融合,增强扫描呈环状强化
    D. 单侧颈部多发淋巴结,增强扫描轻度强化

12. 下列哪种霍奇金病的病理组织类型的临床预后最差 ( )
    A. 淋巴细胞为主型 B. 结节硬化型
    C. 混合细胞型 D. 淋巴细胞消减型

男性,72岁,乏力伴血尿,排尿不畅数月,肛门指检前列腺增大,血清PSA:82 ng/ml增高。

13. 最可能的诊断为 ( )
    A. 前列腺增生 B. 前列腺癌
    C. 前列腺炎 D. 前列腺血管瘤

14. 若明确上述疾病,首选的影像学检查为 ( )
    A. 盆腔CT B. 盆腔MRI
    C. B超 D. X线平片

15. 若为前列腺癌,其骨转移最常见方式为 ( )
    A. 成骨性 B. 溶骨性
    C. 混合性 D. 膨胀性

男性,12岁,因反复鼻出血、鼻塞就诊。鼻内镜检查鼻咽部肿块质韧呈紫红色,触之易出血,CT扫描见鼻咽顶后壁肿块。

16. 首先应考虑为 ( )
    A. 鼻咽癌 B. 鼻息肉
    C. 鼻咽血管纤维瘤 D. 腺样体肥大

17. 下列哪项不是该病的MRI表现 ( )
    A. 颅底骨质破坏及颈淋巴结转移

B. 肿块多呈等 T_1、稍长 T_2 信号
C. 肿块内可见条状流空血管影
D. 广泛累及周围并有沿自然孔道与裂隙生长的趋向

18. 下列哪项检查有助于合理选择治疗方案 ( )
    A. DSA					B. 超声
    C. CT					D. MRA

女性,46岁,发作性意识不清伴低血糖症状,血糖均低于 2.8 mmol/L,进食后症状缓解,发作时伴有出汗、心悸。MRI 检查发现在胰腺钩突部异常信号,T_1WI 为稍低信号,T_2WI 为等信号。

19. 最可能的诊断是 ( )
    A. 胰腺癌				B. 胰岛素瘤
    C. 胰腺炎				D. 实性假乳头状瘤

20. 关于该病的强化特点,正确的是 ( )
    A. 动脉期明显均匀强化
    B. 实质期强化程度减低,信号低于正常胰腺
    C. 动脉期强化程度相对于正常胰腺组织低
    D. 实质期明显强化

21. 下列有关该肿瘤在 MRI 表现叙述错误的是 ( )
    A. 多数肿瘤 T_1WI 表现为低信号
    B. 多数肿瘤 T_2WI 表现为稍高信号
    C. T_2WI 脂肪抑制技术对病灶的显示率最高
    D. 肿瘤体积一般较小

女性,50岁,右腰部疼痛4周,无发热及肉眼血尿;B超发现右肾占位。MRI 平扫有右肾下极见大小约 4.8 cm×4.2 cm 肿块,T_1WI 呈稍低信号,T_2WI 呈高信号;增强扫描动脉期肿块明显不均匀强化,实质期肿块强化程度减低,外周可见包膜。

22. 最可能的诊断为 ( )
    A. 肾血管平滑肌脂肪瘤			B. 肾细胞癌
    C. 肾嗜酸细胞瘤				D. 肾淋巴瘤

23. 下列有关肾细胞癌的叙述,错误的是 ( )
    A. 肾细胞癌是最常见的肾脏恶性肿瘤
    B. 动态增强扫描早期常明显强化
    C. 延迟期肿瘤一般仍强化明显,且高于肾实质
    D. 20%的肾细胞癌为低血供肿瘤,动脉期期强化不明显

24. 肾细胞癌 Robson 分期Ⅱ期的表现为 ( )
    A. 肿瘤位于肾被膜内			B. 肿瘤累及肾周脂肪
    C. 静脉内瘤栓				D. 区域淋巴结转移

男性,45岁,以往有咳血痰病史,近2月来背部疼痛且逐渐加重。MR 表现为腰3、4椎体可见长 T_1、长 T_2 信号病灶,腰 3/4 椎间隙变窄,椎间盘受累,其周围可见椎旁软组织肿胀。

25. 此病可能的诊断 ( )
    A. 脊柱结核   B. 脊柱骨髓瘤
    C. 脊柱转移瘤   D. 脊柱退行性变
26. 符合脊柱结核 MRI 信号表现的是 ( )
    A. T_1WI 和 T_2WI 均为低信号   B. T_1WI 为低信号，T_2WI 为高信号
    C. T_1WI 和 T_2WI 均为高信号   D. T_1WI 为高信号，T_2WI 为低信号
27. 根据病灶的发生部位，成人脊柱结核常见于 ( )
    A. 椎体中心型   B. 椎体边缘型
    C. 韧带下型   D. 附件结核

男性，55岁，高血压5年，2年前曾有胸背部疼痛史。胸部MR检查中发现主动脉弓降部动脉瘤形成，瘤壁外形不规则，瘤腔小，呈厚壁。

28. 最可能的诊断为 ( )
    A. 主动脉夹层   B. 真性动脉瘤
    C. 主动脉扩张   D. 假性动脉瘤
29. 下列哪项不是 MRI 诊断主动脉瘤的优势 ( )
    A. 不用造影剂即可显示主动脉   B. 显示瘤壁钙化
    C. 显示管壁与周围结构的关系   D. 清楚显示动脉瘤的解剖结构
30. 假性动脉瘤的病因与下列哪项因素无关 ( )
    A. 外伤   B. 动脉粥样硬化和高血压
    C. 动脉壁发育不良   D. 风湿性心脏病

第六章 CT/MR 影像诊断基础模拟试题参考答案

一、最佳选择题

1. D 2. A 3. A 4. C 5. C 6. E 7. D 8. C 9. C 10. C 11. E 12. D 13. E 14. D
15. E 16. C 17. D 18. A 19. D 20. A 21. E 22. A 23. C 24. E 25. D 26. B 27. E
28. A 29. A 30. B 31. A 32. D 33. A 34. D 35. C 36. D 37. E 38. D 39. B 40. D
41. B 42. B 43. C 44. A 45. C 46. B 47. D 48. D 49. A 50. C 51. B 52. E 53. B
54. E 55. C 56. B 57. E 58. D 59. A 60. D 61. E 62. B 63. A 64. C 65. D 66. B
67. E 68. C 69. D 70. C 71. E 72. D 73. A 74. B 75. C 76. C 77. E 78. E 79. D
80. D 81. D 82. C 83. D 84. D 85. D 86. D 87. A 88. D 89. B 90. C 91. D 92. C
93. D 94. E 95. C 96. E 97. B 98. C 99. D 100. D 101. A 102. A 103. A 104. E
105. B 106. C 107. A 108. E 109. B 110. C 111. B 112. C 113. E 114. D 115. A
116. A 117. A 118. D 119. D 120. C 121. E 122. A 123. D 124. C 125. C 126. C
127. E 128. B 129. D 130. D 131. E 132. E 133. E 134. D 135. E 136. D 137. B
138. B 139. A 140. C 141. C 142. D 143. D 144. A 145. A 146. C 147. B 148. D
149. D 150. A 151. C 152. D 153. D 154. E 155. D 156. D 157. D 158. C 159. D
160. D 161. C 162. B 163. E 164. E 165. A 166. B 167. A 168. B 169. E 170. B
171. C 172. A 173. C 174. A 175. D 176. A 177. D 178. A 179. D 180. C 181. A
182. D 183. A 184. C 185. D 186. D 187. E 188. C 189. E 190. C 191. C 192. D
193. B 194. C 195. C 196. C 197. B 198. B 199. D 200. A 201. B 202. B 203. E
204. E 205. D 206. C 207. D 208. A 209. C 210. C 211. C 212. C 213. D 214. C
215. D 216. B 217. D 218. A 219. E 220. D 221. C 222. D 223. B 224. A 225. E
226. C 227. D 228. C 229. D 230. A 231. C 232. B 233. C 234. E 235. D 236. D
237. D 238. C 239. D 240. D 241. D 242. D 243. C 244. B 245. D 246. B 247. B
248. D 249. E 250. C 251. C 252. C 253. E 254. D 255. C 256. D 257. E 258. C
259. A 260. B 261. D 262. C 263. D 264. C 265. D 266. C 267. C 268. A 269. C
270. B 271. D 272. B 273. D 274. D 275. D 276. D 277. E 278. D 279. B 280. B
281. C 282. A 283. D 284. C 285. A 286. D 287. C 288. C 289. B 290. C 291. D
292. D 293. B 294. B 295. C

二、多选题

1. ABCD 2. ABCD 3. ABCE 4. ABCE 5. ACDE 6. AB 7. ABCDE 8. ABDE 9. ABDE
10. ABCD 11. ABDE 12. ACDE 13. ABCE 14. BCD 15. BCDE 16. ACD 17. ABCE
18. ABDE 19. ABCDE 20. ABCDE 21. ABCDE 22. BCDE 23. ACDE 24. ABCD
25. ABCDE 26. ABCDE 27. ABCDE 28. ABCDE 29. ABDE 30. ACDE 31. BCE 32. ABE
33. ABCDE 34. ABCE 35. ABCE 36. BCDE 37. ABCE 38. ACDE 39. ABCD 40. ABCE
41. ABCD 42. BCDE 43. ABC 44. ABDE 45. BCDE 46. ABCD 47. ABCD 48. AE
49. ABCD 50. ABCE 51. ACDE 52. ABCDE 53. ACE 54. ABCE 55. ABCDE 56. ABDE
57. ABCDE 58. ABE 59. ABDE 60. ABDE 61. ABCDE 62. CD 63. BCDE 64. ABCD
65. ABCDE 66. ACD 67. ABDE 68. ABCDE 69. ABCDE 70. ABCD 71. ABDE 72. ABCDE
73. ABCD 74. ACD 75. ABCDE 76. DE 77. ABCDE 78. BCD 79. BCDE 80. BCE 81. AC
82. ABCD 83. AB 84. BCDE 85. ABCD 86. ABC 87. CE 88. AB 89. BD 90. ABCDE
91. ABDE 92. CD 93. CD 94. ACD 95. ABDE 96. ABDE 97. ABDE 98. ACDE

99. ABCD　100. BCDE　101. ACD　102. DE　103. AD　104. ADE　105. AC　106. ABCDE
107. CDE　108. ABCDE　109. BE　110. ABDE　111. ABC　112. ABCDE　113. ABCDE
114. BCE　115. ABCD　116. ABCDE　117. ABCD　118. ABCDE　119. ABCE　120. ABCDE
121. ABCD　122. ABCDE　123. ABCDE　124. ACDE　125. BCDE　126. BCE　127. ABCD
128. ABCD　129. ABDE　130. AE　131. ABCDE　132. CE　133. BC　134. ABCDE　135. ABCD
136. BD　137. ABC

三、共干题

1. B　2. B　3. C　4. A　5. B　6. A　7. A　8. D　9. B　10. B　11. D　12. D　13. B　14. B
15. A　16. C　17. A　18. A　19. B　20. A　21. C　22. B　23. C　24. B　25. A　26. B　27. B
28. D　29. B　30. D

第七章 医学影像设备模拟试题

一、最佳选择题

1. CT 机将电信号转变为数字信号的器件是 （ ）
   A. 探测器
   B. 准直器
   C. 陈列处理机
   D. A/D 转换器
   E. D/A 转换器

2. 下列对应关系中，错误的是 （ ）
   A. kV—X 线强度
   B. K—胶片对比度
   C. D—光学密度
   D. D_{max}—胶片最大密度
   E. γ—胶片反差系数

3. CT 扫描与常规 X 线体层摄影比较，根本的区别是 （ ）
   A. 受检者受射线量的多少
   B. 可获得冠状面、矢状面图像
   C. 空间分辨率高低
   D. 无层面外组织的重叠
   E. 显示范围大小

4. 有关准直器的论述，错误的是 （ ）
   A. 准直器窗口呈狭缝状态
   B. 准直器位于 X 线管窗口前端
   C. 准直器狭缝宽度决定扫描层厚
   D. 准直器狭缝宽度决定扫描层距
   E. 准直器狭缝宽度决定线束宽度

5. CT 用 X 线管的突出特点是 （ ）
   A. 与常规 X 线管结构相同
   B. 外形尺寸比常规 X 线管大得多
   C. 不使用固定阳极 X 线管
   D. 额定功率比常规 X 线管大
   E. 只有单一小焦点

6. 将射线能量转换为可供记录的电信号的装置是 （ ）
   A. 滤过器
   B. 探测器
   C. 准直器
   D. A/D 转换器
   E. 显示器

7. CT 滤过器作用的关键在于 （ ）
   A. 吸收低能量 X 线
   B. 优化射线的能谱
   C. 减少受检者的照射剂量
   D. 使射线能量分布均匀
   E. 变成近似单一的硬射线

8. 因探测器灵敏度不一致，采集系统故障造成的伪影形态为 （ ）
   A. 移动条纹伪影
   B. 放射状伪影
   C. 模糊伪影
   D. 帽状伪影
   E. 环状伪影

9. 阳极靶面材料应具备的条件是 （ ）
   A. 原子序数高，密度高
   B. 原子序数高，熔点低
   C. 原子序数低，熔点高
   D. 原子序数低，熔点低

E. 原子序数高,熔点高

10. 下列哪项不是影像增强器输入屏的结构　　　　　　　　　　　　　　（　　）
    A. 铝基板　　　　　　　　　　B. 荧光体层
    C. 隔离层　　　　　　　　　　D. 保护层
    E. 光电面

11. 关于栅比的说法,正确的是　　　　　　　　　　　　　　　　　　　（　　）
    A. 栅板铅条高度与栅条之间的间隙之比
    B. 栅板铅条高度与栅条宽度之比
    C. 栅板铅条高度与栅条数之比
    D. 每厘米范围内铅条的数量
    E. 栅条宽度与栅板铅条高度之比

12. 下列哪项不是 CT 机的结构　　　　　　　　　　　　　　　　　　　（　　）
    A. 扫描架　　　　　　　　　　B. 扫描床
    C. 电器柜　　　　　　　　　　D. 控制台
    E. 激光相机

13. 下列哪项不是永磁型磁共振的优点　　　　　　　　　　　　　　　　（　　）
    A. 场强高　　　　　　　　　　B. 开放性能好
    C. 造价低　　　　　　　　　　D. 检查舒适
    E. 运行成本低

14. 下列哪项不是 CR 系统的主要结构　　　　　　　　　　　　　　　　（　　）
    A. 扫描仪　　　　　　　　　　B. 后处理工作站
    C. 成像板　　　　　　　　　　D. 控制台
    E. 摄片机

15. 下列哪项不是 IP 的组成部分　　　　　　　　　　　　　　　　　　（　　）
    A. 保护层　　　　　　　　　　B. 荧光层
    C. 支持层　　　　　　　　　　D. 电介层
    E. 背衬层

16. 固定阳极 X 线管的倾斜角一般为　　　　　　　　　　　　　　　　（　　）
    A. 15°　　　B. 20°　　　C. 22°　　　D. 25°　　　E. 30°

17. X 线管内的真空度保持在　　　　　　　　　　　　　　　　　　　　（　　）
    A. 133.3×10^{-4} Pa　　　　　B. 1.333×10^{-6} Pa
    C. 1.333×10^{-4} Pa　　　　　D. 133.3×10^{-6} Pa
    E. 13.33×10^{-6} Pa

18. 旋转阳极相对于固定阳极的优点是　　　　　　　　　　　　　　　　（　　）
    A. 焦点小、功率小　　　　　　B. 焦点小、功率大
    C. 焦点大、功率小　　　　　　D. 焦点大、功率大
    E. 焦点小、功率不变

19. 关于焦点的描述,不正确的是　　　　　　　　　　　　　　　　　　（　　）
    A. 有效焦点在不同投影方向上形状和大小均不同

B. 有效焦点越小，成像质量越好

C. 实际焦点越小，输出功率越大

D. 实际焦点面积要大于有效焦点面积

E. 旋转阳极管阳极倾斜角一般在12°～19°。

20. X线发生装置输出高压波形的稳定性取决于　　　　　　　　　　　　　　　（　　）

  A. 电源　　　　　　　　　　　　B. 高压发生器

  C. 高压控制　　　　　　　　　　D. 整流方式

  E. X线管

21. 旋转阳极启动与保护装置，不包括　　　　　　　　　　　　　　　　　　　（　　）

  A. 启动装置　　　　　　　　　　B. 延时保护

  C. 保护装置　　　　　　　　　　D. 容量保护

  E. 阳极制动

22. 医用X线机对接地电阻的要求是　　　　　　　　　　　　　　　　　　　　（　　）

  A. <2Ω　　B. <3Ω　　C. <4Ω　　D. <6Ω　　E. <8Ω

23. 关于X线机带电视透视装置遮线器的描述，不正确的是　　　　　　　　　　（　　）

  A. 简易遮线器—透视装置　　　　B. 圆形遮线器—数字胃肠机

  C. 手动遮线器—摄影X线机　　　D. 电动遮线器—透视装置

  E. 全自动遮线器—透视装置

24. 滤线栅板的厚度一般为　　　　　　　　　　　　　　　　　　　　　　　　（　　）

  A. 3～6 mm　　　　　　　　　　B. 3～5 mm

  C. 2～6 mm　　　　　　　　　　D. 2～5 mm

  E. 2～4 mm

25. X线影像增强器将X线转换成　　　　　　　　　　　　　　　　　　　　　（　　）

  A. γ射线　　　　　　　　　　　B. 紫外线

  C. 可见光　　　　　　　　　　　D. 红外线

  E. α射线

26. 中档CT的X线管阳极热容量为　　　　　　　　　　　　　　　　　　　　（　　）

  A. 6～7 MHU　　　　　　　　　　B. 3～6 MHU

  C. 3～5 MHU　　　　　　　　　　D. 2～3 MHU

  E. 1～3 MHU

27. 乳腺摄影X线机阳极靶面的物质是　　　　　　　　　　　　　　　　　　　（　　）

  A. 钨　　B. 钼　　C. 硒　　D. 铅　　E. 铼

28. 逆变式X线机体积小的原因是　　　　　　　　　　　　　　　　　　　　　（　　）

  A. 频率提高　　　　　　　　　　B. 曝光时间缩短

  C. 管电压升高　　　　　　　　　D. 管电流加大

  E. 功率降低

29. 关于灯丝变压器的说法，错误的是　　　　　　　　　　　　　　　　　　　（　　）

  A. 1台X线机一般有两个灯丝变压器

  B. 灯丝变压器是降压变压器

C. 灯丝变压器的初、次级绝缘要求高
D. 灯丝变压器的次级电压低,对地电压也低
E. X 线管工作时,灯丝变压器必须先工作

30. 关于滤线器的说法,错误的是 （　）
A. 滤线器的核心部件是滤线栅板
B. 活动滤线器其栅板活动的时间要维持 10 秒以上
C. 栅焦距应在规定的范围内,否则产生切割效应
D. 滤线栅的栅比越大,吸收散射线的能力越强
E. 滤线栅的栅比是指铅条的高度与其宽度之比

31. 下列哪项不是影像增强管的供电参数 （　）
A. 灯丝电压　　　　　　　　B. 光电阴极电压
C. 聚焦电压　　　　　　　　D. 阳极电压
E. 辅助阳极电压

32. 我国的电视标准将一幅图像分成 （　）
A. 625 行、25 帧　　　　　　B. 312.5 行、50 帧
C. 1 024 行、25 帧　　　　　D. 1 024 行、50 帧
E. 2 049 行、100 帧

33. 下列哪项不是永磁型磁体的优点 （　）
A. 造价低　　　　　　　　　B. 运行成本低
C. 对温度不敏感　　　　　　D. 整机故障率低
E. 磁场发散少

34. 关于 X 线管特性的描述,错误的是 （　）
A. 阳极特性曲线是管电压与管电流的关系曲线
B. 阴极灯丝在确定加热温度下,单位时间内从灯丝发射出来的电子数量基本恒定
C. 随着管电压的增加,管电流增加,到达一定管电压后管电流基本趋于稳定
D. X 线管的实际阳极特性曲线严重偏离理论曲线的一个重要原因是空间电荷的影响
E. 若要获得同一管电流,所需灯丝加热电流在较高电压时比在较低管电压时低

35. 电子束 CT 属于 （　）
A. 第一代 CT　　　　　　　B. 第二代 CT
C. 第三代 CT　　　　　　　D. 第四代 CT
E. 第五代 CT

36. 高压电缆的哪层结构能消除绝缘层与金属屏蔽之间的静电作用 （　）
A. 导电芯线　　　　　　　　B. 高压绝缘层
C. 半导体层　　　　　　　　D. 金属屏蔽层
E. 保护层

37. 下列哪项不是 CT 辐射的特点 （　）
A. CT 检查为窄束 X 线,较宽束 X 线散射线少
B. CT 检查用的管电压一般在 120 kV 以上,产生的 X 线波长短,线质硬,穿透性大,

吸收量少

C. CT检查用的辐射转换介质为灵敏度很高的探测器,不仅X线能量损失少,而且还有放大作用

D. CT检查为窄束射线,辐射面积小,辐射剂量较常规X线检查小

E. CT机X线管的滤过大,波长较长的软X线被吸收了,几乎被看做单能射线,减少了软射线对皮肤的损伤

38. 关于X线管参数的描述,错误的是　　　　　　　　　　　　　　　　　　(　　)

A. 阳极热容量说明X线管连续使用下阳极的热量积累的最大允许值

B. X线管的容量是指多次序列曝光热量积累的承受能力

C. X线管的最大散热率是指当阳极热容量达到最大时,其单位时间内传导给周围介质热量的最大值

D. 最高管电压是指允许加于X线管两极间的最高管电压峰值

E. 最大灯丝电流是指通过灯丝的最大安全电流

39. 关于X线接地的叙述,错误的是　　　　　　　　　　　　　　　　　　　(　　)

A. 高压次级中心必须接地,可降低高压部件的绝缘要求

B. 设备不带电金属外壳可不接地

C. 要定期检查接地装置的可靠性

D. 接地电阻要求小于4 Ω

E. 接地干线线径不小于16 mm^2

40. 空间电荷补偿的目的是　　　　　　　　　　　　　　　　　　　　　　(　　)

A. 稳定管电压　　　　　　　　　　B. 稳定管电流

C. 稳定灯丝电流　　　　　　　　　D. 稳定旋转阳极

E. 稳定焦点大小

41. 关于X线管容量的说法,错误的是　　　　　　　　　　　　　　　　　　(　　)

A. 容量是指X线管所能承受的最大负荷量

B. 容量与设备高压整流方式和曝光时间有关

C. 固定阳极X线管的代表容量是指单相全波整流电路中,曝光时间为1秒时,所能承受的最大负荷

D. 旋转阳极X线管的代表容量是指在三相六管全波整流电路中,曝光时间为0.1秒时,所能承受的最大负荷

E. X线管容量与管电压的有效值、管电流的有效值呈正比

42. 固定阳极用钨作靶面材料是因为　　　　　　　　　　　　　　　　　　(　　)

A. 发射X线多　　　　　　　　　　B. 发射电子多

C. 熔点较高　　　　　　　　　　　D. 导热率高

E. 强度高

43. 关于X线管壳应具备的条件的叙述,错误的是　　　　　　　　　　　　　(　　)

A. 良好的绝缘性　　　　　　　　　B. 较高的机械强度

C. 热膨胀系数小　　　　　　　　　D. 加工容易,能与金属焊接

E. 吸收X线多

44. 关于CT机X线高压发生系统的说法,正确的是 （　　）
     A. CT机X线发生系统由高压发生装置和X线管组成
     B. X线系统高压一般在80~120 kV之间可调,高档机可达140 kV
     C. 早期CT使用四极管稳定高压,现在采用高频逆变式高压发生器
     D. CT用X线球管有大小两个焦点,供普通扫描和高分辨扫描使用
     E. 仅有前准直的CT由前准直决定层厚,同时具有后准直CT,由后准直决定层厚

45. 探测器的用途是 （　　）
     A. 探测受检者位置的准确性
     B. 探测透过人体的X线光子并将其转换成电信号
     C. 将模拟信号转换为数字信号
     D. 探测扫描时有无散射线
     E. 将微弱的电流进行放大

46. 关于准直器的描述,错误的是 （　　）
     A. 准直器窗口位于X线管窗口前方,呈狭缝状态
     B. 准直器由高密度金属制成
     C. 具有后准直器的CT,由后准直器决定层厚
     D. 单层螺旋CT,扇形X线束厚度不能决定扫描层厚
     E. 遮挡无用射线,形成扇形X线束

47. CT机的构成中不包括 （　　）
     A. X线发生系统　　　　　　B. 数据采集系统
     C. 射频线圈　　　　　　　　D. 计算机与图像重建系统
     E. 工作站

48. CT机X线发生系统,不包括 （　　）
     A. 高压发生器　　　　　　　B. X线管
     C. 准直器　　　　　　　　　D. 探测器
     E. 滤过器

49. 关于CT扫描架的叙述,错误的是 （　　）
     A. 扫描架分为固定部分和转动部分
     B. X线管在固定部分
     C. 低压滑环方式的高压发生器在转动部分
     D. 固定部分设转动驱动装置
     E. 扫描架中间开有扫描孔

50. 对于CT扫描床的要求,错误的是 （　　）
     A. 透X线性能好,多由碳素纤维增强塑料制成
     B. 要有边框,承重能力强
     C. 定位精度达0.25 mm,要求定位准确,重复性好
     D. 床面行程,要有较大活动范围
     E. 要有升降功能

51. 关于CT的说法,错误的是 （　　）

A. CT 扫描方式分为螺旋 CT 和非螺旋 CT
B. 螺旋 CT 滑环技术有两种:高压滑环和低压滑环
C. 螺距的大小影响图像的质量
D. 螺距小于 1 时,重建使用数据量小于非螺旋 CT,图像质量下降
E. 电子束 CT 和多层螺旋 CT 都可进行心脏扫描

52. 关于 MRI,根据磁体类型分类,错误的是 （ ）
    A. 永磁型　　　　　　　　　　B. 常导型
    C. 超导型　　　　　　　　　　D. 混合型
    E. 开放型

53. MRI 射频线圈按作用分类,不包括 （ ）
    A. 全容积线圈　　　　　　　　B. 表面线圈
    C. 相控阵线圈　　　　　　　　D. 体腔内线圈
    E. 发射线圈

54. 在按绕组形式分类的射频线圈中,目前广泛应用的是 （ ）
    A. 亥姆霍兹线圈　　　　　　　B. 螺旋管线圈
    C. 四线结构线圈　　　　　　　D. STR 线圈
    E. 鸟笼式线圈

55. DR 根据探测器的分类,不包括 （ ）
    A. 非晶硒平板型　　　　　　　B. 非晶硅平板型
    C. 多丝正比室扫描型　　　　　D. CCD 摄像机型
    E. 光电转换型

56. 采用 360°固定探测器的是属于 （ ）
    A. 第一代 CT　　　　　　　　B. 第二代 CT
    C. 第三代 CT　　　　　　　　D. 第四代 CT
    E. 第五代 CT

57. 与重建时间无关的是 （ ）
    A. 重建算法　　　　　　　　　B. 运动伪影
    C. 阵列处理器运算速度　　　　D. 重建矩阵
    E. 内存配置

58. 阳极靶面材料应具备的条件,不包括 （ ）
    A. 原子序数高　　　　　　　　B. 熔点高
    C. 金属蒸发率低　　　　　　　D. X 线发生效率高
    E. 硬度大

59. X 线影像增强管输入屏,不包括 （ ）
    A. 荧光体层　　　　　　　　　B. 玻璃层
    C. 光电面　　　　　　　　　　D. 铝基板
    E. 隔离层

60. CT 扫描架扫描孔径为 （ ）
    A. 500～550 mm　　　　　　　B. 550～600 mm

C. 600～650 mm   D. 650～700 mm
E. 700～750 mm

61. 关于螺距的说法,错误的是   （   ）
  A. 螺距是一个无量纲的比值
  B. 螺距大小影响到图像质量
  C. 螺距是指扫描转动部分旋转1周期间扫描床带动受检者移动的距离与扫描层厚之比
  D. 螺距等于1时,重建使用的数据量与非螺旋扫描持平
  E. 螺距大于1时,重建使用的数据量小于非螺旋扫描,图像质量下降

62. 关于CT探测器的说法,正确的是   （   ）
  A. 探测器用于探测透过人体的X线光子并将其转换成数字信号
  B. 探测器类型主要有晶体探测器和固体探测器
  C. 单层螺旋CT具有一排紧密排列的探测单元,单元数一般在300～500间
  D. 16层螺旋CT的探测器是16～32排探测器组成的探测单元阵列,每排宽度0.5 mm
  E. 探测器阵列由一定数量的探测单元、以焦点为圆心的弧度排列。探测单元的数目越大,每次采集的数据量越大

63. 关于永磁型磁体的说法,错误的是   （   ）
  A. 永磁型磁体的磁场强度一般不会超过0.45 T
  B. 永磁型磁体对温度变化非常敏感
  C. 永磁型磁体可应用于磁共振介入治疗和磁共振引导的介入手术中
  D. 永磁型磁体的运行成本低、整机故障率低
  E. 需要恒温恒湿空调系统将磁体间内温度或磁体本身的温度变化严格控制在±2℃之内

64. 磁共振梯度系统的组成,不包括   （   ）
  A. 梯度线圈   B. 模数转换器
  C. 梯度控制器   D. 梯度放大器
  E. 梯度冷却系统

65. CR后处理工作站高分辨率显示器分辨率为   （   ）
  A. 1～3 MB   B. 2～5 MB
  C. 3～7 MB   D. 4～8 MB
  E. 5～10 MB

66. 平板型探测器的技术参数,错误的是   （   ）
  A. 空间分辨率:2.5～3.6 LP/mm   B. 工作温度:10～30℃
  C. 有效面积:36 cm×43 cm   D. 密度分比率:16 bit
  E. 像素尺寸:139～200 μm

67. 关于固定阳极X线管阳极的结构组成,正确的是   （   ）
  A. 阳极头、阳极柄、阳极帽   B. 靶面、阳极柄、阳极帽
  C. 阳极头、转子、阳极帽   D. 靶面、转子、阳极帽

E. 靶面、钼杆、阳极帽

68. 不属于高压部件的是 （ ）
    A. 高压变压器　　　　　　　　B. 灯丝变压器
    C. 高压交换闸　　　　　　　　D. 高压接触器
    E. 高压电缆

69. 单相全波整流 X 线机,高压整流器的个数是 （ ）
    A. 2　　　B. 4　　　C. 6　　　D. 8　　　E. 12

70. 改变管电流大小的方法一般是 （ ）
    A. 调节灯丝初级电路中的电阻　　B. 调节电源电压
    C. 调节稳压器的输入电压　　　　D. 调节稳压器的输出电压
    E. 调节管电压

71. 关于高压电缆的叙述,错误的是 （ ）
    A. 输送高压
    B. 输送灯丝加热电压
    C. 阳极侧的电缆与阴极侧相同
    D. 阳极侧的电缆与阴极侧电缆在任何时候不能互换使用
    E. 双焦点 X 线选用三芯高压电缆

72. 旋转阳极启动的定子线圈安装在 （ ）
    A. 控制台内　　　　　　　　　B. 球管内的阳极端
    C. 球管内的阴极端　　　　　　D. 高压发生器内
    E. 管套中央部

73. 滑环式 CT 与传统 CT 比较,改变的是 （ ）
    A. X 线曝光方式　　　　　　　B. 数据采集方式
    C. 图像重建方式　　　　　　　D. 图像显示方式
    E. 运动方式

74. 与常规 CT 扫描相比,螺旋 CT 扫描的最大优点是 （ ）
    A. 扫描速度快　　　　　　　　B. 连续旋转
    C. X 线管容量大　　　　　　　D. 容积扫描
    E. 储存量大

75. 下列不是乳腺 X 线机构成的是 （ ）
    A. 信息传输及储存系统　　　　B. 影像检出系统
    C. 专用支架　　　　　　　　　D. 辅助系统
    E. X 线发生系统

76. 若管电压为 100 kVp,则高压电缆对地电压为 （ ）
    A. 50 kVp　　　　　　　　　　B. 60 kVp
    C. 80 kVp　　　　　　　　　　D. 100 kVp
    E. 200 kVp

77. X 线管管套的功能,不包括 （ ）
    A. 射线防护　　　　　　　　　B. 防电击

C. 散热
D. 放置X线管的容器
E. 限定X线的照射视野

78. 下列不属于X线管电参数的是 （ ）
A. 最高管电压
B. 最大管电流
C. 最长曝光时间
D. 最大允许功率
E. 有效焦点尺寸

79. 供给X线管的能量,有百分之多少转换成X线 （ ）
A. 小于1% B. 4% C. 10% D. 85% E. 99%

80. MRI射频系统的部件,不包括 （ ）
A. 射频发射器
B. 高压发生器
C. 功率放大器
D. 发射线圈
E. 接收线圈

81. 下列物质可用做滤线栅板填充物的是 （ ）
A. 钨 B. 铝 C. 锌 D. 铜 E. 铁

82. 对乳腺摄影应用管电压的范围是 （ ）
A. 10~15 kV
B. 20~40 kV
C. 45~55 kV
D. 50~60 kV
E. 100~120 kV

83. 螺旋CT技术的实现主要是采用了 （ ）
A. 滑环与电刷技术
B. 电缆与高压发生器技术
C. 球管与准直器技术
D. 信号放大技术
E. 图像处理技术

84. 多层螺旋CT对X线球管的要求,最关键的是 （ ）
A. 旋转速度
B. 外形尺寸
C. 焦点大小
D. 阳极热容量大
E. 冷却方式

85. 永磁型磁共振系统的优点是 （ ）
A. 信号强度大
B. 可以进行功能磁共振
C. 采集时间短
D. 高空间分辨率
E. 可设计为开放性磁体

86. 关于CT扫描技术参数的说法,错误的是 （ ）
A. 扫描时间延长,可增加对比度分辨率
B. 重建矩阵大小影响图像空间分辨率
C. 空间分辨率又称低对比分辨率
D. 密度分辨率又称对比度分辨率
E. 空间分辨率是指在密度对比大于10%的情况下,能鉴别细微结构的能力

87. 关于MRI设备分类的说法,错误的是 （ ）
A. 低场MRI为0.1~0.5 T
B. 中场MRI为0.6~1 T
C. 高场MRI为1.5~2 T
D. 高场MRI为1.5~3 T

E. 超高场MRI为3 T及以上

88. 关于MRI磁体系统的描述,错误的是　　　　　　　　　　　　　　　(　　)
    A. 永磁型磁场强度一般不超过0.45 T
    B. 永磁型磁体对温度变化不敏感
    C. 常导型磁体是用线圈中的恒定电流产生静磁场,功耗较大
    D. 超导型磁体的优点是高场强、高稳定性和高磁场均匀性
    E. 超导磁体的工作温度为4.2 K

89. 关于CR成像板的描述,错误的是　　　　　　　　　　　　　　　(　　)
    A. IP是记录信息的载体
    B. IP由保护层、荧光层、支持层和背衬层组成
    C. IP用于存储图像数据
    D. 荧光层受到激光照射时释放出与初次激发所接受的信息相对应的荧光,称为光激发发光
    E. IP记录的信息为潜影信息

90. 符合钼靶X线管特点的是　　　　　　　　　　　　　　　　　　　(　　)
    A. 功率大　　　　　　　　　　　B. 焦点小
    C. 几何尺寸大　　　　　　　　　D. 焦点大
    E. 管壳的射线输出部位使用铅窗

91. 旋转阳极X线管,阳极旋转的目的在于　　　　　　　　　　　　　(　　)
    A. 提高X线质
    B. 提高X线量
    C. 降低阳极效应
    D. 提高负荷
    E. 使单位面积阳极靶面受热减少,增大管球功率,减小焦点

92. 管套的最大冷却率为500 HU/s,在单相全波高压电缆短于6 m,100 kV下的连续允许负荷为　　　　　　　　　　　　　　　　　　　　　　　　　　　(　　)
    A. 0.5 mA　　B. 5 mA　　C. 50 mA　　D. 3.7 mA　　E. 37 mA

93. 关于增强管原理的叙述,错误的是　　　　　　　　　　　　　　　(　　)
    A. 增强器的增益由缩小增益和流量增益形成
    B. 总增益一般在$10^3 \sim 10^4$
    C. 增强器的总增益等于缩小增益和流量增益的和
    D. 增强器的总增益等于缩小增益和流量增益的乘积
    E. 缩小增益=输入屏有效面积/输出屏有效面积

94. 关于灯丝变压器的描述,错误的是　　　　　　　　　　　　　　　(　　)
    A. 灯丝变压器的次级与高压电路连接
    B. 初、次级之间要有适合高压环境的绝缘
    C. 灯丝变压器浸泡在高压发生器绝缘油箱内
    D. X线管一般设有两个灯丝变压器
    E. X线管工作时,先施加高压后灯丝开始加热

95. 下列属于X线管电参数的是 ( )
   A. 有效焦点尺寸
   B. 最大允许功率
   C. 阳极转速
   D. 阳极靶面倾角
   E. 管壁的滤过当量

96. 关于阳极靶面应具备的条件,说法错误的是 ( )
   A. 原子序数高
   B. 金属蒸发率低
   C. 熔点低
   D. 导电率高
   E. 热传导率高

97. 关于高压变压器特点的叙述,错误的是 ( )
   A. 变压比大
   B. 瞬间负荷功率大
   C. 工作时间短
   D. 初级采用中心接地
   E. 初级电流大,次级电流小

98. X线机的接地干线线径应不小于 ( )
   A. 8 mm^2
   B. 10 mm^2
   C. 12 mm^2
   D. 16 mm^2
   E. 18 mm^2

99. 关于X线管灯丝发射特性曲线的描述,正确的是 ( )
   A. 管电流在某恒定值下,管电压与灯丝加热电流的关系曲线
   B. 在不同管电压下,管电流与灯丝加热电流的关系曲线
   C. 在不同管电流下,管电压与灯丝加热电流的关系曲线
   D. 灯丝加热电压在某恒定值下,管电压与管电流的关系曲线
   E. 管电压在某恒定值下,管电流与灯丝加热电流的关系曲线

100. CT设备中,用于决定扫描层厚度的装置是 ( )
   A. 探测器
   B. 准直器
   C. 滤线器
   D. 滤过器
   E. 采集控制器

101. CT的数据测量装置,不包括 ( )
   A. 前置放大器
   B. 对数放大器
   C. 数/模转换器
   D. 模/数转换器
   E. 数字数据传输

102. 关于探测器的叙述,错误的是 ( )
   A. 探测器主要有气体探测器和固体探测器两种类型
   B. 气体探测器,电离室间的小孔可以保证气压一致,有较好的性能一致性
   C. 主要用于探测透过人体的X线光子,并将其转换为模拟信号
   D. 固体探测器对X线的吸收率高、光电转换率高
   E. 探测器阵列中,探测器单元的数目越大,采集的数据量就越大

103. IP的动态范围应在 ( )
   A. $1\sim10^2$ B. $1\sim10^3$ C. $1\sim10^4$ D. $1\sim10^5$ E. $1\sim10^6$

104. 目前平板液晶显示器一般采用 ( )

A. 热阴极荧光管 B. 冷阴极荧光管
C. 发光二极管 D. 点状光源
E. 有机电致发光片

105. 决定 CT 机连续工作时间的关键指标是 （ ）
A. X 线管容量 B. X 线管阳极热容量
C. 存储容量 D. 重建速度
E. 扫描速度

106. 一次负荷的安全性是指 X 线管的 （ ）
A. 容量 B. 散热率
C. 热容量 D. 阳极热容量
E. 最高管电压

107. 关于 X 线管焦点的叙述，错误的是 （ ）
A. 发射电子经聚焦后，在阳极靶面上的实际撞击面积称为实际焦点
B. 实际焦点在空间各个方向上的投影称为有效焦点
C. 有效焦点越小，成像质量越好
D. 实际焦点面积一般大于有效焦点面积
E. 在管电压较高，管电流较小的情况下，有效焦点有变大的倾向

108. 关于 X 线影像增强器，错误的是 （ ）
A. 输入屏把 X 线像转换成可见光像
B. 光电阴极转换成电子像
C. 光电子在管内加速、聚焦电场的作用下，在输出屏形成放大的电子像
D. 输出屏将电子像转换成可见光像
E. 增强管的增益包括缩小增益和流量增益

109. 关于 CT 的分类说法错误的是 （ ）
A. 第一、二代 CT 扫描方式是平移＋旋转扫描方式
B. 第三代 CT 扫描方式为旋转/旋转扫描方式
C. 第四代 CT 扫描方式为仅有 X 线管的旋转运动
D. 第五代 CT 为电子束 CT
E. 螺旋 CT 使用的是第四代 CT 扫描方式

110. CT 机将锥形 X 线束转化为扇形 X 线束的是 （ ）
A. 滤过器 B. 前准直器
C. X 线管窗口 D. 探测器
E. 后准直器

111. 关于 CT 准直器作用的论述，错误的是 （ ）
A. 决定扫描层厚 B. 将锥形 X 线束转化为扇形 X 线束
C. 决定扫描像素的大小 D. 消除散射线的干扰
E. 减少受检者受辐射的剂量

112. 属于 DR 成像直接转换方式的部件是 （ ）
A. 成像板 B. 增感屏

  C. 非晶硒平板探测器　　　　　　　D. 碘化铯＋非晶硅探测器
  E. 闪烁体＋CCD 摄像机阵列

113. CT 设备硬件的基本结构,不包括 （　　）
  A. 扫描机架系统　　　　　　　　　B. 扫描检查床
  C. X 线管及数据收集系统　　　　　D. 计算机及阵列处理机
  E. 激光相机

114. 扫描时探测器不动,只有球管旋转的 CT 机属于 （　　）
  A. 第一代 CT　　　　　　　　　　　B. 第二代 CT
  C. 第三代 CT　　　　　　　　　　　D. 第四代 CT
  E. 第五代 CT

115. 液晶显示器的关键部件为 （　　）
  A. 阴极射线管　　　　　　　　　　B. 液晶面板
  C. 液晶分子　　　　　　　　　　　D. 背光光源
  E. 偏转装置

116. 度量医用显示器密度分辨率的是 （　　）
  A. 离散像素数　　　　　　　　　　B. 可寻址像素数
  C. 可寻址灰阶数　　　　　　　　　D. 离散灰阶级总数
  E. 离散光通量

117. 医用 CRT 显示器中阴极射线管的主要组成部分为 （　　）
  A. 高压嘴　　　　　　　　　　　　B. 灯丝
  C. 偏转装置　　　　　　　　　　　D. 荧光屏
  E. 电子枪

118. 乳腺数字摄影 X 线机摄影系统用平板探测器替代 （　　）
  A. 滤线器　　　　　　　　　　　　B. 暗盒仓
  C. 摄影平台　　　　　　　　　　　D. 压迫器
  E. 胶片盒

119. 下列不是非晶硒平板探测器结构的是 （　　）
  A. 探测器单元阵列部分　　　　　　B. 碘化铯闪烁体层部分
  C. 数字影像传输部分　　　　　　　D. X 线转换介质部分
  E. 高速信号处理部分

120. 固定阳极与旋转阳极 X 线管相比,其缺点是 （　　）
  A. 焦点小,功率大　　　　　　　　　B. 焦点小,功率小
  C. 焦点大,功率大　　　　　　　　　D. 焦点大,功率小
  E. 焦点与功率不变

121. 高压电缆由内向外分为 （　　）
  A. 导电线芯、金属屏蔽层、半导体层、高压绝缘层、保护层
  B. 导电芯线、半导体层、高压绝缘层、金属屏蔽层、保护层
  C. 导电芯线、高压绝缘层、金属屏蔽层、半导体层、保护层
  D. 导电芯线、高压绝缘层、半导体层、金属屏蔽层、保护层

E. 导电芯线、半导体层、高压绝缘层、保护层、金属屏蔽层

122. 关于CT探测器的描述，不正确的是 （   ）
    A. 固体探测器对X线的吸收率高、光电转换率高，但温度稳定性差些
    B. 气体探测器常使用高压氙气电离室
    C. 探测器采集通道数一般情况下应大于探测器的排数
    D. 探测器由一定数量的探测单元以焦点为圆心的弧形排列
    E. 每一采集通道的单元数与探测单元一一对应

123. 关于MR射频线圈的描述，不正确的是 （   ）
    A. 射频线圈既是发生磁共振的激励源，又是磁共振信号的探测器
    B. 相控阵线圈是由2个以上的小线圈或线圈单元组成的线圈阵列
    C. MRI中射频脉冲只有90°和180°两种
    D. 射频线圈按功能分，可分为发射/接收两用线圈以及接收线圈
    E. 磁共振信号只有微伏（μV）的数量级，因而其接收系统的灵敏度、放大倍数、抗干扰能力要非常高

124. 下列属于CR影像读取装置工作流程的是 （   ）
    A. 影像的谐调处理
    B. 影像的空间频率处理
    C. 登记受检者的基本信息
    D. IP的荧光体被第2次"光激发发光"（PSL）
    E. 图像预览、图像预处理

125. 固定阳极的阳极帽主要作用是 （   ）
    A. 保护阳极   B. 吸收二次电子和散射线
    C. 增加有效靶面   D. 增加X线有效计量
    E. 散热

126. 透视时旋转阳极可以不启动，其条件是有效焦点面积 （   ）
    A. 大于0.2   B. 大于0.3
    C. 小于0.3   D. 小于0.25
    E. 小于0.2

127. 栅控X线管多用于心血管X线机，是因为 （   ）
    A. 栅控X线管产生的X线能量大
    B. 栅控X线管产生的X线时刻准确，波形理想
    C. 栅控X线管产生的X散射线少
    D. 栅控X线管功率大
    E. 栅控X线管性能稳定

128. 下列对X线管散热方式的说法，不正确的是 （   ）
    A. 密封管套，自然散热—口腔专用机采用
    B. 密封管套，风扇散热—胃肠机使用
    C. 闭路油循环风冷散热—CT机使用
    D. 闭路油循环风冷散热—乳腺机使用

E. 管套内冷水循环散热—高档 DSA 机使用

129. 对旋转阳极启动和保护装置的主要作用,正确的是 ( )
    A. 保护球管   B. 快速启动阳极
    C. 控制 X 线产生   D. 帮助散热
    E. 不让 X 管异常曝光

130. 不属于 X 线机高压部分的是 ( )
    A. 高压发生器   B. X 线球管
    C. 电源变压器   D. 灯丝变压器
    E. 高压整流器

131. 遮线器的功能是 ( )
    A. 吸收散射线   B. 提高 X 线量
    C. 屏蔽不必要的原发性射线   D. 提高图像分辨率
    E. 降低 X 线的能量

132. 滑环 CT 是指 ( )
    A. 转动部分的连续旋转 360°,并发生 X 线
    B. 转动部分的第一个 360°范围内发生 X 线,在下一个 360°范围内停止 X 线发生,球管回到起始位置
    C. 转动部分的第一个 360°范围内发生 X 线,在下一个 360°范围内停止 X 线发生,期间受检者可以休息
    D. 转动部分的第一个 360°范围内发生 X 线,在下一个 360°范围内停止 X 线发生,期间移动受检者换层
    E. 单纯的滑环 CT,一定程度上提高了检查速度,使用了较长时间

133. 高端机使用的高压发生器多为 ( )
    A. 干式高频逆变高压发生器   B. 油浸式高压发生器
    C. 逆变高压发生器   D. 四极管稳定高压发生器
    E. 中频逆变高压发生器

134. 对过滤器描述不正确的是 ( )
    A. 位于 X 线管套窗口前方,窗口与准直器之间
    B. 是由低原子序数物质制成的吸收体
    C. 是补偿 X 线硬化效应,避免测量误差
    D. 减少图像伪影
    E. 增加了 X 线的硬度及受检者的照射量

135. 气体探测器主要用的气体是 ( )
    A. 氦气   B. 氖气
    C. 氩气   D. 氙气
    E. 氮气

136. CT 机负责系统管理、人机对话的是 ( )
    A. 主计算机   B. 辅助计算机
    C. 重建计算机   D. 工作站

E. 信息登录系统

137. 工作站的主要功能是 （ ）
    A. 人机对话
    B. 扫描参数录入
    C. 图像后处理
    D. 图像数据储存
    E. 受检者信息的录入

138. CT图像的重建时间主要与下列哪项无关 （ ）
    A. 重建矩阵
    B. 计算机的配置
    C. 数据量大小
    D. 重建范围
    E. 显示器大小

139. 关于管电压的叙述，正确的是 （ ）
    A. 是指加于X线管两极间的最高有效值电压
    B. 是指加于X线管两极间的最高平均值电压
    C. 最高管电压与X线管的长度、形状、介质材料无关
    D. 管电压的单位是伏特
    E. 是加于X线管两端的峰值电压

140. X线机的辅助设备，不包括 （ ）
    A. 天、地轨
    B. 影像增强器
    C. X线电视
    D. 空间电荷抵偿器
    E. 体层床

141. 关于空间电荷抵偿器的作用，正确的是 （ ）
    A. 随管电流的变化，稳定管电压
    B. 随管电压的变化，稳定管电流
    C. 随管电流的变化，稳定电源电压
    D. 随管电压的变化，稳定管电压
    E. 随管电压的变化，稳定电源电压

142. 关于有效焦点大小的叙述，错误的是 （ ）
    A. 在像面的不同方位上实际焦点的投影
    B. 实际焦点在X线管长轴垂直方向上的投影
    C. 在X线管靶面下垂直方向上水平投影的大小
    D. 从灯丝正面发出的电子所形成的焦点
    E. 有效焦点为一矩形，大小为 $a \times b \sin\alpha$

143. 关于滤线栅使用注意事项的叙述，错误的是 （ ）
    A. 将滤线栅置于焦点和被照体之间
    B. 焦点到滤线栅的距离与栅焦距相等
    C. X线中心线对准滤线栅的中心
    D. 原射线投射方向与滤线栅铅条排列间隙平行
    E. 原发X线与滤线栅铅条平行

144. 与X线量无关的因素是 （ ）
    A. 管电流
    B. 管电压
    C. 给予X线管的电能
    D. 靶物质的原子序数
    E. X线管阳极、阴极间的距离

145. 靶面倾角是 X 线管的 （　　）
    A. 电参数　　　　　　　　　B. 结构参数
    C. 容量参数　　　　　　　　D. 极限参数
    E. 物理参数

146. X 线管放置较长时间再次使用前，需做的工作是 （　　）
    A. 冷高压实验　　　　　　　B. 老化训练
    C. 管电流测试　　　　　　　D. 管电压测试
    E. 空间电荷抵偿测试

147. X 线机中设置容量保护电路的目的是 （　　）
    A. 防止摄影时灯丝未加热而曝光，保护 X 线管
    B. 防止 X 线管过热状态下曝光，保护 X 线管
    C. 防止超热容量指标曝光，保护 X 线管
    D. 防止一次性超负荷曝光，保护 X 线管
    E. 防止一次性超负荷曝光，保护高压变压器

148. 关于旋转阳极 X 线管阳极的叙述，错误的是 （　　）
    A. 靶盘直径越大管容量越大
    B. 靶盘直径增大启动负荷不变
    C. 靶盘增加石墨层启动负荷增加
    D. 在未达到额定转速前，延长启动时间可提高转速
    E. 其 X 线发生效率与固定阳极管相同

149. 对 X 线机用高压变压器，错误的是 （　　）
    A. 次级中心接地点处电位为零
    B. 高压变压器上所标示的初级电压是指该变压器次级最大负荷时所对应的电压值
    C. 高压变压器浸泡在绝缘油中，提高了绝缘性能和散热性能
    D. 诊断用 X 线机高压变压器设计容量等于最大容量
    E. 高压变压器是升压变压器

150. 旋转阳极 X 线管套内主要包括 （　　）
    A. 灯丝变压器、高压变压器、X 线管
    B. 灯丝变压器、X 线管、高压交换闸
    C. 旋转阳极定子线圈、变压器油、X 线管、胀缩器
    D. X 线管、灯丝变压器、旋转阳极定子线圈
    E. 旋转阳极定子线圈、高压变压器、X 线管、胀缩器

151. 千伏补偿的目的是 （　　）
    A. 补偿电源电压的变化　　　B. 使电流不随电压变化
    C. 使电压表指示值与实际管电压一致　　D. 补偿电容电流对电流的影响
    E. 补偿电压对电容电流的影响

152. 关于 X 线管代表容量的叙述，不正确的是 （　　）
    A. 对固定阳极 X 线管，规定由单相全波整流电路供电，负载时间为 1 秒时的 X 线管容许负载为代表容量

B. 对旋转阳极 X 线管,规定由三相全波整流电路供电,负载时间为 0.1 秒时的 X 线管容许负载为代表容量

C. X 线管允许输入的最大功率与整流方式和曝光时间有关

D. 一定整流方式和一定曝光时间下 X 线管所能承受的最大负荷称作该 X 线管的额定容量

E. 对旋转阳极 X 线管,规定由三相全波整流电路供电,负载时间为 1 秒时的 X 线管容许负载为代表容量

153. 在旋转阳极 X 线管的使用注意事项中,可以不考虑的是　　　　　　　(　　)

A. 必须使阳极旋转,并达预定转速后方可曝光

B. 不能超负荷使用

C. 注意连续使用中的间歇时间

D. 透视时使用大焦点比小焦点节省机器

E. 连续透视中,应适当使旋转阳极启动几次,对 X 线管有利

154. 诊断用 X 线机出现下列故障时,还会产生 X 线的是　　　　　　　　　(　　)

A. X 线管灯丝断路　　　　　　　B. 高压变压器断路

C. X 线管焦点变形破损　　　　　D. X 线管阳极侧高压电缆未接触

E. 灯丝变压器断路

155. X 线管阳极焦点面损坏的原因,不包括　　　　　　　　　　　　　　(　　)

A. 超负荷使用。由于一次性过载或累积性过载,使 X 线管超过规格或热量累积过剩。冷却时间不足,致使焦点面熔化或部分蒸发

B. X 线管头散热能力降低

C. 旋转阳极 X 线管因某种原因在摄影时未转动就曝光

D. 运输或使用时受到剧烈震动

E. 旋转阳极 X 线管未达到额定转速就曝光

156. X 线管阴极是　　　　　　　　　　　　　　　　　　　　　　　　　(　　)

A. 电子发射器　　　　　　　　　B. 电子收集器

C. 靶面　　　　　　　　　　　　D. 二极管

E. X 线管窗口

157. X 线管灯丝电子的发射率决定于　　　　　　　　　　　　　　　　　(　　)

A. 曝光时间　　　　　　　　　　B. 焦点大小

C. 千伏数　　　　　　　　　　　D. 灯丝温度

E. 阳极特性

158. 不属于固定阳极 X 线管组成的是　　　　　　　　　　　　　　　　　(　　)

A. 轴承　　　　　　　　　　　　B. 靶面

C. 集射罩　　　　　　　　　　　D. 灯丝

E. 玻璃壳

159. 不属于 X 线管构造参数的是　　　　　　　　　　　　　　　　　　　(　　)

A. 阳极靶面倾斜角度　　　　　　B. 灯丝尺寸

C. 工作温度　　　　　　　　　　D. 最高管电压

E. 阳极转速

160. 下列不属于X线管电参数的有 （ ）
    A. 最高管电流
    B. 有效焦点尺寸
    C. 最长曝光时间
    D. 最高管电压
    E. 最大允许功率

161. 与X线机的输出无关的是 （ ）
    A. 灯丝电子加速电压
    B. X线管电流
    C. 照射时间
    D. 焦点大小
    E. 管电压

162. 旋转阳极管套与固定阳极管套的区别是在阳极端设置有 （ ）
    A. 高压插座
    B. 定子线圈和阳极端盖上设有三根接线柱
    C. 油温检测软件
    D. 膨胀器
    E. 散热器

163. 高压发生器的作用不包括 （ ）
    A. 产生并输出高压
    B. 产生并输出控制电路所需的各电压
    C. 产生并输出灯丝加热电压
    D. 完成X线管管位交换
    E. 完成对交流高压的整流

164. X线机上不常用的仪表有 （ ）
    A. 电源电压表
    B. 千伏表
    C. 安培表
    D. 毫安表
    E. 毫安秒表

165. 关于X线机基本组成的说法，错误的是 （ ）
    A. X线机主要由主机和外部设备组成
    B. X线管装置属于外部设备
    C. X线机控制台属于主机设备
    D. 影像增强系统属于外部设备
    E. 高压发生器属于主机设备

166. 若X线机可用220 V也可用380 V供电时，选380 V供电的原因是 （ ）
    A. 降低对电源容量的要求
    B. 降低对电源电压的要求
    C. 降低对电源频率的要求
    D. 降低对电源电阻的要求
    E. 降低对自耦变压器的要求

167. 滤线栅铅条会聚线到栅板的垂直距离称为 （ ）
    A. 栅焦距
    B. 栅比
    C. 栅密度
    D. 栅距
    E. 周长

168. X线管套内绝缘油的作用是 （ ）
    A. 润滑
    B. 防锈
    C. 绝缘和散热
    D. 防震
    E. 填充

169. 与X线产生无关的因素是 （　　）
    A. 高速电子的动能　　　　　　　B. 靶面物质
    C. 管电压　　　　　　　　　　　D. 阴极加热电流
    E. 有效焦点大小

170. 关于影像增强器组成的描述，正确的是 （　　）
    A. 由输入屏、电子透镜、输出屏组成
    B. 由增强器、光学系统、摄像机组成
    C. 由管套、增强管、吸气泵组成
    D. 由增强管、管套、电源组成
    E. 由增强管、物镜、显示器组成

171. 显示器所表现的亮度信号的等级差别称为 （　　）
    A. CT值标度　　　　　　　　　　B. 灰阶
    C. 窗宽　　　　　　　　　　　　D. 窗位
    E. 矩阵

172. 高压滑环技术与低压滑环技术共同具有的特点是 （　　）
    A. 通过炭刷和滑环的接触导电　　B. 易产生高压噪音
    C. 高压发生器装在扫描架内　　　D. 通过滑环传递的电压达上万伏
    E. 通过滑环传递的电压达数百伏

173. 关于成像板的说法，错误的是 （　　）
    A. 成像板形成的潜影和胶片形成的潜影相类似
    B. 成像板受激光扫描时，其发光的强度依赖于第1次激发的X线量
    C. 由于成像板影像的消退现象，其影像最好在第1次激发后的8小时内读出
    D. 成像板对X线敏感度低于胶片，可以不用注意其屏蔽的问题
    E. 成像板出现灰尘，应该用专用清洁液清洁

174. 关于数字减影血管造影对X线发生器的要求，错误的是 （　　）
    A. 要求X线管能承受连续脉冲曝光的负荷量
    B. 要求高压发生器能产生稳定的直流电流
    C. 要求X线的管电压波形要平滑
    D. 高压的控制一般采用高质量的继电器控制
    E. 数字减影血管造影的曝光和图像的采集是同步的，对控制时序要求高

175. 现在衡量阴极射线管及液晶板品质的重要参数为 （　　）
    A. 密度分辨率　　　　　　　　　B. 高亮度
    C. 灰阶标准函数　　　　　　　　D. 空间分辨率
    E. 光通量

176. 非晶硅平板探测器在该技术中的应用使其具备以下优点，错误的是 （　　）
    A. 成像速度快　　　　　　　　　B. 直接数字转换
    C. 信噪比高　　　　　　　　　　D. 曝光宽容度大
    E. 密度分辨率高

177. 发射电子经聚焦后在阳极靶面上的实际撞击面积称为 （　　）

A. 实际焦点　　　　　　　　B. 有效焦点
C. 主焦点　　　　　　　　　D. 副焦点
E. 焦点

178. 我国的电视标准将1幅图像分成　　　　　　　　　　　　　　　　　　（　　）
    A. 625行、25帧　　　　　　B. 312行、50帧
    C. 1024行、25帧　　　　　　D. 1 024行、50帧
    E. 2049行、100帧

179. CR后处理工作站高分辨率显示器分辨率为　　　　　　　　　　　　　（　　）
    A. 1~3 MB　　　　　　　　B. 2~5 MB
    C. 3~7 MB　　　　　　　　D. 4~8 MB
    E. 5~10 MB

180. 目前平板液晶显示器一般采用　　　　　　　　　　　　　　　　　　（　　）
    A. 热阴极荧光管　　　　　　B. 冷阴极荧光管
    C. 发光二极管　　　　　　　D. 点状光源
    E. 有机电致发光片

181. 液晶显示器的关键部件为　　　　　　　　　　　　　　　　　　　　（　　）
    A. 阴极射线管　　　　　　　B. 液晶面板
    C. 液晶分子　　　　　　　　D. 背光光源
    E. 偏转装置

182. 度量医用显示器密度分辨率的是　　　　　　　　　　　　　　　　　（　　）
    A. 离散像素数　　　　　　　B. 可寻址像素数
    C. 可寻址灰阶数　　　　　　D. 离散灰阶级总数
    E. 离散光通量

183. 医用CRT显示器中阴极射线管的主要组成部分为　　　　　　　　　　（　　）
    A. 高压嘴　　　　　　　　　B. 灯丝
    C. 偏转装置　　　　　　　　D. 荧光屏
    E. 电子枪

184. 显示器所表现的亮度信号的等级差别称为　　　　　　　　　　　　　（　　）
    A. CT值标度　　　　　　　　B. 灰阶
    C. 窗宽　　　　　　　　　　D. 窗位
    E. 矩阵

185. 现在衡量阴极射线管及液晶板品质的重要参数为　　　　　　　　　　（　　）
    A. 密度分辨率　　　　　　　B. 高亮度
    C. 灰阶标准函数　　　　　　D. 空间分辨率
    E. 光通量

186. DSA成像系统不包括　　　　　　　　　　　　　　　　　　　　　　（　　）
    A. X线机　　　　　　　　　B. 网络服务器
    C. 图像采集卡　　　　　　　D. 图像检测器
    E. 快速图像处理机

187. CT 设备基本结构中不包括 （ ）
    A. X 线发生装置及 X 线检测器装置   B. 机械运动装置
    C. 计算机和阵列处理器   D. 图像显示及存储装置
    E. 图像的存储与传输系统装置
188. 不属于 CT 设备质控范畴的是 （ ）
    A. CT 机房的运行环境   B. 按操作规程操作
    C. CT 机房的防护   D. 定期进行相关参数的检测
    E. 空气校准

二、多选题

1. 固定阳极 X 线管外壳材料应具备的条件是 （ ）
    A. 良好的绝缘性能   B. 较高机械强度,以承受高真空压力
    C. 热膨胀系数小,升温后变形   D. 加工复杂,不能与金属焊接
    E. 吸收 X 线少
2. 螺旋时代,CT 扫描的方式可分为 （ ）
    A. 轴位扫描   B. 螺旋扫描
    C. 冠状位扫描   D. 非螺旋扫描
    E. 容积扫描
3. 高压变压器的特点是 （ ）
    A. 变压比大
    B. 初级高电压大电流,次级低电压小电流
    C. 工作时间短
    D. 瞬间负荷功率小
    E. 次级采用中心接地
4. 关于滤线栅板的描述,正确的是 （ ）
    A. 用于滤除摄影时人体产生的散射线
    B. 外观是一层 3～5 mm 的薄板
    C. 内部是许多薄铅条反向靶侧排列
    D. 相邻铅条间用易透 X 线的物质填充定位,并黏合在一起
    E. 铅条高度不是栅板厚度
5. 成像板结构有 （ ）
    A. 保护层   B. 基底层
    C. 荧光层   D. 支持层
    E. 背面保护层
6. X 线管的固有滤过是指 （ ）
    A. X 线管壳   B. 绝缘油层
    C. 滤线板   D. 管套窗口材料
    E. 缩光器
7. X 线管阳极靶面材料具备的条件是 （ ）
    A. 原子序数高,X 线发生效率高   B. 熔点高

C. 金属蒸发率低　　　　　　　　D. 导电率高

E. 热传导率高

8. 关于螺距的叙述,正确的是　　　　　　　　　　　　　　　　　　　（　　）

A. 螺距是指在扫描转动部分旋转 1 周期间扫描床带动受检者移动的距离与准直宽度（扇形 X 线束厚度）之比

B. 螺距是一个无量纲的比值

C. 螺距的大小影响到图像质量

D. 螺距大于 1 时,重建使用的数据量比非螺旋扫描的数据量大

E. 螺距小于 1 时,使用数据量小于非螺旋扫描,图像质量下降

9. 关于多层螺旋 CT 的叙述,正确的是　　　　　　　　　　　　　　　（　　）

A. 多层螺旋 CT 可较好地实现心脏的扫描成像

B. 多层螺旋 CT 其探测器在 z 轴方向上具有多排

C. 多层螺旋 CT 的扇形 X 线束的厚度没有增加

D. 扫描 1 周得到的数据可以重建出数个层面的影像,提高了扫描速度

E. 旋转速度明显提高

10. 下列哪些不属于 CT 基本设备　　　　　　　　　　　　　　　　　　（　　）

A. 扫描架、扫描床和 X 线发生系统　　B. 计算机和数据采集阵列处理系统

C. 操作台和工作站　　　　　　　　　D. 独立诊断台和独立计算机设备系统

E. 图像存储与传输系统

11. CT 机要求 X 线输出　　　　　　　　　　　　　　　　　　　　　　（　　）

A. 高、低能混合的 X 线　　　　　　　B. 输出稳定

C. 高能射线为主,占 70%　　　　　　 D. 单色性好

E. 管电流要足够大

12. 根据探测器的不同,DR 分为　　　　　　　　　　　　　　　　　　（　　）

A. 非晶硒平板型探测器　　　　　　　B. 碘化铯平板型探测器

C. 多丝正比室扫描型　　　　　　　　D. CF 平板型探测器

E. CCD 摄像机型

13. 磁共振成像设备的构成,包括　　　　　　　　　　　　　　　　　　（　　）

A. 主磁体系统　　　　　　　　　　　B. 射频系统

C. 梯度系统　　　　　　　　　　　　D. 信号采集和图像重建系统

E. 主控计算机系统

14. CT 的构成包括　　　　　　　　　　　　　　　　　　　　　　　　（　　）

A. X 线发生系统　　　　　　　　　　B. 数据采集系统

C. 扫描架　　　　　　　　　　　　　D. 扫描床

E. 计算机与图像重建系统

15. DR 成像设备的构成包括　　　　　　　　　　　　　　　　　　　　（　　）

A. X 线发生系统　　　　　　　　　　B. 探测器

C. 图像显示器　　　　　　　　　　　D. 影像处理器

E. 工作站

16. CR 成像设备的构成包括 ( )
    A. 控制台　　　　　　　　　　B. 成像板(IP)
    C. 影像读取装置　　　　　　　D. 存储装置
    E. 后处理工作站

17. 对现在常规螺旋 CT 的描述，正确的是 ( )
    A. 使用低压滑环技术　　　　　B. 转动部分连续转动
    C. X 线连续发生　　　　　　　D. 床面带动受检者连续移动
    E. 探测器数据采集连续进行

18. 与固定阳极相比，旋转阳极相 X 线管的优点是 ( )
    A. 焦点小　　　　　　　　　　B. 焦点大
    C. 功率大　　　　　　　　　　D. 热容量大
    E. 制作工艺简单

19. X 线管的固有过滤包括 ( )
    A. 滤线栅　　　　　　　　　　B. 绝缘油层
    C. X 线管壳　　　　　　　　　D. 遮线器
    E. 管套窗口材料

20. 医用影像显示器的主要技术参数是 ( )
    A. 亮度　　　　　　　　　　　B. 对比度
    C. 分辨率　　　　　　　　　　D. 灰度
    E. 灰阶标准显示函数

21. 乳腺 X 线摄像机的构成是 ( )
    A. X 线发生系统　　　　　　　B. 专用支架
    C. 影像检出系统　　　　　　　D. 辅助系统
    E. 传输系统

22. 下列对高压滑环技术的描述，正确的是 ( )
    A. 高压滑环：高压发生器在扫描架内
    B. 高压滑环：高压发生器在扫描架外，供给 X 线管的高压经滑环导入转动部分
    C. 高压滑环：高压发生器在扫描架外，由滑环导入动力电源和控制信号，导出测量信号
    D. 高压滑环的缺点是碳刷和滑环的接触容易打火放电，造成干扰
    E. 目前 CT 机都用高压滑环技术

23. 关于有效焦点的说法，正确的是 ( )
    A. 从灯丝正面发射出的电子所形成的
    B. 是发射电子经聚焦后在阳极靶面上的实际撞击面积
    C. 有效焦点在不同投影方向上形状和大小均不同
    D. 是实际焦点在空间各个方向上的投影
    E. 标称焦点是有效焦点的一个特例

24. 固定阳极 X 线管的阳极头的结构组成有 ( )
    A. 靶面　　　　　　　　　　　B. 阳极头

C. 阳极柄 D. 阳极帽
E. 转子

25. 下列哪些不是永磁型磁共振系统的优点 （ ）
   A. 信号强度大 B. 可以进行功能成像
   C. 采集时间短 D. 空间分辨率高
   E. 可以设计成开放式磁共振

26. X 线管立柱式支架有 （ ）
   A. 天地轨方式 B. 单地轨方式
   C. 双地轨方式 D. 附着轨道方式
   E. 附着转轴方式

27. 下列属于 X 线管结构参数的是 （ ）
   A. 管电压 B. 管电流
   C. 阳极倾斜角 D. 有效焦点大小
   E. 阳极转速

28. 关于空间电荷补偿的原理,正确的是 （ ）
   A. 空间电荷补偿变压器的初级与高压初级并联
   B. 空间电荷补偿变压器的次级与高压初级并联
   C. 空间电荷补偿变压器的初级与灯丝变压器的初级并联
   D. 空间电荷补偿变压器的次级与灯丝变压器的次级并联
   E. 空间电荷补偿变压器的次级与灯丝变压器的次级反向串联

29. 关于热容量的换算,正确的是 （ ）
   A. 1 HU＝0.71 J
   B. 1 HU＝1 kV(峰值)×1 mA(平均值)
   C. 三相全波整流:1 HU＝1 kV(峰值)×1 mA(平均值)×1.35
   D. 1 HU＝1 kV(有效值)×1 mA(平均值)
   E. 1 HU＝1.0 J

30. 属于 X 线主机内容的是 （ ）
   A. 高压电缆 B. X 线管
   C. 影像增强管 D. 摄影床
   E. 控制台

31. 关于影像增强器管套的作用,正确的是 （ ）
   A. 采用金属作支架,支持并固定增强管
   B. 利用铍膜合金吸收二次射线
   C. 利用铍膜合金的高导磁性对外磁场进行屏蔽
   D. 利用铅板吸收屏外的射线,提高图像质量
   E. 利用铅板吸收屏上的射线,提高图像质量

32. 关于 X 线发生装置的组成有 （ ）
   A. 影像装置 B. 控制器
   C. X 线管 D. 遮线器

E. 高压发生器

33. 靶面材料应具备的条件是 （   ）
    A. 熔点高   B. 原子序数低
    C. 热传导率高   D. 金属蒸发率高
    E. 导电率低

34. 关于X线管的重要指标有 （   ）
    A. 阳极热容量   B. 最大管电流
    C. 焦点大小   D. 阳极靶物质的原子序数
    E. 散热率

35. 阳极直冷式X线管的特点有 （   ）
    A. 阴极对地电压即X线管两端的电压
    B. 阳极与金属外壳很近，增加了辐射散热速率
    C. 旋转阳极靶盘即是管壳的一部分
    D. 阳极散热速率达到4.7 MHU/min
    E. 阳极背面直接浸泡在绝缘油中，增加了散热效率

36. 扇形X线的厚度决定扫描层厚的是 （   ）
    A. 单层螺旋CT   B. 双排螺旋CT
    C. 多排螺旋CT   D. 双源CT
    E. 非螺旋CT

37. 关于X线管容量的技术参数，描述正确的是 （   ）
    A. X线管的代表容量是指一定整流方式和一定曝光时间下X线管所能承受的最大负荷
    B. 瞬间负荷是指在不同电压、电流下，一次曝光所能持续的时间
    C. 连续负荷是指限定连续使用的最大负荷
    D. 代表容量就是X线管在特定曝光时间下的瞬间负荷
    E. 旋转阳极的代表容量是指在三相六管全波整流电路中，曝光时间为1秒时，所能承受的最大负荷

38. 关于CT主要技术参数的描述，错误的是 （   ）
    A. 重建时间与重建矩阵大小有关，与处理器主频、内存配置有关
    B. 扫描时间长的好处是有时间发生较高的电流量，可增加对比度分辨率和时间分辨率
    C. 扫描孔径一般在650～700 mm
    D. 空间分辨率是指在一定剂量下，对于确定的对比度，能分辨的最小物体，单位是LP/cm
    E. 密度分辨率是指能够分辨组织间最小密度差别的能力

39. MRI设备对梯度系统的要求有 （   ）
    A. 梯度场强高   B. 梯度上升速度快
    C. 梯度切换率高   D. 梯度线性度好
    E. 梯度输出波形的准确性高

40. CR 系统的主要组成部分是 （　　）
　　A. 信息采集　　　　　　　　B. 信息转换
　　C. 信息的处理与记录　　　　D. 图像信息的传输
　　E. 探测器
41. CR 系统中成像板(IP)的构成主要有 （　　）
　　A. 保护层　　　　　　　　　B. 成像层
　　C. 支持层　　　　　　　　　D. 背衬层
　　E. 反射层
42. DSA 的组成有 （　　）
　　A. 影像增强器(IITV)　　　　B. 医用化学技术
　　C. 电视技术　　　　　　　　D. 电子计算机技术
　　E. 成像板(IP)

三、配伍题 （　　）
　　A. 导电芯线　　　　　　　　B. 高压绝缘层
　　C. 半导体层　　　　　　　　D. 金属屏蔽层
　　E. 保护层
1. 高压电缆的主绝缘层是 （　　）
2. 消除绝缘层与金属屏蔽之间的静电，使电荷分布均匀，防止产生静电放电的是 （　　）
3. 一旦绝缘层被击穿，芯线的高压只能与地短路，不会对受检者及工作人员造成危险的是 （　　）
4. 电缆外表的装饰并加强其机械强度的是 （　　）
　　A. 影像增强器　　　　　　　B. 高压发生装置
　　C. 遮线器　　　　　　　　　D. 滤线器
　　E. X 线管支架
5. 属于 X 线发生装置的是 （　　）
6. 用于屏蔽不必要原发射线的装置是 （　　）
7. 能够吸收摄影时人体产生的散射线的是 （　　）
　　A. X 线管　　　　　　　　　B. 高压发生装置
　　C. 控制装置　　　　　　　　D. 电源变压器
　　E. X 线管支架
8. 属于 X 线机辅助装置的是 （　　）
9. 灯丝变压器位于 （　　）
　　A. 实际焦点　　　　　　　　B. 主焦点
　　C. 有效焦点　　　　　　　　D. 大焦点
　　E. 小焦点
10. 从灯丝正面发射出的电子所形成的焦点 （　　）
11. 用来成像的 X 线面积 （　　）
12. 发射电子经聚焦后在阳极靶面上的撞击面积 （　　）
　　A. 焦距　　　　　　　　　　B. 栅密度

C. 栅比 D. 栅中心
E. 焦点
13. 栅板在每厘米范围内含有的铅条数,称 （　　）
14. 焦点到栅板的垂直距离,称 （　　）
15. 栅板铅条的高度与栅条之间的间隙之比,称 （　　）

A. 高压注射器 B. 悬吊式 X 线管支架
C. C 形臂式 X 线管支架 D. 检查台
E. 遮线器

16. 安装在 X 线管组件窗口,用于屏蔽不必要的原发射线,使受检者的受线量减到最少的装置是 （　　）
17. 用于心血管造影和增强扫描检查中注射对比剂的装置是 （　　）
18. 由天轨、移动横轨、伸缩吊架和横臂组成的 X 线管支架是 （　　）
19. 用于手术 X 线机和心血管专用机,两端分别支持 X 线管组件和影像增强器的 X 线管支架是 （　　）

A. 0.1～0.5 T B. 0.6～1.0 T
C. 1.5～2.0 T D. 3.0 T 及以上
E. 超导型磁体

20. 中场 MRI 设备的静磁场强度为 （　　）
21. 高场 MRI 设备的静磁场强度为 （　　）
22. 高真空超低温杜瓦容器属于 （　　）
23. 以超导体为线圈材料制造的磁体是 （　　）

A. 磁体预冷 B. 励磁
C. 永磁型磁体 D. 常导型磁体
E. 混合型磁体

24. 对温度变化非常敏感,磁场稳定性差,其磁场强度一般不超过 0.45 T 的是 （　　）
25. 功耗较大,同时产生大量的热量的是 （　　）
26. 又叫充磁,是超导型磁体建立预定静磁场的过程的是 （　　）
27. 在永磁型磁体的 2 个磁极上绕以铜质线圈(绕线方向应使其产生的磁场与固有的永磁场方向一致并叠加)便得到 （　　）

A. 非晶硅 B. 非晶硒
C. 含二价铕离子的氟卤化钡晶体 D. PSL
E. 多丝正比室

28. 平板探测器中将 X 线信号转化为可见光信号的是 （　　）
29. IP 荧光层采用 （　　）
30. 属气体探测器的是 （　　）
31. IP 成像过程需经历 2 次 （　　）

四、共干题

一台 500 mA 工频 X 线机,开机正常,当按下曝光手开关机器时,不产生 X 线。

1. 故障产生与下列哪项无关 （　　）

A. 电源 B. X线管
　　C. 手闸 D. 控制柜
　　E. 高压发生器
2. 与灯丝加热电路无关的是　　　　　　　　　　　　　　　　　　　　　　（　）
　　A. 磁饱和稳压器 B. 高压整流器
　　C. 灯丝变压器 D. 毫安调节器
　　E. 空间电荷补偿器
3. 不属于高压电路内容的是　　　　　　　　　　　　　　　　　　　　　　（　）
　　A. 高压变压器 B. 高压接触器
　　C. 高压交换闸 D. 灯丝变压器
　　E. 高压电缆
4. 不影响旋转阳极启动的是　　　　　　　　　　　　　　　　　　　　　　（　）
　　A. 灯丝变压器 B. 剖相电容器
　　C. 灯丝回路检测电路 D. 旋转阳极启动回路检测电路
　　E. 启动准备继电器
5. 旋转阳极启动的定子线圈安装在　　　　　　　　　　　　　　　　　　　（　）
　　A. 控制台内 B. 球管阳极端
　　C. 球管阴极端 D. 高压发生器内
　　E. 管套中央部

第七章　医学影像设备模拟试题参考答案及解析

一、最佳选择题

1. D　解析：A/D 转换器就是模拟/数字转换器，位于探测器阵列和计算机之间，将探测器输出的微弱信号送入计算机，进行图像重建用。A/D 转换器是计算机输入的门户。

2. A　解析：kV 表示 X 线的硬度，X 线强度包括 X 线的质和量。

3. D　解析：CT 图像是真正断面图像，无层面外组织重叠，而常规体层图像是层面内影像与层面外未完全抹消的干扰影的重叠影像，无真实厚度。受检者受线量的多少，无法比较，是由扫描层数多少决定的。其他选项，两者会有不同程度的区别，但不是根本的区别。

4. D　解析：扫描层距是由相邻 2 层间床进或床出的距离决定的，与准直器狭缝宽度无关。

5. D　解析：CT 扫描所用曝光参数如 kV、mA 及扫描时间均大于常规 X 线检查，而且是多层连续扫描，故 X 线管的额定功率比常规 X 线管要大。

6. B　解析：在 CT 成像装置中，所采用的辐射转换器件均为探测器。无论是气体探测器，还是固体探测器，它们的功能都是将接收到的射线能量转换为可供记录的电信号，再经放大和 A/D 转换，送入计算机进行图像重建。

7. A　解析：题中所列选项内容均为滤过器的作用，其中最关键的在于吸收低能量 X 线。正因滤过器能吸收低能量 X 线，才引申出其余 4 项作用。

8. E　解析：环状伪影是探测器故障所表现的一种特征性伪影。

9. E　解析：阳极靶面材料应具备以下条件：原子序数高，X 线发生效率高，熔点高。

10. D　解析：输入屏密封于玻璃壳内，用于将 X 线影像转换成电子像，整个输入屏呈球面形，由铝基板、荧光体层、隔离层、光电面 4 层组成。

11. A　解析：栅比是指栅板铅条高度与栅条之间的间隙之比，比值越高，其滤除散射线的能力越强。

12. E　解析：CT 机的结构不包含激光相机。

13. A　解析：永磁型磁共振的场强一般不超过 0.45 T，高场强磁共振都是超导型。

14. E　解析：CR 系统不包含摄片机。

15. D　解析：电介层为非晶硒平板探测器结构。

16. B　解析：固定阳极其倾斜角一般为 20°。

17. D　解析：管内的真空度保持在 133.3×10^{-6} Pa（1×10^{-6} mmHg）。

18. B　解析：旋转阳极相对于固定阳极的优点是焦点小、功率大。

19. C　解析：实际焦点越小，输出功率越小。

20. D　解析：整流方式决定了 X 线发生装置输出高压波形的稳定性。

21. D　解析：在旋转阳极启动与保护装置中没有提及容量保护，容量保护电路是控制电路的一部分。

22. C　解析：X 线机接地装置由接地电极和连接导线组成，接地电阻要求<4 Ω。

23. A　解析：电视透视用的遮线器一般采用电动式遮线器。

24. B　解析：滤线栅板外观是一厚为 3～5 mm 的薄板。

25. C　解析：X 线影像增强器将 X 线转换成可见光。

26. C　解析：高档 CT 的 X 管阳极热容量为 6～7 MHU，中档为 3～5 MHU，低档为 1～3 MHU。

27. B　解析：乳腺摄影 X 线机靶面物质是钼。

28. A　解析：逆变式 X 线机采用了高频逆变技术，其感应电动势大小与主频率、变压器的铁芯面积和线圈匝数有关。频率增加，使变压器的铁芯面积和线圈匝数相应减少，所以体积小、重量轻。

29. D　解析：灯丝变压器是降压变压器，但其次级与高压变压器次级相连，对灯丝变压器的初、次级绝缘要求高。X线管工作时,X线管灯丝先加热,然后给高压,防止冷高压对灯丝的损害。

30. E 解析:滤线栅的作用是在X线摄影中滤除散射线,提高照片质量。其核心部件为栅板,聚焦式滤线栅有栅焦距、栅密度和栅比。使用中栅焦距应在规定的范围内,否则产生切割效应。滤线栅的栅比是指铅条的高度与栅条之间的间隔之比,滤线栅的栅比越大,吸收散射线的能力越强。活动滤线器其栅板活动的时间要维持10秒以上。

31. A 解析:影像增强器的结构中没有灯丝结构,其光电子是因输入屏的光照射到光电阴极产生光电子。

32. A 解析:我国的电视标准规定将一幅图像垂直分成625行,隔行扫描,每秒传送25帧,负极性调制。

33. C 解析:永磁型磁体对温度变化敏感,这使其磁场稳定性变差。因此需要恒温恒湿空调系统将磁体间内的温度或磁体本身的温度变化严格控制在±1℃之内。

34. A 解析:阳极特性曲线是灯丝加热电压在某恒定值下,管电压与管电流的关系曲线。

35. E 解析:第五代扫描方式又称电子束CT,其扫描系统是由一个电子束X线管和由864个固定探测器组成的阵列构成,扫描过程没有机械运动。

36. C 解析:半导体层作用是消除绝缘层与金属屏蔽之间的静电,使电荷分布均匀,防止产生静电放电,保护高压电缆。

37. D 解析:同样的部位,CT检查剂量远大于常规X检查。

38. B 解析:X线管的容量只说明一次负荷的安全性,不能说明多次序列曝光热量积累的承受能力。

39. B 解析:设备不带电金属壳及机柜框架必须进行保护性接地,一旦发生电器绝缘失效或高压击穿使机壳带电,人体电阻远大于接地装置电阻,漏电流可通过地线流入大地,使人体免受电击。

40. B 解析:由于X线管空间电荷的存在,在相同灯丝电流下,随着管电压的变化影响管电流的稳定性。为此在灯丝电路中加有空间电荷补偿器,随着管电压的变化适当变化灯丝加热电流,达到稳定管电流的目的。

41. A 解析:容量是指X线在安全使用条件下所能承受的最大负荷量,否则容易造成X线管的损坏。

42. C 解析:固定阳极用钨作靶面材料是因为钨的熔点较高(3370℃)。

43. E 解析:X线管壳应吸收X线少,以减少X线的损失。

44. C 解析:早期CT使用四极管稳定高压,现在采用高频逆变式高压发生器,油浸式高压发生器密闭性难以适应扫描速度高于0.5秒/周的CT。

45. B 解析:探测器用途:探测透过人体的X线光子并将其转换成电信号。

46. D 解析:非螺旋CT和单层螺旋CT,扇形X线束厚度决定扫描层厚;多层螺旋CT扇形X线束厚度与多个层面的厚度之和一致。

47. C 解析:CT机的构成包括,X线发生系统、数据采集系统、扫描架、扫描床、计算机与图像重建系统、控制台、工作站。射频线圈是磁共振设备。

48. D 解析:探测器探测透过人体的X线光子,并将其转换成电信号,属于数据采集系统。

49. B 解析:扫描的机械运动由扫描架带动X线管和探测器,用以完成数据采集的旋转运动。

50. B 解析:床面材料要求透X线性能好,没有边框,又要承重能力强,及便于洗刷。

51. D 解析:螺距是一个无量纲的比值,其大小影响图像的质量。螺距等于1时,重建使用数据量与非螺旋CT持平;螺距大于1时,使用数据量小于非螺旋CT,图像质量下降。

52. E 解析:MRI按磁体类型主要分为4种:永磁型、常导型、超导型、混合型,不包括开放型。

53. E 解析:发射线圈是按功能分类的,包括发射线圈和接收线圈。

54. E 解析:鸟笼式线圈应用最广泛。

55. E 解析:DR根据探测器的分类不包括光电转换型。

56. D 解析:第四代扫描方式仅有X线管的旋转运动,探测器固定在360°的圆周上。
57. B 解析:重建时间与重建矩阵大小有关,与处理器主频、内存配置有关。
58. E 解析:阳极靶面材料应具备的条件包括原子序数高、X线发生效率高、熔点高、金属蒸发率低、导电率高、热传导率高。
59. B 解析:X线影像增强管输入屏包括铝基板、荧光体层、隔离层和光电面。
60. D 解析:CT扫描架扫描孔径一般在650～700 mm之间。
61. C 解析:螺距是指扫描转动部分旋转1周期间扫描床带动受检者移动的距离与准直宽度之比。螺距是一个无量纲的比值。螺距大小影响到图像质量。螺距等于1时,重建使用的数据量与非螺旋扫描持平;螺距大于1时,重建使用的数据量小于非螺旋扫描,图像质量下降。
62. E 解析:探测器用于探测透过人体的X线光子并将其转换成电信号。探测器类型主要有气体探测器和固体探测器。探测器阵列由一定数量的探测单元、以焦点为圆心的弧度排列。探测单元的数目越大,每次采集的数据量越大。单层螺旋CT具有一排紧密排列的探测单元。单元数一般在500～900间。16层螺旋CT的探测器是16～34排探测器组成的探测单元阵列,每排宽度0.5～0.75 mm。
63. E 解析:永磁型磁体的磁场强度一般不会超过0.45 T。永磁型磁体对温度变化非常敏感,这使其磁场稳定性变差。需要恒温恒湿空调系统将磁体间内温度或磁体本身的温度变化严格控制在±1℃之内。永磁型磁体的造价低、运行成本低、整机故障率低、磁体发散少、对周围环境影响小、检查舒适等特点,应用于磁共振介入治疗和磁共振引导的介入手术中。
64. B 解析:.磁共振梯度系统的组成包括梯度线圈、梯度控制器、梯度放大器和梯度冷却系统。
65. B 解析:CR后处理工作站高分辨率显示器分辨率为2～5 MB。
66. D 解析:平板型探测器的技术参数:有效面积:36 cm×43 cm;空间分辨率:2.5～3.6 LP/mm;密度分比率:14 bit;像素尺寸:139～200 μm;工作温度:10℃～30℃。
67. A 解析:固定阳极X线管的阳极不含转子和钼杆,靶面也不代表阳极头的组成。
68. D 解析:高压接触器工作能接通高压初级电路产生高压,但不是高压部件。
69. B 解析:单相全波桥式整流只能采用四管整流。
70. A 解析:管电流的改变是改变灯丝加热电压,要通过灯丝初级电路电阻的分压来完成。
71. D 解析:阳极侧高压电缆与阴极侧高压电缆结构完全相同,必要时可以换用。
72. B 解析:定子线圈的作用产生旋转场使阳极转动,不能与阳极分开,必须在阳极端。
73. E 解析:滑环式CT可以实现连续的扫描工作。
74. D
75. A 解析:乳腺X线摄影机由X线发生系统、专用支架、影像检出系统和辅助系统等构成。
76. A 解析:高压发生器次级为中心点接地,两绕组对称,高压电缆对地电压为管电压的二分之一。
77. E 解析:限定X线照射视野的装置是遮线器。射线防护、防电击、散热都属于X线管管套的功能。
78. E 解析:有效焦点尺寸属于X线管的构造参数。
79. A 解析:电子束撞击靶面时绝大部分能量(大于99%)转化成热。
80. B 解析:高压发生器是产生高压的部件,不属于射频系统。
81. B 解析:其余各选项的物质原子序数较大,对X线吸收太多。
82. B 解析:乳腺X线摄影千伏调节范围是20～40 kV。
83. A 解析:滑环与电刷技术解决了螺旋CT的馈电技术,使螺旋CT成为可能。
84. D 解析:螺旋CT需要球管连续旋转曝光,因此要求散热能力强,热容量大。
85. E 解析:永磁型由于磁体结构比较简单,可以设计成开放性磁体。
86. C 解析:空间分辨率又称高对比分辨率,指在密度对比大于10%时,能鉴别细微结构的能力。
87. D 解析:3T及以上为超高场MRI设备。

88. B　解析:永磁型磁体对温度变化非常敏感,这使其磁场稳定性变差。
89. C　解析:IP用于存储图像潜影信息。
90. B　解析:钼靶X线管特点:功率小、焦点小、几何尺寸小、管壳的射线输出部位使用铍窗。
91. E　解析:旋转阳极X线管,阳极旋转的目的在于使单位面积阳极靶面受热减少,增大管球功率,减小焦点。
92. B　解析:管套的最大冷却率为500 HU/s,在单相全波高压电缆短于6 m,100 kV下的连续允许负荷为500 HU/s÷100 kV=5 mA。
93. C　解析:增强器的总增益等于缩小增益和流量增益的乘积。
94. E　解析:X线管工作时,灯丝必须首先开始加热,然后施加高压。
95. B　解析:有效焦点尺寸、阳极转速、阳极靶面倾角、管壁的滤过当量都属于X线管的非电性能参数。
96. C　解析:靶面材料应具备以下条件:原子序数高、X线发生效率高、熔点高、金属蒸发率低、导电率高、热传导率高。
97. D　解析:高压变压器的特点为次级采用中心接地。
98. D　解析:X线机接地装置由接地电极和连接导线组成,接地电阻要求小于4 Ω,接地干线线径应不小于16 mm²。
99. B　解析:X线管灯丝发射特性曲线是指在不同管电压下,管电流与灯丝加热电流的关系。
100. B　解析:准直器位于X线管套窗口前方,狭缝状,由高密度金属制成,用以遮挡无用射线,形成扇形X线束,扇形X线束的厚度就决定了扫描层厚。
101. C　解析:数据测量装置位于探测器阵列和计算机之间,它的任务是将探测器输出的微弱信号经过前置放大、模/数转换后送入计算机,供计算机进行图像重建用,所以不包括数/模转换器。
102. C　解析:探测器的主要用途在于探测透过人体的X线光子,并将其转换为电信号。
103. C　解析:IP的动态范围在$1\sim 10^4$,平板探测器的动态范围在$10^4\sim 10^5$。
104. B　解析:目前平板液晶显示器一般采用冷阴极荧光管。
105. B　解析:决定CT机连续工作时间的关键指标是X线管阳极热容量。
106. A　解析:一次负荷的安全性是指X线管的容量。
107. E　解析:在较大管电流、较低管电压的情况下,有效焦点有变大的倾向。
108. C　解析:光电子在加速、聚焦电场的共同作用下,在输出屏形成缩小并增强了的电子像。
109. E　解析:螺旋CT使用的是第三代CT扫描方式。
110. B　解析:前准直器形成扇形X线束。
111. C　解析:CT准直器的作用:决定扫描层厚、将锥形X线束转化为扇形X线束、消除散射线的干扰、减少受检者受辐射的剂量。
112. C　解析:探测器接受X线照射而直接输出数字图像信息。
113. E　解析:激光相机是用于打印图像的设备。
114. D　解析:第四代CT采用探测器环,只需X线管做旋转运动。
115. B　解析:液晶显示器关键部件为液晶面板。
116. D　解析:密度分辨率用离散灰阶级总数来表示。
117. E　解析:电子枪是阴极射线管的主要组成部分。
118. B　解析:平板探测器替代暗盒仓的位置。
119. B　解析:碘化铯闪烁体层是非晶硅平板探测器的主要结构。
120. D　解析:固定阳极与旋转阳极相比,其缺点是焦点大、功率小。
121. D　解析:高压电缆由内向外分别为导电芯线、高压绝缘层、半导体层、金属屏蔽层、保护层。
122. C　解析:由探测单元转换成的电信号由采集通道输出。每一采集通道的单元数与探测单元一一对应。采集通道数决定了旋转一周采集数据的层数。一般情况下，探测器排数大于采集通道数。

123. C 解析：MRI中最常用的射频脉冲有90°和180°两种，但是，各种小角度激励技术要求射频发射单元还要能够产生任意角度的射频脉冲进行RF激发。

124. D 解析：IP的荧光体被第2次"光激发发光"（PSL），这是影像读取装置中最重要的一个环节。登记受检者的基本信息、图像预览、图像预处理等功能，属于控制台工作的流程。影像的谐调处理和空间频率处理，属于后处理工作站的流程。

125. B 解析：固定阳极的阳极帽由含有钨粉的无氧铜制成，主要作用是吸收二次电子和散射线。

126. B 解析：有效焦点大于0.3，透视时阳极可以不旋转，0.3以下阳极必须转动。

127. B 解析：栅控X线管产生的X线时刻准确，波形理想，多用于心血管X线机。

128. D 解析：①密封管套，自然散热：管套向四周空气中自然散热。摄影专用机X线管采用这种方式。②密封管套，风扇散热：为管套增加散热风扇，促进空气流通。含透视功能的X线机球管采用这种散热方式。③闭路油循环风冷散热：管套内的绝缘油被输送到散热器强制风冷却后再泵回管套，形成密闭循环冷却系统，CT机、心血管数字减影机使用。④管套内冷水循环散热—高档DSA机使用。

129. B 解析：用于在曝光之前将X线管阳极快速启动到额定转速，以便投入使用。如果启动失败，装置将使曝光不能进行，以在异常情况下保护X线管阳极不受损坏。

130. C 解析：X线机高压部分包括：高压变压器、高压整流器、灯丝变压器、高压交换闸、高压电缆、X线管组件。

131. C 解析：遮线器安装在X线管窗口，用于屏蔽不需要的原发X线，使受检者的受线量减至最少。

132. D 解析：由于滑环技术的诞生，首先出现了滑环CT，即在转动部分的第一个360°范围内发生X线，进行数据采集；在下一个360°范围内停止X线发生，这期间受检者移动换层。连续旋转速度可达每周1~2s，这样可在屏气期间连扫数层，一定程度上提高了检查速度。单纯的滑环CT仅用了很短的时间，很快发展到螺旋CT。

133. A 解析：早期CT的高压发生器采用四极管稳定高压并控制X线的发生。现在都采用高频逆变高压发生器，它具有体积小、重量轻的特点。油浸式高压发生器的密封性难以适应扫描速度高于0.5秒/周的CT，高端机都使用干式高压发生器。

134. E 解析：位于X线管套窗口前方，窗口与准直器之间。滤过器呈马鞍形，是由低原子序数物质制成的吸收体。其作用是补偿X线硬化效应，避免测量误差，减少图像伪影。它的存在也降低了数据采集对探测器动态范围的要求，降低了对受检者的辐射剂量。

135. D 解析：气体探测器主要用的气体是氙气，X线光子进入电离室，引起氙气分子电离，离子在极板间电场的作用下形成电离电流，转换成电信号。

136. A 解析：主计算机主要用于CT机系统控制，负责系统管理、图像数据储存、人机对话。一般用标准小型机或微型机。重建计算机在处理数据量大的高档CT设置图像重建计算机，它是多CPU并行处理专用计算机，接受探测器或磁盘传来的原始数据，进行预处理和图像重建。图像数据送主控计算机储存。

137. C 解析：在扫描且图像重建完成后，图像的后处理工作在工作站进行。

138. E 解析：重建时间是指图像处理机使用采集数据重建出1幅CT图像需要的时间。重建时间与重建矩阵大小有关，与处理器的主频、内存配置有关。

139. E 解析：加于X线管两极的管电压不是有效值，也不是平均值，其单位不是伏特，管电压的高低与X线管的长度、形状和介质材料均有关。

140. D 解析：空间电荷抵偿器属于X线机控制台内的低压部件。

141. B 解析：管电压改变，电场强度改变，到达X线管阳极的电子数改变，即形成的管电流改变，为保证管电压改变时管电流不变,必须控制到达阳极的电子数不变,故采用空间电荷抵偿器来改变灯丝加热电压,从而稳定管电流。

142. D 解析:从灯丝正面发射出的电子所形成的焦点,称为主焦点;从灯丝侧面发射的电子所形成的焦点为副焦点。主焦点与副焦点形成实际焦点。而实际焦点在X线管长轴垂直方向上的投影称为X线管的有效焦点。

143. A 解析:在X线摄影中,应将滤线栅置于胶片和被照体之间。

144. E 解析:X线量是指X光子的多少。影响X线量的因素有:①与靶面物质的原子序数成正比;②与管电压的n次方成正比;③与给予X线管的电能成正比。

145. B 解析:X线管的结构参数是由X线管的结构所决定非电性能的参数,包括外形尺寸、阳极靶面倾角、有效焦点尺寸和固有滤过当量等。

146. B 解析:X线管放置较长时间后,球管内会蒸发出少量游离气体,使管内真空度下降,再次使用前,需做老化训练,俗称训练球管。从低的管电压开始断续曝光,逐渐增加管电压,使管内少量空气电离吸收,保证X线管的正常使用。

147. D 解析:X线管容量是指X线管在安全使用条件下能承受的最大负荷量,是一次负荷的安全性。即在确定曝光时间下所能允许使用的最大曝光条件——管电压和管电流。X线机中设置容量保护电路就是为了防止一次性超负荷曝光,保护X线管。

148. B 解析:靶盘直径越大,散热面积越大,所以管容量越大;靶盘的质量和直径不同,启动负荷不同;旋转阳极X线管的功率变大,但产生X线的条件与阳极是否转动无关,所以X线发生效率与固定阳极管相同。

149. D 解析:诊断用X线机高压变压器一般按最大容量的$1/5\sim1/3$设计。

150. C 解析:灯丝变压器、高压变压器和高压交换闸等位于高压发生装置中,不在管套内。

151. C 解析:由于使用不同管电流引起的电源电压降不同,将影响到千伏的准确,为此,在管电压预示电路中加入随管电流调节改变的补偿电路,使电压表指示值与实际管电压一致。

152. E 解析:X线管允许输入的最大功率与整流方式和曝光时间有关,因此对固定阳极X线管,规定由单相全波整流电路供电,负载时间为1秒时的X线管容许负载为代表容量;对旋转阳极X线管,规定由三相全波整流电路供电,负载时间为0.1秒时的X线管容许负载为代表容量。

153. D 解析:旋转阳极X线管必须达预定转速后方可曝光;透视时负荷小,一般使用小焦点。

154. C 解析:X线管灯丝和灯丝变压器断路导致没有电子产生,高压变压器断路和X线管阳极侧高压电缆未接触导致没有高压,这两种情况都不会有X线产生。虽然X线管焦点变形破损,但产生X线的条件仍然满足,所以仍会有X线产生。

155. D 解析:超负荷使用或散热能力差,阳极未转动或未达到额定转速前曝光都会引起阳极靶面的损坏。

156. A 解析:阴极在X线管中的作用是发射电子,并使之适当聚焦,所以可称为电子发射器。

157. D 解析:灯丝发射电子数量决定于灯丝温度高低,温度高,发射电子多。

158. A 解析:只有旋转阳极X线管才有轴承。

159. D 解析:最高管电压属于X线管的电参数。

160. B 解析:有效焦点尺寸属于X线管的构造参数。

161. D 解析:X线机的输出与管电压、管电流、曝光时间有关,焦点大小与图像质量有关。

162. B 解析:旋转阳极定子线圈和转子组成单相电机,旋转时需要外接电源,所以管套内有定子线圈和阳极端盖上设有三根接线柱。

163. B 解析:高压发生器输出高压,但不输出控制电路所需的各电压。

164. C 解析:电源电压表用于显示电源电压,千伏表显示管电压,毫安表显示管电流,毫安秒表显示管电流与时间的乘积。只有安培表不是X线机上常用仪表。

165. B 解析：X线管是X线机主机部分的核心部件，不属于外部设备。

166. D 解析：目的是减少电流，降低电路中的电压降。

167. A 解析：滤线栅铅条会聚线到栅板的垂直距离称为栅焦距，滤线栅比是铅条高度与铅条间距之比，栅密度是单位距离内的铅条数，没有栅距和周长的概念。

168. C 解析：产生X线时，X线管产热量很大，不能及时散出去，另外X线管阴、阳极间加有很高管电压，易产生击穿放电现象，为提高散热效率及绝缘性能，在X线管套内注入绝缘油。

169. E 解析：X线管的靶物质、管电压、管电流以及高压波形都直接影响着X线的产生。有效焦点大小影响成像质量，与X线产生无关。

170. D 解析：影像增强器是由增强管、管套和电源组成的。输入屏、电子透镜和输出屏则构成的是增强管。光学系统、摄像机、物镜、显示器则属于光学系统和X线电视系统器件。

171. B 解析：CT显示器件不能显示非常多的灰度，只能显示有限的黑白分级，我们把CT根据显示人体不同组织的CT值范围，在显示器上设置与之相对应的灰度分级称为显示灰阶。

172. A 解析：滑环技术就是基于炭刷和滑环的一项技术。

173. D 解析：成像板上的荧光物质对X线的敏感度高于普通X线胶片，要求有很好的屏蔽。

174. D 解析：高压的控制一般采用高质量的可控硅控制。

175. B 解析：高亮度已成为衡量阴极射线管及液晶板品质的重要参数之一。

176. B 解析：非晶硅平板探测器通常被称作间接转换型平板探测器。

177. A **178.** A **179.** B **180.** B **181.** B **182.** D **183.** E **184.** B **185.** B

186. B 解析：网络服务器属于PACS系统部分。

187. E 解析：CT设备基本结构包括：X线发生装置、X线检测器装置、机械运动装置、计算机设备、图像显示及存储装置。

188. C 解析：①保障CT机房的运行环境，CT机器房的温度和湿度对机器的正常运行影响较大，温度保持在20℃左右，湿度在40%～60%。②按开机程序规程开机。每天开机后应该按程序进行X线管训练，其目的主要是使一段时间不用的冷却球管逐渐升温，适应使用状态，起到保护球管的作用。③空气校准，是对设备（探测器）在该环境温度下零点漂移状态的检测。结果将影响此后使用中重建影像的质量。④定期进行如下测试，保证设备处于良好状态：平均CT值测试、CT值标准偏差测试、高对比度分辨率测试、低对比度分辨率测试、扫描层厚测试、显示器状态测试等。

二、多选题

1. ABE 提示：良好的绝缘性能；较高的机械强度，以承受高真空压力；热膨胀系数小，升温后不变形；加工简单，能与金属焊接；吸收X线少。

2. BD 解析：自20世纪70年代初CT机问世以来，前20年CT的发展主要体现在扫描方式的改进上，大致经历了五代。进入螺旋时代，CT扫描方式仅以螺旋扫描和非螺旋扫描划分。

3. ACE 解析：变压比大；初级低电压大电流，次级高电压小电流；工作时间短；瞬间负荷功率大；次级采用中心接地。

4. ABD 解析：用于滤除摄影时人体产生的散射线；外观是一层3～5 mm的薄板；内部是许多薄铅条聚焦排列；相邻铅条间用易透X线的物质填充定位，并黏合在一起；铅条高度是栅板厚度。

5. ACDE 提示：成像板结构是由保护层、荧光层、支持层、背面保护层组成。

6. ABD 解析：X线管固有滤过是指X线管壳、绝缘油层、管套窗口材料。

7. ABCDE 解析：X线管阳极靶面材料具备以下条件：原子序数高，X线发生效率高；熔点高；金属蒸发率低；导电率高；热传导率高。

8. ABC 解析：螺距是指在扫描转动部分旋转一周期间扫描床带动受检者移动的距离与准直宽度（扇

形 X 线束厚度)之比。螺距是一个无量纲的比值,其大小影响到图像质量。螺距等于1时,重建使用的数据量与非螺旋扫描持平;螺距大于1时,使用数据量小于非螺旋扫描,图像质量下降。

9. ABDE 解析:探测器在 Z 轴方向上具有数排。扇形 X 线束的厚度有所增加,要覆盖数排探测器阵列,这提高了射线的利用率。扫描1周得到的数据可以重建出数个层面的影像,提高了扫描速度。从最初的扫描1周得到4层图像发展到16层、64层,而且还在不断发展。旋转速度提高到0.33秒。多层螺旋CT可较好地实现心脏的扫描成像。

10. DE 解析:CT 基本设备包括:X 线发生系统、数据采集系统、扫描床、扫描机架、计算机及图像重建系统、控制台、工作站。

11. BD 解析:CT 机要求 X 线输出稳定,单色性好,可设定曝光条件,X 线管的阳极热容量大。

12. ABCE 解析:根据探测器的不同,DR 可分为:非晶硒平板型探测器、碘化铯平板型探测器、多丝正比室扫描型和 CCD 摄像机型4种。

13. ABCDE 解析:MRI 设备由主磁体系统、射频系统、信号采集和图像重建系统、主控计算机系统、辅助保障系统等构成。

14. ABCDE 解析:X 线发生系统由高压发生装置(控制部分、高压发生器)和 X 线管组成;数据采集系统由探测器、数据测量装置组成;扫描架是中心设有扫描孔的机械结构,内部由机架部分(固定部分)和转动部分组成;扫描床用于扫描时按计划将受检者预定断面输送到扫描平面;计算机与图像重建系统主要用于 CT 系统控制和图像重建;控制台用于整机功能控制、图像显示、记录、存储;工作站主要用来做图像后处理。

15. ABCD 解析:工作站不是 DR 设备构成,是 RIS 系统的组成部分。

16. ABCDE 解析:控制台:登记受检者的基本信息,选择检查部位、图像扫描方式、图像预览、图像预处理等功能,有的还带有打印功能。成像板(IP)记录信息的载体,包括保护层、荧光层、支持层、背衬层等。影像读取装置:由 IP 拾取器、激光扫描器、光电倍增管、A/D 转换器、擦除灯组成,通过激光扫描和光电转换读取 IP 的潜影信息,形成图像数据向工作站输出,对 IP 进行擦除处理。存储装置:将经影像阅读器输出的影像数据进行存储,如 CD 光盘、磁光盘、磁盘阵列等。后处理工作站:进行影像的谐调处理、空间频率处理、测量、黑白反转、打印等多种处理功能,带有专业处理图像软件、高分辨率专业显示器。

17. ABCDE 解析:现在螺旋CT都使用低压滑环技术,扫描架的转动部分连续转动、X 线连续发生、床面带动受检者连续移动、探测器数据采集连续进行。

18. ACD 解析:旋转阳极与固定阳极相比,具有焦点小、功率大、热容量大、散热性能好的特点,但制作工艺较复杂。

19. BCE 解析:X 线管壳、绝缘油层、管套窗口材料三者对 X 线的吸收,称为固有过滤。

20. ACE 解析:医用影像显示器的主要技术参数包括亮度、分辨率和灰阶标准显示函数。

21. ABCD 解析:乳腺 X 线摄像机由 X 线发生系统、专用支架、影像检出系统和辅助系统构成。

22. BD 解析:高压滑环:高压发生器在扫描架外,供给 X 线管的高压经滑环导入转动部分。高压滑环的缺点是碳刷和滑环的接触容易打火放电,造成干扰。

23. CDE 解析:有效焦点是实际焦点在空间各个方向上的投影,实际焦点在垂直于 X 线管窗口方向的投影称作标称焦点,它是有效焦点的一个特例。有效焦点在不同投影方向上,形状和大小均不同。

24. BCD 解析:固定阳极 X 线管的阳极中不含转子,靶面也不能代表阳极头的组成。

25. ABCD

26. ACDE 解析:X 线管立柱式支架有以下几种:天地轨方式、双地轨方式、附着轨道方式、附着转轴方式。

27. CDE 解析:管电流和管电压属于 X 线管的电参数。

28. AE　解析：空间电荷补偿变压器的初级与高压初级并联，空间电荷补偿变压器的次级与灯丝变压器的次级反向串联。当管电压升高，空间电荷补偿变压器的初级升高，空间电荷补偿变压器的次级电压升高，因与灯丝变压器的次级反向串联，抵消灯丝加热电压，降低灯丝电压，使高压下电子发射量减少，维持管电流的稳定。

29. ABC　解析：1 J＝1 kV（有效值）×1 mA（有效值），单相全波、半波、自整流热容量：HU＝kV·mA·s。

30. ABE　解析：X线机由主机和辅助装置组成，主机是X线管、高压发生器和控制器组成。高压电缆是X线管和高压发生器的连线，故属于主机范围。

31. ACD　解析：影像增强管是一个高真空的玻璃管，需要金属作支架的支持并固定。为了防止非窗口的X线对管内图像的干扰及外磁场对光电子运行的影响在增强管的外围包绕铍膜合金和铅板。

32. BCE　解析：X线发生装置由X线管、高压发生器和控制器组成。

33. AC　解析：靶面材料应选择原子序数高、熔点高、金属蒸发率低、导电率高、热传导率高的材料。

34. ABCE　解析：①X线管阳极热容量是衡量CT用X线管容量的最重要指标。②最大管电流：mA关系到X线的输出剂量率，影响到采集速度和图像质量。③焦点：CT用X线管有大小2个焦点，标称值在0.5～1.5之间。供普通扫描和高分辨率扫描选择使用。④散热率：螺旋扫描要求X线持续发生，连续大功率工作要求X线管的阳极具有很高的散热率。

35. CDE　解析：阳极直冷式X线管：X线管的旋转阳极靶盘即是管壳的一部分，阳极靶盘朝向阴极的一侧在真空中，接受电子束撞击发生X线，其背面直接浸泡在绝缘油中。工作时整个X线管转动。这种X线管的阳极散热速率达到4.7 MHU/min。即使在最大负荷条件下，阳极仍可以在20秒内冷却下来。A、B为阳极接地X线管的特点。

36. AE　解析：在非螺旋CT机和单层螺旋扫描CT机，扇形X线的厚度就决定了扫描层厚。

37. ABCD　解析：关于X线管的代表容量，在固定阳极中是指在单相全波整流电路中，曝光时间为1秒时，所能承受的最大负荷；在旋转阳极中是指在三相六管全波整流电路中，曝光时间为0.1秒时，所能承受的最大负荷。

38. BD　解析：扫描时间长的好处是有时间发生较高的电流量，可增加对比度分辨率，但时间分辨率低，受检者运动机会多，更不利于心血管的成像。空间分辨率又称高对比分辨率，指在密度对比大于10%的情况下，辨别细微结构的能力；表示方法是分辨每厘米的线对数（LP/cm），或能分辨的最小线径（mm）。

39. ABCDE　解析：对MRI设备梯度系统的要求除了上述5点外，还包括梯度可重复性好、梯度效率和利用率高等。

40. ABC

41. ABCD　解析：成像板（IP）记录信息的载体，包括保护层、荧光层、支持层、背衬层等。

42. ACD

三、配伍题

1～4. BCDE　解析：高压电缆由内到外分为导电芯线、高压绝缘层、半导体层、金属屏蔽层、保护层。

5～7. BCD　解析：影像增强器、遮线器、滤线器和X线管支架都属于X线机辅助装置。高压发生装置是主机的一部分；遮线器用来限定X线的照射视野，遮去不必要的原发射线；滤线器吸收摄影时人体产生的散射线。

8、9. EB　解析：X线管、高压发生装置、控制装置属于X线机主机部分，只有X线管支架属于X线机辅助装置；灯丝变压器位于高压发生装置内。

10～12. BCA　解析：从灯丝正面发射出的电子所形成的焦点为主焦点；用来成像的X线面积为有效焦点；发射电子经聚焦后在阳极靶面上的撞击面积为实际焦点。

13~15. BAC　解析：栅板在每厘米范围内含有的铅条数称栅密度；焦点到栅板的垂直距离称焦距；栅板铅条的高度与栅条之间的间隙之比称栅比。

16~19. EABC

20~23. BCEE

24~27. CDBE　解析：永磁型磁体一般由多块永磁材料堆积或拼接而成，其对温度变化非常敏感，磁场稳定性差，因此需要恒温恒湿空调系统将磁体间内的温度或磁体本身的温度变化控制在±1℃之内。常导型磁体是用线圈中的恒定电流来产生 MRI 设备中的静磁场，其磁场强度与导体中的电流强度、导线形状和磁介质性质有关，故其功耗较大，同时产生大量的热量。混合型磁体是利用 2 种或 2 种以上的磁体技术构成的磁体，最常见的是永磁型和常导型磁体的组合。在永磁型磁体的 2 个磁极上绕以铜质线圈（绕线方向应使其产生的磁场与固有的永磁场方向一致并叠加），便得到混合型磁体。励磁又叫充磁，是指超导磁体在磁体励磁电源的控制下逐渐给超导线圈施加电流，建立预定静磁场的过程。

28~31. ACED　解析：DR 的平板探测器主要有 2 种：非晶硒平板型探测器和非晶硅平板型探测器。2 种探测器构成不同，非晶硒平板型探测器是接受 X 线照射而直接输出数字图像信息；非晶硅平板型探测器是将 X 线信号转化为可见光信号，可见光信号沿着碘化铯针状晶体传递到非晶硅二极管，再由光电二极管变为电信号。多丝正比室是一种气体探测器。CR 的 IP 成像需要经过 2 次 PSL，一次为 X 线通过人体后到达 IP，另一次是 IP 进入阅读器，被阅读器中的激光二次 PSL。IP 荧光层采用二价铕离子的氟卤化钡晶体作为 PSL 物质。

四、共干题

1~5. ABBAB

第八章 PACS技术模拟试题

一、最佳选择题

1. RIS(英文简称)的中文含义是 （ ）
   A. 医院信息系统　　　　　　　　B. 影像归档和传输系统
   C. 放射科信息系统　　　　　　　D. 检验科信息系统
   E. 超声科信息系统

2. 为方便接入PACS，医院在采购影像成像设备时，哪个不是必须要求配置的功能 （ ）
   A. DICOM Storage　　　　　　　B. Send/Receive
   C. Query/Retrieve　　　　　　　D. Worklist/Print
   E. HIS

3. 在PACS系统中，由影像科部门级PACS、RIS服务器以及门诊和住院部影像前置服务器共同构成的是 （ ）
   A. 核心层服务器　　　　　　　　B. 汇聚层服务器
   C. 储存系统　　　　　　　　　　D. 接入层
   E. 工作站

4. PACS是利用大容量存储技术，对图像以数字方式进行 （ ）
   A. 存放、管理、传送、显示　　　B. 存储、使用、分析、处理
   C. 存放、使用、传送、处理　　　D. 采集、存储、管理、传送
   E. 采集、存放、传送、分析

5. DICOM 3.0最早发布于 （ ）
   A. 1990年　　　　　　　　　　　B. 1991年
   C. 1992年　　　　　　　　　　　D. 1993年
   E. 1994年

6. 远程放射学系统不包括 （ ）
   A. 远近程通讯设备的集成计算机网络　　B. 放射影像分析设备
   C. 影像显示处理设备　　　　　　　　　D. 医学影像成像设备
   E. 影像数据采集设备

7. PACS存储系统的构成有 （ ）
   A. 在线高速主存储设备、接入层设备及备份存储设备
   B. 汇聚层设备、存储设备及接入设备
   C. 近线存储设备、备份存储设备及接入设备
   D. 离线高速主存储设备、近线存储设备及备份存储设备
   E. 在线高速主存储设备、近线存储设备及备份存储设备

8. 关于PACS的说法，正确的是 （ ）
   A. PACS的成像原理主要涉及的是数字荧光成像的物理学
   B. PACS是存放和传输图像的设备，不是成像装置

C. PACS 系统是用 IP 替代传统的胶片/增感屏来摄像

D. PACS 系统的成像要经过影像信息的记录、读取、处理和显示 4 个步骤

E. PACS 系统图像信息的存储和压缩是不必要的

9. PACS 是   (   )

   A. X 线成像设备   B. 数字荧光成像设备

   C. 存储和传输图像的设备   D. 直接数字化 X 线摄影设备

   E. 将模拟信息数字化的设备

二、多选题

1. PACS 系统的构成是   (   )

   A. 核心层服务器   B. 中心层服务器

   C. 汇聚层服务器   D. 存储系统

   E. 接入层设备和工作站

2. 目前用作影像信息传输的媒介有   (   )

   A. 直接信号   B. 模拟信号

   C. 电信号   D. 光信号

   E. 微波

3. PACS 是以计算机为中心,它由图像的哪几部分组成   (   )

   A. 获取   B. 传输   C. 存档   D. 复制   E. 处理

4. PACS 主要组成有   (   )

   A. X 线机   B. 图像信息的获取

   C. 图像信息的传输   D. 图像信息的存储与压缩

   E. 图像信息的处理

5. 影响 PACS 传输速度的主要因素是   (   )

   A. 终端与接口的数量   B. 传输类型

   C. 传输方法   D. 传输目的

   E. 传输日期

6. PACS 的传输基本类型有   (   )

   A. 直线型   B. 星型

   C. 圆型   D. 平行型

   E. 三角型

三、配伍题   (   )

   A. PACS   B. LIS

   C. RIS   D. HIS

   E. DICOM

1. 影像存档和传输系统是   (   )
2. 放射科信息系统是   (   )
3. 医院信息系统是   (   )

第八章 PACS 技术模拟试题参考答案及解析

一、最佳选择题

1. C 解析：医院信息系统(HIS)；放射科信息系统(RIS)；影像归档和传输系统(PACS)；检验科信息系统(LIS)。
2. E 解析：HIS是医院信息系统，在采购影像成像设备时，不必考虑设备是否具有HIS系统。
3. B 解析：在PACS系统中，由影像科部门级PACS、RIS服务器以及门诊和住院部影像前置服务器共同构成的是汇聚层服务器。
4. A 解析：PACS系统以计算机为基础，与各种影像设备相连接，具有存放、管理、传送、显示等功能。
5. D 解析：目前的DICOM 3.0标准已经由1993年发布之初的9个部分扩展到2007年的18个部分(Part 1~Part 18)，涵盖了医学影像的采集、存储存档、传输通讯、显示、打印、工作表、成像工作流程及查询等几乎所有信息交换的协议，结构化地定义了制造商的兼容性声明。
6. B 解析：远程放射学系统包括医学影像成像设备、影像数据采集设备、影像显示处理设备及远近程通讯设备的集成计算机网络等。
7. E 解析：PACS的存储系统由在线高速主存储设备、近线存储设备及备份存储设备构成。
8. B
9. C 解析：PACS是存储和传输图像的设备。

二、多选题

1. ACDE 解析：PACS系统是由核心层服务器、汇聚层服务器、存储系统、接入层设备和工作站构成。
2. CDE 3. ABCE 4. BCDE 5. ABC 6. ABCD

三、配伍题

1~3. ACD 解析：PACS是影像存档和传输系统；LIS是检验科信息系统；RIS是放射科信息系统；HIS是医院信息系统；DICOM是医学数字成像与传输。

第九章 图像质量控制模拟试题

一、最佳选择题

1. 最适宜人眼观察的照片密度值范围为 （   ）
   A. <0.2   B. 0.2~2.0   C. >2.0   D. 3.0   E. 5.0
2. 量子检出率的英文缩写为 （   ）
   A. DQE   B. DEQ   C. NEQ   D. MTF   E. OTF
3. X线影像质量评价为主观评价方法的是 （   ）
   A. ROC 曲线法   B. 均方根值和维纳频谱法
   C. 调制传递函数   D. 噪声等价量子数
   E. 量子检出效率
4. 关于标准影像质量应遵守的规则，错误的是 （   ）
   A. 影像显示能满足诊断学要求
   B. 同时考虑减少影像检查的辐射剂量
   C. 用片尺寸合理，照射野控制适当
   D. 对检查部位之外的敏感部位加以屏蔽
   E. 影像诊断密度值范围越大越好
5. X线影像质量评价发展的趋势是 （   ）
   A. 主观评价   B. 客观评价
   C. 综合评价   D. 数学评价
   E. 视觉评价
6. 下面哪项不是医学影像全面质量管理的意义 （   ）
   A. 患者的利益   B. 落实领导的要求
   C. 树立全员的质量意识   D. 患者的期望
   E. 工作人员存在的价值体现
7. 不是质量管理的主要目的的是 （   ）
   A. 改善科室人员的横向联系
   B. 检查规范化、标准化
   C. 提高医学影像科各类人员的管理水平
   D. 优化代价-危害-利益三者关系
   E. 搞好各类人员的关系
8. 非制定质量保证计划并组织实施应达到的主要目的是 （   ）
   A. 确保影像质量符合临床诊断要求的标准
   B. 确保受检者和工作人员的辐射剂量达到规定的最低水平
   C. 有效地利用资源，节约医疗费用，获得较好的经济利益
   D. 减轻工作负担和医疗纠纷
   E. 确保有关影像技术质量管理及放射防护的各项法令、法规严格执行
9. X线量子统计散落在照片上的记录为 （   ）

A. 伪影像 B. 噪声
C. 确定性信号 D. 调制度
E. 随机信号

10. MRI 中,某一部分信号缺失形成的伪影称为 （　　）
   A. 截断伪影 B. 遮蔽伪影
   C. 运动伪影 D. 磁敏性伪影
   E. 拉链伪影

11. MTF 测试时要求应用的显微密度计直径为 （　　）
   A. 5 μm　　B. 10 μm　　C. 15 μm　　D. 20 μm　　E. 25 μm

12. 在照片中诊断密度范围应控制在 （　　）
   A. 0.15～0.25 D B. 0.2～1.5 D
   C. 0.25～2.0 D D. 0.3～2.5 D
   E. 0.5～3.0 D

13. 低对比度分辨率的概念是 （　　）
   A. 对比度分辨率就是影像的对比度 B. 对比度分辨率就是空间分辨率
   C. 单位长度内能观察到的线对数 D. 能分辨最低密度差别的能力
   E. 对于物体空间大小的鉴别能力

14. 不是运动伪影的补偿方法的是 （　　）
   A. 改变相位编码方向 B. 预饱和技术
   C. 增加接收带宽 D. 呼吸补偿、呼吸门控
   E. 心脏门控

15. 金属物品带入磁体孔腔内会导致 （　　）
   A. 磁场强度改变 B. 磁场均匀度破坏
   C. 对射频产生影响 D. 图像对比度下降
   E. 磁场稳定度下降

16. 不是图像质量分辨率测试方法的是 （　　）
   A. 点分布函数 B. 线分布函数
   C. 面分布函数 D. 对比度传递函数
   E. 调制传递函数

17. 决定密度分辨率的主要因素是 （　　）
   A. 光子数量 B. 物体大小
   C. 像素噪声 D. 扫描层厚
   E. 物体对比度和 MTF

18. 关于 CT 噪声定义的解释,正确的是 （　　）
   A. 检测器检测到光子数的不均匀性
   B. 各组织平均 CT 值的差异
   C. 扫描均匀物质成像中,像素值的标准偏差
   D. 水在各图像点上的 CT 值的差别
   E. 影片中密度的不均匀性

19. CT图像中的伪影是指 ( )
    A. 被检体内部存在的影像
    B. 设备或受检者所造成的、不属于被扫描物体的影像
    C. 图像中正常的解剖影像
    D. 图像中密度过高或过低的影像
    E. 图像重建后出现的解剖变异

20. CT机的固有分辨率主要取决于 ( )
    A. 探测器孔隙的宽度   B. X线管焦点的尺寸
    C. 受检者与探测器的相对位置   D. 扫描的层厚
    E. 光子的数量

21. 不是CT图像质量控制的基本方法的是 ( )
    A. 流程图   B. 因果图
    C. 矩形图   D. 点面图
    E. 控制图

22. CT值的均匀性测试通常测试几个部位 ( )
    A. 1   B. 2   C. 3   D. 4   E. 5

23. 决定空间分辨率的主要因素是 ( )
    A. 扫描方式   B. 有效视野
    C. 重建矩阵   D. 显示矩阵
    E. 探测器数目

24. CT机计算机房的温度应保持在 ( )
    A. 15～25℃   B. 18～22℃
    C. 18～28℃   D. 16～24℃
    E. 18～26℃

25. 表示空间分辨率的单位是 ( )
    A. HU   B. LP/cm   C. mm   D. ms   E. LP/cm或mm

26. 低对比度分辨率又称为 ( )
    A. 空间分辨率   B. 密度分辨率
    C. 密度函数   D. 密度响应曲线
    E. 像素分辨率

27. 关于空间分辨率的说法,错误的是 ( )
    A. 又称低对比分辨率
    B. 指在密度对比大于10%的情况下,鉴别细微结构的能力
    C. 可用每厘米的线对数或可分辨的最小线径表示
    D. 线对数与可分辨的最小线径的换算关系为:5÷LP/cm=可分辨的最小线径(mm)
    E. 每毫米的线对数的表示方法为LP/mm

28. 医学影像检查的诊断密度值范围应控制在 ( )
    A. 0.1～0.25   B. 0.25～2.0
    C. 0.5～1.5   D. 1.25～2.0

E. 1.5~2.0

29. X线影像质量评价中,属于主观评价法的是 （   ）
    A. 均方根值(RMS)   B. 维纳频谱(WS)
    C. 调制传递函数(MTF)   D. ROC 曲线法
    E. 量子检出率(DQE)

30. 关于标准影像必须遵守的规则,不正确的是 （   ）
    A. 影像显示能满足诊断学要求
    B. 影像注释完整、无误
    C. 无任何技术操作缺陷
    D. 无伪影影像
    E. 医学影像的诊断密度值范围应控制在 0.2~2.5 之间

31. 如果空间分辨率为 20 LP/mm,它最小可以分辨的线径是 （   ）
    A. 40 mm   B. 4 mm   C. 0.25 mm   D. 0.025 mm   E. 20 mm

32. 有关 CT 训练球管的论述,错误的是 （   ）
    A. 每日开机后首先对 CT 机球管训练(预热)
    B. 球管训练时管电压由低逐渐升高
    C. 球管训练使球管内真空度提高
    D. 开机后 3 小时没做检查也应重新训练
    E. 球管训练增加了曝光次数,不利于保护球管

33. 金属物品带入磁体孔腔内会导致 （   ）
    A. 磁场强度改变   B. 磁场均匀度破坏
    C. 对射频产生影响   D. 图像对比度下降
    E. 磁场稳定度下降

34. 关于影响计算机 X 线摄影影像质量的因素,错误的是 （   ）
    A. 读出装置激光点直径越小,图像质量越好
    B. 成像板以及光电倍增管都会产生噪声,影响图像质量
    C. 数字转换会产生相应的量化噪声和伪影
    D. 散射线会使计算机摄影图像的清晰度提高
    E. 信号的数字化,会使图像的空间分辨力下降

35. 在两种组织交界处见到"化学位移"伪影,则这两种组织 （   ）
    A. 水含量很大   B. 水及脂肪含量差异很大
    C. 血液含量相似   D. 水及脂肪含量相似
    E. 血液含量相差很大

36. 关于 MRI 检查安全性论述,错误的是 （   ）
    A. 体内有金属异物人工铁磁性关节动脉瘤夹层者不应行 MRI 检查
    B. 带有心脏起搏器患者禁止 MRI 检查
    C. 幽闭症患者不宜做 MRI 检查
    D. 正在进行生命监护的危重病人不能进行 MRI 检查
    E. 早期妊娠妇女接受 MRI 检查肯定是安全的

37. 为了减少心脏搏动产生伪影,影响心脏大血管 MR 图像质量,一般采用心电门控技术,这样可以消除心脏机械运动的影响,应用本法的 TR 时间决定于 （　　）
    A. P—R 间期
    B. R—R 间期
    C. R—P 间期
    D. 2R—R 间期
    E. 2P—R 间期

38. 关于空间分辨率影响的说法,正确的是 （　　）
    A. 较大的矩阵重建较大的范围像素对应的实体尺寸小,空间分辨率高
    B. 探测器孔径小,重建的影像空间分辨率低
    C. 球管焦点大,测量精度高,重建的影像空间分辨率高
    D. 层厚增厚,空间分辨率高
    E. 骨算法空间分辨率高

39. 关于层厚、空间分辨率、密度分辨率三者之间关系的叙述,正确的是 （　　）
    A. 层厚越薄,图像的空间分辨率越低,密度分辨率下降
    B. 层厚越薄,图像的空间分辨率越高,密度分辨率上升
    C. 层厚越薄,图像的空间分辨率越低,密度分辨率上升
    D. 层厚越厚,图像的密度分辨率提高,空间分辨率下降
    E. 层厚越厚,图像的密度分辨率越低,空间分辨率下降

40. 常见的粗细不等、黑白相间的条状伪影和叉状伪影属于 （　　）
    A. 高密度伪影
    B. 容积伪影
    C. 硬化伪影
    D. 运动伪影
    E. 设备伪影

41. 不影响重组图像质量的因素是 （　　）
    A. 扫描层面的多少
    B. 扫描层面的薄厚
    C. 统一的层厚与间隔
    D. 统一的重建时间
    E. 同序列的连续扫描

42. 对噪声影响的理解,不正确的是 （　　）
    A. 提高 X 线剂量,可减小噪声
    B. X 线剂量增加 1 倍,噪声减半
    C. 扫描层厚加厚,噪声减小
    D. 检测器的灵敏度高,噪声减小
    E. 骨算法较软组织算法噪声提高

43. 不影响 CT 空间分辨率的因素是 （　　）
    A. 剂量
    B. 焦点大小
    C. 探测器孔径
    D. 扫描层厚、螺距
    E. 重建范围和重建矩阵、重建算法

44. 不影响 CT 密度分辨率的因素是 （　　）
    A. 剂量
    B. 层厚
    C. 体素
    D. 焦点大小
    E. 重建算法

45. 做好 CT 设备质控,下列哪项不是必须的 （　　）
    A. 保障 CT 机房的运行环境

B. 按开机程序规程开机
C. 空气校准
D. 定期重装操作系统,保证设备处于良好状态
E. CT定期进行平均CT值测试、CT值标准偏差测试及高、低对比度分辨率测试等。

46. 可以减少部分容积效应的是 （   ）
    A. 延迟扫描   B. 薄层扫描
    C. 定位扫描   D. 放大扫描
    E. 低剂量扫描

47. 影响CT图像空间分辨率的因素,不包括 （   ）
    A. 扫描层厚   B. 重建算法
    C. 探测器孔径   D. 体素
    E. 螺距

48. 影响CT密度分辨率的因素,不包括 （   ）
    A. 剂量   B. 层厚
    C. 体素   D. 重建算法
    E. 螺距

49. 关于CT密度分辨率的说法,错误的是 （   ）
    A. 射线剂量越大,密度分辨率越高
    B. 层厚越薄,密度分辨率越高
    C. 体素越大,密度分辨率越高
    D. 软组织算法,密度分辨率高
    E. 层厚既影响空间分辨率,又影响密度分辨率

50. 影响CT图像的质量因素,不包括 （   ）
    A. 部分容积效应   B. 密度分辨率
    C. 空间分辨率   D. 噪声和伪影
    E. 操作人员技术依赖性

51. 对CT图像密度分辨率影响最小的因素是 （   ）
    A. 噪声   B. 扫描层厚
    C. 待检物体密度   D. 体素
    E. 重建算法

52. 部分容积效应是指 （   ）
    A. 扫描或信息处理过程中,由于某一种或几种原因而出现的人体并不存在而在图像中显示出来的各种不同类型的影像
    B. 采样过程中接收到的干扰正常信号的信息
    C. 受检者体内不规则的高密度结构或异物所致
    D. 同一体积元中含多种不同密度的组织,CT值不能真实地反映其中任意一种组织的CT值
    E. 低档CT在相邻两种组织密度差别大时出现

53. 关于提高CT空间分辨率的方法,错误的是 （   ）

A. 选用大焦点   B. 选用骨算法
C. 选用薄的层厚   D. 选用小孔径探测器
E. 选用小螺距

54. 影响 CT 空间分辨率的因素,错误的是 （ ）
    A. 焦点小,影像空间分辨率高
    B. 探测器孔径大,影像空间分辨率高
    C. 扫描层厚越薄,影像空间分辨率越高
    D. 螺距小,Z 轴影像空间分辨率越高
    E. 采用骨算法,影像空间分辨率高

55. TR 的选择影响 MR 图像质量,增加 TR 后 （ ）
    A. 降低质子磁化强度   B. 使信号幅值减小
    C. 可减少多层面技术中的层面数   D. 增加了检查时间
    E. 流动性物体的信号强度变大

56. TE 的选择影响 MR 图像质量,增加 TE （ ）
    A. 能减少信号延迟   B. 可增加 T_2 权重成分
    C. 减少液体的信号强度   D. 增加了信噪比
    E. 增加了多层面技术中的层面数

57. 层厚的选择影响 MR 图像质量,层厚增加后,下列叙述错误的是 （ ）
    A. 使检查部位范围增大   B. 信噪比增加
    C. 减少流动物体的信号强度   D. 增加信号代表的组织厚度平均值
    E. 提高了空间分辨率

58. 观察野的选择影响 MR 图像质量,增大观察野后,下列叙述错误的是 （ ）
    A. 可增加信噪比   B. 减少了人工伪影
    C. 易于发现微小病变   D. 增加检查部位范围
    E. 空间分辨率有所降低

59. 关于生理性运动伪影产生的原因,错误的是 （ ）
    A. 血流   B. 眼球转动
    C. 脑脊液波动   D. 呼吸运动
    E. 心脏大血管搏动

60. 关于控制生理性运动伪影的措施,错误的是 （ ）
    A. 采用心电门控技术   B. 采用呼吸门控技术
    C. 缩短检查时间   D. 尽量使受检者体位舒适
    E. 腹带加压

61. 关于控制自主性运动伪影的措施,错误的是 （ ）
    A. 对躁动患者,必要时给予镇静剂
    B. 检查前向受检者介绍检查过程,解释可能遇到的情况
    C. 尽量使受检者体位舒适
    D. 改变扫描参数,尽量缩短扫描时间
    E. 屏气,减少呼吸运动

62. 在MRI图像上表现为脂肪与水的界面上出现黑色和白色条状或月牙状阴影,尤其在肾脏与肾周脂肪囊交界区表现突出,这种伪影是指 （　　）
   A. 设备伪影　　　　　　　　　　B. 化学位移伪影
   C. 卷褶伪影　　　　　　　　　　D. 截断伪影
   E. 部分容积效应

63. 在MRI颈椎矢状位T_1WI图像上比较常见,表现为颈髓内出现低信号线影。其他部位如颅骨与脑交界区、脂肪与肌肉交界区也可出现,这种伪影是指 （　　）
   A. 设备伪影　　　　　　　　　　B. 化学位移伪影
   C. 卷褶伪影　　　　　　　　　　D. 截断伪影
   E. 部分容积效应

64. 关于化学位移伪影,错误的是 （　　）
   A. 仅发生在相位编码方向上
   B. 是指因为脂肪与水的进动频率存在差异而形成的伪影
   C. 在MRI图像上表现为脂肪与水的界面上出现黑色和白色条状或月牙状阴影
   D. 尤其在肾脏与肾周脂肪囊交界区表现突出
   E. 严重程度与主磁场场强成正比

65. 关于截断伪影的叙述,错误的是 （　　）
   A. 是因数据采样不足所致
   B. 在MRI颈椎矢状位T_1WI图像上比较常见,表现为颈髓内出现低信号线影
   C. 尤其在肾脏与肾周脂肪囊交界区表现突出
   D. 在图像中高、低信号差别大的交界区信号强度失准
   E. 截断伪影仅发生在相位编码方向上

66. 关于控制截断伪影的措施,错误的是 （　　）
   A. 改变图像重建的方法　　　　　B. 过滤原始资料
   C. 加大采集矩阵　　　　　　　　D. 加大FOV
   E. 变换相位和频率编码方向

67. 关于控制部分容积效应的措施,正确的是 （　　）
   A. 改变图像重建的方法　　　　　B. 过滤原始资料
   C. 加大采集矩阵　　　　　　　　D. 变换相位和频率编码方向
   E. 选用薄层扫描

68. 关于控制化学位移伪影的措施,错误的是 （　　）
   A. 缩小接收带宽,增大FOV　　　B. 预饱和技术的应用
   C. 变换频率和相位编码方向　　　D. 选用抑水和抑脂脉冲序列
   E. 选择适当的TE值

69. 不是抑制化学伪影的措施是 （　　）
   A. 增加接收带宽,缩小FOV　　　B. 预饱和技术应用
   C. 通过变换频率和相位编码方向　D. 选用抑水和抑脂脉冲序列
   E. 加大FOV

70. MRI数据采样不足,导致 （　　）

A. 设备伪影 B. 化学位移伪影
C. 卷褶伪影 D. 截断伪影
E. 运动伪影

71. 引起部分容积效应是由于 (　　)
    A. 主磁场不均
    B. 脂肪与水的进动频率存在差异
    C. 被检查解剖部位的大小超出了视野范围
    D. 数据采样不足
    E. 选择的扫描层面较厚或病变较小，又骑跨于扫描层切层之间

72. 截断伪影是指 (　　)
    A. 设备所产生的伪影
    B. 脂肪与水的进动频率存在差异
    C. 被检查解剖部位的大小超出了视野范围
    D. 数据采样不足所致
    E. 选择的扫描层厚较厚或病变较小，又骑跨于扫描层切层之间

73. 不能提高信噪比的是 (　　)
    A. 减小矩阵 B. 增加层厚
    C. 增加激励次数 D. 增加回波链
    E. 加大 FOV

74. 描述运动伪影中，错误的是 (　　)
    A. 在相位编码方向产生 B. 与运动方向有关
    C. 与运动幅度有关 D. 与运动频率有关
    E. 与 TR 和激励次数有关

75. 克服心脏搏动伪影效果最好的是 (　　)
    A. 呼吸门控 B. 预饱和技术
    C. 脉搏门控 D. 心电门控
    E. 血流补偿技术

76. 与交叉对称信号伪影无关的因素是 (　　)
    A. 属装备伪影
    B. SE 序列 T_2 加权或质子密度加权像易出现
    C. B_0 不均匀
    D. T_2 对 B_0 不均匀敏感
    E. 受 RF 频率影响

77. 下列改善呼吸运动伪影的方法，错误的是 (　　)
    A. 使用预饱和技术 B. 采用呼吸门控技术
    C. 改变 TE 值 D. 采用快速扫描序列屏气扫描
    E. 增加采集次数

78. MRI 图像质量参数间可相互影响，下列错误的描述是 (　　)
    A. 增加 TR 可增加扫描层数和 T_1 成分，但增加了扫描时间

B. 增加 TE 可增加 T_2 的权重成分和液体的信号强度，但降低了信噪比

C. 矩阵增加可增加空间分辨率，但增加了检查时间，降低了信噪比

D. 激励次数增加可增加信噪比，通过均值作用可有效减少运动产生的伪影，但延长了扫描时间

E. 增大观察野可增加信噪比，同时减少人工伪影，但空间分辨率有所降低

79. 关于影响 MR 图像质量的描述，错误的是 （　　）
    A. 评价 MR 图像质量的指标有噪声、信噪比、对比度、分辨率、伪影等
    B. 仅具有高信噪比，不能产生高质量的 MR 图像
    C. MR 图像的分辨率包括空间分辨率和时间分辨率
    D. 体素越小，空间分辨率越高，而信号越低
    E. 增加矩阵，可增加空间分辨率，但降低信噪比

80. 减少化学位移伪影的措施，不正确的是 （　　）
    A. 增加接收带宽，缩小 FOV
    B. 应用预饱和技术，使脂肪或水中的质子被预饱和，不再产生信号
    C. 通过变换频率和相位编码方向，加以控制
    D. 选用抑水或抑脂序列
    E. 选择适当的 TE 值，尽量调整 GRE 序列中水与脂肪反相位

81. 关于 MR 图像质量参数相互影响的描述，错误的是 （　　）
    A. 增加矩阵，可增加空间分辨率，但降低信噪比
    B. 增加层面厚度，信噪比降低，但空间分辨率升高
    C. 增大观察野，信噪比增加，减少伪影，但空间分辨率下降
    D. 增加激励次数可增加信噪比，减少运动伪影，但空间分辨率下降
    E. 增加 TE 可增加 T_2 权重成分，增强液体信号强度，但降低信噪比

82. 控制截断伪影的措施不包括 （　　）
    A. 缩小采集矩阵　　　　　　　　B. 减小 FOV
    C. 过滤原始资料　　　　　　　　D. 变换相位和频率编码方向
    E. 改变图像重建的方法

83. MR 图像上金属异物伪影一般出现在 （　　）
    A. 金属异物上方　　　　　　　　B. 金属异物对侧
    C. 金属异物周围　　　　　　　　D. 金属异物内部
    E. 整个 MR 图像上满布伪影

84. 控制部分容积效应的措施不包括 （　　）
    A. 选用薄层扫描
    B. 改变选层位置
    C. 一般选择成像面与交界面垂直的位置
    D. 减小 FOV
    E. 加大 FOV

85. 影响 DSA 图像质量非机器设备的因素是 （　　）
    A. 焦点大小　　　　　　　　　　B. 高频变压器的频率

C. 图像接收器分辨率　　　　　　　D. 图像后处理技术
E. 采集速率

86. 不影响 DSA 图像质量的是　　　　　　　　　　　　　　　　　　　　（　）
    A. 摄影位置不当　　　　　　　　　B. 采集速率不够
    C. 选用大焦点　　　　　　　　　　D. 加大肢体至探测器的距离
    E. 固定患者的肢体

87. 不属于 DSA 改善图像质量后处理技术的是　　　　　　　　　　　　　（　）
    A. 再蒙片　　　　　　　　　　　　B. 图像合成
    C. 边缘增强　　　　　　　　　　　D. 窗口技术
    E. 自动曝光

88. DSA 检查过程中,容易产生运动伪影的疾病是　　　　　　　　　　　（　）
    A. 高血压　　　　　　　　　　　　B. 糖尿病
    C. 帕金森综合征　　　　　　　　　D. 下肢动脉硬化闭塞症
    E. 桥本式甲状腺炎

89. 关于 DSA 检查过程中,影响图像质量的说法,错误的是　　　　　　　（　）
    A. 常把正、侧位视为基本体位
    B. 密度高且体厚的部位选手动曝光比较理想
    C. 合理应用遮光器和密度补偿装置可使影像密度均匀
    D. 脉冲成像单位时间内摄影频率低,每幅图像接受 X 线剂量大,图像对比分辨率高
    E. X 线的剂量与密度分辨率成正比

90. 改善 DSA 图像质量的措施,不包括　　　　　　　　　　　　　　　　（　）
    A. 争取患者配合,减少运动性伪影　B. 增大对比剂浓度和剂量
    C. 充分利用后处理技术　　　　　　D. 正确使用遮线器和密度补偿器
    E. 正确匹配摄像管

91. 关于 DSA 的信噪比,正确的是　　　　　　　　　　　　　　　　　　（　）
    A. SNR 与碘浓度的平方及辐射曝光剂量乘积成正比
    B. SNR 与碘浓度的平方根及辐射曝光剂量乘积成正比
    C. SNR 与碘浓度及辐射曝光剂量乘积成正比
    D. SNR 与碘浓度及辐射曝光剂量的平方乘积成正比
    E. SNR 与碘浓度及辐射曝光剂量平方根的积成正比

92. 在 DSA 检查中,与提高信噪比直接相关的因素是　　　　　　　　　　（　）
    A. 矩阵大小　　　　　　　　　　　B. X 线剂量
    C. 球管焦点　　　　　　　　　　　D. 摄影体位
    E. 采像速率

93. 可以避免运动性伪影的 DSA 技术是　　　　　　　　　　　　　　　　（　）
    A. 超脉冲快速曝光　　　　　　　　B. 遥控对比剂跟踪技术
    C. 步进式 DSA 技术　　　　　　　 D. 使感兴趣区部位尽可能靠近检测器
    E. 旋转式 DSA 技术

94. 在 IV-DSA 中,其他条件不变的情况下,图像质量最好的是　　　　　（　）

A. 注射速率为 2 ml/s,持续时间为 2 s
B. 注射速率为 3 ml/s,持续时间为 2 s
C. 注射速率为 4 ml/s,持续时间为 3 s
D. 注射速率为 3 ml/s,持续时间为 5 s
E. 注射速率为 2 ml/s,持续时间为 6 s

95. 关于数字减影的矩阵,影像最清晰的是 ( )
    A. 512×512
    B. 64×64
    C. 1 024×1 024
    D. 128×128
    E. 256×256

96. CT 可减少部分容积效应带来伪影的方法是 ( )
    A. 倾斜机架
    B. 减小层厚
    C. 增加层厚
    D. 增加扫描时间
    E. 缩短扫描时间

97. 关于部分容积效应错误的是 ( )
    A. 包括部分容积均化
    B. 包括部分容积伪影
    C. 部分容积伪影的形状可不同
    D. Hounsfield 伪影为扇形伪影
    E. Hounsfield 伪影与射线硬化作用有关

98. 在头颅横断面扫描时,颞部出现条纹状伪影又被称为"Hounsfield 伪影",这种现象是由于 ( )
    A. X 线束强度不均
    B. 探测器的伪影
    C. 扫描过程中受检者运动
    D. 部分容积伪影
    E. 重建算法选择不当

99. 如果某一体素内包含 3 种相近组织,那么该体素的 CT 值将不代表其中的任何一种组织,这种现象是 ( )
    A. 扫描参数选择不当
    B. 探测器的伪影
    C. 部分容积伪影
    D. 部分容积均化
    E. 重建算法选择不当

100. CT 图像中的伪影是指 ( )
    A. 被检体内不存在的假像
    B. 被检体以外物质的影像
    C. 图像中不正常的解剖影
    D. 图像中密度过高或过低的影像
    E. 影片中图像的变形

101. 关于影响图像信噪比因素的说法,错误的是 ( )
    A. TR 延长,信噪比升高
    B. TE 延长,信噪比降低
    C. 矩阵增大,信噪比升高
    D. 层厚增加,信噪比增加
    E. 信噪比与主磁场强度成正比

102. 关于矩阵的说法,错误的是 ( )
    A. 在 FOV 不变的情况下,矩阵越大,空间分辨率越高
    B. 在 FOV 不变的情况下,矩阵越大,图像的信噪比越低
    C. 相位编码方向矩阵越大,采集时间越长

D. 在其他参数不变的前提下,频率编码方向的矩阵越大,一般认为不直接增加采集时间,但会间接延长采集时间

E. 在其他参数不变的前提下,频率编码方向的矩阵越大,一般认为不直接增加采集时间,但会间接缩短采集时间

103. 影响图像信噪比的因素,不包括 （ ）
    A. 梯度磁场强度　　　　　　　　B. 主磁场强度
    C. 脉冲序列　　　　　　　　　　D. 层厚
    E. 矩阵

104. 关于信噪比(SNR)的叙述,错误的是 （ ）
    A. SNR 与主磁场强度成正比
    B. 层厚增加,SNR 增加
    C. SNR 与信号平均次数(NEX)的平方根成正比
    D. 自旋回波类序列(SE)的 SNR 一般低于梯度回波脉冲序列(GRE)
    E. 矩阵增大,SNR 降低

105. 关于对比噪声比(CNR)的描述,错误的是 （ ）
    A. 临床上常用对比噪声比表示对比度
    B. 选择合适的序列和成像参数可提高图像的 CNR
    C. 利用对比剂可增加组织间的 CNR
    D. 组织间的固有差别大,CNR 较大
    E. 组织间的固有差别小,CNR 较大

106. 关于影响图像 SNR 的因素,错误的是 （ ）
    A. FOV 增大,SNR 升高　　　　　　B. SNR 与 NEX 的平方根成反比
    C. TR 延长,SNR 升高　　　　　　　D. 矩阵增大,SNR 降低
    E. TE 延长,SNR 降低

107. 对比噪声比的英文缩写是 （ ）
    A. SNR　　　B. CNR　　　C. IR　　　D. EPI　　　E. TR

108. 信噪比的英文缩写是 （ ）
    A. SNR　　　B. CNR　　　C. IR　　　D. EPI　　　E. TR

109. 若要升高 SNR,则 （ ）
    A. 增大矩阵　　　　　　　　　　B. 减少层厚
    C. 延长 TR　　　　　　　　　　　D. 缩小 FOV
    E. 延长 TE

110. X 线摄影产生影像失真的原因是 （ ）
    A. 中心线倾斜或被照物旋转　　　B. 化学冲洗过度或不足
    C. 管电压过高或过低　　　　　　D. 焦-片距过大或过小
    E. 毫安秒过大或过小

111. 下列哪项措施对于减少影像模糊度没有帮助 （ ）
    A. 被照体尽可能靠近胶片　　　　B. 尽可能使用大的焦-片距
    C. 使用最小的焦点　　　　　　　D. 屏-片组合时,X 线入射倾斜角度大

E. 缩短曝光时间

112. X线照片影像的要素,不包括 （   ）
    A. 密度   B. 锐利度
    C. 宽容度   D. 颗粒度
    E. 失真度

113. 影响照片对比度的因素,不包括 （   ）
    A. 胶片 γ 值   B. 摄影距离
    C. X 线量   D. 被照体因素
    E. X 线管电压

114. 影响 X 线照片密度值的因素中,不包括 （   ）
    A. 照射量   B. 摄影距离
    C. 增感屏   D. X 线波长
    E. 管电压

115. 歪斜失真又称为 （   ）
    A. 位置变形   B. 放大变形
    C. 位置失真   D. 影像放大
    E. 形状变形

116. 最有效地减少与消除散射线的方法是 （   ）
    A. 使用滤线栅   B. 利用 Groedel 法
    C. 使用金属后配盖的暗盒 D. 利用空气间隙法
    E. 使用多叶滤线器

117. X 线照片斑点主要是由量子斑点形成的,占整个 X 线照片斑点的 （   ）
    A. 90%   B. 91%   C. 92%   D. 93%   E. 94%

118. 与照片颗粒度最密切相关的是 （   ）
    A. X 线管焦点尺寸   B. 被照体的移动
    C. X 线的光子数   D. 增感屏
    E. 显影温度

119. 有关量子斑点的叙述,错误的是 （   ）
    A. 量子斑点又称量子噪声
    B. 量子斑点是 X 线量子统计涨落在照片上的反映
    C. 量子密度的涨落遵循统计学规律
    D. X 线量子冲击到介质受光面时是均匀分布的
    E. X 线量子越多统计涨落越小

120. 关于照片模糊度的叙述,错误的是 （   ）
    A. 照片模糊度包括几何模糊、移动模糊和屏-片系统模糊
    B. 焦点尺寸越大,半影越大,影像越模糊
    C. 被照体移动性模糊包括生理性移动模糊和意外性移动模糊
    D. 增大焦-片距可以减少模糊度,提高锐利度
    E. 照片总模糊度等于各系统的模糊度之和

121. 关于锐利度和模糊度的叙述,错误的是 （　　）
    A. 模糊度又称不锐利度
    B. 模糊度以长度(mm)度量
    C. 照片的锐利度与模糊值成反比
    D. 物体越小,照片对比度越低,模糊度越小
    E. 模糊值一定时,随对比度增加锐利度越好

122. 关于焦点的极限分辨率(R)、调制传递函数(MTF)及散焦值(B)的描述,错误的是 （　　）
    A. 焦点的极限分辨率 R(LP/mm)是在规定条件下能够成像的最大空间频率值
    B. R 值小的焦点成像性能比 R 值大的好
    C. 焦点尺寸小,MTF 大,成像性能好
    D. 散焦值用 B 表示,一般焦点的 B 值≥1
    E. B 值越接近 1 时,其成像性能受负荷影响越小

123. 影响照片清晰度的主要因素是 （　　）
    A. 管电流量　　　　　　　　　B. 管电压
    C. 焦-片距离　　　　　　　　　D. 焦点尺寸
    E. 显影加工

124. 关于几何学模糊的叙述,错误的是 （　　）
    A. 焦点尺寸越大,影像越模糊　　B. 应使被照体靠近胶片
    C. 0.2 mm 是半影模糊阈值　　　D. 应减小焦-肢距
    E. 使用小焦点

125. 关于影像变形,叙述不正确的是 （　　）
    A. 可分为放大变形、位置变形和形状变形
    B. 远离胶片端放大多
    C. X 线中心线方向和角度对变形有较大影响
    D. 一般中心线应垂直于胶片
    E. 变形与被照体位置无关

126. 防止影像变形的措施,错误的是 （　　）
    A. 被照体靠近胶片　　　　　　B. 使被照体平行于胶片
    C. X 线中心线方向和角度对变形无影响　D. 中心线应垂直于胶片
    E. 中心线通过被检部位并垂直于胶片

127. 通过对线对测试卡的摄影,可以测量 （　　）
    A. 密度　　　　　　　　　　　B. 光晕
    C. 灰雾度　　　　　　　　　　D. 感光度
    E. 分辨力

128. 影响 X 线照片清晰度的观察条件,不包括 （　　）
    A. 观片灯亮度　　　　　　　　B. 照明用电源电压
    C. 肉眼的 MTF　　　　　　　　D. 室内照明条件
    E. 环境明暗程度

129. 关于X线照片模糊的分析,错误的是 (　　)
　　　A. 模糊度也称不锐利度　　　　　　　B. 相邻两组织影像密度过渡的幅度
　　　C. 阳极端影像锐利度大于阴极端　　　D. 模糊随物-片距离的增大而增大
　　　E. 焦点的移动,不会引起影像模糊

130. 防止运动模糊最有效的方法是 (　　)
　　　A. 应用滤线栅　　　　　　　　　　　B. 应用过滤板
　　　C. 短时间曝光　　　　　　　　　　　D. 消除散射线
　　　E. 应用增感屏

131. 照片影像仅在某一部分出现模糊,原因可能是 (　　)
　　　A. 摄影时间过长　　　　　　　　　　B. 摄影时暗盒移动
　　　C. 摄影时肢体移动　　　　　　　　　D. 屏-片接触不良
　　　E. 摄影时球管震动

132. 关于影像模糊度的叙述,正确的是 (　　)
　　　A. 被照体放大即为模糊度　　　　　　B. 被照体失真即为模糊度
　　　C. 一张优质片模糊度为零　　　　　　D. 半影越大模糊度越高
　　　E. 模糊度与管电压有直接关系

133. 不是影响噪声的主要因素是 (　　)
　　　A. 扫描条件　　　　　　　　　　　　B. 重建矩阵
　　　C. 层厚、螺距　　　　　　　　　　　D. 显示器的分辨率
　　　E. 重建范围

134. 与图像质量无关的CT机技术性能指标是 (　　)
　　　A. 扫描时间　　　　　　　　　　　　B. 重建时间
　　　C. 重建矩阵　　　　　　　　　　　　D. 探测器数目
　　　E. 球管焦点

135. 关于影响DSA图像质量的说法,错误的是 (　　)
　　　A. X线剂量与密度分辨率成正比
　　　B. X线管球应选用80万HU以上,具有大小焦点和大功率的X线管球
　　　C. 脉冲成像单位时间内摄影频率高,每幅图像接受X线剂量大,图像分辨率高
　　　D. 动脉法DSA可明显减少对比剂浓度和用量
　　　E. 对比剂浓度与用量与DSA图像质量直接相关

二、多选题

1. 常规影像质量综合评价标准,包括 (　　)
　　　A. 影像显示标准　　　　　　　　　　B. 画面质量标准
　　　C. 成像技术参数　　　　　　　　　　D. 受检者体表入射剂量的参考值
　　　E. 影像密度值范围

2. 医学影像科质量控制的必要性是 (　　)
　　　A. 设备管理需要　　　　　　　　　　B. 检查设备和项目增加快
　　　C. 射线的剂量控制　　　　　　　　　D. 控制设备消耗
　　　E. 保证诊断的需要

3. 质量管理的目标是 ( )
   A. 提高各类专业人员的管理水平　　B. 改善各类专业人员之间的横向联系
   C. 建立检查的标准化　　D. 对各项检查进行规范化
   E. 体现代价-危害-利益的最优化
4. X 线影像质量的主观评价有 ( )
   A. RMS、WS　　B. 对比度清晰度曲线图法
   C. 模糊数学评价法　　D. ROC 曲线法
   E. 调制传递函数
5. 属于磁场对环境影响的范畴是 ( )
   A. 依机械原理工作的仪器、仪表
   B. 磁记录装置
   C. 具有电真空器件和光电耦合器件的设备
   D. 建筑物中的钢梁、钢筋
   E. 心脏起搏器、离子泵等体内植入物
6. 影响 MR 信号量的主要因素有 ( )
   A. 质子密度　　B. 体素大小
   C. NEX　　D. 接收带宽
   E. 线圈类型
7. MR 图像的质量组成有 ( )
   A. 噪声　　B. 信噪比
   C. 清晰度　　D. 分辨力
   E. 伪影
8. 在 MRI 成像技术中,减少截断伪影的是 ( )
   A. 加大采集矩阵　　B. 减小 FOV
   C. 变换相位与频率编码方向　　D. 采用薄层扫描
   E. 加大 FOV
9. 对 CT 机房运行环境的主要要求是 ( )
   A. 温度:18~22℃　　B. 湿度:45%~60%为宜
   C. 通风防尘　　D. 人员流动快
   E. 防护措施到位
10. 主观评价法主要可分为 ( )
    A. 维纳频谱法　　B. MTF 法
    C. ROC 曲线法　　D. 模糊数学评价法
    E. 对比度清晰度曲线图法
11. 下列哪些方面体现了加强影像质量管理的必要性 ( )
    A. 检查设备与频率增加　　B. 剂量控制
    C. 设备投资　　D. 诊断需要
    E. 综合效益
12. 关于医学影像质量管理的目标,正确的是 ( )

A. 质量管理的目标就是体现代价-危害-利益3方面的最优化
B. 提高放射科各类专业人员的管理水平
C. 改善放射科各类专业人员之间的横向联系,对全面质量管理达成共识
D. 建立健全各项X线检查技术的标准化、规范化及评价方法,为放射学新的发展方向提出更加客观、正确的决策
E. 通过代价-危害-利益分析,以经营的观点管理放射科

13. 改善CT图像质量的主要措施有 ( )
    A. 做好设备质控   B. 提高显示器的像素
    C. 优化扫描、重建参数   D. 做好图像后处理
    E. 提高扫描速度

14. 影响CT图像空间分辨率的因素有 ( )
    A. 剂量   B. 焦点大小
    C. 扫描层厚   D. 螺距
    E. 重建算法

15. 影响CT密度分辨率的因素有 ( )
    A. 焦点大小   B. 剂量
    C. 层厚   D. 体素
    E. 重建算法

16. MR图像质量指标包括 ( )
    A. 噪声   B. 信噪比
    C. 对比度   D. 分辨率
    E. 伪影

17. 针对MRI中化学位移伪影的改善措施,正确的是 ( )
    A. 减少接收带宽
    B. 预饱和技术
    C. 变换频率和相位编码方向
    D. 选择抑水和抑脂脉冲序列,去掉伪影的产生源
    E. 选择适当的TE值

18. 影响DSA图像质量的主要因素是 ( )
    A. 机器设备   B. 成像方式
    C. 操作技术   D. 造影方法
    E. 患者本身

19. 影响磁共振图像信噪比的因素,包括 ( )
    A. 主磁场强度   B. 脉冲序列
    C. 层厚   D. 矩阵
    E. 视野(FOV)

20. 关于MR中的SNR说法,正确的是 ( )
    A. TR延长,SNR升高   B. TE延长,SNR降低
    C. FOV增大,SNR降低   D. 层厚增加,SNR降低

E. SNR 与主磁场强度成正比

21. MR 图像均匀度,包括 (　　)
   A. 磁场强度的均匀度　　B. 信号强度的均匀度
   C. 梯度磁场的均匀度　　D. 信噪比的均匀度
   E. 对比噪声比的均匀度

22. 减少照片半影的方法有 (　　)
   A. 缩小焦点尺寸　　B. 增大肢-片距
   C. 增大焦-肢距　　D. 减小肢-片距
   E. 增大焦点尺寸

23. 影响 X 线照片密度值的因素有 (　　)
   A. 照射量　　B. 摄影距离
   C. 管电压　　D. 被照体的厚度、密度
   E. 照片冲洗因素

24. 影响散射线含有率的因素有 (　　)
   A. 管电压　　B. 照射量
   C. 被照体厚度　　D. 照射野
   E. 增感屏

25. 照片灰雾产生的原因是 (　　)
   A. 胶片本底灰雾　　B. 被照体原子序数
   C. 焦点外 X 线和被检体产生的散射线　　D. 显影处理因素
   E. 被照体密度

26. 为避免几何模糊应要求 (　　)
   A. 被照体不能过大移动
   B. 被照体(或病变一侧)尽可能贴近胶片
   C. 尽可能使用小焦点
   D. 尽可能使用较大的焦-片距
   E. 屏住呼吸

27. 影响照片对比度因素的叙述,正确的是 (　　)
   A. 胶片 γ 值大的胶片获得的照片对比度大
   B. 灰雾会使照片的对比度下降
   C. 被照物体对 X 线的吸收能力与管电压呈成正比
   D. mAs 对 X 线照片的对比度没有直接影响
   E. 在被照体密度、原子相同的时候,厚度就决定了照片的对比度

三、配伍题
   A. RMS 和 WS　　B. NEQ
   C. MTF　　D. DQE

1. 描述 X 线照片斑点特征的物理量为 (　　)
2. 描述成像系统分辨率特性的重要参数为 (　　)
   A. RMS　　B. WS

C. MTF   D. NEQ
   E. DQE
3. 调制传递函数英文缩写是   (   )
4. 维纳频谱英文缩写是   (   )
5. 均方根值英文缩写是   (   )
6. 量子检出率英文缩写是   (   )
   A. 金属异物伪影   B. 设备伪影
   C. 化学位移伪影   D. 卷褶伪影
   E. 截断伪影
7. 图像出现环状黑白条纹是   (   )
8. 视野范围以外部分的解剖部位的影像位移是   (   )
9. 脂肪与水的界面上出现黑色和白色条状或月牙状阴影是   (   )
10. 图像出现低信号"盲区"是   (   )
    A. 增大 FOV   B. 选用薄层扫描
    C. 增加层间距   D. 增加接受带宽
    E. 改变图像重建的方法
11. 控制化学位移伪影的措施是   (   )
12. 控制截断伪影的措施是   (   )
13. 控制卷褶伪影的措施是   (   )

第九章 图像质量控制模拟试题参考答案及解析

一、最佳选择题

1. B 解析：最适宜人眼观察的照片密度值范围为 0.2～2.0。
2. A 解析：量子检出率的英文缩写是 DQE，噪声等价量子数是 NEQ，调制传递函数是 MTF，光学传递函数是 OTF。
3. A 解析：X 线影像质量评价为主观评价方法分为以下类型：对比度清晰度曲线图法、模糊数学评价法、ROC 曲线法。
4. E 解析：影像诊断密度值范围应控制在 0.25～2.0 之间。
5. C 解析：主观方法和客观方法各有优缺点，两者是相互补充、相辅相成，单纯应用哪一种都不全面，发展的趋势是从最初的主观评价、客观评价向着主观评价、客观评价相结合的综合评价方法发展。
6. B 解析：医学影像全面质量管理的重大意义在于树立全员的质量意识，明了影像质量既是影像科全员存在的价值，也是患者的期望。
7. E 解析：质量管理的最终目的是以最低的辐射剂量获得较高的影像质量，为临床诊断提供可靠的依据。具体目的有：提高医学影像科各类专业人员的管理水平；改善医学影像科各类人员的横向联系，对全面质量管理达成共识；建立健全各项 X 线检查技术的标准化、规范化及评价方法，为医学影像学新的发展方向提出客观、正确的决策；通过代价-危害-利益分析，以经营的观念管理医学影像科。
8. D 解析：通过制定质量保证计划并组织实施，应达到以下目的：①改善影像诊断信息，确保影像质量符合临床诊断要求的标准；②在达到医学诊断目的的情况下，确保受检者和工作人员的辐射剂量达到规定的最低水平；③有效地利用资源，节约医疗费用，获得较好的经济效益；④确保有关影像技术质量管理及放射防护的各项法令、法规严格执行。
9. B 解析：X 线量子统计散落在照片上的记录为量子斑点即噪声。
10. B 解析：MR 图像的某一部分信号缺失形成的伪影称为遮蔽伪影。
11. B 解析：MTF 测试时要求应用的显微密度计直径为 10 μm。
12. C 解析：在照片中诊断密度范围应控制在 0.25～2.0 D。
13. D 解析：低对比度分辨率指的是在低对比度情况下所观察到的组织差异性，所得出的结论是在不同密度差下的空间差异。
14. C
15. B 解析：金属物品带入磁体孔腔内会破坏磁场均匀度，影响图像质量。
16. C 解析：图像质量分辨率测试方法的是：点分布函数（PSF）、线分布函数（LSF），对比度传递函数（CTF），调制传递函数（MTF）。
17. C 解析：密度分辨率受扫描层厚、像素噪声、重建算法、光子的数量、物体的大小、物体的对比和系统的 MTF 的影响，其中像素噪声是其主要影响因素。
18. C 解析：噪声可以解释为图像矩阵中像素值的标准偏差。
19. B 解析：CT 图像中的伪影是由于设备或受检者所造成的、不属于被扫描物体的影像。
20. A 解析：CT 机的固有分辨率主要取决于探测器孔隙的宽度，其次 X 线管焦点的尺寸和受检者与探测器的相对位置。
21. D 解析：CT 图像质量控制的基本方法是流程图、因果图、矩形图、控制图。
22. D 解析：CT 值的均匀性测试通常测试 4 个部位。
23. C 解析：影响 CT 空间分辨率的因素很多，有机器设备本身固有的因素，如探测器的数目、孔径、宽窄、间距、重建矩阵大小、褶积滤波函数、噪声等，也有人为的可变参数选择，如 X 线剂量大小、窗技术调节、矩阵格式选择等，但其中最主要的是重建矩阵。重建矩阵越大，像素值越小，空间分辨率越高,因空间分辨率大小约是像素宽度的 1.5 倍。

24. B 解析:CT 运行环境里适宜的温度是 18~22℃,湿度是 45%~60%。
25. E 解析:CT 空间分辨率的常用表示方法有 2 种,一种是能分辨最小圆孔的直径(mm),另一种是每厘米(cm)长度内可分辨的线对数(LP/cm)。两种表示方法可以互相换算,即可分辨最小物体的直径(mm)。
26. B 解析:密度分辨率又称为低对比度分辨率。
27. A 解析:空间分辨率又称高对比分辨率,密度分辨率称为低对比分辨率。
28. B 解析:医学影像检查的诊断密度值范围应控制在 0.25~2.0 之间。
29. D 解析:ROC 曲线一般译为受试者操作特性曲线,是一种基于统计决策理论的评价方法,是研究观察者水平的理想手段,属于主观评价法的一种方法。其余选项均为客观评价法。
30. E 解析:医学影像的诊断密度值范围应控制在 0.25~2.0 之间。
31. D 解析:空间分辨率又称高对比分辨率,指在密度对比大于百分之十的情况下,鉴别细微结构的能力。表示方法是分辨每厘米的线对数(LP/cm),或能分辨的最小线径(mm)。线对数与可分辨最小线径的换算关系:5÷LP/cm=可分辨的最小线径(mm)。
32. E 解析:每日开机后,CT 机球管预热是保护球管的一项举措。通过预热提高球管内真空度,避免可能导致球管内部的放电而影响其寿命或发生损坏。
33. B 解析:金属物品带入磁体孔腔内会破坏磁场均匀度,影响图像质量。
34. D 解析:散射线会使计算机摄影图像的清晰度下降,影响图像质量。
35. B 36. E 37. B
38. E 解析:①焦点大小:焦点小,测量精度高,重建的影像空间分辨率高。②探测器孔径:孔径小,重建的影像空间分辨率高。③重建范围和重建矩阵:重建范围和重建矩阵共同影响着像素大小。用较大的矩阵重建较小的范围像素对应的实体尺寸小,空间分辨率高。④扫描层厚:随着层厚减薄,体积元减小,部分容积效应降低,CT 值准确度高,影像空间分辨率高。特别对重组影像的空间分辨率提高明显。⑤螺距:在中低端 CT,螺距增大层厚膨胀明显,Z 轴空间分辨率降低。⑥重建算法分骨算法、软组织算法、标准算法以及若干中间算法。骨算法空间分辨率高,但密度分辨率降低;软组织算法密度分辨率高,但空间分辨率降低。
39. D 解析:层厚:层厚越薄,图像的空间分辨率越高,但由于探测器所获得的 X 线光子数减少,CT 图像的密度分辨率下降。增加层厚,探测器所获得的 X 线光子数就增多,密度分辨率提高,而空间分辨率下降。
40. D 解析:运动伪影是由于受检者不合作、脏器的不自主运动引起。运动的伪影常产生粗细不等、黑白相间的条状伪影和叉状伪影。
41. D 解析:重组图像质量好坏,取决于扫描层面的多少和厚薄,扫描层面越薄、越多,重组效果越好。但前提是保持扫描的连续性、间隔性,重组图像必须是在同序列的连续扫描层面内进行。
42. B 解析:探测器的灵敏度高或提高 X 线剂量,此时探测器所接受到的光子数相对提高,可降低光子噪声。扫描厚度越薄时,产生的组织噪声也越大。在实际工作时,扫描厚度不易选择过薄,特殊部位需进行薄层扫描时,为保证图像质量,就需大量增加曝光条件。骨算法虽然可以增加边缘效应,但噪声相对增加。但若想使噪声减少一半,则 X 线剂量需增加 4 倍。
43. A 解析:扫描剂量影响噪声,进而影响低密度分辨率,不会影响空间分辨率。
44. D 解析:焦点小,测量精度高,重建的影像空间分辨率高。
45. D 解析:定期重装操作系统是没有必要的。
46. B 解析:薄层扫描的目的是减少部分容积效应。
47. D 解析:体素与密度分辨率有关。
48. E 解析:螺距与空间分辨率有关。
49. B 解析:层厚越薄,CT 图像的密度分辨率下降。

50. E 解析:影响CT图像的质量因素包括噪声、空间分辨率与密度分辨率、噪声及部分容积效应。
51. C 解析:影响密度分辨率的因素包括剂量(剂量影响噪声)、层厚、体素和重建算法,待检物体的密度对其影响小。
52. D 解析:同一体积元中含多种不同密度的组织,CT值不能真实地反映其中任意一种组织的CT值,这种现象称为部分容积效应。
53. A 解析:选用小焦点,测量精度高,重建的影像空间分辨率高。
54. B 解析:探测器孔径小,重建影像空间分辨率高。
55. D 解析:增加TR可增加质子磁化强度,使信号幅值增大,并可增加多层面技术中的层面数,但同时增加了检查时间,降低了T_1成分,流动性物体的信号强度变小。
56. B 解析:增加TE可增加T_2权重成分,增加液体的信号强度,但降低了信噪比,减少了多层面技术中的层面数。减少TE能减少信号延迟。
57. E 解析:层面厚度增加后,降低了空间分辨率。
58. C 解析:减少层面间距易于发现微小病变。
59. B 解析:眼球转动是自主性运动伪影产生的原因。
60. D 解析:D选项是控制自主性运动伪影的措施之一。
61. E 解析:E选项是控制生理性运动伪影的措施之一。
62. B 解析:化学位移伪影是指因为脂肪与水的进动频率存在差异而形成的伪影。
63. D 解析:截断伪影是因数据采样不足所致。
64. A 解析:化学位移伪影仅发生在频率编码方向上。
65. C 解析:C选项是化学位移伪影的突出表现。
66. D 解析:应是减小FOV,控制截断伪影的产生。
67. E 解析:其他四项都是控制截断伪影的措施。
68. A 解析:应是增加接收带宽,缩小FOV。
69. E 解析:加大FOV是控制卷褶伪影的措施。
70. D 解析:截断伪影系因数据采样不足所致,出现在图像高、低信号差别大的交界区域。
71. E 解析:当选择的扫描层面较厚或病变较小,又骑跨于扫描层切层之间,周围高信号组织掩盖小的病变或出现假影,这种现象称为部分容积效应。
72. D 解析:设备所产生的伪影—设备伪影;脂肪与水的进动频率存在差异—化学位移伪影;被检查解剖部位的大小超出了视野范围—卷褶伪影;数据采样不足所致—截断伪影;选择的扫描层厚较厚或病变较小,又骑跨与扫描层切层之间—部分容积效应。
73. D 解析:增加回波链会加大图像模糊效应,降低信噪比。
74. B 解析:运动伪影与运动方向无关。
75. D 解析:心脏MRI通常需要安装心电门控触发采集,心电门控是用于减少心血管搏动及血流伪影行之有效的方法。
76. E 解析:RF频率对交叉对称信号伪影无关。
77. C 解析:使用预饱和技术、采用呼吸门控技术、采用快速扫描序列屏气扫描、增加采集次数等措施都可以改善呼吸运动伪影,但改变TE值只会改变图像的效果不会改善呼吸运动伪影。
78. A 解析:影响MRI图像质量的参数很多,这些参数都是相互联系、相互制约。增加TR可增加质子磁化强度,使信号幅值增大,并可增加多层面技术中的层面数,但同时增加了检查时间,降低了T_1权重成分,流动性物体的信号强度变小。
79. C 解析:MR图像的分辨率包括空间分辨率、时间分辨率和密度分辨率。
80. E 解析:选择适当的TE值,尽量调整GRE序列中水与脂肪同相位。
81. B 解析:增加层面厚度,使检查部位范围增大,信噪比增加,减少了流动物体的信号强度,但空间分辨率下降。

82. A　解析:控制截断伪影的措施:①加大采集矩阵;②减小FOV;③过滤原始资料;④变换相位和频率编码方向;⑤改变图像重建的方法。

83. C　解析:金属物体在磁体中会产生涡流,局部形成强磁场干扰主磁场的均匀性,使周围旋进的质子很快丧失相位,而在金属物体周围出现一圈低信号"盲区"。

84. E　解析:控制部分容积效应的措施有:①选用薄层扫描;②改变选层位置,一般选择成像面与交界面垂直的位置;③减小FOV。

85. D　解析:影响DSA图像质量有机器设备、成像方式、操作技术、造影方法和患者本身等因素。图像后处理技术虽然是设备本身固有的,但主要通过人为的操作,才能更好地保证图像质量。

86. E　解析:摄影位置不当使感兴趣区的血管显示不佳,采集速率不够,图像细节被忽略,选用大焦点,图像清晰度下降,加大肢体至探测器的距离产生放大失真。固定患者的肢体,防止肢体运动,减少运动伪影。

87. E　解析:自动曝光属于操作技术中影响图像质量因素之一,DSA设备曝光参数中设有自动曝光一项,适用于密度高且体厚的部位选用,不属于后处理技术。

88. C　解析:DSA检查过程中,自主不自主运动、心跳、吞咽、呼吸或胃肠运动等可形成运动性伪影,帕金森综合征患者有自主不自主运动,其他4种不宜产生运动伪影。

89. B　解析:DSA设备的曝光参数常设有自动曝光和手动曝光两种,密度高且体厚的部位选自动曝光比较理想,密度低且体薄的部位采用手动曝光。

90. B　解析:虽然对比剂浓度与用量与DSA图像质量直接相关,但要根据不同造影方式和部位合理选择对比剂浓度和剂量,不是越大越好,超出合理范围,增加患者危险性。

91. E　解析:SNR与碘浓度及辐射曝光剂量的平方根的积成正比。

92. B　解析:剂量越大,信号越强,信噪比越高。

93. A　解析:运动部位的成像以及运动性伪影的产生,可使用超脉冲快速曝光加以改善。

94. D　解析:IV-DSA时,动脉内碘浓度与所给予的碘总量有关,与注射速率无关。

95. C　解析:像素越小、越多,则图像越清晰。

96. B　解析:部分容积现象是由于被成像部位组织构成的不同产生的,所以减小层厚,可以尽量避免层面中不同组织的重叠。

97. D　解析:Hounsfield伪影为头颅横断扫描时颞部出现的条纹状伪影。

98. D　解析:射线束如果通过衰减差较大的骨骼和软组织,CT值就要根据这两种物质平均计算,由于其衰减差别过大,导致重建计算产生误差并产生伪影,被称为部分容积伪影。

99. D　解析:如果某一体素内包含3种相近组织,那么该体素的CT值将这3种组织的CT值平均,CT中的这种现象被称为"部分容积均化"。

100. A　解析:CT图像伪影不是人体实际存在的,而是由于CT设备本身故障或被检者体内诸多因素共同作用的结果,如"亨氏暗区"。

101. C　解析:影响图像信噪比因素:信噪比与主磁场强度成正比;TR延长,信噪比升高;TE延长,信噪比降低;信噪比与NEX的平方根成正比;自旋回波序列的信噪比一般高于梯度回波序列;FOV增大,信噪比升高;矩阵增大,信噪比降低;层厚增加,信噪比增加。

102. E　解析:在其他参数不变的前提下,频率编码方向的矩阵越大,一般认为不直接增加采集时间,但会间接延长采集时间。

103. A　解析:影响图像SNR的因素有主磁场强度、脉冲序列、TR、TE、NEX、层厚、矩阵、FOV等。

104. D　解析:信噪比(SNR)是指图像的信号强度与背景随机噪声强度之比。信号强度是指某一感兴趣区内各像素信号强度,它是MRI最基本的质量参数。影响图像SNR的因素有:主磁场强度、脉冲序列、重复时间(TR)、回波时间(TE)、信号平均次数(NEX)、层厚、矩阵、视野(FOV)等。SNR与主磁场强度成正比;层厚增加,SNR增加;TR延长,SNR升高;TE延长,SNR降低;矩阵增大,SNR降低;FOV增大,SNR升高;SNR与信号平均次数(NEX)的平方根成正比;自旋回波类序列

(SE)的 SNR 一般高于梯度回波脉冲序列(GRE)。

105. E　解析:对比度是 MR 图像的一个重要质量参数,指两种组织信号强度的相对差别。临床上常用对比噪声比(CNR)表示对比度。CNR 是指两种组织信号强度差值与背景噪声的标准差之比。

106. B　解析:SNR 与 NEX 的平方根成正比。

107. B　解析:对比噪声比英文缩写为 CNR。

108. A　解析:信噪比的英文缩写为 SNR。

109. C　解析:其他做法都会使 SNR 降低。

110. A　解析:影像的放大与变形取决于中心线、被照体、胶片三者的位置关系。

111. D　解析:当 X 线垂直入屏-片系统时,则不出现斜射效应,从而可减少影像模糊。

112. C　解析:宽容度是胶片特性曲线的感光特性,不是照片的影响因素。

113. B　解析:照片对比度与胶片 γ 值、X 线管电压和 X 线量及被照体因素有关。

114. D　解析:X 线波长是影响 X 线对比度的因素。

115. E　解析:形状变形又称为歪斜失真。

116. A　解析:最有效地减少与消除散射线的方法是使用滤线栅。

117. C　解析:占整个 X 线照片斑点的 92%。

118. C　解析:与照片颗粒度最密切相关的是 X 线的光子数。

119. D　解析:所谓量子斑点就是 X 线量子的统计涨落在照片上记录的反映,假若 X 线量子数无限多,单位面积内的量子数就可以看作处处相等;若 X 线量子数很少,则单位面积内的量子数就会因位置不同而不同。

120. E　解析:照片影像的模糊度涉及许多因素,其中主要是几何模糊、移动模糊和屏-片组合模糊三大要素。照片影像的总模糊度是以上各种模糊的最终效果。总模糊度大于单一系统的模糊度,小于它们的算式和。

121. D　解析:照片的锐利度与模糊值成反比,物体越小,照片对比度越低,模糊度越大,锐利度越差。

122. B　解析:根据定义和公式,可以看出 R 值大的焦点成像性能比 R 值小的好。

123. D　解析:影响照片清晰度的因素有许多,诸如焦点的尺寸大小、放大率大小、使用增感屏和被照体运动等均可影响照片清晰度,在上述 5 个选项中,焦点尺寸是影响照片清晰度的最主要因素。

124. D　解析:应增大焦-肢距,以减小放大率。

125. E　解析:变形与中心线、被照体、胶片三者的位置有关。

126. C　解析:X 线中心线方向和角度对变形有较大影响。

127. E　解析:空间分辨力的表示单位是 LP/mm,可通过线对测试卡测得该值。

128. B　解析:影响 X 线照片清晰度的观察条件是指观片灯亮度、肉眼的 MTF、室内照明条件及环境明暗程度。

129. E　解析:焦点的移动,光源面加大,是造成影像几何模糊的原因之一。

130. C　解析:常见的运动模糊是被照体的移动,诸如:肢体固定不良、患者不配合等。尽可能短时间曝光,会减少曝光时肢体位移,是减少运动模糊的最有效办法之一。

131. D　解析:A、B、C、E 各项造成的模糊现象表现为整个照片影像模糊,屏-片接触不良会造成照片局部影像模糊。

132. D　解析:模糊分为几何模糊、移动模糊、物体吸收模糊、照相模糊、视差模糊等。半影越大几何模糊越大。

133. D　解析:影响噪声水平的因素有:扫描条件、肢体大小、层厚、螺距,还有重建矩阵、重建范围、算法等。

134. B　解析:扫描时间长短,决定着运动模糊大小;重建矩阵大小和探测器数目影响着像素大小,像素尺寸影响着空间分辨率;球管焦点在 CT 机中仍因几何投影的关系,影响着成像质量。只有重建时间与图像质量无关,它反映计算机的工作能力,决定处理速度。

135. C 解析:脉冲成像(PI mode)单位时间内摄影频率低,每幅图像接受X线剂量大,图像对比分辨率高。

二、多选题

1. ABCDE 解析:①影像显示标准:影像显示标准是指在照片影像上能显示特别重要的解剖结构和细节,并用可见程度来表示其性质。②画面质量标准:影像画面设计美观、体位设计标准、摄影标志准确齐全、用片尺寸合理、分格规范;照射野投影在所用胶片尺寸以内,照片无污染、无划痕、无人为阴影及其他弊病。③成像技术参数:为满足诊断学要求所必需的成像技术参数要合理组合。成像技术参数包括摄影设备、标称焦点、管电压、总滤过、滤线栅比、摄影距离、照射野大小控制、曝光时间、防护屏蔽等。④影像综合评价标准同时给出各种摄影类型的标准体型下,受检者体表入射剂量的参考值。⑤影像密度值范围:密度是构成影像的基础,对比度是影像形成的本质。设定的不同部位特定解剖点的密度值范围,是作为定量评价照片影像质量标准的参考值。

2. ABCDE 解析:医学影像科质量控制的必要性在于:①检查设备与频率增加;②扫描剂量控制;③设备投资增加,外汇投入增加快;④诊断需要,保证图像质量的稳定,以利于临床诊断;⑤综合效益的需要,减低设备消耗。

3. ABCDE 解析:质量管理要达到以下目的:提高医学影像科各类专业人员的管理水平;改善各类专业人员之间的横向联系,对全面质量管理达成共识;建立检查的标准化、规范化及评价方法;通过代价-危害-利益的分析,以经营的观点管理医学影像科。

4. BCD 解析:X线影像质量的主观评价有以下几种类型:对比清晰度曲线图法、模糊数学评价法、ROC曲线法。RMS、WS和调制传递函数是客观评价法。

5. ABCE 解析:磁场物理效应,人体内的铁磁性物体在MR中会产生极大的伤害。

6. ABCDE 7. ABDE

8. ABC 解析:截断伪影的消除包括加大采集矩阵、减小FOV、变换相位和频率编码。

9. ABC 解析:温度:18~22℃;湿度:45%~60%为宜;为了避免交叉感染,应有新鲜空气补充,又要防尘。

10. CDE 解析:主观评价法主要可分为:对比度清晰度曲线图法、模糊数学评价法、ROC曲线法。

11. ABCDE 解析:从设备数量和使用频率、公众检查的辐射剂量、设备的购置、图像质量的稳定性,到多方面的综合效益,都体现了加强影像质量管理的必要性。

12. ABCDE 解析:关于质量管理的目标,就是要体现代价-危害-利益3方面综合的最优化。

13. ACD 解析:改善CT图像质量的主要措施有:①做好设备质控;②优化扫描、重建参数;③做好图像后处理。

14. BCDE 解析:剂量是影响密度分辨率的因素。

15. BCDE 解析:影响CT密度分辨率的因素有:剂量、层厚、体素、重建算法。

16. ABCDE 解析:MR图像质量指标包括噪声、信噪比、对比度、分辨率和伪影。

17. BCDE 解析:在MRI中,接收带宽越窄,像素移动距离越大,产生化学位移伪影的机会越多,所以应该增大接收带宽。

18. ABCDE 解析:影响DSA图像质量的主要因素有机器设备、成像方式、操作技术、造影方法和患者本身。

19. ABCDE 解析:信噪比(SNR)是指图像的信号强度与背景随机噪声强度之比,是MRI最基本的质量参数。与主磁场强度成正比。与激励次数(NEX)的平方根成正比。层厚增加、视野(FOV)增大、TR延长,信噪比增加;TE延长,矩阵增大,信噪比(SNR)降低。提高图像信噪比(SNR)的基本原则是提高受检组织的信号强度和降低噪声。

20. ABE 解析:FOV增大,SNR升高;层厚增加,SNR增加。

21. BDE 解析:均匀度包括:信号强度的均匀度、SNR的均匀度、CNR的均匀度。

22. ACD 解析:减少照片半影的方法有缩小焦点尺寸、减小肢-片距、增大焦-肢距。

23. ABCDE 解析:影响X线照片密度值的因素包括照射量、管电压、摄影距离、被照体的厚度和密度、照片冲洗因素以及增感屏的使用。

24. ACD　解析:散射线在作用于胶片上的全部射线量中所占的比率,称散射线含有率。散射线含有率随管电压升高而加大,随被照体厚度的增加而大幅增加,随照射野增大而大幅增加。

25. ACD　解析:照片灰雾产生原因:胶片本底灰雾、焦点外 X 线和被检体产生的散射线、显影处理因素。

26. BCD　解析:为避免几何模糊应要求:①被照体(或病变一侧)尽可能贴近胶片;②尽可能使用小焦点;③尽可能使用较大的焦-片距。

27. ABCE　解析:一般认为 mAs 对 X 线照片的对比度没有直接影响,但随着线量的增加,照片密度增高时,照片上低密度影像的对比度有明显好转。

三、配伍题

1、2. AC　解析:RMS(均方根值)和 WS(维纳频谱)是描述 X 线照片斑点特征的物理量。MTF(调制传递函数)是描述成像系统分辨率特性的重要参数。

3~6. CBAE

7~10. EDCA　解析:截断伪影系因数据采样不足所致,出现在图像高、低信号差别大的交界区域。卷褶伪影是检查解剖部位的大小超出视野范围时,视野范围以外部分的解剖部位的影像移位或卷褶到 FOV 内的另一端。化学位移伪影是指脂肪与水的进动频率存在差异引起,表现为脂肪与水的界面上出现黑色和白色条纹或月牙状阴影。金属异物伪影是由于金属物体在磁体中会产生涡旋,局部形成强磁场干扰主磁场的均匀性,使周围旋进的质子很快丧失相位,而在金属体周围出现一圈低信号"盲区"或图像出现空间错位而变形失真。

11~13. DEA　解析:控制化学位移伪影的措施有增加接受带宽、缩小 FOV、应用预饱和技术、变换频率和相位编码方向、选用抑水和抑脂序列、选择适当的 TE 值。控制截断伪影的措施是加大 FOV、将相位编码方向设置在被检部位的最小直径上。控制卷褶伪影的措施是加大采集矩阵及施加空间预饱和带、加大 FOV,使 FOV 完全包含扫描部位,可减少卷褶伪;过滤原始资料、变换频率和将相位编码方向设置在被检部位的最小直径上;采用相位编码过采样,即对相位编码方向上超出 FOV 范围的组织也进行相位编码;改变图像重建的方法。

第三篇 专业知识

第十章 各种影像设备的成像理论模拟试题

一、最佳选择题

1. 在 CR"四象限理论"中,第三象限涉及的内容是 （ ）
   A. 涉及 X 线的辐射剂量与激光束激发 IP 的光激励发光(PSL)强度之间的关系
   B. 涉及输入到影像阅读器的光激励发光强度与通过曝光数据识别器决定的阅读条件所获得的数字输出信号之间的关系
   C. 涉及 X 线透过人体后,辐射剂量与 IP 吸收剂量之间的关系
   D. 涉及影像处理装置,显示出适用于诊断的影像
   E. 涉及影像记录装置

2. CR 经 X 线照射后在成像板存留的是 （ ）
   A. 模拟影像　　　　　　　　　　B. 数字影像
   C. 黑白影像　　　　　　　　　　D. 彩色影像
   E. 电信号

3. CR 利用哪项进行成像 （ ）
   A. 光激励存储荧光体　　　　　　B. 非晶硒等光电转换晶体
   C. 稀土　　　　　　　　　　　　D. 影像增强管
   E. 光电倍增管

4. 不是 CR 特点的是 （ ）
   A. 数字成像　　　　　　　　　　B. 成像载体可重复使用
   C. 动态成像　　　　　　　　　　D. 可进行数字图像处理
   E. 可使用普通 X 线机管球

5. CR 成像过程中,IP 将 X 线转化为 （ ）
   A. 电信号　　　　　　　　　　　B. 可见光
   C. 数字信号　　　　　　　　　　D. 高能信号
   E. 银离子

6. CR 成像时将光信号转化为电信号的是 （ ）
   A. IP　　　　　　　　　　　　　B. FPD
   C. 光电倍增管　　　　　　　　　D. 摄像机
   E. 非晶硒

7. DR 的种类不包括 （ ）
   A. 直接型　　　　　　　　　　　B. 间接型

C. 多丝正比电离室型 D. CCD 型
E. 光激励发光型

8. DR 的影像载体是 ( )
A. FPD B. IP C. CCD D. PSL E. II

9. 下列器件哪个不能将光信号转化为电信号 ( )
A. CCD 相机 B. 非晶硅
C. 光电二极管 D. 非晶硒
E. 闪烁体

10. 间接 DR 中,位于 FPD 顶层的是 ( )
A. 非晶硒 B. 碘化铯
C. 钨酸钙 D. 非晶硅
E. CCD

11. CR 图像处理不包括 ( )
A. 灰阶处理 B. 窗位处理
C. 伪彩处理 D. 数字减影处理
E. X 线吸收率减影处理

12. 乳腺数字摄影 X 线机摄影系统用平板探测器代替 ( )
A. 滤线器 B. 暗盒仓
C. 摄影平台 D. 压迫器
E. 胶片盒

13. IP 表示 ( )
A. 暗盒 B. 屏片体系
C. 成像板 D. 激光胶片
E. 增感屏

14. FPD 可用于 DSA 的根本原因是 ( )
A. 对比度好 B. 分辨率高
C. 成像速度慢 D. 可以动态成像
E. 视野大

15. 关于非晶硒平板探测器的评价,错误的是 ( )
A. 非晶硒 FPD 最大优点是 X 线光子直接转换为电信号
B. 非晶硒光导材料的分辨率特性好,灵敏度高
C. DQE 和 MTF 高,图像层次丰富,质量好
D. 非晶硒的吸收效率高,曝光宽容度大
E. 非晶硒 FPD 刷新速度快,动态摄影速度效果好

16. CR 中文全称统一称为 ( )
A. 计算机 X 线摄影 B. 存储荧光体成像
C. 光激励存储荧光体成像 D. 数字存储荧光体成像
E. 数字化发光 X 线摄影

17. 关于平板探测器的叙述,错误的是 ( )

A. 有直接转换型和间接转换型 B. 其极限分辨率比屏-片系统低
C. 其MTF比屏-片系统低 D. 其DQE比屏-片系统高
E. DQE比CR系统高

18. 关于非晶硒和非晶硅平板探测器的评价,错误的是 （　　）
    A. 非晶硒最大的优点是X线光子直接转换成电信号,无中间环节,不存在闪烁体引起光线散射而造成的图像模糊效应
    B. 与非晶硒平板探测器相比,非晶硅光电二极管将荧光材料转换的可见光转换成电信号,在一定程度上提高了X线感度和空间分辨率
    C. 非晶硒的吸收率高,转换特性在1∶10 000范围内是线性的
    D. 非晶硅抗辐射能力强,是理想的X线探测器材料
    E. 非晶硒和非晶硅平板探测器是目前DR设备中使用最多的

19. 关于CR成像板的说法,不正确的是 （　　）
    A. 成像板上的信息可永久保存 B. 成像板上的信息为模拟信号
    C. 成像板可反复使用 D. 成像板代替胶片保存X线影像
    E. 成像板信息未读取时呈潜影状态

20. 首次提出数字化X线摄影的物理学概念的时间是 （　　）
    A. 1982年 B. 1984年 C. 1986年 D. 1988年 E. 1990年

21. 关于非晶硒平板探测器的优点,错误的是 （　　）
    A. X线光子直接转换成电信号 B. DQE和MTF高
    C. 线性范围大 D. 无电离辐射
    E. 吸收效率高

22. 直接转换平板探测器的是 （　　）
    A. 非晶硅平板探测器 B. 多丝正比电离室
    C. 非晶硒平板探测器 D. CCD
    E. 光激励荧光体

23. 关于CR的四象限理论,错误的是 （　　）
    A. IP固有特性处在第一象限 B. IPC处在第二象限
    C. IRD处在第二象限 D. IPC处在第三象限
    E. IRC处在第四象限

24. CR的信息处理不包含 （　　）
    A. 空间频率处理 B. 谐调处理
    C. 亮度处理 D. 减影处理
    E. 曝光剂量处理

25. 属于计算机X线摄影的是 （　　）
    A. CR B. DR C. IDR D. LDR E. DSA

26. 不属于CR系统的是 （　　）
    A. 信息采集 B. 信息发射
    C. 信息转换 D. 信息存储
    E. 信息处理

27. CR 系统的硬件不包含 ( )
    A. IP   B. X 线管
    C. 激光扫描器   D. A/D 转换器
    E. 光电倍增管

28. 关于非晶硒平板探测器的叙述,错误的是 ( )
    A. 大面积的薄膜晶体管生产工艺复杂,在工业生产中存在较大难度
    B. 对环境要求不高
    C. X 线光子直接转换成电信号
    D. 曝光宽容度大
    E. 提高了空间分辨力

29. CR 摄影的不足是 ( )
    A. 时间分辨率低   B. 密度分辨率低
    C. 成像速度慢   D. 灰雾度大
    E. 图像对比度低

30. DR 系统中,将 X 线信息转变为数字信号的介质为 ( )
    A. 胶片   B. 影像增强器
    C. IP   D. 平板探测器
    E. 增感屏

31. CR 信息的空间频率处理的参数是 ( )
    A. GA   B. RN   C. GS   D. GC   E. GT

32. CR 摄影的成像原理是 ( )
    A. 荧光现象   B. 光激励发光现象
    C. 光电效应   D. 感光作用
    E. 穿透作用

33. 不属于 CR 系统成像步骤的是 ( )
    A. 记录   B. 读取   C. 复制   D. 处理   E. 显示

34. 关于 CR 的说法,错误的是 ( )
    A. 使用成像板(IP)作为高性能的中介
    B. 图像细致度可通过改变扫描密度来调整
    C. 可使用现有 X 线设备
    D. 无床旁照片能力
    E. 操作费用高于传统 X 线摄影

35. 关于 DR 的说法,错误的是 ( )
    A. 使用 FPD
    B. 图像细致程度决定于感光板大小尺寸
    C. 14×17 尺寸的感光板约 2 500 像素×3 000 像素以上
    D. 最高空间频率约 3.6 LP/mm
    E. 可与现有 X 线设备配合使用

36. DSA 采集到存储器中,没有对比剂的图像为 ( )

A. 数字图像 B. 对比图像
C. mask 影像 D. 减影像
E. 原始影像

37. IV-DSA 的缺点不包括 （   ）
    A. 对比剂到达兴趣区时被稀释严重 B. 小血管显示效果不好
    C. 有一定损伤性 D. 需要高浓度对比剂
    E. 外周显示效果差

38. 与普通血管造影相比，不是 DSA 优点的是 （   ）
    A. 密度分辨率高 B. 空间分辨率高
    C. 有利于靶血管观察 D. 可后处理图像
    E. 可反复动态观察

39. DSA 的成像方式不包括 （   ）
    A. 外周静脉法 DSA B. 超选择性动脉 DSA
    C. 选择性静脉 DSA D. 选择性动脉 DSA
    E. 中心静脉法 DSA

40. 与 IV-DSA 相比 IA-DSA 的优点不包括 （   ）
    A. 对比剂使用剂量少 B. 对比剂使用浓度低
    C. 介入治疗无损伤 D. 血管相互重叠少
    E. 小血管显示能力增加

41. 现行的 DSA 减影方式，不包括 （   ）
    A. 脉冲式时间减影 B. 能量减影
    C. 时间减影 D. 光学减影
    E. 混合减影

42. 在 DSA 能量减影中能够使碘的 X 线衰减曲线具有锐利的不连续性，达到 K 缘临界
    水平能量大小的是 （   ）
    A. 30 keV B. 31 keV C. 32 keV D. 33 keV E. 34 keV

43. DSA 中文全称叫做 （   ）
    A. 数字减影成像 B. 数字血管成像
    C. 数字减影血管造影 D. 数字造影血管减影
    E. 数字血管断层成像

44. 下列哪项既可作为 DSA 减影的一种方式，又可作为图像后处理的手段 （   ）
    A. 再蒙片 B. 时间间隔差
    C. 像素移位 D. 补偿滤过
    E. 空间滤过

45. 关于外周静脉法 DSA 图像的描述，错误的是 （   ）
    A. 图像分辨率低 B. 血管影像模糊
    C. 血管影像相互重叠 D. 易产生饱和状伪影
    E. 影像质量差

46. IA-DSA 所需对比剂剂量、浓度与 IV-DSA 比较，描述正确的是 （   ）

A. 对比剂剂量相同、浓度较高 B. 对比剂剂量较小、浓度较高
C. 对比剂剂量较大、浓度较低 D. 对比剂剂量较小、浓度较低
E. 对比剂剂量较大、浓度较高

47. 在同一减影序列中,关于 mask 图像与血管造影图像的描述,正确的是 （ ）
    A. 可以是不同部位,相同条件 B. 应为相同部位,相同条件
    C. 可以为不同部位,不同条件 D. 可以为相同部位,不同条件
    E. 部位和条件可以相同也可以不同

48. 关于照片减影的减影程序,顺序正确的是 （ ）
    A. 制备 mask 片、摄取普通平片、摄取血管造影片、mask 片与血管造影片重叠减影
    B. 摄取血管造影片、制备 mask 片、摄取普通平片、mask 片与普通平片重叠减影
    C. 摄取普通平片、制备 mask 片、摄取血管造影片、mask 片与血管造影片重叠减影
    D. 摄取血管造影片、制备 mask 片、摄取普通平片、mask 片与血管造影片重叠减影
    E. 摄取普通平片、制备 mask 片、摄取血管造影片、mask 片与普通平片重叠减影

49. 关于 mask 片与普通平片的描述,正确的是 （ ）
    A. 图像相反,密度相反 B. 图像相反,成像时间不同
    C. 图像和密度都相同 D. 图像相同,密度相反
    E. 图像密度相同,成像时间不同

50. 造影期间的 mask 像指的是 （ ）
    A. 未注射对比剂时的图像
    B. 对比剂到达兴趣区之前的图像
    C. 对比剂到达兴趣区时的图像
    D. 对比剂到达兴趣区并出现最大浓度时图像
    E. 对比剂到达兴趣区后最小浓度时图像

51. 造影期间的造影像指的是 （ ）
    A. 未注射对比剂时的图像
    B. 对比剂到达兴趣区之前的图像
    C. 对比剂刚到达兴趣区时的图像
    D. 对比剂到达兴趣区并出现最大浓度时图像
    E. 对比剂到达兴趣区后最小浓度时图像

52. 与连续成像比较,关于脉冲成像的描述,错误的是 （ ）
    A. 单位时间内摄影帧频低 B. 每帧图像接受 X 线剂量大
    C. 图像对比分辨率较高 D. 四肢、头、颈部常用脉冲方式成像
    E. 心脏大血管常用脉冲方式成像

53. 超脉冲方式成像最适用于 （ ）
    A. 四肢血管造影 B. 脑血管造影
    C. 颈部血管造影 D. 盆腔血管造影
    E. 心脏大血管造影

54. 目前 DSA 最常用的减影方式是 （ ）
    A. 时间减影 B. 密度减影

C. 空间减影 D. 能量减影
E. 混合减影

55. 适用于超脉冲方式成像的是 （ ）
    A. 颈动脉 B. 脑动脉
    C. 主肺动脉 D. 足动脉
    E. 肝动脉

56. 关于混合减影的描述，错误的是 （ ）
    A. 基于时间与能量两种物理变量
    B. 先做时间减影再做能量减影
    C. 先消除软组织，后消除骨组织，最后留下血管像
    D. 混合减影要求在同一焦点上发生 2 种高压
    E. 混合减影对设备及 X 线球管负载要求都较高

57. DSA 的成像方式主要分为 （ ）
    A. 静脉 DSA 和动脉 DSA
    B. 外周静脉 DSA 和中心静脉 DSA
    C. 选择性动脉 DSA 和超选择性动脉 DSA
    D. 脉冲减影方式和超脉冲减影方式
    E. 能量减影方式和混合减影方式

58. 下列检查方法中不属于 DSA 成像方式的是 （ ）
    A. 外周静脉法 B. 选择性动脉 DSA
    C. 中心静脉法 D. 超选择性动脉 DSA
    E. TACE

59. 关于研发 DSA 最初动机的描述，正确的是 （ ）
    A. 从动脉注射对比剂显示动脉系统 B. 从静脉注射对比剂显示门脉系统
    C. 从动脉注射对比剂显示静脉系统 D. 从静脉注射对比剂显示动脉系统
    E. 从动脉注射对比剂显示门脉系统

60. 关于 DSA 的成像方式与对比剂用量、浓度关系的描述，正确的是 （ ）
    A. 静脉 DSA 需要对比剂的量大浓度低
    B. 动脉 DSA 需要对比剂的量大浓度高
    C. 静脉 DSA 需要对比剂的量大浓度高
    D. 静脉 DSA 需要对比剂的量小浓度高
    E. 静脉 DSA 需要对比剂的量小浓度低

61. 静脉 DSA 造影时，与动脉内碘浓度无关的因素是 （ ）
    A. 注射速率 B. 对比剂浓度
    C. 对比剂剂量 D. 注射时间
    E. 静脉 DSA 成像方式

62. 下列注射位置中，属于中心静脉法 DSA 的是 （ ）
    A. 将导管置于肘正中静脉处 B. 将导管置于门静脉处
    C. 将导管置于股静脉处 D. 将导管置于贵要静脉上行 10 cm 以上

E. 将导管置于右心房与上下腔静脉开口附近

63. 静脉 DSA 的缺点不包括 （　　）
   A. 单次注入对比剂多　　　　　　B. 影像重叠少
   C. 使用的对比剂浓度高　　　　　D. 成像质量受患者的影响较大
   E. 对患者的损伤大

64. 关于用对比剂稀释法关系式来描述对比剂衰减的时间-浓度曲线,错误的是 （　　）
   A. 曲线的峰值碘密度与注射碘总量成正比
   B. 曲线的峰值碘密度与中心血容量成反比
   C. 对比剂团块曲线宽度与中心血容量成正比
   D. 对比剂团块曲线宽度与心输出量成正比
   E. 兴趣血管的显示还有峰值碘浓度及对比剂团廓清曲线宽度有关

65. 关于 IV-DSA 造影中对比剂的浓度与剂量的描述,错误的是 （　　）
   A. 动脉内的碘浓度与对比剂浓度成正比
   B. 兴趣血管内峰值碘浓度与注射对比剂剂量无关
   C. 注射对比剂剂量与对比剂廓清曲线峰值高度成正比
   D. IV-DSA 需要的对比剂用量一般较 IA-DSA 大
   E. IV-DSA 需要的对比剂浓度一般较 IA-DSA 高

66. 在 IV-DSA 中,关于外周及中心静脉法注射对比剂的描述,错误的是 （　　）
   A. 中心静脉法将导管顶端置于右心房与上、下腔开口附近
   B. 外周静脉法行肘部穿刺后,导管沿正中或贵要静脉上行 10 cm 以上
   C. 外周静脉法比中心静脉法方便
   D. 中心静脉法注射对比剂速度较外周静脉法低
   E. 造影中血管显示所需最低限度的碘量与血管直径成反比

67. IV-DSA 中,对于心功能差的患者,下列说法错误的是 （　　）
   A. 患者心输出量低　　　　　　　B. 患者中心血量高
   C. 时间-浓度曲线峰值升高　　　　D. 时间-浓度曲线宽度延长
   E. 造影图像质量较差

68. 关于 IV-DSA 外周静脉法的描述,错误的是 （　　）
   A. 动脉显影的碘浓度较注射对比剂的浓度大幅下降
   B. 对比剂团块特性曲线的峰值与注射碘的总量成正比
   C. 对比剂团块特性曲线的峰值与心输出量成反比
   D. 对比剂团块特性曲线的峰值与中心血量成反比
   E. IV-DSA 相对于 IA-DSA 是一种高剂量造影检查

69. 关于 IV-DSA 缺点的描述,错误的是 （　　）
   A. 实验表明,到达兴趣动脉之前要经历约 20 倍的稀释
   B. 需要高浓度的对比剂
   C. 需要大剂量的对比剂
   D. 对小血管显影较差
   E. 无损伤性

70. 关于步进式血管造影的描述,错误的是 （   ）
    A. 采用脉冲曝光采集图像
    B. 采用实时减影成像
    C. 曝光中,球管与影像增强器保持静止
    D. 主要用于四肢动脉 DSA 检查及介入治疗
    E. 步进式血管造影,对比剂用量较大

71. 关于能量减影的描述,正确的是 （   ）
    A. 不同浓度对比剂取得的 2 帧图像作为减影对进行的减影
    B. 用两种不同浓度的对比剂获取的图像进行的减影
    C. 同时用 2 个不同的管电压取得的 2 帧图像作为减影对的减影
    D. 高浓度对比剂获得的图像
    E. 高 X 线能获得的减影图像

72. 下列不是 IA-DSA 优点的是 （   ）
    A. 对比剂用量少,浓度低
    B. 对比剂成本降低
    C. 稀释的对比剂减少了患者的不适,从而减少了移动性伪影
    D. 血管相互重叠少,明显改善了小血管的显示
    E. 灵活性大,便于介入治疗,无大的损伤

73. DSA 基于 （   ）
    A. 体层成像   B. 模拟成像
    C. 超声波成像   D. 同位素成像
    E. 数字成像

74. IV-DSA 成像时,对对比剂的要求是 （   ）
    A. 量大而浓度高   B. 量大但浓度低
    C. 量小但浓度高   D. 量小浓度低
    E. 量和浓度中等

75. DSA 的成像方式分为 （   ）
    A. 四肢 DSA 和内脏 DSA   B. 心脏 DSA 和头颅 DSA
    C. 局部 DSA 和全身 DSA   D. IV-DSA 和 IA-DSA
    E. 模拟 DSA 和数字 DSA

76. 选择性 IA-DSA 和超选择性 IA-DSA,与对比剂流率无关的是 （   ）
    A. 导管内径   B. 导管长度
    C. 对比剂黏稠度   D. 注药压力
    E. 管孔数目

77. 关于 DSA 成像的叙述,错误的是 （   ）
    A. 对比剂的量与血管的直径成反比
    B. 在肾动脉成像时 IV-DSA 比 IA-DSA 好
    C. 血管细,对比剂浓度高,血管显影好
    D. 血管粗,对比剂浓度高,超过最低限值不再改善血管的显示

E. 增加对比剂浓度可以改善血管的显示

78. 关于 IV-DSA 外周静脉法的叙述,错误的是 ( )
    A. 对比剂团块特性曲线的峰值与注射碘的总量成正比
    B. 对比剂注射速度较低,中心血容量较大
    C. 碘信号值大约减少 20%
    D. 外周注射较为方便
    E. 中心血容量增加导致对比剂团块曲线的峰值增加,宽度增加

79. DSA 欲使一直径 2 mm 的血管及其内径 1 mm 的狭窄,与一直径 4 mm 的血管及其内径 2 mm 的狭窄成像一样清晰,可选择 ( )
    A. 将曝光量提高 2 倍   B. 将血管内的碘浓度加倍
    C. 将像素的大小加倍   D. 将观察的视野加倍
    E. 将矩阵加倍

80. DSA 能量减影常使用的 2 种管电压是 ( )
    A. 50 kV 和 100 kV   B. 60 kV 和 120 kV
    C. 70 kV 和 130 kV   D. 80 kV 和 150 kV
    E. 90 kV 和 160 kV

81. 动态 DSA 的 C 型臂运动方式错误的是 ( )
    A. 岁差运动   B. 旋转运动
    C. 步进运动   D. 旋进运动
    E. 钟摆运动

82. DSA 技术在哪一年北美放射学会上公布问世 ( )
    A. 1978 年   B. 1980 年   C. 1982 年   D. 1984 年   E. 1986 年

83. 利用电子计算机处理数字化的影像信息,以消除重叠的骨骼和软组织影,突出血管影像的是 ( )
    A. X 线体层   B. CT   C. MRI   D. DSA   E. DR

84. 在 DSA 工作程序中,利用计算机系统将造影部位注射对比剂前的透射影像转换成数字形式储存于记忆盘中,称作 ( )
    A. 像素移动   B. 标记
    C. 蒙片   D. 空间滤过
    E. 匹配滤过

85. 医学影像领域最早使用数字化成像的设备是 ( )
    A. CR   B. DR   C. DSA   D. CT   E. MRI

86. 目前 CT 成像采用的方位 ( )
    A. 斜位   B. 垂直位
    C. 矢状位   D. 轴位和冠状位
    E. 轴位和矢状位

87. CT 成像主要是利用了 X 线的 ( )
    A. 光电效应   B. 衰减性
    C. 荧光作用   D. 电离作用

E. 波动性

88. 螺旋 CT 扫描图像重建前所做的数据预处理方法,被称为 （ ）
    A. 线性内插　　　　　　　　B. 原始数据
    C. 模/数转换　　　　　　　　D. 迭代
    E. 卷积

89. 同一扫描层面,不同组织的 CT 值被平均计算,这种现象被称为 （ ）
    A. 体积同一性现象　　　　　　B. CT 值的衰减
    C. 部分容积均化　　　　　　　D. CT 值均化
    E. 射线能量均衡分配

90. 与普通 X 线检查相比较,不属于 CT 特点的是 （ ）
    A. 图像的密度分辨率高　　　　B. 真正的断面图像
    C. 空间分辨率高　　　　　　　D. 可进行各种图像重建
    E. X 线散射少

91. 不属于 CT 重建方法的是 （ ）
    A. 反投影法　　　　　　　　B. 迭代法
    C. 滤波反投影法　　　　　　D. 傅立叶重建法
    E. 多平面重组

92. 若 1 幅 CT 图像的窗宽和窗位为 100 和 40,它显示的 CT 值范围为 （ ）
    A. −40～60 HU　　　　　　　B. 0～40 HU
    C. 0～100 HU　　　　　　　　D. −10～90 HU
    E. 10～120 HU

93. 不是多层螺旋 CT 成像特点的是 （ ）
    A. 扫描速度快　　　　　　　B. 图像空间分辨率提高
    C. CT 透视定位更加准确　　　D. 提高 X 线的利用率
    E. 可以消除部分容积效应

94. 卷积反投影法的成像过程大致分为 3 步,正确的是 （ ）
    A. 预处理—反投影—卷积　　　B. 预处理—卷积—反投影
    C. 卷积—预处理—反投影　　　D. 预处理—迭代—反投影
    E. 预处理—卷积—重建

95. 在 16 排螺旋 CT 中,如果准直器打开的宽度为 10 mm,可以得最小层厚为多少的图像 （ ）
    A. 2 mm　　B. 1 mm　　C. 5 mm　　D. 0.5 mm　　E. 0.625 mm

96. 关于螺旋 CT 的说法,错误的是 （ ）
    A. 多层螺旋 CT 的层厚由探测器的排数决定
    B. 重叠重建指重建间隔小于层厚
    C. CT 值标尺设置共有 2 048 个 CT 值
    D. 重叠重建可以减少部分容积效应
    E. 体素是 CT 容积数据采集中的最小体积单位

97. GE 公司生产的 16 层螺旋 CT 采用图像重建预处理方法是 （ ）

A. 自适应多平面重建 B. Feldkamp 重建
C. 反投影重建 D. 加权超平面重建
E. 傅立叶重建

98. 多层螺旋 CT 成像的特点,不包括 ( )
A. 扫描速度快 B. 空间分辨率提高
C. 提高了 X 线的利用率 D. CT 透视定位更加准确
E. 密度分辨率提高

99. 属于 CT 重建参数的是 ( )
A. 层厚 B. 螺距 C. FOV D. kV E. mAs

100. CT 的重建方法不包括 ( )
A. 反投影法 B. 傅立叶重建法
C. 迭代法 D. 滤波反投影法
E. 扇形束重建

101. 下列 CT 叙述中,错误的是 ( )
A. CT 图像是数字图像 B. CT 成像仍使用 X 线
C. CT 是多参数成像 D. CT 扫描层是二维体积
E. CT 可以进行薄层扫描

102. 螺旋 CT 技术的实现主要是因为采用了 ( )
A. 滑环与电刷技术 B. 电缆与高压发生器技术
C. 球管与准直器技术 D. 信号放大技术
E. 图像处理技术

103. CT 值的单位是 ( )
A. kW B. HU C. W D. L E. cm

104. 多层螺旋 CT 对 X 线球管的要求,最关键的是 ( )
A. 旋转速度 B. 外形尺寸
C. 焦点大小 D. 阳极热容量大
E. 冷却方式

105. 常规 CT 扫描层厚的确定是通过打开 ( )
A. 准直器的宽度 B. 硬度
C. 强度 D. 剂量
E. 强弱

106. CT 扫描与常规体层摄影相比,根本区别是 ( )
A. 空间分辨率的高低 B. 图像显示范围大小
C. 受检者受线量的多少 D. 无层面外组织重叠
E. 可获得冠状面/矢状面图像

107. CT 图像基本重建算法是 ( )
A. 反投影法 B. 二维傅立叶变换法
C. 迭代法 D. 滤波反投影法
E. 傅立叶重建法

108. 在 CT 图像重建算法中,逐次近似法又称为 ( )
   A. 反投影法　　　　　　　　　B. 二维傅立叶变换法
   C. 迭代法　　　　　　　　　　D. 滤波反投影法
   E. 傅立叶重建法

109. 关于螺旋 CT 的描述,错误的是 ( )
   A. 螺旋 CT 必定采用滑环技术
   B. 在 X 线管单方向连续运转中 X 线连续发生
   C. 在整个 X 线发生过程中检查床连续移动
   D. 螺距(P)＝层厚/扫描 1 周床的移动速度
   E. 螺距与旋转 1 周的时间无关

110. 下列哪一项重建算法是 CT 其他成像算法的基础 ( )
   A. 反投影法　　　　　　　　　B. 逐次近似法
   C. 卷积反投影法　　　　　　　D. 滤波反投影法
   E. 傅立叶重建法

111. CT 图像处理选择的滤波函数中,不包括 ( )
   A. 高分辨率　　　　　　　　　B. 超高分辨率
   C. 标准　　　　　　　　　　　D. 软组织
   E. 超软组织

112. 卷积核属于下列哪种 CT 图像重建法 ( )
   A. 傅立叶重建法　　　　　　　B. 逐次近似法
   C. 反投影法　　　　　　　　　D. 滤波反投影法
   E. 迭代法

113. 当原始数据不完整时,可以使用 ( )
   A. 傅立叶重建法　　　　　　　B. 卷积反投影法
   C. 反投影法　　　　　　　　　D. 滤波反投影法
   E. 迭代法

114. 螺旋 CT 扫描又可称为 ( )
   A. 动态扫描　　　　　　　　　B. 容积扫描
   C. 快速扫描　　　　　　　　　D. 同层扫描
   E. 定位扫描

115. 根据 Lambert Beer 定律衰减所得到的公式 $I=I_0 e^{-\mu d}$ 中,d 为 ( )
   A. 入射 X 线强度　　　　　　　B. 通过物体后 X 线强度
   C. 线性衰减系数　　　　　　　D. 物体厚度
   E. 常数

116. CT 成像过程中,对射线束的要求不包括 ( )
   A. 形状　　　　　　　　　　　B. 大小
   C. 能谱　　　　　　　　　　　D. 运动的路径
   E. 方向

117. 关于 CT 采样过程的理解,错误的是 ( )

A. 探测器接受透过人体后原发射线的过程
B. X线管与探测器是一个精确的准直系统
C. X线管和探测器围绕人体旋转是为了采样
D. 射线束的宽度是根据层厚大小设置严格准直的
E. X线管产生的射线是经过有效滤过的

118. 下列关于数据采集的说法，不正确的是 （   ）
   A. 逐层采集法使用的就是逐层扫描
   B. 逐层采集法是曝光1次只扫描1个层面
   C. 容积数据采集法使用的是容积扫描法
   D. 容积数据采集法采集的是1个扫描区段的容积数据
   E. 逐层采集法球管旋转1次，曝光1次，床匀速运动；容积数据采集法球管不停旋转、曝光，床匀速运动

119. CT成像过程的顺序，排列正确的是 （   ）
   A. X线发生→准直器准直→人体→探测器→计算机→A/D→D/A→显示器图像
   B. X线发生→准直器准直→人体→探测器→A/D→D/A→计算机→显示器图像
   C. X线发生→前准直器准直→人体→探测器→A/D→计算机→D/A→显示器图像
   D. X线发生→人体→准直器准直→探测器→A/D→计算机→D/A→显示器图像
   E. X线发生→人体→准直器准直→探测器→A/D→D/A→计算机→显示器图像

120. CT图像重建中，数据预处理是为了 （   ）
   A. 消除量子噪声
   B. 消除检查床运动伪影
   C. 减少容积效应
   D. 消除"亨氏"伪影
   E. 消除呼吸运动伪影

121. 多层螺旋CT扫描采用的X线束是 （   ）
   A. 笔形束
   B. 扇形束
   C. 锥形束
   D. 柱形束
   E. 小扇形束

122. 关于多排螺旋CT图像重建预处理方法使用状况的叙述，不正确的是 （   ）
   A. 自适应多平面重建法——Siemens公司
   B. 加权超平面重建法——GE公司
   C. Feldkamp重建法——Toshiba公司
   D. 自适应Z轴内插法——Hitachi公司
   E. Feldkamp重建法——Philips公司

123. 图像重建属于解析法的是 （   ）
   A. 代数重建法
   B. 联立方程重建法
   C. 反投影法
   D. 滤波反投影法
   E. 迭代最小平方法

124. 不是傅立叶方法重建图像的优点是 （   ）
   A. 图像边缘可做增强处理
   B. 图像平滑处理能被计算机的工作方法接受

C. 数据计算量不大
D. 频率信号便利于图像质量的测试
E. 难度大于反投影法

125. 关于层厚的叙述,不正确的是 （   ）
    A. 层厚是指扫描后1幅图像的断面厚度
    B. 在非螺旋CT扫描方式中,准直器打开的宽度等于层厚
    C. 单层螺旋CT扫描方式中,准直器打开的宽度是扫描结果所得的层厚
    D. 在多层螺旋CT扫描中,层厚的概念与非螺旋是一样的
    E. 在4排螺旋CT扫描中,10 mm的准直器宽度,其层厚应为2.5 mm

126. 关于层间隔的说法,正确的是 （   ）
    A. 重叠扫描层间隔大于层厚   B. 重叠扫描层间隔等于层厚
    C. 无间隔扫描层间隔等于层厚   D. 无间隔扫描层间隔小于层厚
    E. 间隔扫描层间隔小于层厚

127. 关于体素概念的表述,正确的是 （   ）
    A. 体素是一个二维的概念
    B. 体素的三要素,即长、宽、高
    C. 像素是三维概念
    D. 像素是CT容积数据采集中最小的体积单位
    E. 像素显示的信息实际上代表的是相应体素涵盖的信息量的绝对值

128. 关于螺距的说法,不正确的是 （   ）
    A. 扫描机架旋转1周检查床运行的距离与X线束准直宽度之比
    B. 螺距等于0.5时,层厚数据的获取一般采用2周机架的旋转及扫描
    C. 增加螺距使探测器接受的射线量减少并使图像的质量下降
    D. 螺旋CT扫描若螺距为零时与常规CT扫描相同
    E. 增加螺距使探测器接受的射线量增加并使图像的质量提高

129. 关于窗宽的叙述,不正确的是 （   ）
    A. 调节窗宽、窗位能改变图像的灰度和对比
    B. 窗口技术中显示灰阶的范围称为窗宽(W)
    C. 窗宽中间的数值称为窗位(C)
    D. 窗宽、窗位的改变可能增加图像的信息
    E. 窗宽、窗位的改变等于或少于原来图像中已存在的信息

130. X线管围绕受检者旋转,探测器同时接收采样数据,然后扫描机架停止旋转,受检者床移到下一个扫描层面,重复进行下一次扫描,一直到全部预定的部位扫描完成的扫描方法是 （   ）
    A. 螺旋扫描   B. 间隔扫描
    C. 非螺旋扫描   D. 持续扫描
    E. 定位扫描

131. 扫描时采用容积数据采集法的是 （   ）
    A. 螺旋扫描   B. 间隔扫描

C. 序列扫描 D. 持续扫描
E. 定位扫描

132. 在CT重建方法中,采用逐次近似重建方法是 ( )
 A. 反投影法 B. 迭代法
 C. 滤波反投影法 D. 傅立叶重建法
 E. 总和法

133. 单层螺旋CT当扫描机架旋转1周检查床运行的距离为2 cm,扫描层厚为1 cm时 ( )
 A. 螺距为 $\frac{1}{2}$ B. 螺距为 $\frac{1}{2}$ cm
 C. 螺距为2 D. 螺距为2 cm
 E. 螺距为1

134. 如4层螺旋CT,使用4排2.5 mm的探测器,扫描机架旋转1周,检查床移动距离10 mm,则其射线束螺距为 ( )
 A. 层厚螺距为1 B. 层厚螺距为2
 C. 层厚螺距为4 D. 层厚螺距为1 mm
 E. 层厚螺距为4 mm

135. 被重建的相邻图像在长轴方向的距离叫做 ( )
 A. 层厚 B. 螺距
 C. 重建范围 D. 重建增量
 E. 重建视野

136. 非螺旋和单层螺旋扫CT,层厚的控制是通过调整 ( )
 A. 探测器的宽度 B. 准直器的宽度
 C. 滤过器 D. X线束强度
 E. X线束剂量

137. CT扫描对X线束的要求,不包括 ( )
 A. 形状 B. 大小
 C. 运动的路径 D. 运动的方向
 E. 单色能谱

138. 螺旋CT扫描和非螺旋CT扫描的根本区别,不正确的是 ( )
 A. 非螺旋CT扫描采用逐层采集法
 B. 螺旋CT扫描采用容积采集法
 C. 非螺旋CT扫描每次只扫描1个层面
 D. 螺旋CT扫描采集的是1个扫描区段的容积数据
 E. 二者扫描每1层的投影数据都是1个完整的圆形闭合环

139. 单层螺旋CT常采用的图像重建数据预处理方法,正确的是 ( )
 A. 360°非线性内插 B. 180°非线性内插
 C. 180°线性内插 D. 270°线性内插
 E. 180°加权内插

140. 多层螺旋CT常采用的图像重建数据预处理方法,不正确的是 ( )

A. 180°线性内插 B. 优化采样扫描
C. Z 轴滤过长轴内插法 D. 扇形束重建
E. 多层锥形束体层重建

141. 关于多层螺旋 CT 成像特点的描述，错误的是 （ ）
    A. 扫描速度更快 B. 图像空间分辨率提高
    C. CT 透视定位更加准确 D. 提高了 X 线的利用率
    E. 缩小了 CT 的应用范围

142. CT 成像原理利用的是 （ ）
    A. 横断面图像显示的特性 B. X 线的吸收衰减特性
    C. 探测器的接收特性 D. 多方位成像特性
    E. 图像的多平面重建特性

143. 关于窗口技术的叙述，错误的是 （ ）
    A. 窗口技术是将全范围 CT 值分时分段进行显示的技术
    B. 被显示灰阶的范围称为窗宽(W)
    C. 窗宽的中间值称为窗位(C)
    D. 窗宽以外的 CT 值显示清晰
    E. 人眼识别灰阶的能力一般不超过 60 个灰阶

144. 人眼视觉的最大灰阶等级范围是 （ ）
    A. 8 级 B. 16 级 C. 21 级 D. 32 级 E. 64 级

145. 人体组织 CT 值的比较，错误的是 （ ）
    A. 骨密度＞钙质 B. 凝血＞血液
    C. 脑灰质＞脑白质 D. 脂肪＞水
    E. 血液＞水

146. CT 图像中从白到黑的灰度影像称为 （ ）
    A. 密度分辨率高 B. 空间分辨率高
    C. 灰阶 D. 窗宽窗位
    E. 噪声

147. 已知准直器宽度 10 mm、螺距 1.0、旋转 1 周时间 1 秒，曝光 30 秒，扫描距离是 （ ）
    A. 10 mm B. 30 mm C. 100 mm D. 300 mm E. 600 mm

148. 关于重建间隔，不正确的是 （ ）
    A. 也称为层间隔、重建增量
    B. 被重建的相邻图像在横轴方向上的距离
    C. 重建间隔小于层厚称为重叠重建
    D. 可减少部分容积效应
    E. 可改善 3D 后处理的图像质量

149. 不是多层螺旋 CT 成像特点的是 （ ）
    A. 扫描速度更快 B. 可以多平面扫描
    C. 图像空间分辨率提高 D. CT 透视定位更加准确

E. 提高了X线的利用率

150. 关于多层螺旋CT的概念,错误的是 （ ）
    A. 多层螺旋CT决定层厚的是准直器打开的宽度
    B. 重建间隔为被重建的相邻图像在长轴方向的距离
    C. 螺距为扫描架旋转1周检查床运行的距离与全部射线束宽度的比值
    D. FOV属于重建参数,不是扫描参数
    E. 重建函数可影响图像的分辨率、噪声等

151. CT扫描使影像诊断的范围大大扩大的根本原因是 （ ）
    A. 受检者接受X线量少   B. 密度分辨率高
    C. 空间分辨率高   D. 显示的范围大
    E. 可获得冠状面、矢状面图像

152. CT扫描的优点不包括 （ ）
    A. 真正的断面图像   B. 密度分辨率高
    C. 可做定量分析   D. 极限分辨率高
    E. 图像无层面以外结构的干扰

153. CT图像显示技术中,应用最多而且最重要的是 （ ）
    A. 窗口技术   B. 放大技术
    C. 黑白反转技术   D. 三维图像重组技术
    E. 图像方向旋转技术

154. 根据CT工作原理,X线穿过人体后首先被下列哪一部分接受 （ ）
    A. 计算机   B. 阵列处理机
    C. 探测器   D. 磁盘
    E. 照相机

155. 第1台CT扫描机研制成功的时间是 （ ）
    A. 1971年9月   B. 1971年10月
    C. 1972年4月   D. 1974年11月
    E. 1979年8月

156. 全身CT机的设计者是 （ ）
    A. Cormack   B. Ambrose
    C. Hounsfield   D. Ledley
    E. Roentgen

157. 关于CT机的主要技术性能指标,正确的是 （ ）
    A. 重建的矩阵大小与所需的重建时间成反比
    B. X线球管的焦点大小与成像质量成正比
    C. 硬磁盘容量大小与图像数据的存储量成反比
    D. 探测器的数目与扫描时间成正比
    E. X线球管的热容量与连续曝光时长成正比

158. 关于CT机内X线探测器必备的性能,错误的是 （ ）
    A. 体积大,灵敏度高

B. 对X线能量具有良好的吸收能力
C. 对较大范围的X线强度具有良好的反应能力及均匀性
D. 残光少且恢复常态的时间快
E. 工作性能稳定,有良好的再现性且使用寿命长

159. 计算机体层摄影(CT)的英文全称是 （　　）
A. Computer and Tomography　　　B. Computerized Tomography
C. Computer Axial Tomography　　D. Computer Tomography
E. Computer Transverse

160. Hounsfield因发明CT而在1979年获得诺贝尔的奖项是 （　　）
A. 自然科学奖　　　　　　　　　B. McRobert奖
C. 医用物理学奖　　　　　　　　D. 医学生物学奖
E. 医学生理学奖

161. 第五代CT机与前几代CT机相比,最大的差别是 （　　）
A. 高压发生部分　　　　　　　　B. 探测器部分
C. 图像处理部分　　　　　　　　D. 图像传输部分
E. X线发射部分

162. CT透视扫描仪主要应用于 （　　）
A. 炎症诊断　　　　　　　　　　B. 肿瘤诊断
C. 活检穿刺　　　　　　　　　　D. 血管畸形
E. 先天性发育不良

163. 超高速CT扫描仪又称 （　　）
A. 螺旋CT　　　　　　　　　　　B. 移动CT
C. 电子束CT　　　　　　　　　　D. 高分别率CT
E. 快速CT

164. 动态空间重建扫描仪属于 （　　）
A. 移动式CT　　　　　　　　　　B. 多排螺旋CT的一种类型
C. 超高速CT的一种类型　　　　　D. 电子束CT
E. 普通CT

165. 双源CT开发于 （　　）
A. 2001年　　B. 2003年　　C. 2005年　　D. 2006年　　E. 2007年

166. 不是双源CT临床意义的是 （　　）
A. 对血管进行直接减影　　　　　B. 对骨骼进行直接减影
C. 对某些组织进行特征性识别　　D. 对人体的体液成分进行识别
E. 对人体运动系统进行识别

167. 目前新型的CT机多采用的冷却方式是 （　　）
A. 风冷却　　　　　　　　　　　B. 油冷却
C. 空气冷却　　　　　　　　　　D. 水、气冷却
E. 油、风冷却

168. 前准直器的作用是 （　　）

A. 优化射线的能谱　　　　　　　　B. 控制受检者辐射剂量
C. 减少噪声伪影　　　　　　　　　D. 吸收低能量 X 线
E. 接收软 X 线

169. CT 机滤过器的作用不在于　　　　　　　　　　　　　　　　　　　　（　　）
A. 吸收低能量 X 线　　　　　　　B. 优化射线的能谱
C. 减少受检者的照射剂量　　　　D. 使射线能量分布相对均匀的硬射线
E. 吸收剩余的射线

170. 关于探测器动态范围的叙述，正确的是　　　　　　　　　　　　　　（　　）
A. 将 X 线光子俘获、吸收和转换成电信号的能力
B. 2 次 X 线照射之间探测器能够工作的间隔时间长度
C. 接收到的最大信号与能探测到的最小信号的比值
D. 模拟信号连续的随时间而变化的能力
E. 探测器响应的前后一致性

171. 探测器的作用是　　　　　　　　　　　　　　　　　　　　　　　　（　　）
A. 探测受检者的位置是否准确
B. 接收 X 线辐射并将其转换为可记录的电信号
C. 探测器扫描时有无散射线
D. 将模拟信号转换为数字信号
E. 将微弱的电流进行放大

172. 计算机接收外界信息必须经过　　　　　　　　　　　　　　　　　　（　　）
A. 运算放大器　　　　　　　　　B. A/D 转换
C. D/A 转换　　　　　　　　　　D. 积分器
E. 脉冲发生器

173. 气体探测器电离室的气压约为　　　　　　　　　　　　　　　　　　（　　）
A. 5 个大气压　　　　　　　　　B. 10 个大气压
C. 20 个大气压　　　　　　　　　D. 30 个大气压
E. 40 个大气压

174. 关于 CT 扫描检查床的叙述，错误的是　　　　　　　　　　　　　　（　　）
A. 把受检查的部位送到预定位置上
B. 检查床不仅具有一定承重能力还要被 X 线穿透
C. 运动精确度要求高，绝对误差不允许超过±0.5 cm
D. 还有一种附加结构可以使床做左右运动
E. 有的检查床配有冠状位头托架、座位架及腰部扫描垫等

175. 主控计算机的功能不包括　　　　　　　　　　　　　　　　　　　　（　　）
A. 控制和监视扫描过程并将扫描输入数据送入存储器
B. CT 值的校正和输入数据的扩展，即进行插值处理
C. 图像重建的程序控制
D. 自动洗片机的程序控制
E. 故障诊断及分析

176. 在CT成像中,主要利用X线的特性是 ( )
    A. 利用锥束X线的穿透性
    B. X线透过被检体后被探测器接收直接成像
    C. X线穿透被照体时,其强度呈指数关系衰减
    D. A/D转换是将数字信号变为电流信号送至显示屏显示
    E. 计算机将模拟信号变成数字信号,再重建图像

177. 与X线吸收衰减系数无关的是 ( )
    A. 物质的厚度   B. 物质的密度
    C. 物质的原子序数   D. 扫描的范围大小
    E. 扫描所采用射线能量大小

178. CT扫描成像的基本步骤,不包括 ( )
    A. 产生X线并穿透被检组织   B. 探测器接受衰减的射线
    C. A/D转换、重建图像   D. 显示图像
    E. 图像后处理

179. 水的CT值标定为 ( )
    A. 1 000   B. 100   C. 0   D. -50   E. -1 000

180. CT图像后处理中,窗口技术是指 ( )
    A. 适当调整窗宽、窗位   B. 按照扫描顺序拍片
    C. 必要的放大、缩小   D. 必要的测量、标记技术
    E. 图像的排列顺序

181. 关于CT基本概念的论述,正确的是 ( )
    A. 体素是构成CT图像的最小单元
    B. 空间分辨率即横向分辨率较高
    C. 窗口技术为测量CT值而用
    D. 因CT密度分辨率高,小于探测器孔径的物体也可被分辨
    E. 部分容积均化和伪影称部分容积效应

182. 不是多层螺旋CT的优点的是 ( )
    A. 扫描时间更快   B. 提高了图像的空间分辨率
    C. 提高了图像的密度分辨率 D. 定位更加的准确
    E. 提高了X线的利用率

183. 曝光时,X线管和探测器不动,而床带动受检者动,称其 ( )
    A. 常规扫描   B. 定位扫描
    C. 连续扫描   D. 动态扫描
    E. 重叠扫描

184. 关于动态扫描技术的论述,错误的是 ( )
    A. 动态扫描应在增强后应用才有价值
    B. 动态扫描图像显示在全部扫描完毕后
    C. 动态扫描系指短时间内连续扫描数层
    D. 动态扫描时受检者不应停止呼吸

E. 动态扫描能观察血流动力学的改变

185. 不属于高分辨率 CT 扫描技术特点的是　　　　　　　　　　　　　　　　　(　　)
    A. HRCT 具有极好的空间分辨率　　　　B. HRCT 与肺功能检查有更好的相关性
    C. HRCT 扫描层多、层薄、条件大　　　　D. HRCT 完全可替代常规 CT
    E. HRCT 扫描不需造影增强

186. 仿真内窥镜成像与纤维内窥镜比较,其优点是　　　　　　　　　　　　　　(　　)
    A. 能显示黏膜及其病变本身的颜色　　　B. 能检出腔内扁平隆起或小病灶
    C. 能进行活检　　　　　　　　　　　　D. 仿真内窥镜成像可行病变的定性诊断
    E. 在无创检查下,能多方位地观察病变

187. 与 X 线吸收衰减系数无关的是　　　　　　　　　　　　　　　　　　　　(　　)
    A. 物质的厚度　　　　　　　　　　　　B. 物质的密度
    C. 物质的原子序数　　　　　　　　　　D. 扫描的时间
    E. 扫描所采用能量大小

188. 不影响体素大小的因素是　　　　　　　　　　　　　　　　　　　　　　(　　)
    A. FOV　　　　　　　　　　　　　　　B. 扫描层数
    C. 扫描层厚度　　　　　　　　　　　　D. 频率编码数
    E. 相位编码数

189. MR 梯度磁场切换率的单位是　　　　　　　　　　　　　　　　　　　　(　　)
    A. T(M·S)　　B. T/M　　　C. mT/M　　　D. mT/S　　　E. mT/(M·S)

190. 下列哪项不是 X 线胶片特性曲线的组成部分　　　　　　　　　　　　　　(　　)
    A. 足部　　　　　　　　　　　　　　　B. 平行部
    C. 直线部　　　　　　　　　　　　　　D. 肩部
    E. 反转部

191. 三维重组的基础是　　　　　　　　　　　　　　　　　　　　　　　　　(　　)
    A. 断层扫描　　　　　　　　　　　　　B. 无间隔扫描
    C. 容积数据采集　　　　　　　　　　　D. 轴位扫描
    E. 螺旋扫描

192. 数字 X 线摄影与常规 X 线摄影的相同点是　　　　　　　　　　　　　　(　　)
    A. 成像方式　　　　　　　　　　　　　B. 成像依据
    C. 影像诊断　　　　　　　　　　　　　D. 图像存储
    E. 图像传输

193. 下列哪一项不是 MRI 的优势　　　　　　　　　　　　　　　　　　　　(　　)
    A. 不使用任何射线,避免了辐射损伤
    B. 对骨骼、钙化及胃肠道系统的显示效果
    C. 可以多方位直接成像
    D. 对颅颈交界区病变的显示能力
    E. 对软组织的显示能力

194. 数字 X 线成像和传统的屏-片系统比较,不具备的优点是　　　　　　　　(　　)
    A. 对比度分辨力高　　　　　　　　　　B. 辐射剂量小

C. 可进入 PACS D. 成像质量高
E. 空间分辨力高

195. 在快速自旋回波(TSE)序列中 （　　）
　　A. 回波链越长,扫描时间越长　　B. 回波链越短,扫描时间越短
　　C. 回波链越长,扫描时间越短　　D. 回波链可以无限制地长
　　E. 扫描时间与回波链无关

196. 以下选项中,MRI 组织参数不包括哪项 （　　）
　　A. T_2 值　　B. 质子密度
　　C. 回波时间　　D. 流空效应
　　E. T_1 值

197. 横向弛豫是指 （　　）
　　A. T_1 弛豫　　B. 自旋-自旋弛豫
　　C. 自旋-晶格弛豫　　D. 氢质子顺磁场方向排列
　　E. 氢质子逆磁场方向排列

198. 下列造影技术中,哪些不属于 MR 水成像范畴 （　　）
　　A. MR 胰胆管造影　　B. MR 尿路造影
　　C. MR 血管造影　　D. MR 泪道造影
　　E. MR 腮腺管造影

199. 纵向磁化矢量的弛豫是指 （　　）
　　A. 自旋-晶格能量传递形式　　B. 组织 T_2 值变化过程
　　C. 相位的散失过程　　D. 自旋-自旋能量传递形式
　　E. 射频能量接收的过程

200. 流动血液的信号与哪项无关 （　　）
　　A. 流动方向　　B. 流动速度
　　C. 流动血液黏稠度　　D. 湍流
　　E. 层流

201. 对于"Gd-DTPA"的描述,以下哪项不是其特性 （　　）
　　A. 无组织特异性　　B. 常规用量为 0.1 mmol/kg
　　C. 最后经肝脏分解,随胆汁排出体外　　D. 常规用量下,T_1 加权像为高信号
　　E. 主要缩短组织的 T_1 值

202. T_2 值是指横向磁化矢量衰减到何种程度的时间 （　　）
　　A. 37%　　B. 63%　　C. 36%　　D. 73%　　E. 99%

203. 若欲定量与定向分析流体,宜采用 （　　）
　　A. 2D-TOF　　B. 3D-TOF　　C. 2D-PC　　D. 3D-PC　　E. 黑血法

204. 属于无创性血管检查无需注入对比剂 （　　）
　　A. 水成像　　B. 脂肪抑制
　　C. MRI 对比增强检查　　D. MR 血管成像
　　E. 功能性 MRI 成像

205. 在病变尚未出现形态变化之前成像用于早期诊断 （　　）

A. 水成像　　　　　　　　　B. 脂肪抑制
C. MRI 对比增强检查　　　　D. MR 血管成像
E. 功能性 MRI 成像

206. 水成像技术的原理是 （　　）
    A. 主要利用水的长 T_2 特性成像
    B. 利用水的长 T_1 特性成像
    C. 利用其他组织横向磁化矢量增加的特性成像
    D. 主要利用 T_2 权重轻的 T_2WI 序列成像
    E. 主要利用水信号抑制的特性成像

207. 在磁场强度为 1.5 T 的质子进动频率为 （　　）
    A. 32 MHz　　B. 42 MHz　　C. 64 MHz　　D. 128 MHz　　E. 256 MHz

208. 在 1.5 T 的磁共振机器上 T_1WI 的参数,正确的是 （　　）
    A. TR 300~600 ms、TE 90~120 ms
    B. TR 300~600 ms、TE 15~25 ms
    C. TR 2 000~2 500 ms、TE 15~25 ms
    D. TR 2 000~2 500 ms、TE 90~120 ms
    E. TR 600~1 500 ms、TE 60~90 ms

209. 关于梯度回波序列(GRE)特点的说法,错误的是 （　　）
    A. 小角度激发,加快成像时间
    B. 反映的是 T_2^* 的弛豫信息而非 T_2 的弛豫信息
    C. 梯度回波序列的固有噪声比较高
    D. 梯度回波序列对磁场的不均匀性敏感
    E. 梯度回波序列中血流常呈高信号

210. 当氢质子放入静磁场后,正确的是 （　　）
    A. 氢质子磁矢量都平行主磁场且方向相同
    B. 氢质子磁矢量都平行主磁场且方向相反
    C. 氢质子磁矢量都平行主磁场且低能级质子与主磁场方向相同
    D. 氢质子磁矢量都平行主磁场且高能级质子与主磁场方向相同
    E. 氢质子磁矢量不受主磁场影响

211. 磁共振信号进行空间定位需要进行 （　　）
    A. 层面选择　　　　　　　　B. 频率编码
    C. 梯度编码　　　　　　　　D. 相位编码
    E. 射频编码

212. 磁共振成像时,K 空间信号与实际磁共振图像的关系是 （　　）
    A. 先有 K 空间信号,再有实际磁共振图像
    B. 先有实际磁共振图像,再有 K 空间信号
    C. 二者同时出现
    D. 不需要 K 空间信号
    E. K 空间信号就是实际磁共振图像

213. 不属于FSE序列优点的是 ( )
    A. 成像速度快于SE序列　　　　B. 磁敏感伪影减少
    C. 运动伪影减少　　　　　　　D. 对磁场不均匀性不敏感
    E. 射频能量累积少

214. 属于IR序列特性的是 ( )
    A. 采用梯度场切换产生回波
    B. 采用先激励FID信号再激励回波信号
    C. 采用一个周期内多个180°射频脉冲激励多个自旋回拨
    D. 可在数十毫秒内完成1幅图像的采集
    E. 可以改进成STIR和FLAIR序列进行脂肪抑制和水抑制

215. 增加采集带宽后不会引起 ( )
    A. 缩短了回波的采集时间　　　B. 单回波序列可缩小最短的TE时间
    C. 带回波链的序列可以缩短回波间隙　D. 图像化学伪影减轻
    E. 信噪比提高

216. T_2^*小于T_2的原因是 ( )
    A. 主磁场强度　　　　　　　　B. 主磁场非均匀度
    C. 梯度场线性度　　　　　　　D. 梯度场强度
    E. 射频强度

217. 要产生磁共振现象,则射频脉冲 ( )
    A. 频率等于自旋核在主磁场中的旋进频率
    B. 持续时间等于弛豫时间
    C. 能使磁化矢量偏转90°
    D. 能使磁化矢量偏转180°
    E. 频率连续变化

218. K空间为 ( )
    A. 空间坐标系空间　　　　　　B. 傅立叶频率空间
    C. 极坐标系空间　　　　　　　D. 梯度场空间
    E. 实际空间

219. 不属于FSE缺点的是 ( )
    A. T_2WI的脂肪信号高于SE序列
    B. 由于回波信号幅度不同会导致图像模糊
    C. 造成射频能量累计
    D. 运动伪影严重
    E. 不利于检测出血等病变

220. 在检查部位与层面选择梯度线圈的相对位置保持不变的情况下,层面和层厚受梯度场和射频脉冲影响的说法,正确的是 ( )
    A. 梯度场不变,射频脉冲的频率增加,则层面的位置向梯度场低的一侧移动
    B. 梯度场不变,射频脉冲的频率减低,则层面的位置向梯度场高的一侧移动
    C. 梯度场不变,射频脉冲的带宽加宽,层厚增厚

D. 梯度场不变，射频脉冲的带宽加宽，层厚变薄
E. 射频脉冲的带宽不变，梯度场场强增加，层厚增厚

221. 关于磁共振加权成像的说法，错误的是 （ ）
   A. 质子密度加权主要反映不同组织间质子含量的差别
   B. 质子密度越高，MR 信号强度越小
   C. T_2WI 主要反映组织横向弛豫的差别
   D. 在 T_2WI，组织的 T_2 值越大，MR 信号越强
   E. 在 T_1WI，组织的 T_1 值越小，MR 信号越强

222. 不是脉冲序列组成的是 （ ）
   A. 射频脉冲   B. 主磁场强度
   C. 层面选择梯度场   D. 相位编码梯度场
   E. 频率编码梯度场

223. 关于 FSE 序列的优、缺点，错误的是 （ ）
   A. 成像速度快于 SE 序列
   B. 对磁场不均匀性不敏感
   C. 运动伪影增多
   D. 能量沉积增加
   E. 不利于一些能够增加磁场不均匀的病变（如出血）的检出

224. 关于梯度回波序列特点，错误的是 （ ）
   A. 小角度激发，成像速度减慢   B. 脉冲能量小，SAR 值减低
   C. 固有信噪比降低   D. 对磁场不均匀性敏感
   E. GRE 序列血流为高信号

225. 在扫描参数中，关于层厚的说法错误的是 （ ）
   A. 层厚越厚，图像空间分辨率越低   B. 层厚越厚，图像信噪比越高
   C. 层厚越厚，所需采集的层数越少   D. 层厚越厚，采集时间越短
   E. 层厚越厚，图像信噪比越低

226. 增加采集带宽可以引起一定变化，下列说法错误的是 （ ）
   A. 缩短每个回波的采集时间
   B. 对于单回波序列可以缩小最短的 TE
   C. 对于有回波链的序列，可以缩短回波间隙
   D. 图像的化学位移伪影加重
   E. 增加采集带宽，将采集到更多噪声，图像信噪比降低

227. 不属于 MRI 扫描参数的是 （ ）
   A. 层厚与层间距   B. 扫描方位
   C. 准直   D. 相位编码方向
   E. 采集带宽

228. 不属于 FSE 缺点的是 （ ）
   A. T_2WI 的脂肪信号高于 SE 序列
   B. 由于回波信号幅度不同会导致图像模糊

C. 造成射频能量累积

D. 运动伪影严重

E. 不利于检测出血等病变

229. 关于矩阵的描述,错误的是　　　　　　　　　　　　　　　　（　　）

    A. 在 FOV 不变的情况下,矩阵越大空间分辨率越高

    B. 在 FOV 不变的情况下,矩阵越大图像的信噪比越高

    C. 相位编码方向矩阵越大,采集时间越长

    D. 设置矩阵时必须要考虑场强的因素

    E. 调整矩阵时应结合 FOV 来设置矩阵

230. 关于 MRI 的基本概念,不正确的是　　　　　　　　　　　　（　　）

    A. T_2WI 主要反映组织横向弛豫的差别

    B. T_2WI 上,组织的 T_2 值越大,其 MR 信号越强

    C. T_1WI 主要反映组织纵向弛豫的差别

    D. T_1WI 上,组织的 T_1 值越大,其 MR 信号越强

    E. 质子密度越高,MR 信号越强

231. 关于快速自旋回波 FSE 的表述,不正确的是　　　　　　　　（　　）

    A. 由于回波信号的幅度不同导致图像清晰

    B. 成像速度快于 SE 序列

    C. 对磁场不均匀性不敏感,磁敏感伪影减少

    D. 运动伪影减少

    E. 不利于一些能够增加磁场不均匀的病变的检出

232. MRI 序列中,K 空间最常采用的填充方式是　　　　　　　　（　　）

    A. 迂回轨迹填充　　　　　　　　B. 放射状轨迹填充

    C. 螺旋状轨迹填充　　　　　　　D. 循序对称填充

    E. 镜像对称填充

233. 关于 MR 矩阵的描述,错误的是　　　　　　　　　　　　　（　　）

    A. 在 FOV 不变的情况下,矩阵越大空间分辨率越高

    B. 在 FOV 不变的情况下,矩阵越大图像信噪比越高

    C. 相位编码方向矩阵越大,采集时间越长

    D. 其他参数不变的情况下,频率编码方向矩阵越大,会间接延长采集时间

    E. 设置矩阵时应考虑场强的因素

234. 关于 K 空间的描述,错误的是　　　　　　　　　　　　　　（　　）

    A. K 空间是带有空间定位编码信息的 MR 信号原始数据的填充空间

    B. 常规 MR 序列中,K 空间最常用的填充方式为循环对称填充

    C. K 空间阵列中每一个点上的信息均含有全层 MR 信息

    D. MR 信号相位编码梯度场的方向和场强不可变,频率编码梯度场的大小和方向可变

    E. K 空间中央优先采集技术在透视触发和对比增强磁共振血管成像(CE-MRA)时应用较多

235. 关于FOV的叙述,正确的是 （   ）
    A. 矩形FOV短径放在频率编码方向上
    B. 矩形FOV长径放在频率编码方向上
    C. 矩形FOV长径放在相位编码方向上
    D. 矩阵不变,FOV越大,空间分辨率越高
    E. 矩阵不变,FOV越大,图像的信噪比越低

236. 自旋回波序列的结构,正确的是 （   ）
    A. 180°～90°
    B. 90°～180°～180°
    C. 90°～180°
    D. 180°～90°～90°
    E. 180°～90°～180°

237. 关于快速自旋回波脉冲序列(FSE)特点,错误的是 （   ）
    A. 由于回波信号的幅度不同导致图像模糊
    B. 运动伪影、磁敏感伪影减少
    C. 有利于一些能够增加磁场不均匀的病变(如出血等)的检出
    D. 能量沉积增加、特殊吸收率(SAR)增加
    E. 成像速度快

238. 关于反转恢复脉冲序列(IR)结构的描述,正确的是 （   ）
    A. 90°～180°～180°
    B. 90°～180°
    C. 180°～90°～180°
    D. 180°～90°
    E. 180°～90°～90°

239. 关于平面回波成像序列(EPI)的描述,错误的是 （   ）
    A. 是目前最快的MR信号采集方式
    B. 不是真正的序列,需结合一定的准备脉冲方能成为真正的成像序列
    C. 1次射频脉冲激发采集多个梯度回波
    D. EPI是在梯度回波的基础上发展而来
    E. 可以独立使用

240. SE序列 T_2 加权像中TE值最佳选择是 （   ）
    A. 10～15 ms
    B. 20～40 ms
    C. 80～120 ms
    D. 200～250 ms
    E. 260～300 ms

241. SE序列 T_1 加权扫描时,如果缩短TE值,正确的变化是 （   ）
    A. 图像对比度提高,扫描时间减少
    B. 图像对比度不变,扫描时间不变
    C. 图像对比度下降,扫描时间增加
    D. 图像对比度提高,扫描时间增加
    E. 图像对比度提高,扫描时间不变

242. 自由感应衰减信号产生于射频脉冲激励自旋质子 （   ）
    A. 之前
    B. 之中
    C. 之后
    D. 任何时刻
    E. 无法确定

243. GRE序列 T_1WI如果保持TR不变,激发角度_____,图像的 T_1 权重_____。
 （   ）

A. 减小、不变 B. 越大、越大
C. 越大、越小 D. 越小、越大
E. 增大、不变

244. 梯度回波序列得到的图像通常称为_____像 （ ）
   A. T_1 B. T_2
   C. T_1 和 T_2 D. T_2^*
   E. T_2^* 和 T_2

245. 关闭 90°射频脉冲后,组织中质子的横向磁化矢量从最大值(100%)衰减到 37%时所需的时间称为 （ ）
   A. T_1 值 B. T_2 值
   C. T_1^* 值 D. T_2^* 值
   E. FID 值

246. K 空间中央区域和周边区域的相位编码线分别主要决定图像的 （ ）
   A. 图像的对比度,图像的细节 B. 图像的细节,图像的细节
   C. 空间信息,密度对比 D. 图像的细节,图像的对比度
   E. 图像的亮度,图像的对比度

247. 梯度磁场在 MR 成像过程中的作用是 （ ）
   A. 使组织中质子的磁化矢量发生翻转
   B. 仅仅用于层面选择
   C. 提高图像亮度
   D. 加快自旋质子进动频率
   E. 使沿梯度方向的自旋质子处于不同的磁场强度中,而有不同的共振频率

248. 相同条件下回波链长度为 10 时,应用 FSE 序列比常规 SE 序列扫描时间 （ ）
   A. 延长 10 倍 B. 缩短 10 倍
   C. 不变,减少了相位伪影 D. 不变,减少了运动伪影
   E. 不变,图像信噪比有所提高

249. 90°脉冲中点到回波中点的时间间隔称为 （ ）
   A. TR B. TE C. FOV D. T_1 E. T_2

250. 梯度场不变,射频脉冲的带宽增加,则 （ ）
   A. 层厚减小 B. 层厚增厚
   C. 层厚不变 D. 采集时间变长
   E. 信号减弱

251. 矩阵为 256×192 的图像,需要进行多少次相位编码方能完成 （ ）
   A. 256 次 B. 192 次
   C. 256×192 次 D. 256×256 次
   E. 192×192 次

252. 梯度回波的翻转角一般为 （ ）
   A. 0°~10° B. 10°~90°
   C. 90° D. 180°

E. 任意角度均可

253. 梯度线圈的目的是 （   ）
   A. 增加磁场强度
   B. 增加磁场均匀性
   C. 减少磁场强度
   D. 减少噪声
   E. 帮助空间定位

254. 相位编码导致 y 轴上的像素 （   ）
   A. 相位相同，频率相同
   B. 相位相同，频率不同
   C. 相位不同，频率相同
   D. 相位不同，频率不同
   E. 与相位和频率无关

255. SNR 表示 （   ）
   A. 对比噪声比
   B. 噪声
   C. 信噪比
   D. 像素
   E. 高分别率扫描

256. 常规 SE 序列质子加权像的扫描参数是 （   ）
   A. TR≥50 ms，TE≤1 500 ms
   B. TR≥2 500 ms，TE≤25 ms
   C. TR≥600 ms，TE≤50 ms
   D. TR≥60 ms，TE≥2 000 ms
   E. TR≤100 ms，TE≤2 000 ms

257. 下列哪种序列是最快的 MR 信号采集方式 （   ）
   A. 自旋回波序列
   B. 快速自旋回波脉冲序列
   C. 反转恢复序列
   D. 梯度回波脉冲序列
   E. 平面回波成像序列

258. 人体内质子不计其数，每毫升水中的质子数就达 （   ）
   A. 2×10^{12}
   B. 3×10^{22}
   C. 2×10^{23}
   D. 3×10^{23}
   E. 2×10^{22}

259. 关于进入主磁场后质子产生的小磁场，错误的是 （   ）
   A. 有两种排列方式
   B. 其中一种是与主磁场方向平行且方向相同
   C. 处于平行同向的质子略少于处于平行反向的质子
   D. 平行反向的质子处于高能级
   E. 平行同向的质子处于低能级

260. 反转恢复的英文缩写是 （   ）
   A. SNR   B. CNR   C. IR   D. EPI   E. TR

261. 平面回波成像的英文缩写是 （   ）
   A. SNR   B. CNR   C. IR   D. EPI   E. TR

262. 对磁场的不均匀性敏感的序列是 （   ）
   A. SE 序列
   B. IR 序列
   C. GRE 序列
   D. EPI 序列
   E. FSE 序列

263. 对磁场的不均匀性不敏感的序列是 （ ）
    A. SE 序列　　　　　　　　　　　B. IR 序列
    C. GRE 序列　　　　　　　　　　D. EPI 序列
    E. FSE 序列

264. 可在最短时间内完成 1 幅图像采集的序列是 （ ）
    A. SE 序列　　　　　　　　　　　B. IR 序列
    C. GRE 序列　　　　　　　　　　D. EPI 序列
    E. FSE 序列

265. 关于常规 GRE 序列的特点,错误的是 （ ）
    A. 射频脉冲激发角度小于 90°
    B. 组织间的纵向弛豫差别加大,即 T_1 对比增加
    C. 回波的产生依靠读出梯度场切换
    D. 把小角度脉冲中点与回波中点的时间间隔定义为 TE
    E. 把两次相邻的小角度脉冲中点的时间间隔定义为 TR

266. 关于 FSE 序列的优点,错误的是 （ ）
    A. 特殊吸收率增加　　　　　　　B. 磁敏感伪影减少
    C. 运动伪影减少　　　　　　　　D. 成像速度快于 SE 序列
    E. 对磁场不均匀性不敏感

267. 关于层间距的叙述,错误的是 （ ）
    A. 二维采集模式时不需要有层间距　　B. 层间距增加,层间干扰减少
    C. 层间距增加会缩短采集时间　　　　D. 层间距较大时会遗漏病灶
    E. 层间距增加,所需的层数可减少

268. 不同的解剖部位应采用不同的扫描方位,以下原则正确的是 （ ）
    A. 长条状结构的扫描层面应尽量垂直于该结构的走向
    B. 冠状位扫描是大部分脏器扫描的主要方位
    C. 显示血管内的流动效应,扫描层面应尽量平行于液体流动方向
    D. 观察左右对称性结构主要采用矢状位扫描
    E. 两个方位都能显示病变时应选用采集时间更短的方位

269. 增加采集带宽可带来的变化中,不包括 （ ）
    A. 图像的化学位移伪影减轻
    B. 将采集到更多的噪声
    C. 增加每个回波的采集时间
    D. 图像的信噪比降低
    E. 对于有回波链的序列,可以缩短回波间隙

270. MRI 的成像基础是 （ ）
    A. 组织间吸收系数的差别　　　　B. 组织间密度高低的差别
    C. 组织间形态的差别　　　　　　D. 组织间弛豫时间上的差别
    E. 组织间大小的差别

271. MRI 检查的缺点是 （ ）

A. 高对比度 B. 多方位成像
C. 运动伪影 D. 骨伪影
E. 多参数成像

272. 在MRI脉冲序列的定义中,TR代表 ( )
   A. 回波时间 B. 反转时间
   C. 重复时间 D. 回波间隔时间
   E. 有效回波时间

273. 磁共振的物理现象是哪一年发现的 ( )
   A. 1946年 B. 1952年
   C. 1972年 D. 1977年
   E. 1978年

274. SE序列中,90°射频(RF)的目的是 ( )
   A. 使磁化矢量由最大值衰减到37%的水平
   B. 使磁化矢量倒向负Z轴
   C. 使磁化矢量倒向XY平面内进动
   D. 使失相的质子重聚
   E. 使磁化矢量由最小值上升到63%的水平

275. SE序列中,180°射频脉冲的目的是 ( )
   A. 使磁化矢量由最大值衰减到37%的水平
   B. 使磁化矢量倒向负Z轴
   C. 使磁化矢量倒向XY平面内进动
   D. 使失相的质子重聚
   E. 使磁化矢量由最小值上升到63%的水平

276. 在SE序列中,TR是指 ( )
   A. 90°脉冲到180°脉冲间的时间
   B. 90°脉冲到信号产生的时间
   C. 180°脉冲到信号产生的时间
   D. 第1个90°脉冲至下一个90°脉冲所需的时间
   E. 质子完成弛豫所需要的时间

277. 在SE序列中,质子密度加权像是指 ( )
   A. 长TR,短TE所成的图像 B. 长TR,长TE所成的图像
   C. 短TR,短TE所成的图像 D. 短TR,长TE所成的图像
   E. 依组织密度所决定的图像

278. 在FSE序列中,射频脉冲激发的特征是 ( )
   A. α<90° B. 90°～90°
   C. 90°～180° D. 90°～180°～180°
   E. 180°～90°～180°

279. IR脉冲序列的优点是 ( )
   A. 扫描时间短 B. T_2对比效果好

C. T_1 对比效果好   D. 扫描时间长
E. 信噪比(SNR)低

280. 不是 MRA 的方法是 （ ）
A. TOF 法   B. 密度对比法
C. PC 法   D. 黑血法
E. 对比增强 MRA

281. Gd-DTPA 的应用中，错误的是 （ ）
A. Gd-DTPA 口服不吸收
B. 静脉注射后，由肾脏浓缩以原形随尿排出
C. Gd-DTPA 不透过细胞膜，主要在细胞外液
D. 不易透过血脑屏障
E. 易透过血脑屏障

282. 在 MR 成像技术中，不能减少化学位移伪影的是 （ ）
A. 缩小 FOV   B. 增加接收带宽
C. 变换频率编码和相位编码方向   D. 采用薄层扫描
E. 使用预饱和技术

283. 下列哪项不是构成 X 线照片影响的物理因素？ （ ）
A. 密度   B. 对比度
C. 锐利度   D. 失真度
E. 颗粒度

284. 关于影响 X 线照片密度值的因素中，不正确的是 （ ）
A. 在正确曝光下，照射量与密度呈正比
B. X 线胶片的感光效应与管电压呈正比
C. X 线胶片的感光效应与摄影距离的平方成反比
D. 增感屏使相对感度提高，影像密度大
E. 照片密度随被照物体厚度增高而降低

285. K_x 是指 （ ）
A. 密度分辨率   B. 空间分辨率
C. 时间分辨率   D. X 线对比度
E. X 线照片的光学对比度

286. 不能直接产生 X 线对比度的组织是 （ ）
A. 消化道、泌尿系统、脂肪   B. 消化道、生殖系统、脂肪
C. 消化道、泌尿系统、空气   D. 消化道、生殖系统、血管
E. 消化道、生殖系统、空气

287. 表示有效焦点大小的是 （ ）
A. 0.6 mm   B. 0.6 mm×0.6 mm
C. 0.6 cm   D. 0.6
E. 0.6 mm×1.2 mm

288. 关于 $H=F\times b/a$ 的描述，正确的是 （ ）

A. F 代表焦点的尺寸，b 代表焦-肢的距离，a 代表肢-片的距离
B. F 代表焦点的尺寸，b 代表肢-片的距离，a 代表焦-肢的距离
C. F 代表焦-肢的距离，b 代表焦点的尺寸，a 代表肢-片的距离
D. F 代表肢-片的距离，b 代表焦-肢的距离，a 代表焦点的尺寸
E. F 代表肢-片的距离，b 代表焦点的尺寸，a 代表焦-肢的距离

289. 关于影像放大率的描述，正确的是　　　　　　　　　　　　　　　　　（　　）
 A. 当焦-片距一定时，肢-片距越大，影像放大率就越小
 B. 当焦-片距一定时，肢-片距越小，影像放大率就越大
 C. 当焦-片距一定时，肢-片距越大，影像放大率就越大
 D. 当肢-片距不变时，焦-片距越小，影像放大率越小
 E. 当肢-片距不变时，焦-片距越大，影像放大率越大

290. 关于影响散射线的因素，不正确的是　　　　　　　　　　　　　　　　（　　）
 A. 管电压越高产生的散射线越多
 B. X线的波长越短产生的散射线越多
 C. 物体的厚度越大产生的散射线越多
 D. 被照物体厚度越小产生的散射线越多
 E. 照射野越大产生的散射线越多

291. 关于滤线栅的描述，不正确的是　　　　　　　　　　　　　　　　　　（　　）
 A. X线中心要对准滤线栅中心
 B. 可任意角度倾斜 X 线管
 C. 不能将滤线栅倒置
 D. 焦点至滤线栅的距离要在允许范围内
 E. X线斜射时，不能使用交叉式滤线栅

292. X线照片的密度、对比度、锐利度之间的关系，错误的是　　　　　　　（　　）
 A. 对比度与锐利度之间无明显关系
 B. 密度是对比度和锐利度的基础
 C. 密度的改变可影响对比度的改变
 D. 物体越小照片对比度越低
 E. 观片灯的亮度影响照片对比度的视觉效果

293. 关于减少运动模糊的叙述，不正确的是　　　　　　　　　　　　　　　（　　）
 A. 需固定肢体　　　　　　　　　B. 缩短曝光时间
 C. 选择运动小的机会曝光　　　　D. 尽量减少焦-片距
 E. 尽量减少肢-片距

294. 影响照片颗粒度的最重要因素是　　　　　　　　　　　　　　　　　　（　　）
 A. 摄影距离　　　　　　　　　　B. 曝光时间
 C. X线的质　　　　　　　　　　D. X线的量
 E. 增感屏

295. 关于感光效应的叙述，不正确的是　　　　　　　　　　　　　　　　　（　　）
 A. 感光效应与管电压的 n 次方呈正比　　B. 感光效应与管电流呈正比

C. 感光效应与摄影距离呈反比　　　　D. 感光效应与照射野的面积呈反比
E. 感光效应与增感屏的感光率呈正比

296. 软 X 线对管电压的要求是　　　　　　　　　　　　　　　　　　　　　（　　）
A. <30 kV　　B. <40 kV　　C. <50 kV　　D. <60 kV　　E. <70 kV

297. 高千伏摄影的管电压是指　　　　　　　　　　　　　　　　　　　　　（　　）
A. 90 kV　　B. 100 kV　　C. 110 kV　　D. 120 kV　　E. 130 kV

298. 下列哪项不是高千伏摄影的优点　　　　　　　　　　　　　　　　　　（　　）
A. 可获得低对比、层次丰富的 X 线照片
B. 可改善因组织密度不同导致的光学密度分布的不均匀性
C. 增加管电流值，缩短曝光时间，可减少肢体移动畸变，提高 X 线照片的清晰度
D. 可减少管电流、降低 X 线管产生的热量
E. 高千伏摄影时 X 线量减少，组织吸收剂量减少，有利于受检者的防护

299. 减少散射线最有效的方法是　　　　　　　　　　　　　　　　　　　　（　　）
A. 减低管电压　　　　　　　　　B. 减少曝光量
C. 缩小照射野　　　　　　　　　D. 利用空气间隙法
E. 利用滤线栅

300. 关于乳腺摄影的描述，错误的是　　　　　　　　　　　　　　　　　　（　　）
A. 乳腺摄影管电压范围 20~40 kV
B. X 线管焦点应控制在 0.5 mm 以下
C. 暗盒采用吸收较大的材料制成
D. 实施加压技术
E. 滤线栅常用 80 LP/cm 的超密纹栅或高穿透单元滤线栅（HTC）

301. 关于管电压的表述，错误的是　　　　　　　　　　　　　　　　　　　（　　）
A. 管电压表示 X 线的穿透力
B. 管电压可控制照片影像对比度
C. 管电压升高，摄影条件的宽容度增大
D. 管电压摄影，在有效消除散射线的情况下，信息量和影像细节可见度增大
E. 管电压升高，影像的空间分辨率升高

302. 关于 X 线影像重叠的表述，不正确的是　　　　　　　　　　　　　　（　　）
A. 被照体投影到胶片所形成的平面影像，各组织的相互重叠是可以避免的
B. 如果大物体的密度小于小物体，重叠的影像中可以清楚地看到小物体
C. 如果大小物体的密度相等，重叠的影像中可以隐约地看到小物体
D. 如果大物体的密度大于小物体，重叠的影像中看不到小物体
E. 若想观察重叠影中的密度低的物体的影像，最好的方法是利用体层摄影

303. 关于切线投影的表述，不正确的是　　　　　　　　　　　　　　　　　（　　）
A. 被照体局部的边缘部分与 X 线垂直时形成
B. 胸片正位上锁骨伴随阴影是切线效果
C. X 线中心线经被检部位的局部边缘垂直射入
D. 被检体局部边界较其他部分对 X 线吸收差异过大，呈现锐利影像

E. 摄影时要充分注意切线效果的临床意义

304. 关于摄影基本概念的表述,不正确的是 （　　）
   A. 摄影是利用光或其他能量表现被照体信息状态,并以可见光学影像加以记录的一种技术
   B. 像是用能量或物理量,把被照体信息表现出来的图案
   C. 信息信号是由载体表现出来的单位信息量
   D. 将载体表现出来的信息信号加以配列,就形成了表现信息的影像,此配列称成像系统
   E. 摄影程序:光或能量→检测→信号→图像形成

305. 关于X线影像信息传递的表述,不正确的是 （　　）
   A. 第一阶段形成的X线信息影像可以用肉眼识别
   B. 第二阶段是把X线信息影像转换成为可见密度影像的中心环节
   C. 第三阶段要借助观片灯,将密度分布转换成为可见光的空间分布,传递到视网膜
   D. 第四阶段要通过视网膜上明暗相间的图案,形成意识上的影像
   E. 第五阶段通过识别、判断作出评价或诊断

306. X线照片影像的形成过程中,不直接参与起作用的是 （　　）
   A. X线的穿透作用　　　　B. X线的荧光作用
   C. X线的散射线　　　　　D. X线的感光作用
   E. 被照体对X线的吸收差异

307. 如果透过照片某点的光为观片灯光强的1/100,则该点的密度值为 （　　）
   A. 0.01　　B. 0.1　　C. 1.0　　D. 2.0　　E. 10.0

308. 最适宜人眼观察的照片密度值范围是 （　　）
   A. 0~0.15　　　　　　　B. 0.15~0.25
   C. 0.25~0.5　　　　　　D. 0.20~2.0
   E. 2.0~3.0

309. X线照片上相邻组织影像的密度差称为 （　　）
   A. 射线对比度　　　　　B. 胶片对比度
   C. 照片对比度　　　　　D. 物体对比度
   E. X线信息影像

310. 照片对比度的控制因素是 （　　）
   A. 中心射线入射点　　　B. 焦点面积
   C. 毫安秒　　　　　　　D. 管电压
   E. 肢-片距

311. 在X线摄影能量范围内所产生的散射线,几乎全部来自 （　　）
   A. 不变散射　　　　　　B. 光电效应
   C. 电子对效应　　　　　D. 光核反应
   E. 康普顿散射

312. 关于散射线含有率的表述,错误的是 （　　）
   A. 散射线含有率随管电压的升高而加大

B. 散射线含有率随管电流加大而减小
C. 照射野是产生散射线的最主要的因素
D. 散射线含有率随被照体厚度的增加而增加
E. 照射野增大时,散射线含有率大幅度上升

313. 需要降低摄影条件的病理改变是 ( )
    A. 骨硬化   B. 骨囊肿
    C. 肺不张   D. 胸腔积液
    E. 胸廓成形术

314. 关于高千伏摄影技术的表述,不正确的是 ( )
    A. 诊断细节的可见度增大
    B. 摄影条件的宽容度增大,易于掌握
    C. 容易连续追踪气管、支气管影像以及末梢肺纹理
    D. 照射量减少,可使用小焦点、短时间曝光
    E. 可以提高照片的对比度

315. 下列与X线影像形成无关的是 ( )
    A. 被照体原子序数   B. 被照体密度
    C. X线质   D. 散射线
    E. 被照体面积

316. 关于X线对比度叙述,错误的是 ( )
    A. 是透过物质后X线强度的差异   B. 符合指数规律
    C. 受X线吸收系数影响   D. 与人体吸收无关
    E. 对比剂可改变对比度

317. 关于乳腺摄影成像系统结构的描述,错误的是 ( )
    A. X线管焦点控制在1.0 mm以下
    B. 常用的窗口滤过为0.03 mm钼/0.025铑
    C. 实施加压技术
    D. 使用高穿透单元滤线栅
    E. 使用CR系统时,影像读取的像素点应小于100 μm

318. 关于光学密度的叙述,正确的是 ( )
    A. 照片上某处的透光程度称为阻光率
    B. 照片阻挡光线的能力称为透光度
    C. 光学密度是阻光率的对数值
    D. 光学密度是透光率的倒数
    E. 光学密度是透光率的对数

319. X线中心线以外的线称 ( )
    A. 平行线   B. 垂直线
    C. 轴线   D. 斜射线
    E. 中心线

320. 关于高千伏摄影的叙述,错误的是 ( )

A. 可获得低对比照片 B. 可延长球管寿命
C. 散射线多 D. 利于受检者防护
E. 降低照片清晰度

321. 关于照射野的叙述，错误的是 （   ）
    A. 照射野大小对照片密度无影响 B. 可用遮线器控制
    C. 照射野大可增加照片灰雾 D. 照射野应略大于或等于被检部位
    E. 照射野边缘应限制在所用胶片大小范围内

322. 关于X线照片光学对比度的描述，错误的是 （   ）
    A. 增感屏可以提高照片对比度
    B. 低千伏摄影时不同组织间的X线吸收差异小，获得的照片对比度低
    C. 毫安秒对X线照片的对比度没有直接影响
    D. 前、后肋骨与肺部组织形成的对比度不一样
    E. 散射线造成X线照片对比度下降

323. 关于管电压与X线照片影像形成的描述，错误的是 （   ）
    A. 管电压表示X线的穿透力
    B. 管电压可控制照片影像对比度
    C. 管电压可控制照片影像锐利度
    D. 管电压升高，摄影条件的宽容度增大
    E. 高电压摄影可以有效消除散射线

324. 理论上，青年与老年人的骨骼，即使厚度一致X线摄影条件也不能一样，两者的照射量大约相差 （   ）
    A. 10%   B. 20%   C. 30%   D. 40%   E. 50%

325. 关于高千伏摄影优点的描述，错误的是 （   ）
    A. 可获得低对比、层次丰富的X线照片 B. 缩短曝光时间，减少肢体移动畸变
    C. 可提高X线照片的清晰度 D. X线量减少，组织吸收剂量减少
    E. 散射线减少，有利于受检者防护

326. 管电压在20 kV时能够使肌肉与脂肪之间获得最大的对比度值的X线波长为 （   ）
    A. 0.053~0.090 nm B. 0.060~0.090 nm
    C. 0.062~0.090 nm D. 0.062~0.093 nm
    E. 0.070~0.093 nm

327. X线胶片的γ值也称为 （   ）
    A. 天然对比度 B. 人工对比度
    C. 照片对比度 D. 胶片对比度
    E. X线对比度

328. 放大摄影中允许放大率主要取决于 （   ）
    A. X线管焦点尺寸 B. X线管容量
    C. 焦点至胶片的距离 D. 被照体厚度
    E. 病灶大小

329. 关于对光学密度的叙述,错误的是 （　　）
　　A. 光学密度以 D(Density) 表示　　　B. 光学密度是阻光率以 10 为底的对数
　　C. 光学密度也称黑化度　　　D. $D=\lg$ 透过光线强度/入射光线强度
　　E. 适合诊断的密度范围在 0.2~2.0 之间

330. 关于散射线的叙述,正确的是 （　　）
　　A. X 线强度越小,散射线越多　　　B. 散射线使照片对比度降低
　　C. 散射线几乎全部来自相干散射效应　　　D. 物体越厚,产生散射线越少
　　E. X 线波长越短,散射线越少

331. 某部位摄影,摄影距离为 200 cm、80 kV、40 mAs 获得密度适当照片,若管电压保持不变,管电流变为 10 mAs,若要获得同等密度的照片,摄影距离应变为 （　　）
　　A. 50 cm　　　B. 100 cm　　　C. 120 cm　　　D. 125 cm　　　E. 150 cm

332. 关于自动曝光控制(AEC)的叙述,错误的是 （　　）
　　A. 自动曝光控时的理论来源于胶片感光效应
　　B. 自动曝光控时分为光电管和电离室两种方式
　　C. 自动曝光控时实质是控制着千伏
　　D. 被照体很薄时,AEC 不会立即切断 X 线
　　E. 探测器的探测野位置、形状、数量应根据摄影部位选择

333. 关于照片密度值公式 $E=kV^nQ$ 的描述,错误的是 （　　）
　　A. E 为密度值　　　B. k 为常数
　　C. V 为电压　　　D. Q 为增感率
　　E. n 为指数

334. 滤线栅的铅条汇聚线与栅板间的垂直距离称作 （　　）
　　A. 栅密度　　　B. 栅片距
　　C. 靶皮距　　　D. 栅比
　　E. 栅焦距

335. 焦点调制传递函数 MTF 的 $H(\omega)=1$ 表示 （　　）
　　A. 影像消失　　　B. X 线焦点小
　　C. 影像的对比度与物体的对比度一致　　　D. X 线焦点大
　　E. 照片对比度好

336. 在 X 线摄影条件中,下列说法错误的是 （　　）
　　A. 管电压表示 X 线的穿透力
　　B. 管电压可控制照片影像对比度
　　C. 管电压升高,摄影条件的宽容度增大
　　D. 高电压摄影,在有效消除散射线的情况下,信息量和影像细节可见度增大
　　E. 管电压升高,摄影条件的宽容度减小

337. 关于高千伏摄影特点的描述,错误的是 （　　）
　　A. 高千伏摄影损失了照片对比度
　　B. 增加管电压值,缩短曝光时间,可减少肢体移动畸变,提高 X 线照片清晰度
　　C. 高千伏摄影的散射线较多,X 线片质量较差

D. 高千伏摄影时X线量增多

E. 高千伏摄影可改善因组织密度不同导致的光学密度分布的不均性

338. 乳腺摄影成像系统的结构中,不应具备的特征为　　　　　　　　　　　　（　　）

A. 暗盒采用吸收系数较大的材料制成

B. 实施加压技术

C. 增感屏的荧光体能吸收软射线,晶体颗粒细微,且只是用单页后屏

D. X线胶片选用单乳剂,γ值大的专用乳腺胶片

E. X线管焦点应控制在0.5 mm以下

339. 关于照片光学密度中阻光率的描述,正确的是　　　　　　　　　　　　　（　　）

A. 指照片上某处的透光程度

B. 在数值上等于透过光强度与入射光强度之比

C. 用T表示,其定义域为:$0<T<1$

D. 用O表示,其定义域为:$1<O<\infty$

E. T值大小与照片黑化的程度呈正比关系

340. 不符合高千伏摄影使用设备条件的是　　　　　　　　　　　　　　　　　（　　）

A. 通常选用栅比为10∶1的滤线栅

B. 当肢-片距为20 cm时,空气间隙效应可代替滤线栅

C. 高千伏摄影应选用120~150 kV范围内的管电压

D. 胶片应选用高反差系数,可提高照片对比度

E. 高千伏摄影中因产生的散射线较多,故应选用高栅比的滤线栅

341. 关于射线因素对照片对比度影响的叙述,错误的是　　　　　　　　　　　（　　）

A. 高千伏时对比度低　　　　　　B. 增加mAs可增加对比度

C. 显影处理不改变照片对比度　　D. 照片灰雾可使对比度降低

E. 散射线会降低对比度

342. 利用以下何种手段使组织结构影像产生对比最明显　　　　　　　　　　　（　　）

A. 利用天然对比　　　　　　　　B. 利用生理功能

C. 利用人工对比　　　　　　　　D. 利用专用设备

E. 利用高反差胶片

343. 影响照片影像密度的因素,错误的是　　　　　　　　　　　　　　　　　（　　）

A. 正常曝光时,密度与照射量成正比

B. 管电压增加,照片密度增加

C. 被照体厚度、密度增加,影像密度增加

D. 摄影距离增大,密度降低

E. 与照片的显影加工条件有关

344. 关于X线影像信息形成与传递的叙述,错误的是　　　　　　　　　　　　（　　）

A. 被照体的差异是基础　　　　　B. 受荧光体特性影响

C. 与胶片特性无关　　　　　　　D. 与观片灯因素有关

E. 取决于医师的知识、经验等

345. X线信息影像传递过程中,作为信息源的是　　　　　　　　　　　　　　（　　）

A. X线　　　B. 被照体　　　C. 增感屏　　　D. 胶片　　　E. 照片

346. 关于照射野X线量分布的叙述,错误的是　　　　　　　　　　　　　　　　　　　（　　）
    A. 近阴极端量多　　　　　　　　　　B. 近阳极端量少
    C. 沿球管短轴方向对称　　　　　　　D. 关于球管长轴对称
    E. 近阴极端有效焦点小

347. 准直(遮线)器的作用,是遮去不必要的　　　　　　　　　　　　　　　　　　　（　　）
    A. 软射线　　　　　　　　　　　　　B. 硬射线
    C. 散射线　　　　　　　　　　　　　D. α射线
    E. 原发X线

348. 下列叙述错误的是　　　　　　　　　　　　　　　　　　　　　　　　　　　　（　　）
    A. X线球管发射锥形X线束　　　　　 B. 入射于曝光面的大小为照射野
    C. 摄影时照射野应尽量大　　　　　　D. X线束有一定的穿透能力
    E. 锥形X线束的中心部分为中心线

349. 滤线栅摄影中照片上密度出现一边高一边低,可能的原因是　　　　　　　　　　（　　）
    A. 滤线栅反置　　　　　　　　　　　B. 侧向倾斜
    C. 上栅焦距偏离　　　　　　　　　　D. 双重偏离
    E. 下栅焦距偏离

350. 增加窗口滤过板的厚度,对X线质产生的影响是　　　　　　　　　　　　　　　（　　）
    A. 变软　　　　　　　　　　　　　　B. 变硬
    C. 能谱变宽　　　　　　　　　　　　D. 平均能量减小
    E. 无变化

351. 关于乳腺摄影的叙述,错误的是　　　　　　　　　　　　　　　　　　　　　　（　　）
    A. 采用低电压摄影　　　　　　　　　B. 常规摄取轴位及侧斜位
    C. 使用双面增感屏　　　　　　　　　D. 应对乳腺施加压迫
    E. 选用高分辨力胶片

352. 模拟X线影像信息的形成分为几个阶段?　　　　　　　　　　　　　　　　　　（　　）
    A. 1　　　B. 2　　　C. 3　　　D. 4　　　E. 5

353. 光学密度的单位是　　　　　　　　　　　　　　　　　　　　　　　　　　　　（　　）
    A. g/cm^3　　　　　　　　　　　　B. kg/m^3
    C. LP/cm　　　　　　　　　　　　 D. 无量纲
    E. 像素数$/cm^2$

354. X线透过被照体的衰减规律是　　　　　　　　　　　　　　　　　　　　　　　（　　）
    A. 对数　　　　　　　　　　　　　　B. 指数
    C. 光电效应　　　　　　　　　　　　D. 物理效应
    E. 康普顿效应

355. 不能用口腔曲面全景摄影检查的部位是　　　　　　　　　　　　　　　　　　　（　　）
    A. 上颌骨　　　　　　　　　　　　　B. 下颌骨
    C. 牙　　　　　　　　　　　　　　　D. 鼻中隔
    E. 下颌关节

356. 关于乳腺摄影的叙述,错误的是 （　　）
   A. 屏气曝光　　　　　　　　　　B. 需要加压
   C. 使用高速增感屏　　　　　　　D. 常规摄取斜侧位和轴位
   E. 依据发育期确定曝光条件

357. 高电压摄影常用于 （　　）
   A. 胸部　　B. 腹部　　C. 脊柱　　D. 四肢　　E. 骨盆

358. 焦点与胶片距离简称焦-片距,在感光量计算公式中,代表符号是 （　　）
   A. f　　B. V　　C. Z　　D. S　　E. r

359. 高千伏摄影管电压的范围是 （　　）
   A. 25～40 kV　　　　　　　　　　B. 40～80 kV
   C. 80～100 kV　　　　　　　　　 D. 100～120 kV
   E. 120～150 kV

二、多选题

1. 不是计算机 X 线摄影(CR)常用信息处理技术的有 （　　）
   A. 谐调处理技术　　　　　　　　B. 空间频率处理技术
   C. 均衡处理技术　　　　　　　　D. 卷积处理技术
   E. 减影处理技术

2. 平板探测器直接与间接方式性能的比较,正确的有 （　　）
   A. 非晶硒 FPD 是 X 线光子直接转换成电信号,无中间环节,避免电信号的丢失和噪声的增加,提高空间分辨率
   B. 直接探测器所用技术在工业中存在较易
   C. 非晶硒 FPD 对环境要求高,需要较高的偏置电压
   D. 非晶硅抗辐射能力强,是理想的 X 线探测器材料
   E. 非晶硒与非晶硅两种平板探测器是目前 DR 成像设备中使用最多

3. 数字化 X 线摄影成像方式有 （　　）
   A. CR　　　　　　　　　　　　　B. CCD
   C. 多丝正比室电离室　　　　　　D. 非晶硅平板探测器
   E. 非晶硒平板探测器

4. DR 相对于 CR 的优势包括 （　　）
   A. 图像清晰度高　　　　　　　　B. X 线转换效率高
   C. 数字图像的生成　　　　　　　D. 成像速率快
   E. 曝光剂量高

5. CR 系统中的信息转换部分主要组成有 （　　）
   A. 成像板(IP)　　　　　　　　　B. 激光扫描器
   C. 光电倍增器　　　　　　　　　D. A/D 转换器
   E. 光盘

6. CR 系统后处理所具备的功能有 （　　）
   A. 测量　　　　　　　　　　　　B. 局部放大
   C. 对比度转换与反转　　　　　　D. 边缘增强

E. 双幅显示

7. CR系统信息的记录方式主要类型有 （   ）
   A. 感蓝X线胶片　　　　　　　　　B. 照相纸
   C. 激光打印胶片　　　　　　　　　D. 热敏打印胶片
   E. 热敏打印纸

8. 根据IP应用的目的，可分为 （   ）
   A. 标准型　　　　　　　　　　　　B. 高分辨力型
   C. 减影型　　　　　　　　　　　　D. 激发型
   E. 多层体层摄影型

9. 下列说法正确的有 （   ）
   A. CR系统的空间分辨比常规X线摄影好，显示的信息易为诊断医生阅读、理解
   B. CR系统与普通X线照片不同之处在于其影像记录与显示不是在同一媒介上完成
   C. 是用IP替代传统的胶片/增感屏来摄像
   D. 把储存于IP上的X线信号用激光扫描仪转换成电信号并进行数字图像处理
   E. IP由支撑体、荧光物质、保护层构成

10. 关于心电触发脉冲方式的描述，正确的是 （   ）
   A. 它与心脏大血管的搏动相匹配
   B. 其释放曝光的时间点是固定的
   C. 它可以避免心脏搏动产生的图像运动性模糊
   D. 在图像频率低时，也能获得对比度和分辨率高的图像
   E. 主要用于心脏大血管的DSA检查

11. 关于IA-DSA与IV-DSA对比剂的描述，错误的是 （   ）
   A. IA-DSA比IV-DSA使用对比剂的浓度高
   B. IA-DSA中对比剂团块的传输时间较IV-DSA短
   C. IA-DSA比IV-DSA影像重叠多
   D. IA-DSA比IV-DSA对比剂剂量多
   E. IA-DSA比IV-DSA显示小血管的能力高

12. 关于IA-DSA优点的描述，正确的是 （   ）
   A. 对比剂用量多　　　　　　　　　B. 对比剂浓度高
   C. 血管互相重叠少　　　　　　　　D. 小血管显影较好
   E. 可相对减少移动性伪影

13. 适用于脉冲方式成像的是 （   ）
   A. 上肢血管　　　　　　　　　　　B. 脑血管
   C. 肝动脉　　　　　　　　　　　　D. 脾动脉
   E. 冠脉血管

14. DSA显示血管的能力有关的是 （   ）
   A. 血管内碘的浓度成正比　　　　　B. 血管内钙的浓度成正比
   C. X线的曝光量平方根成正比　　　 D. 血管内碘的浓度成反比
   E. X线的曝光量平方根成反比

15. 在DSA的造影中,对比剂的用量、注射速率进行调整的因素是 （　　）
    A. 兴趣区动脉的大小　　　　　　　B. 兴趣区的面积
    C. 导管头与兴趣区的位置　　　　　D. 导管的大小
    E. 注射压力的大小

16. DSA的时间减影方式分为 （　　）
    A. 常规方式　　　　　　　　　　　B. 连续方式
    C. 脉冲方式　　　　　　　　　　　D. 路标方式
    E. 时间间隔差方式

17. 当成像部位的血管重叠较为严重时,下列不可以提高影像质量的是 （　　）
    A. 采用旋转式DSA技术　　　　　　B. 采用多角度分别减影
    C. 采用超选择性动脉DSA技术　　　D. 采用心电触发脉冲方式
    E. 提高对比剂浓度

18. DSA影像形成过程中可借以作减影处理的物理学变量有 （　　）
    A. 时间减影　　　　　　　　　　　B. 存储减影
    C. 能量减影　　　　　　　　　　　D. 频率减影
    E. 深度减影

19. DSA检查方法有 （　　）
    A. 动脉法　　　　　　　　　　　　B. 静脉法
    C. 毛细血管法　　　　　　　　　　D. 淋巴法
    E. 脊髓法

20. 动脉法数字减影血管造影优点是 （　　）
    A. 密度分辨率高
    B. 空间分辨率高
    C. 适用各种图像处理技术
    D. 胃肠蠕动、心血管搏动等不会造成伪影
    E. 对细小血管显示十分满意

21. CT图像的重建方法——迭代法包括 （　　）
    A. 代数重建法　　　　　　　　　　B. 联立方程重建法
    C. 迭代最小平方法　　　　　　　　D. 间接反投影法
    E. 解析法

22. 对360°线性内插算法的描述,正确的是 （　　）
    A. 360°线性内插算法运用较早
    B. 图像质量好
    C. 图像更接近实物
    D. SSP较宽
    E. 360°线性内插算法采用360°扫描数据向外的两点通过内插形成一个平面数据

23. CT图像的特征是 （　　）
    A. 数字化　　　　　　　　　　　　B. 无纸化
    C. 信息化　　　　　　　　　　　　D. 无胶片化

E. 网络化

24. 目前 CT 成像所采用的方位是 （　　）
    A. 矢状位　　　　　　　　　　B. 冠状位
    C. 切线位　　　　　　　　　　D. 轴位
    E. 斜位

25. 下列对单一能谱射线和多能谱射线的叙述,正确的是 （　　）
    A. 单一能谱射线和多能谱射线中光子的能量是不一样的,衰减也不一样
    B. 单一能谱射线和多能谱射线的强度一样,衰减也是一样
    C. 单一能谱射线又称单色射线,其光子能量相同
    D. 多能谱射线,也称多色射线,其光子具备的能量各不相同
    E. CT 成像中以单色射线为主

26. 多层螺旋 CT 的成像特点是 （　　）
    A. 扫描速度更快　　　　　　　B. 图像空间分辨率提高
    C. 透视定位更加准确　　　　　D. 降低了 X 线管的损耗
    E. 提高了 X 线的利用率

27. CT 图像重建函数一般分为 （　　）
    A. 骨密度重建　　　　　　　　B. 高分辨率重建
    C. 软组织重建　　　　　　　　D. 标准重建
    E. 纵隔重建

28. 决定像素大小的主要因素是 （　　）
    A. 重建矩阵　　　　　　　　　B. 显示器大小
    C. 重建方式　　　　　　　　　D. 重建范围
    E. 胶片的灰雾度

29. 与 CT 相比,MRI 有哪些优点 （　　）
    A. 多参数成像　　　　　　　　B. 无碘过敏危险
    C. 软组织分辨率高　　　　　　D. 多方位成像
    E. 无禁忌证

30. 有关 MR 血管造影论述,正确的是 （　　）
    A. 适用于各种血管病变的检查
    B. 仅向血管内注射少量对比剂
    C. 无需向血管内注射对比剂
    D. 常用技术有时间飞跃法和相位对比方法
    E. 简单安全属于无创性检查

31. MRA 的方法有 （　　）
    A. 三维时间飞越法(3D-TOF)　　　B. 二维时间飞越法(2D-FTOF)
    C. 三维相位对比法(3D-PC)　　　　D. 二维相位对比法(2D-PC)
    E. "黑血"技术

32. 磁共振脉冲序列通常包括 （　　）
    A. 自旋回波脉冲序列　　　　　B. 梯度回波脉冲序列

C. 反转恢复脉冲序列   D. 平面回波脉冲序列
E. 快速自旋回波脉冲序列

33. 磁共振扫描参数包括 ( )
    A. 层厚、层间距   B. 组织的密度
    C. 扫描方位   D. 相位编码方向
    E. 采集带宽

34. 增加磁共振采集带宽，可发生 ( )
    A. 减轻化学位移伪影
    B. 缩短采集时间
    C. 图像的信噪比增加
    D. 对于单回波的序列可以缩小最短的 TE，利于快速 T_1WI 扫描
    E. 采集带宽与频率编码梯度的频率带宽不一致

35. 磁共振的加权成像，包括 ( )
    A. 质子密度加权成像   B. T_1 加权成像
    C. T_2 加权成像   D. 射频加权成像
    E. 梯度加权成像

36. 梯度回波脉冲序列的特点，包括 ( )
    A. 小角度激发，加快成像速度
    B. 反映的是 T_2^* 弛豫信息，而非 T_2 弛豫信息
    C. 固有信噪比较低
    D. 对磁场的不均匀性敏感
    E. 血流常呈现高信号

37. 设置 MR 成像的扫描层厚需考虑 ( )
    A. 此设备的场强   B. 受检者受检脏器大小
    C. 受检者受检脏器距体表的深度   D. 受检者病灶大小
    E. 受检者脂肪层的厚度

38. 关于磁共振 T_2 加权成像，正确的是 ( )
    A. T_2WI 主要反映组织横向弛豫的差别
    B. 在 T_2WI 上组织的 T_2 值越大，其 MR 信号越弱
    C. 各组织的 T_2 弛豫快慢不一样
    D. T_2 加权在脑出血的诊断上优于 T_1 加权成像
    E. 在同一时刻各组织的宏观横向磁化矢量一致

39. 关于 MRI 各种加权的描述，正确的是 ( )
    A. T_1 加权像就是只反映组织 T_1 特性而不反映其他特性的 MR 图像
    B. T_2 加权像就是只反映组织 T_2 特性而不反映其他特性的 MR 图像
    C. 质子加权像主要反映不同组织间质子含量的差别
    D. T_1WI 主要反映组织横向弛豫的差别
    E. T_1WI 主要反映组织纵向弛豫的差别

40. 关于 MRI 中梯度回波序列的描述，错误的是 ( )

A. 射频脉冲的激发角度小于或等于 90°
B. GRE 序列中血流常呈现高信号
C. GRE 序列反映的是 T_2 弛豫信息
D. 扰相 GRE 彻底消除了前 1 次 α 脉冲的回波采集后残留的纵向磁化矢量
E. 扰相 GRE 序列仅能反映组织的 T_2^* 和 T_1 弛豫信息

41. MRI 的特点是 （   ）
    A. 不使用任何射线，避免了辐射损伤
    B. 对骨骼、钙化及胃肠道系统的显示效果好
    C. 可以多方位、多参数直接成像
    D. 可以进行功能、组织、生化成分的监测
    E. 对软组织的分辨力更好

42. MRA 是利用了流体的 （   ）
    A. 流空效应   B. 流入性增强效应
    C. 相位效应   D. 频率响应
    E. 延迟效应

43. 顺磁性物质缩短 T_1 和 T_2 弛豫时间与哪种因素有关 （   ）
    A. 顺磁性物质的浓度   B. 顺磁性物质的磁矩
    C. 顺磁性物质局部磁场的扑动率 D. 顺磁性物质结合的水分子数
    E. 顺磁性物质的黏附性

44. 注射 Gd-DTPA 后，可以采用的成像方法有 （   ）
    A. SE 序列的 T_1 加权成像   B. GRE 序列的 T_1 加权成像
    C. T_2 加权成像   D. T_1 加权辅以磁化传递成像
    E. T_1 加权辅以脂肪抑制技术

45. 下列影响 X 线照片密度值的因素中，描述错误的是 （   ）
    A. 照射量一定与密度成正比
    B. 管电压增加使 X 线硬度增强，使 X 线穿透物体到达胶片的量增多，即照片的密度值增加
    C. X 线胶片上的感光效应与摄影距离成反比
    D. 照片密度随被照体厚度、密度的增大而降低
    E. 照片密度还与照片的冲洗因素有关

46. 关于散射线的描述，正确的是 （   ）
    A. 散射线含有率随管电压的升高而加大，但在 80～90 kV 以上时，散射线含有率趋向平稳
    B. 照射野是产生散射线的重要因素之一
    C. 散射线与原发射线同向、反向或侧向
    D. 散射线几乎全部来自光电散射
    E. 减少或消除散射线的最有效的方法是滤线栅

47. 滤线栅按照结构特点可分为 （   ）
    A. 聚焦式   B. 平行式

C. 交叉式 D. 固定式
E. 运动式

48. 滤线栅切割效应产生的情况有 (　　)
   A. 聚焦栅反置使用 B. 侧向倾斜
   C. 上、下偏离栅焦距 D. 双重偏离
   E. 聚焦栅正向使用

49. 关于 X 线管焦点的说法，正确的是 (　　)
   A. 焦点调制传递函数 MTF 的 $H(\omega)=1$，表示影像的对比度与物体的对比度一致
   B. 焦点调制传递函数 MTF 的 $H(\omega)=0$，表示影像消失
   C. 焦点尺寸小，MTF 大，成像性能好
   D. X 线焦点大，分辨率就大
   E. 焦点上线量分布为单峰时，其分辨率就小

50. 关于滤线栅特性的说法，正确的是 (　　)
   A. 栅比值越高，其消除散射线的作用越好
   B. 曝光量倍数（也称滤线栅因子 B）值越大越好
   C. 栅比值相同，密度 n 值越大的滤线栅，吸收散射线的能力强
   D. 应用滤线栅可增加照片对比度
   E. 栅密度相同，栅比大的消除散射线的效果好

51. 使用滤线栅的注意事项是 (　　)
   A. 不能将滤线栅反置
   B. X 线斜射时使用交叉型滤线栅
   C. 倾斜 X 线管时，倾斜方向只能与铅条排列方向平行
   D. 焦点至滤线栅的距离要在允许范围内
   E. X 线中心要对准滤线栅中心

52. 关于焦点、被照体、胶片间投影关系的描述，正确的是 (　　)
   A. 近胶片侧的部位的放大率要小于远离胶片侧的放大率
   B. 靠近中心线的物体要比靠近胶片的物体变形要小
   C. 肢体在 X 线胶片的影像与肢体的比值即影像的放大率
   D. 影像放大对影像质量的影响大于变形
   E. 为了使某些边缘凸出、凹陷或病灶显示清楚，可采用切线摄影

53. 高千伏摄影的优点是 (　　)
   A. 可获得低对比、层次丰富的 X 线照片
   B. 增加管电压值，缩短曝光时间，提高 X 线照片的清晰度
   C. X 线量减少，有利于受检者的保护
   D. 可减少管电流，降低 X 线管产生的热量，延长 X 线管的寿命
   E. 较多地使用小焦点，可提高照片影像质量

三、配伍题
   A. 第一象限 B. 第二象限
   C. 第三象限 D. 自发荧光消退

E. 激励发光信号的衰减
1. CR 的四象限理论中涉及 IP 固有特征的是 （　　）
2. CR 的四象限理论中涉及影像处理装置的是 （　　）
3. 当激励光停止后，光激励发光的信号即刻由强变弱直至消失，此过程称为 （　　）
4. 曝光的 IP 即使未被读取，其内所含的信号也会呈指数规律逐渐消退，这种现象为

（　　）

  A. 函数过滤   B. 均衡处理
  C. 图像强化   D. 灰度处理
  E. 频率处理

5. 主要用来改变影像的对比度、调节图像的整体密度的是 （　　）
6. 将图像上重要内容突出强化，不重要内容进行抑制的是 （　　）
7. 是一种边缘锐化技术 （　　）
8. 主要是为了提高微细强度差异的可察觉性的是 （　　）

  A. 图像的解剖细节   B. 图像的对比
  C. 梯度场强最大   D. 梯度场强最小
  E. 循序对称

9. 一般的 K 空间是_____填充 （　　）
10. K 空间中心填充决定 （　　）
11. K 空间周边填充决定 （　　）
12. K 空间中心的相位编码 （　　）

  A. TR   B. TE
  C. FOV   D. T_1WI
  E. T_2WI

13. 序列中回波时间称为 （　　）
14. 序列 1 个周期的时间称为 （　　）
15. MR 成像的实际范围为 （　　）
16. 反应组织横向弛豫差别的是 （　　）
17. 反应组织纵向弛豫差别的是 （　　）

  A. 吸收散射线   B. 吸收漏射线
  C. 减小照射野   D. 减少到达胶片的散射线
  E. 吸收原发低能射线

18. 缩光器的作用 （　　）
19. 滤线器的作用 （　　）
20. 空气间隙法的作用 （　　）
21. X 线管窗口滤过板的作用 （　　）

  A. 放大变形   B. 位置变形
  C. 形状变形   D. =0.2 mm
  E. ≤0.2 mm

22. 被照组织不在焦点的正下方，而是处在斜下方，影像和实际组织产生了差异，称为

（　　）

23. 物体与胶片不平行,肢体各部位的放大率也不一致,造成的影像失真,称为 （ ）
24. 体内二点离焦点的远近不同,由影像的放大率不同引起的失真称为 （ ）
25. 模糊阈值为 （ ）

四、共干题

在 DSA 能量减影中,当碘在 33 keV 时,其衰减曲线具有锐利的不连续性,此临界水平称为 K 缘。碘的这种衰减特征与碘原子在 K 层轨迹上的电子有关。若将一块含有骨、软组织、空气和微量碘的组织分别用 70 kV 和 120～130 kV 的 X 线能量曝光。

1. 与 70 kV 图像相比,120～130 kV 图像碘信号大约减少 （ ）
   A. 40%   B. 50%   C. 60%   D. 70%   E. 80%
2. 与 70 kV 图像相比,120～130 kV 图像的骨信号大约减少 （ ）
   A. 40%   B. 50%   C. 60%   D. 70%   E. 80%

数字减影血管造影技术(DSA)是常规血管造影术和电子计算机图像处理技术相结合的产物。可使受检部位去除骨骼、肌肉和其他软组织的影响,只留下单纯血管影像的减影图像,并通过显示器显示出来。

3. 最早研制该设备的是 （ ）
   A. 英国   B. 德国   C. 法国   D. 日本   E. 美国
4. 该技术的诞生与多项技术的发展有关,错误的是 （ ）
   A. 图像处理技术   B. 光电子技术
   C. 平板探测器技术   D. 数字电子技术
   E. 影像增强技术
5. 该技术最早是采用 （ ）
   A. 外周静脉 DSA   B. 选择性动脉 DSA
   C. 中心静脉 DSA   D. 超选择性动脉 DSA
   E. 经皮经肝穿门静脉造影

DSA 介入治疗是近二十年发展起来的与内科、外科并驾齐驱的第三临床医学学科。随着现代医学影像技术的发展,介入治疗的范围越来越广。

6. 该技术可解决以往很多认为是非常疑难棘手的疾病,但不包括 （ ）
   A. 急性心肌梗死   B. 动脉瘤
   C. 动脉破裂   D. 肝硬化门脉高压
   E. 骨髓瘤
7. 影像增强器的应用促进了介入技术的发展,错误的是 （ ）
   A. 实现介入技术的隔室操作 B. 实现在明室中透视
   C. 降低了介入医师的辐射剂量 D. 避免了直接大剂量的 X 线摄影
   E. 实现间接小剂量的 X 线摄影
8. DSA 介入治疗的禁忌证是 （ ）
   A. 甲状腺囊肿   B. 血栓形成
   C. 心律不齐   D. 女性月经期及妊娠 3 个月内
   E. 冠心病

DSA 根据将对比剂注入动脉或静脉,而分为动脉 DSA(IA-DSA)和静脉 DSA(IV-

DSA)2种。

9. IV-DSA造影时,关于动脉内碘浓度的描述,正确的是 （   ）
   A. 动脉内碘浓度与对比剂浓度成正比
   B. 动脉内碘浓度与对比剂浓度成反比
   C. 动脉内碘浓度与对比剂注射速率成反比
   D. 动脉内碘浓度与对比剂含碘总量无关
   E. 动脉内碘浓度与对比剂注射速率成正比

10. IA-DSA造影时,关于兴趣血管内峰值碘浓度的描述,错误的是 （   ）
    A. 与注射的对比剂剂量有关　　B. 与注射的对比剂浓度有关
    C. 与对比剂的注射速率有关　　D. 与对比剂的注射时间有关
    E. 与对比剂的注射压力无关

11. IA-DSA技术优于IV-DSA技术,错误的是 （   ）
    A. 成像质量高,诊断准确性增加
    B. 血管相互重叠少
    C. 放射辐射剂量减少
    D. 影像清晰,能使直径为0.5 mm的小血管清晰显示
    E. 对比剂的浓度高,用量小

12. IV-DSA所需对比剂剂量、浓度与IA-DSA比较,描述正确的是 （   ）
    A. 对比剂剂量相同、浓度较高　　B. 对比剂剂量较小、浓度较高
    C. 对比剂剂量较大、浓度较低　　D. 对比剂剂量较小、浓度较低
    E. 对比剂剂量较大、浓度较高

第十章 各种影像设备的成像理论模拟试题参考答案及解析

一、最佳选择题

1. D 解析：在CR"四象限理论"中，第一象限涉及IP的固有特征，即涉及X线的辐射剂量与IP的光激励发光(PSL)强度之间的关系；第二象限涉及输入到影像阅读器的光激励发光强度与通过曝光数据识别器决定的阅读条件所获得的数字输出信号之间的关系；第三象限涉及影像处理装置，显示出适用于诊断的影像。第四象限涉及影像记录装置。
2. A 解析：CR成像板上存留的是模拟图像，需要经过后续影像装置读出和模/数转换成为数字图像。
3. A 解析：IP中含有光激励存储荧光体，可以将X线转换为可见光。
4. C 解析：IP时间分辨力差，无法用于动态成像。
5. B 解析：IP将X线转化为可见光。
6. C 解析：光电倍增管将光转化为电信号并进行放大。
7. E 解析：光激励发光型属于CR。
8. A 解析：FPD为平板探测器。
9. E 解析：闪烁体只能将高能X线转化为可见光信号。
10. B 解析：碘化铯为常用的间接闪烁体。
11. C 解析：伪彩处理用于断层图像处理。
12. B 解析：乳腺摄影X线机的数字摄影系统用平板探测器代替暗盒仓的位置。
13. C 解析：IP为imaging plate的英文缩写，即成像板。
14. D 解析：FPD的时间分辨率高，所以可以用于动态成像和DSA。
15. E 解析：以非晶硒为基础的探测器由于曝光后存在潜影滞后，刷新速度慢，所以动态摄影速度受到限制。
16. A 解析：CR即计算机X线摄影。
17. C 解析：平板探测器的对比度传递能力在中低频区域高于屏-片系统。
18. B 解析：非晶硅光电二极管将荧光材料转换的可见光转换成电信号，而X线一旦转变成可见光，就会产生一定的散射和反射，使得有价值的信息丢失或散落，从而在一定程度上降低了X线的感度和空间分辨率。
19. A 解析：IP的影像信息8小时后会丢失25%左右的信息。
20. C 解析：1986年在布鲁塞尔第15届国际放射学会议上首次提出数字化X线摄影的物理学概念，开启了计算机技术与传统X线成像技术结合的发展进程。
21. D 解析：以X线为能源的各种影像学检查均有电离辐射。
22. C 解析：非晶硅和非晶硒两种平板探测器是目前DR成像设备中应用最多的。直接转换平板探测器只有非晶硒，利用非晶硒的光电导性，将俘获的X线光子直接转换成电信号。多丝正比电离室探测器虽属直接转换式，但其结构非板型，是一种狭缝扫描装置。
23. B 解析：第一象限反应IP的固有特性，第二象限影像阅读装置(IRD)，第三象限涉及影像处理(IPC)，第四象限涉及影像记录(IRC)。
24. C 解析：CR系统对信息进行空间频率处理、谐调处理、减影处理。对曝光剂量进行换算，指示每次曝光的X线剂量值，以达到最佳使用X线量。
25. A 解析：计算机X线摄影称CR(computer radiography)。
26. B 解析：CR系统的信息通过有线传输，不采用无线传送。
27. B 解析：X线管属于X线机的主要部件，不是CR的部件。CR是一个图像的处理系统，不含X线机。

28. B 解析:非晶硒平板探测器对环境要求高,需要较高的偏置电压。
29. A 解析:CR 最大的不足是时间分辨率较差,对动态结构显示欠理想,但现在的 CR 由于不断发展其后处理功能对上述不足有一定改善。
30. D 解析:在数字化摄片中 X 线能量转换成电信号是通过平板探测器来实现的,所以平板探测器的特性会对 DR 图像质量产生比较大的影响。
31. B 解析:频率等级(RN),它涉及由频率处理所增强的影像频率成分的频带,RN 的取值范围为 0~9,共 10 个等级。
32. B 解析:CR 的成像过程包括了信息采集、信息转换、信息处理、信息存档与输出,信息转换的方法为光激励发光现象。
33. C 解析:CR 系统的成像要经过影像信息的记录、读取、处理和显示等四个步骤。
34. D 解析:CR 具有床旁照片能力。
35. E
36. C 解析:即蒙片。
37. E 解析:静脉 DSA 外周静脉显示效果不差。
38. B 解析:DSA 空间分辨率低。
39. C 解析:DSA 的成像方式分外周静脉法和中心静脉法,不包括选择性静脉 DSA。
40. C 解析:无论 IV-DSA 还是 IA-DSA,介入治疗都有损伤。
41. D 解析:现行的 DSA 减影方式不包括光学减影,20 世纪 60 年代曾经使用,目前已不再应用。
42. D 解析:达到 K 缘的临界水平的能量大小为 33 keV。
43. C 解析:DSA 即数字减影血管造影。
44. B 解析:时间间隔差既可作为 DSA 减影的一种方式,又可作为图像后处理的手段。
45. D 解析:外周静脉注药获得的减影图像分辨率低,血管影像模糊且相互重叠,易产生运动性伪影,影像质量差。
46. D 解析:IA-DSA 与 IV-DSA 比较,每次采集所需对比剂量较小、浓度较低。
47. B 解析:普通平片与血管造影片应为同部位、同条件曝光。
48. C 解析:照片减影的减影程序为摄取普通平片、制备 mask 片、摄取血管造影片、mask 片与血管造影片重叠减影。
49. D 解析:所谓 mask 片就是与普通平片的图像完全相同,而密度正好相反的图像。
50. B 解析:在造影期间的 2 次曝光,mask 像指的是对比剂到达兴趣区之前的图像。
51. D 解析:在造影期间的 2 次曝光,造影像指的是对比剂到达兴趣区并出现最大浓度时图像。
52. E 解析:心脏大血管等易活动的部位常用超脉冲方式成像,来获取高清晰度的动态减影图像。
53. E 解析:心脏大血管等易活动的部位常用超脉冲方式成像,来获取高清晰度的动态减影图像。
54. A 解析:时间减影是目前 DSA 设备的最常用减影方式。
55. C 解析:超脉冲方式成像主要适用于心脏、冠状动脉、主肺动脉等活动快的部位。
56. B 解析:混合减影是先做能量减影再做时间减影。
57. A 解析:DSA 的成像方式主要分为静脉 DSA 和动脉 DSA 2 种。
58. E 解析:TACE 为介入手术的一种术式,不属于成像方式。
59. D 解析:发展 DSA 最初的动机是从静脉注射对比剂显示动脉系统。
60. C 解析:静脉 DSA 需要对比剂的量大浓度高。
61. A 解析:静脉 DSA 造影时,动脉内碘浓度取决于所给予的碘总量,与注射速率无关。
62. E 解析:静脉 DSA 的中心静脉法注射对比剂是把导管送到右心房与上下腔静脉开口附近。
63. B 解析:静脉 DSA 检查需要注入大量对比剂,血管相互重叠,图像不清晰。
64. D 解析:对比剂团块曲线宽度与心输出量成反比。

65. B 解析:IV-DSA造影中,兴趣血管内峰值碘浓度与注射对比剂剂量有关。
66. D 解析:IV-DSA时,外周静脉法注射对比剂速度较低。
67. C 解析:IV-DSA时,时间-浓度曲线峰值降低。
68. C 解析:IV-DSA中的外围静脉法,对比剂团块特征曲线的峰值与心输出量成正比。
69. E 解析:IV-DSA属于微创,特别是中心静脉法DSA。
70. E 解析:步进式血管造影,对比剂用量减少。
71. C 解析:能量减影是采取同时用2个不同的管电压取得的2帧图像作为减影对的减影。
72. B 解析:IA-DSA的优点:①对比剂用量少,浓度低;②稀释的对比剂减少了患者的不适,从而减少了移动性伪影;③血管相互重叠少,明显改善了小血管的显示;④灵活性大,便于介入治疗,无大的损伤。
73. E 解析:数字减影血管造影基于数字成像。20世纪60年代初,X线机与影像增强器、摄像机和显示器相连接;60年代末开发了碘化铯输入荧光体;80年代初,开始了数字X线成像。
74. A 解析:静脉给对比剂时,实际应用中IV-DSA需要对比剂的量大而浓度高。IV-DSA是一种高剂量的造影检查,每次检查需要多次注入大量对比剂,方能显示感兴趣区全貌。
75. D 解析:DSA的成像方式分静脉(IV-DSA)和动脉(IA-DSA)。IV-DSA分为外周静脉法和中心静脉法;IA-DSA分为选择性IA-DSA和超选择性IA-DSA。现阶段以选择性IA-DSA和超选择性IA-DSA为主。
76. E 解析:不同型号导管的内径、长度不同,在同一注药压力下,对比剂浓度相同,内径小或长度大的导管,对比剂流率低。反之,内径大、长度小的导管流率大,黏稠度高的比低的流率低,注药压力越大,流率越高,但与导管开孔数目无关。
77. B 解析:DSA一个极为重要的特性是显示血管的能力与血管内碘浓度和曝光量平方根的乘积成正比。由于DSA对于对比剂的对比信号很敏感,当血管内对比剂浓度太高时,重叠血管就不易显示。DSA中,血管显示需要的最低限度的碘量与血管直径成反比,故低的碘浓度对于小血管的显示极为不利。
78. E 解析:中心血容量为心输出量与平均通过时间的积,即对比剂在其中被稀释的血量,中心血容量增加导致对比剂团块曲线的峰值降低,宽度增加。
79. B 解析:DSA一个极为重要的特性是显示血管的能力与血管内碘浓度和曝光量平方根的乘积成正比。欲使成像同样清晰,可有2种选择:将血管内的碘浓度加倍或将曝光量提高到4倍。大大提高曝光量,从设备的负荷与被检者的辐射剂量方面讲都是不现实的,以提高血管内的碘浓度更为可取。
80. C 解析:能量减影是利用碘与周围软组织对X线的衰减系数在不同能量下有明显差异这一特点进行的,在质量衰减系数与能量曲线上,碘在33keV时,其衰减曲线具有锐利的不连续性,而软组织衰减曲线是连续的,没有碘的特征,并且能量大,质量衰减系数小。分别用70 kV和130 kV曝光,若减影前首先将130 kV状态时采集的影像由1.33的因数加权,则将2幅图像相减可保留明显的碘信号影。
81. D 解析:临床上旋转运动主要用于心血管、头颈部血管;岁差运动主要用于腹部、盆腔血管重叠的器官以及观察血管立体解剖关系;步进运动主要用于四肢动脉DSA检查,尤其是下肢血管造影的跟踪摄影。
82. B 解析:DSA技术的产生在1980年北美放射年会上公布问世。
83. D
84. C
85. D 解析:CT是医学影像领域最早使用数字化成像的设备。
86. D 解析:目前CT成像采用的方位仅有轴位及冠状位的断面成像。

87. B　解析:CT成像中利用了X线的衰减性并重建成一个指定层面的图像。
88. A　解析:螺旋扫描,为了消除运动伪影,采用数据预处理后的图像重建方法,从螺旋扫描数据中合成平面数据,被称为线性内插法。
89. C　解析:如果1个体素包含2种或2种以上组织,该体素的CT值代表这几种组织的平均值,这种现象被称为部分容积均化。
90. C　解析:普通X线照片的空间分辨率高于CT。
91. E　解析:多平面重组属于图像后处理。
92. D　解析:CT值范围为:窗位－窗宽/2～窗位＋窗宽/2。
93. E　解析:尽管层面可以切得很薄,但是多层螺旋CT不能消除部分容积效应。
94. B　解析:卷积反投影法的成像过程大致分为3步:预处理—卷积—反投影。
95. E　解析:在多层螺旋CT中,决定层厚的是所采用探测器排的宽度,而非准直器打开的宽度,如果由16个0.625 mm的探测器接收,可以产生16个层厚为0.625 mm的影像。
96. C　解析:CT值标尺设置为－1 024～＋3 071,共有4 096个CT值。
97. D　解析:Siemens公司采用自适应多平面重建、GE公司采用加权超平面重建、Toshiba和Philips公司采用Feldkamp重建,以上属于图像重建预处理方法。反投影重建和傅立叶重建属于图像重建方法。
98. E　解析:多层螺旋CT的成像特点包括扫描速度快、空间分辨率提高、CT透视定位更加准确、提高了X线的利用率。
99. C　解析:FOV属于CT投影参数,不是扫描参数。
100. E　解析:CT的重建方法是反投影法、傅立叶重建法、迭代法、滤波反投影法。扇形束重建属于CT重建预处理方法。
101. C　解析:CT成像只依赖CT值即转化后的衰减系数成像,不是多参数成像。
102. A　解析:滑环与电刷技术解决了螺旋CT的馈电技术,使螺旋CT成为可能。
103. B　解析:即豪斯菲尔德单位的英文简写HU。
104. D　解析:螺旋CT需要球管连续旋转曝光,因此要求散热能力强,热容量大。
105. A　解析:准直器宽度等于层厚,并且所得的层厚不能通过再次重建处理改变。
106. D　解析:常规体层摄影产生层面外组织的重叠模糊影,而CT成像利用X线衰减特性并重建成一个指定层面的图像。
107. D　解析:CT图像基本重建算法是滤波反投影法。
108. C　解析:CT图像重建算法中逐次近似法又称为迭代法。
109. D　解析:螺距(P)＝扫描架旋转1周检查床运行的距离与全部射线束宽度的比值。
110. A　解析:反投影法是CT其他成像算法的基础。
111. E　解析:CT图像处理选择的滤波函数一般可有高分辨率、标准、软组织、超高分辨率和精细模式等。
112. D　解析:滤波反投影法第2步为卷积核。
113. E　解析:迭代法能用于不完整的原始数据。
114. B　解析:螺旋CT采集的是一个扫描区段的容积数据。
115. D　解析:Lambert Beer定律衰减所得到的公式 $I=I_0 e^{-\mu d}$ 中,d 为物体厚度。
116. C　解析:在CT成像系统中,基本组成或必备的条件是具有一定穿透力的射线束和产生、接收衰减射线的硬件设备,其中,对射线束的要求包括它的形状、大小、运动的路径和方向。
117. A　解析:在CT采样过程中,我们必须注意:①X线管与探测器是一个精确的准直系统;②X线管和探测器围绕人体旋转是为了采样;③X线管产生的射线是经过有效滤过的;④射线束的宽度是根据层厚大小设置严格准直的;⑤探测器接收的是透过人体后的衰减射线;⑥探测器将接收到的衰减射线转换为电信号(模拟信号)。

118. E　解析：数据采集方法有2种，一种是一层一层即逐层采集法(非螺旋扫描)，另一种是容积数据采集法(螺旋扫描)。逐层采集法是X线管围绕人体旋转，探测器同时接收采样数据，然后X线管停止旋转，检查床移到下一个扫描层面，重复进行下一次扫描，一直到全部预定的部位扫描完成。其间每一次只扫描1个层面。容积数据采集法是螺旋CT扫描时采用的方法，即受检者屏住呼吸的同时，扫描机架单向连续旋转X线管曝光，检查床同时不停顿单向移动并采集数据，其采集的是一个扫描区段的容积数据。

119. C　解析：CT扫描成像的基本过程是由X线管发出的X线经准直器准直后，以窄束的形式透过人体被探测器接收，并由探测器进行光电转换后送给数据采集系统进行逻辑放大，而后通过模/数转换器做模拟信号和数字信号的转换，由信号传送器送给计算机做图像重建，重建后的图像再由数/模转换器转换成模拟信号，最后以不同的灰阶形式在显示器上显示，或以数字形式存入计算机硬盘，或送到激光相机拍摄成照片供诊断使用。

120. B　解析：螺旋CT扫描是在检查床移动中进行的，覆盖360°的数据用常规方式中间会出现运动伪影，为了消除运动伪影，必须采用数据预处理后的图像重建方法，从螺旋扫描数据中合成平面数据，这种数据预处理方法称线性内插法。

121. C　解析：多层螺旋CT与单层螺旋CT相比，扫描采用的X线束已经超过了扇形线束的范围，被称为锥形束。

122. D　解析：16层以上螺旋CT的图像重建与4层螺旋CT不同，都已将孔束边缘部分射线一起计算。目前世界上4家高端CT机生产厂商，分别采用了不同的图像重建预处理方法。如Siemens公司采用了一种被称为"自适应多平面重建"(adaptive multiple plane reconstruction，AMPR)的方法；GE公司是采用了"加权超平面重建"的方法，而Toshiba和Philips则都采用了Feldkamp重建算法。

123. D　解析：在CT图像重建方法中，解析法在目前CT图像重建中运用最广，主要包括滤波反投影法和傅立叶重建法。

124. C　解析：采用傅立叶方法重建图像有下述优点：首先，1幅频率图像可采用改变频率的幅度来做图像的处理，如边缘增强、平滑处理；其次，这种处理方法能被计算机的工作方法接受；第三，频率信号便利于图像质量的测试，如采用调制传递函数(MTF)的方法。但因需进行二维傅立叶变换，计算量较大，在实际应用中难度大于卷积反投影法。

125. D　解析：层厚是指扫描后1幅图像的断面厚度。这种情况在非螺旋CT、单层螺旋CT和多层螺旋CT扫描后有所不同。在非螺旋CT扫描方式中，准直器打开的宽度等于层厚，并且所得的层厚不能通过再次重建处理改变；在单层螺旋CT扫描方式中，尽管准直器打开的宽度仍然是扫描结果所得的层厚，但与非螺旋CT扫描方式不一样，它可通过回顾性重建(如采用小层间隔重叠重建)来改变图像的质量属性；在多层螺旋CT扫描中，则情况完全不同。因为同样的准直器打开宽度可由4排至16排探测器接收，而此时决定层厚的是采用探测器排的宽度而非准直器打开的宽度。如同样10 mm的准直器打开宽度，可以由4个2.5 mm的探测器排接收，那么一层的层厚就是2.5 mm；如果由16个0.625 mm的探测器排接收，可以产生16个层厚为0.625 mm的影像。

126. C　解析：重建间隔或称为间隔层、层间距、重建增量，是螺旋CT扫描方式的专用术语。它的定义是：被重建的相邻图像长轴方向的距离。通过采用不同的间隔，可确定螺旋扫描被重建图像层面的重叠程度，如重建间隔小于层厚即为重叠重建。

127. B　解析：体素是一个三维的概念，是CT容积数据采集中最小的体积单位。它有三要素，即长、宽、高。CT中体素的长和宽即像素大小，都小于或等于1 mm，高度或深度由层厚决定，有10 mm、5 mm、3 mm、2 mm、1 mm等。CT图像中，根据断层设置的厚度、矩阵的大小，像素显示的信息实际上代表的是相应体素涵盖的信息量的平均值。

128. E 解析：扫描机架旋转1周检查床运行的距离与X线束准直宽度之比称为螺距，是无量纲的量。单层螺旋与多层螺旋CT的关于螺距的定义是一样的；增加螺距使探测器接受的射线量减少并使图像的质量下降。

129. D 解析：窗口技术中显示灰阶的范围称为窗宽(W)，中间的数值称为窗位(C)。调节窗宽、窗位能改变图像的灰度和对比度，能抑制或去除噪声和无用的信息，增强显示有用的信息，但无论如何调节，窗宽、窗位的改变不能增加图像的信息，而只是等于或少于原来图像中已存在的信息。

130. C 解析：逐层采集法（非螺旋扫描）是X线管围绕受检者旋转，探测器同时接收采样数据，然后扫描机架停止旋转，受检者床移到下一个扫描层面，重复进行下一次扫描，一直到全部预定的部位扫描完成。

131. A 解析：容积数据采集法是螺旋CT扫描时采用的方法，即受检者屏住呼吸的同时，扫描机架单向连续旋转X线球管曝光，受检者床同时不停顿单向移动并采集数据，其采集的是一个扫描区段的容积数据。

132. B 解析：在CT重建方法中，迭代法又称逐次近似法。

133. C 解析：单层螺旋螺距的定义是：扫描机架旋转1周检查床运行的距离与射线束宽度的比值。螺距是1个无量纲的量。

134. A 解析：多层螺旋CT的螺距定义是：扫描机架旋转1周检查床移动的距离与全部射线束宽度的比值（该定义是指多层螺旋CT的射线束螺距不是层厚螺距）。

135. D 解析：重建间隔也称为层间距、重建增量，被定义为被重建的相邻图像在长轴方向的距离。

136. B 解析：在非螺旋和单层螺旋扫描方式时，所采用的准直器宽度决定了层厚的宽度，即层厚等于准直器宽度。

137. E 解析：CT成像中以多能谱射线为主，在成像系统中必备的条件是具有一定穿透力的射线束和产生、接收衰减射线的硬件设备，对X线束的要求包括形状、大小、运动的路径和方向。

138. E 解析：非螺旋CT扫描，X线以不同的方向通过受检者获取投影数据，并利用平面投影数据由计算机重建成像，每1层的投影数据是1个完整的圆形闭合环；而螺旋CT扫描每1层的圆形闭合环则有偏差。

139. C 解析：目前最常用的数据内插方式有360°线性内插和180°线性内插。360°线性内插在螺旋CT扫描的早期被应用，缺点是层厚敏感曲线(SSP)增宽，使图像的质量有所下降；180°线性内插采用第2个螺旋扫描的数据，并使第2个螺旋扫描的数据偏移了180°，从而能够靠近被重建的数据平面，能够改善SSP，提高成像的分辨率，进而改善了重建图像的质量，但噪声增加。

140. A

141. E 解析：扩大了CT的应用范围，可做心脏成像等。

142. B 解析：在CT成像中利用了X线的吸收衰减特性并重建成1个指定层面的图像。

143. D 解析：窗口技术是将全范围CT值分时分段进行显示的技术，被显示灰阶的范围称为窗宽(W)，窗宽的中间值称为窗位(C)，窗宽以外的CT值不显示。根据此概念，我们可以计算出CT值显示的范围：显示下限为窗位减去1/2窗宽，上限是窗位加上1/2窗宽。

144. B 解析：人的眼睛对密度差的识别能力是有限的。在X线诊断中，影片密度是以人眼的识别力来判断。人眼对影像密度的识别范围在0.25～2.0之间。若将此密度范围分为16级，则每级之间的最小密度差约为0.1，再小就识别不出来了。

145. D 解析：水的CT值定标为0，而脂肪的CT值约为－100 HU。

146. C 解析：通常CT机所设定的CT值范围在－1 024～3 071 HU之间。根据X线透过物体后CT值的高低，以相对应的灰阶形式在图像上显示出来。较低的CT值被转换成黑色，较高的CT值被转换成白色。

147. D 解析：螺距的定义是：扫描机架旋转1周检查床运行的距离与射线束准直宽的比值。

148. B　解析:被重建的相邻图像在长轴方向上的距离。
149. B　解析:多层螺旋CT扫描通过后处理可以进行多平面重建,但不能多平面扫描。
150. A　解析:多层螺旋CT决定层厚的是所采用探测器排的宽度而非准直器打开的宽度。
151. B　解析:CT扫描的密度分辨率明显高于普通X线检查。
152. D　解析:普通CT极限分辨率为10 LP/cm,而普通X线的空间分辨力达10~15 LP/mm,这个数据显示X线要比CT空间分辨率要高10~15倍。
153. A　解析:CT的窗宽、窗位的合理设定,是观察人体不同组织结构最重要的手段。
154. C　解析:X线穿过人体后,衰减的X线首先被探测器接收,由光信号转换为电信号,再由A/D转换器输出。
155. A　解析:1971年9月由Hounsfield博士研制成功第1台CT扫描机。
156. D　解析:1974年工程师Ledley设计出了全身CT机。
157. E　解析:影响CT图像质量的因素包括分辨力、噪声、伪影、部分容积效应、视野、重建算法,热容量与曝光时长成正比。
158. A　解析:探测器的性能包括体积小、灵敏度高。
159. D　解析:CT的英文全称为computer tomography,即计算机体层摄影。
160. E　解析:1979年Hounsfield与Cormack一起,获得诺贝尔医学生理学奖。
161. E　解析:最大的差别是X线发射部分,包括1个电子枪、偏转线圈和处于真空中的半圆形钨靶。
162. C　解析:CT透视扫描仪的主要应用于活检穿刺。
163. C　解析:超高速CT扫描仪,由于硬件及扫描方式的不同,又被称为电子束CT。
164. C　解析:超高速CT机有2种类型,一种被称为动态空间重建扫描仪,另一种为超高速CT扫描仪。
165. C　解析:双源CT是2005年西门子推出的新型CT扫描仪。
166. E　解析:双源CT的临床意义表现在:一是对血管和骨骼进行直接减影;二是对某些组织进行特征性识别;三是对人体的体液成分进行识别。
167. D　解析:目前新型的CT机多采用水、气冷却方式。
168. B　解析:前准直器的作用是控制受检者的辐射剂量。
169. E　解析:CT机滤过器作用是:吸收低能量X线、优化射线的能谱、减少受检者的照射剂量、使射线能量分布相对均匀的硬射线。
170. C　解析:探测器动态范围是指在线性范围内接收到的最大信号与能探测到的最小信号的比值。
171. B　解析:探测器的作用是:接收X线辐射并将其转换为可记录的电信号。
172. B　解析:计算机接收外界信息必须经过模/数转换(A/D转换)。
173. D　解析:气体探测器电离室的气压约为30个大气压,以增加气体分子的电离。
174. C　解析:检查床要准确地把受检者送入预定或适当的位置,还要具有一定承重能力和被X线穿透;检查床运动精确度要求高,绝对误差不允许超过±0.5 mm,还有一种附加结构可以使床做左右运动;有的检查床配有冠状位头托架、座位架及腰部扫描垫等。
175. D　解析:主计算机的作用是接受DAS的数字信号,并将接受的数据处理重建成一幅横断面的图像,还要具备协同处理能力。
176. C　解析:CT成像主要是利用衰减的X线并重建成一个指定的层面的图像。
177. D　解析:衰减的强度大小通常与物质的原子序数、密度、每克物质电子数和源射线的能量大小有关。
178. E　解析:CT扫描成像基本步骤:产生X线并穿透被检组织,探测器接受衰减的射线,参考射线和衰减射线转换成电信号,放大计算,A/D转换送到计算机,计算机处理重建图像再经D/A转换成模拟信号送到显示器显示。

179. C 解析：在CT应用中,水的CT值标定为0。
180. A 解析：在限定范围内显示诊断所需感兴趣区信息的方法称数字图像中的窗口技术或窗宽、窗位调节。
181. E 解析：像素是构成CT图像的最小单元；窗口技术是图像的后处理技术,并不仅仅为了测量CT值；CT密度分辨率高,但小于探测器孔径的物体很难被分辨；部分容积效应分为部分容积均化和部分容积伪影。
182. C 解析：多层螺旋CT的优点的是：扫描时间更快、提高了图像的空间分辨率、CT透视定位更加的准确、提高了X线的利用率。
183. B 解析：定位扫描时扫描机架在12、9、3点钟的位置固定不动,只有检查床做某个方向的运动。
184. D 解析：动态扫描可有动态单层扫描、动态序列和动态多层扫描。
185. D 解析：高分辨率CT扫描是指采用较薄的层厚和采用高分辨率图像重建算法所进行的一种扫描,一些特殊部位的检查使用。
186. E 解析：仿真内窥镜成像的优点：无创、视点不受限制、能从狭窄或梗阻的远端观察；缺点是不能观察病灶的颜色,对扁平隆起或小病灶不敏感,且不能活检。
187. D 解析：当能量为正的单能射线穿过厚度为 d 的物体后,射线强度 I 衰减为 I,可记作 $I=I_0 e^{-\mu d}$。由此可见,物质的线性吸收系数与X线的能量、物质的原子序数、厚度、密度有关,而与扫描时间长短无关。
188. B 解析：FOV越大,成像体素越大；扫描层厚度越大,成像体素越大；频率编码数和相位编码数即是FOV的实际尺寸。
189. E 解析：MR梯度磁场切换率的单位是 mT/(m·S)。
190. B 解析：X线胶片特性曲线由足部、直线部、肩部和反转部组成。
191. C 解析：螺旋CT使用滑环技术,扫描架的转动部分连续转动、X线连续发生、床面带动受检者连续移动、探测器数据采集连续进行。螺旋CT受检者一次屏气期间可把某一区段的信息全部扫描采集下来,称作容积采集,然后可以回顾性进行任意位置、间距的层面图像重建,为三维处理提供了很好的基础。
192. C 解析：无论是数字摄影还是常规摄影,其诊断过程是一样的。
193. B 解析：MRI对骨骼、钙化及胃肠道系统的显示不具备优势。
194. E 解析：数字X线成像对比度分辨力高,但空间分辨力相对并不高。
195. C
196. C
197. B
198. C
199. A
200. C
201. C
202. A
203. D
204. D
205. E
206. D
207. C 解析：在1.5 T场强下,质子进动频率为 64 MHz。
208. B 解析：在1.5 T的磁共振机器上 T_1WI的参数 TR 300~600 ms, TE 15~25 ms。
209. C 解析：梯度回波序列(GRE)特点：小角度激发,加快成像时间；反映的是 T_2^* 的弛豫信息而非

T_2 的弛豫信息；梯度回波序列的固有噪声比较低；梯度回波序列对磁场的不均匀性敏感；梯度回波序列中血流常呈高信号。

210. C 解析：氢质子磁矢量进入磁场后，都平行主磁场方向，且低能级质子与主磁场方向相同，高能级与主磁场方向相反。

211. C 解析：梯度编码包括层面选择、频率编码和相位编码。

212. A 解析：实际磁共振图像是由 K 空间图像计算出。

213. E 解析：FSE 序列采用多自旋回波设计，需要多个 180°射频脉冲，因此射频能量累计较多。

214. E 解析：IR 序列可改进成抑水/脂序列。

215. E 解析：增加采集带宽后将采集到更多的噪声，图像的信噪比降低。

216. B 解析：由于磁场系统无法做到绝对均匀。

217. A 解析：射频脉冲等于自旋核在主磁场中的旋进频率。

218. B 解析：K 空间即傅立叶空间，是指直角坐标空间的傅立叶对偶空间，是一个以空间频率为单位的空间坐标系所对应的频率空间。

219. D 解析：FSE 序列是快速成像序列，受运动伪影的影响小。

220. C 解析：梯度场不变，射频脉冲的带宽加宽，层厚增厚。

221. B 解析：质子密度加权主要反映不同组织间质子含量的差别，质子密度越高，MR 信号强度越大。

222. B 解析：一般脉冲序列由五部分组成，即射频脉冲、层面选择梯度场、相位编码梯度场、频率编码梯度场及 MR 信号。

223. C 解析：运动伪影减少。

224. A 解析：小角度激发，成像速度加快。

225. E 解析：层厚与 MRI 图像质量及采集速度密切相关，层厚越厚，图像信噪比越高。

226. D 解析：增加采集带宽，图像的化学位移伪影减轻。

227. C 解析：MRI 扫描参数包括：层厚与层间距、扫描方位、相位编码方向、采集带宽。

228. D 解析：FSE 序列是快速成像序列，受运动伪影响小。

229. B 解析：在 FOV 不变的情况下，矩阵越大图像的信噪比越低。

230. D 解析：T_1WI 上，组织的 T_1 值越小，其 MR 信号越强。

231. A 解析：由于回波信号的幅度不同导致图像模糊。

232. D 解析：MRI 序列中，K 空间最常采用的填充方式是循序对称填充。

233. B 解析：在 FOV 不变的情况下，矩阵越大图像信噪比越低。

234. D 解析：K 空间也称傅立叶空间，是带有空间定位编码信息的 MR 信号原始数据的填充空间。MR 信号相位编码梯度场的方向和场强可变，频率编码梯度场的大小和方向不可变。K 空间最常用的填充方式为循环对称填充，还可采用迂回轨迹、放射状轨迹、螺旋状轨迹填充。K 空间阵列中每一个点上的信息均含有全层 MR 信息，而图像阵列中的每个点（像素）的信息仅对应层面内相应体素的信息。

235. B 解析：视野（FOV）是指 MR 成像的实际范围，即图像区域在频率编码方向和相位编码方向的实际尺寸。在矩阵不变的情况下，FOV 越大，成像体素越大，图像层面内的空间分辨率越低，图像的信噪比越高。矩形 FOV 短径只能选择在相位编码方向上，采用矩形 FOV 后，在空间分辨率保持不变的情况下，需要进行的相位编码步级数减少，采集时间成比例缩短。

236. C 解析：自旋回波序列（SE）是由 1 个 90°射频脉冲后随 1 个 180°聚焦脉冲组成，90°脉冲产生 1 个最大的宏观横向磁化矢量，然后利用 180°聚焦脉冲产生 1 个自旋回波。

237. C 解析：快速自旋回波脉冲序列（FSE）在 1 次 90°射频脉冲激发后利用多个（2 个以上）180°复相脉冲产生多个回波，每个回波的相位编码不同，填充 K 空间的不同位置。优点：成像速度快于 SE 序列，运动伪影、磁敏感伪影减少。缺点：由于回波信号的幅度不同导致图像模糊，能量沉积增加、特殊吸收率(SAR)增加可引起体温升高等不良反应,不利于一些能够增加磁场不均匀的病变(如出血等)的检出,对比度有不同程度的降低,T_2加权的脂肪信号高于SE序列的T_2WI。

238. C　解析:IR序列是个T_1WI序列,该序列先施加1个180°反转预脉冲,在适当的时刻施加1个90°脉冲,90°脉冲后马上施加1个180°聚焦脉冲,采集1个自旋回波。实际上就是在SE序列前施加1个180°反转预脉冲。

239. E　解析:平面回波成像序列(EPI)是目前最快的MR信号采集方式,利用单次激发EPI序列可在数十毫秒内完成1幅图像的采集。EPI本身只能算是MR信号的一种采集方式,并不是真正的序列,需结合一定的准备脉冲方能成为真正的成像序列。不能独立使用。

240. C　解析:SE序列的T_2加权像中TE值的合适范围是80~120 ms。

241. E　解析:信噪比与图像对比度正相关,而TE延长,信噪比会降低,图像对比会降低;反之缩短TE值会增高信噪比,从而提高图像对比,而扫描时间不变。

242. C　解析:自由感应衰减信号产生于射频脉冲激励自旋质子之后。

243. B　解析:GRE序列T_1WI如果保持TR不变,激发角度越大,图像的T_1权重越大。

244. D　解析:梯度回波序列得到的图像称为T_2^*像。

245. B　解析:T_2值是指关闭90°射频脉冲后,组织中质子的横向磁化矢量从最大值(100%)衰减到37%时所需的时间。

246. A　解析:K空间中央区域相位编码线主要决定图像的对比度;K空间周边区域的相位编码线主要决定图像的细节。

247. E　解析:梯度磁场在MR成像过程中的作用是使沿梯度方向的自旋质子处于不同的磁场强度中,而有不同的共振频率。

248. B　解析:在其他成像参数不变的情况下,回波链越长,90°脉冲所需要重复的次数越少,采集时间将成比例缩短,如果回波链为n,则该FSE序列扫描时间为常规SE序列的$1/n$。

249. B　解析:90°脉冲中点到回波中点的时间间隔称为TE。

250. B　解析:①梯度场不变,射频脉冲的频率增加,则层面的位置向梯度场高的一侧移动;②梯度场不变,射频脉冲的带宽增加,层厚增厚;射频脉冲的带宽不变,梯度场的场强增加,层厚减小。

251. B　解析:如果矩阵为256×192的图像需要进行192次相位编码方能完成,不同的相位编码梯度场得到的MR信号填充在K空间相位编码方向上的不同位置上,经过傅立叶转换,才能重建出图像。

252. B　解析:梯度回波的翻转角一般为10°~90°。

253. E　解析:磁共振信号的三维空间定位是利用三套梯度线圈产生的梯度磁场来实现的。

254. C　解析:当关闭左右方向(Y轴)的相位编码梯度场,左右方向的磁场强度的差别消失,各个位置的质子进动频率也恢复一致,但前面曾施加过一段时间梯度场造成的质子进动的相位差别被保留下来。

255. C　解析:SNR=$SI_{组织}/SD_{背景}$,式中$SI_{组织}$为组织某感兴趣区信号强度的平均值;$SD_{背景}$为背景噪声的标准差。

256. B　解析:自旋回波序列中,TE决定图像的T_2弛豫成分,TE可以剔除组织T_2弛豫对图像对比的影响,很长的TR可以基本剔除组织T_1弛豫对图像对比的影响。如果选用明显短的TE,明显长的TR,此时的MR信号就和组织的T_1无关,T_2信号也减弱,此时的回波信号只受质子密度的影响。

257. E　解析:平面回波成像(EPI)可在数十毫秒内完成1幅图像的采集,是在1次射频脉冲激发后,利用读出梯度场的连续正反向切换,每次切换产生1个梯度回波,因而将产生多个梯度回波而有回波链的存在。

258. B

259. C　解析:处于平行同向的质子略多于处于平行反向的质子。
260. C　解析:反转恢复的英文缩写为 IR。
261. D　解析:平面回波成像的英文缩写为 EPI。
262. C　解析:GRE 序列对磁场的不均匀性敏感,容易产生磁化率伪影;其优点是容易检出能够造成局部磁场不均匀的病变,如出血等。
263. E　解析:FSE 序列的磁敏感伪影减少,这是它的一大优点。
264. D　解析:EPI 是目前最快的 MR 信号采集方式,利用单次激发 EPI 序列可在数十毫秒内完成 1 幅图像的采集。
265. B　解析:B 选项是有 180°反转预脉冲的序列具有的特点。
266. A　解析:A 选项是 FSE 序列的缺点。
267. A　解析:二维采集模式时,为了避免层间干扰常需要有一定的层间距。利用三维采集模式则没有层间距。
268. E　解析:长条状结构的扫描层面应尽量平行于该结构的走向;轴位扫描是大部分脏器扫描的主要方位;显示血管内的流动效应,扫描层面应尽量垂直于液体流动方向;观察左右对称性结构主要采用横轴位及冠状位扫描。
269. C　解析:增加采集带宽是为了加快采集速度,可以缩短每个回波的采集时间。
270. D　解析:MRI 的成像基础是氢质子受到 RF 脉冲激励后,产生横纵向弛豫,而不同的弛豫时间所释放的能量不同,因此线圈接收的信号也不同,利用这一差别来成像。
271. C　解析:高对比度、多方位成像、多参数成像是 MRI 检查的优点。骨骼在 MRI 呈低信号。
272. C　解析:TR 即 repetition time,代表重复时间。
273. A　解析:磁共振的物理现象于 1946 年发现。
274. C　解析:常规 SE 序列,90°脉冲使质子受到激励而进动。
275. D　解析:常规 SE 序列,180°脉冲重聚相位使失相的质子重聚。
276. D　解析:常规 SE 序列,从 90°脉冲至下一次 90°脉冲的时间间隔为 TR。
277. A　解析:常规 SE 序列,选用长 TR、短 TE 时,形成的是质子密度加权像。
278. D　解析:FSE 脉冲序列的过程是 90°～180°～180°。
279. C　解析:IR 脉冲序列的优点是 T_1 对比效果好,SNR 高。
280. B　解析:MRA 的主要技术包括 TOF、PC、CE-MRA、黑血法。
281. E　解析:Gd-DTPA 不易通过血脑屏障。
282. D　解析:化学位移伪影的消除可以缩小 FOV、增加接收带宽、使用预饱和技术、变换频率编码和相位编码方向,以及选用水抑制和脂肪抑制。
283. D　解析:失真度是构成照片影响的几何因素。
284. B　解析:X 线胶片的感光效应与管电压的 n 次方呈正比。
285. D　解析:X 线对比度 K_x 也称射线对比度。
286. D　解析:在消化道、泌尿系统、生殖系统、血管内不产生 X 线对比度。
287. D　解析:用无纲量的数字如 2.0、1.0、0.6 等来表示有效焦点的大小,此数字也称为有效焦点标称值,其值是指有效焦点或实际焦点的宽的尺寸。
288. B　解析:H 表示半影,$H=F \times b/a$,式中:F 代表焦点的尺寸,b 代表肢-片的距离,a 代表焦—肢的距离。
289. C　解析:当焦-片距一定时,肢-片距越大,影像放大率就越大,如果当肢-片距不变时,焦-片距越小,影像放大率越大。
290. D　解析:物体的厚度越大产生的散射线越多。
291. B　解析:倾斜 X 线管时,倾斜方向只能与铅条排列方向平行。

292. A 解析：照片的锐利度与对比度呈正比，随着对比度的增加，锐利度越来越好。
293. D 解析：减少运动模糊应注意的几个问题：需固定肢体；缩短曝光时间；选择运动小的机会曝光；尽量增大焦-片距；尽量减少肢-片距。
294. E 解析：影响照片颗粒度的最重要因素有4个：X线量子斑点（噪声）；胶片卤化银颗粒的尺寸和分布；胶片的对比度；增感屏荧光体的尺寸和分布。
295. C 解析：感光效应与摄影距离的平方呈反比。
296. B 解析：40 kV 以下管电压产生的 X 线，因其能量低、波长较长、穿透物质的能力较弱，称"软 X 线"。
297. D 解析：高千伏摄影的管电压是指用 120 kV 以上管电压产生的能量较大的 X 线，获得在较小密度值范围内显示层次丰富的 X 线照片摄影的一种摄影方法。
298. C 解析：增加管电压值，缩短曝光时间，可减少肢体移动畸变，提高 X 线照片的清晰度。
299. E 解析：滤线栅是由许多薄的铅条和易透过 X 线的低密度物质作为充填物，交替排列组成。在 X 线摄影中，将滤线栅置于胶片与肢体之间，并使 X 线的中心对准滤线栅的中心，原射线投射方向与滤线栅的铅条方向一致，能通过铅条间隙而到达胶片产生影像，被照体产生的散射线是多中心的、多方向的，其中大部分散射线被铅条吸收，只有一小部分通过，所以最有效的方法是滤线栅。
300. C 解析：乳腺摄影 X 线较软，所以暗盒采用吸收较小的材料制成。
301. E 解析：管电压与影像的空间分辨率无关。
302. A 解析：肢体是分布于三维空间的立体物，而得到的 X 线影像是分布于二维空间的平面像，必然有组织影像重叠的现象。
303. A 解析：被照体局部的边缘与 X 线束呈切线状态时形成。
304. E 解析：光或能量→信号→检测→图像形成，该过程是成像过程。
305. A 解析：第一阶段形成的 X 线信息影像无法用肉眼识别。
306. C 解析：散射线会使照片对比度受到损害。
307. D 解析：照片的阻光率的对数值称为照片的光学密度值，阻光率在数值上等于透光率的倒数。
308. D 解析：照片密度值在 0.20～2.0 范围内最适宜人眼观察。
309. C 解析：X 线照片上相邻组织影像的密度差称为光学对比度，即照片对比度。
310. D 解析：照片对比度的形成，实质上是被照体对 X 线的吸收差异，而物质的吸收能力与波长的立方成正比。
311. E 解析：在 X 线摄影能量范围内，经过被照体后分为原射线和散射线，散射线几乎全部来自康普顿散射。
312. B 解析：影响散射线含有率的因素为管电压、被照体厚度和照射野。
313. B 解析：X 线影像形成的实质，在于被照体不同组织对 X 线吸收的差异。
314. E 解析：高千伏摄影会损失照片对比度，应选用适当的曝光条件。
315. E 解析：被照体面积对 X 线信息的形成没有影响。
316. D 解析：人体对 X 线的吸收形成了对比度。
317. A 解析：X 线管焦点控制在 0.5 mm 以下。
318. C 解析：照片上某处的透光程度称为透光率；照片阻挡光线的能力称为阻光率；光学密度是阻光率的对数值。
319. D 解析：中心 X 线以外的线称"斜射线"。
320. E 解析：高千伏摄影可提高照片清晰度。
321. A 解析：照射野大，则到达胶片的散射 X 线多，密度会增加。
322. B 解析：低千伏摄影时不同组织间的 X 线吸收差异大，获得的照片对比度高。
323. C 解析：管电压是影响影像密度、对比度以及信息量的重要因素。锐利度与管电压无直接关系。

324. B 解析:老年人骨质稀疏,对X线吸收系数小,因此厚度一致X线摄影条件约相差20%。
325. E 解析:高千伏摄影时,散射线较多,X线照片质量较差。
326. D 解析:管电压在20 kV时能够使肌肉与脂肪之间获得最大的对比度值的X线波长为0.062~0.093 nm。
327. D 解析:X线胶片的γ值即胶片的反差系数,直接影响着照片对比度,因此γ值决定着对X线对比度的放大能力,故称其为胶片对比度。
328. A 解析:根据焦点的允许放大率公式:$M=1+0.2/F$。
329. D 解析:$D=\lg$ 入射光线强度/透过光线强度。
330. B 解析:在X线通过人体后,一定会产生散射线,而且一部分散射线混合于从焦点发出的原发射线中而达到胶片,使照片对比度降低。
331. B 解析:摄影距离的变换与管电流量的关系,遵循平方反比定律。
332. C 解析:自动曝光控时实质是控制着毫安秒。
333. D 解析:Q代表管电流量。
334. E 解析:滤线栅的铅条汇聚线与栅板间的垂直距离称作栅焦距。
335. C 解析:焦点调制传递函数MTF的$H(\omega)=1$,表示影像的对比度与物体的对比度一致。
336. E 解析:管电压升高,摄影条件的宽容度增大。高电压摄影,在有效消除散射线的情况下,信息量和影像细节可见度增大。
337. D 解析:高千伏摄影时X线量减少,组织吸收剂量减少,有利于受检者的防护。
338. A 解析:暗盒采用吸收系数较小的材料制成。
339. D 解析:阻光率是指阻挡光线能力的大小,在数值上等于透光率的倒数,用O表示,即$O=1/T=I_0/I$。O的定义域为:$1<O<\infty$。
340. A 解析:高千伏摄影中因产生的散射线较多,故应选用高栅比的滤线栅,以提高X线照片的对比度。通常栅比选用12:1的滤线栅。
341. C 解析:暗室处理也是照片对比形成的重要环节。
342. C 解析:采用人工的方法,将密度明显高或低的物质,通过不同的途径引入需要检查的器官内或其周围,显示器官内部或外部的结构形态,可以观察其正常表现或异常改变。借助人工对比使特定器官形态显示的X线检查方法称为造影检查。
343. C 解析:照片影像密度随被照体的厚度、密度增加而降低。
344. C 解析:胶片特性直接影响影像的对比度等。
345. A 解析:X线成像的信息源是X线,如X线摄影、DSA、CT等。
346. E 解析:近阴极端有效焦点大,X线量多。
347. E 解析:准直(遮线)器的作用是减少受检者的受照射X线量,屏蔽不必要的原发X线。
348. C 解析:X线摄影时,照射野的大小由被检部位的大小决定,被检部位越小,照射野也越小。过大的照射野对受检者的辐射防护及影像质量都是不利的。
349. D 解析:双重偏离可造成胶片不均匀照射,导致照片影像一边高一边低。
350. B 解析:增加X线管窗口滤过板的厚度,可将能量低的X线光子过滤掉,使X线束的平均能量增加,X线硬度变大。
351. C 解析:乳腺均为软组织结构,为提高软组织间的影像对比,摄影时需采用低电压、高分辨力胶片、单面增感屏及对乳腺施加压迫的方法,常规摄取轴位及侧斜位。
352. E 解析:模拟X线影像信息的形成分为5个阶段:①X线对三维空间的被照体进行照射,形成载有被照体信息成分的强度不均匀分布。②将不均匀的X线强度分布,通过增感屏转换为二维的荧光强度分布,再传递给胶片形成银盐颗粒的分布(潜影形成);再经显影加工处理成为二维光学密度分布。③借助观片灯,将密度分布转换成可见光的空间分布,然后投影到人眼的视网膜。④通过视网膜上明暗相间的图案,形成视角的影像。⑤通过识别、判断做出评价或诊断。

353. D 解析:照片阻光率的常用对数值称作照片的光学密度值,为无量纲。

354. B 解析:X线透过被照体按指数衰减规律。

355. D 解析:口腔曲面全景摄影检查可以显示出全口牙齿,同时显示上颌骨、下颌骨、颞颌关节、上颌窦、鼻腔等部位,但鼻中隔无需展开观察。

356. C 解析:乳腺摄影追求高分辨率,所以不能使用高速增感屏。

357. A 解析:高电压胸部摄影技术具有提高胸片信息量的优点,不仅细微结构清晰,肺周边部的病变也能清楚显示,并且由于肋骨、心影的遮盖作用减轻,位于重叠部位的影像也能显示。

358. E 解析:$E = k \cdot (V^n \cdot I \cdot t \cdot S \cdot f \cdot Z)/(r^2 \cdot B \cdot Da) \cdot e^{-\mu d}$

359. E 解析:高千伏摄影管电压的范围是 120～150 kV。

二、多选题

1. CD 解析:CR 常用处理技术包括谐调处理技术、空间频率处理技术和减影处理技术,卷积为 CT 常用处理技术。

2. ACDE 解析:大面积的 TFT(薄膜晶体管)技术生产工艺复杂,在工业生产中存在较大难度。

3. ABCDE 解析:数字化 X 线摄影分为计算机 X 线摄影(CR),率先实现了常规 X 线摄影的数字化;因薄膜晶体管(TFT)阵列等新技术推出,使数字 X 线摄影的探测器研制取得突破性进展,将此类成像方式称为 DR。DR 分为:直接成像(如非晶硒平板探测器、多丝正比室电离室)、间接成像(如 CCD、非晶硅平板探测器)。

4. ABD 解析:DR 优势:影像清晰度高,噪声少,检查速度快,曝光剂量低。

5. BCD

6. ABCDE

7. CDE

8. ABCE

9. BCDE

10. ACDE 解析:心电触发 X 线脉冲方式释放曝光时间点是变化的,以便掌握最小的心血管运动时刻。

11. ACD 解析:IA-DSA 比 IV-DSA 使用对比剂的浓度低。

12. CDE 解析:IA-DSA 中,对比剂用量少,浓度低。

13. ABCD 解析:脉冲方式成像主要适用于脑血管、颈动脉、肝动脉、四肢动脉等活动较少的部位,是一种普遍采用的方式。

14. AC 解析:DSA 显示血管的能力与血管内碘的浓度成正比和 X 线的曝光量平方根的乘积成正比。

15. AC 解析:在 DSA 的造影中,对比剂的用量、注射速率要根据兴趣区动脉的大小及导管头距离兴趣区的位置来进行调整,与导管的大小及注射压力无关。

16. ABCDE 解析:DSA 的减影方式基本上分 3 种:时间减影、能量减影、混合减影。现应用最多的是时间减影中连续方式、脉冲方式、路标方式。时间减影是 DSA 的常用减影方式,在注入的对比剂团块进入兴趣区之前,将 1 帧或多帧图像作 mask 像储存起来,并与时间顺序出现的含有对比剂的充盈像——进行相减,称为时间减影。时间减影分为:常规方式、脉冲方式、连续方式、超脉冲方式、时间间隔差方式、路标方式。能量减影也称双能减影,即进行兴趣区血管造影时,同时用 2 个不同的管电压如 70 kV 和 130 kV 取得 2 帧图像,作为减影对进行减影。混合减影基于时间与能量两种物理变量,是能量减影与时间减影技术相结合的技术,对设备及 X 线管负载的要求都较高。

17. DE 解析:由于 DSA 设备对碘信号检测的敏感性,意味着在造影检查过程中仅需要使用低碘浓度的对比剂团。若给予较高浓度的对比剂不仅不能增加检测到的信号量,反而会遮蔽一些有用的信息。

18. ACE
19. AB
20. ABC
21. ABC　解析：CT图像重建迭代法包括：代数重建法、联立方程重建法、迭代最小平方法。
22. ADE　解析：360°线性内插算法在螺旋扫描方法出现的早期被使用，其主要缺点是由于层厚敏感曲线(slice sensitivity profile，SSP)增宽，使图像的质量有所下降。
23. AC　解析：CT图像的特征可用2个词概括：数字化和体积信息。数字化图像的最小单位为像素；而无论层厚大小，CT的扫描层面始终是1个三维的体积概念。
24. BD　解析：根据雷登(J. H. Radon)的数字成像基本原理，1幅人体层面的图像可以从任意方向产生，但目前CT成像所采用的方位仅有轴位和冠状位的断面成像。
25. ACD　解析：单一能谱射线和多能谱射线中光子的能量是不一样的，衰减也不一样；单一能谱射线又称单色射线，其光子能量相同；多能谱射线，也称多色射线，其光子具备的能量各不相同；CT成像中以多色射线为主。
26. ABCDE　解析：多层螺旋CT的成像特点是：①扫描速度更快：最快旋转速度目前可达到每圈0.33 s，X线管旋转1周可获得几十层图像。②图像空间分辨率提高：图像的横向和纵向分辨率都显著提高。目前4层CT的横向分辨率和纵向分辨率分别是0.6 mm和1.0 mm；16层分别是0.5 mm和0.6 mm；64层CT则达到0.3 mm和0.4 mm。③CT透视定位更加准确：多层螺旋CT可同时行多层透视，应用实时重建可同时显示多个层面的透视图像，使CT透视引导穿刺的定位更准确。④提高了X线的利用率：多层螺旋CT的X线束在纵向上的厚度比单层螺旋CT有所增加，相应的多层螺旋扫描提高了X线利用率，并且也减少了X线管的负荷，降低了X线管的损耗。
27. BCD　解析：高分辨率模式实际上是一种强化边缘、轮廓的函数，它能提高空间分辨率，但同时图像的噪声也相应增加。软组织模式是一种平滑、柔和的函数，采用软组织模式处理后，图像的对比度下降，噪声减少，密度分辨率提高。而标准模式则是没有任何强化和柔和作用的一种运算处理方法。
28. AD　解析：重建图像时使用的矩阵，它和重建范围共同决定像素大小，影响着图像的空间分辨率。
29. ABCD
30. BCDE
31. ABCDE
32. ABCDE　解析：影响组织磁共振信号强度的因素是多种多样的，如组织的质子密度、T_1值、T_2值、化学位移、液体流动、水分子扩散运动等。通过调整成像参数(射频脉冲、梯度场、信号采集时刻)来确定何种因素对组织的信号强度及图像的对比起决定性作用。把射频脉冲、梯度场、信号采集时刻等相关各参数的设置及其在时序上的排列称为磁共振脉冲序列。
33. ACDE　解析：只有组织密度不是扫描参数，其他几项均是磁共振扫描参数。层厚是由层面选择梯度场强和射频脉冲的带宽决定的；层间距是指相邻2个层面之间的距离。扫描方位对充分显示病灶及特征至关重要，磁共振可任意方位扫描，至少应扫2个以上扫描方位；相位编码方向对于减少成像伪影及缩短成像时间至关重要，解剖径线较短的方向为相位编码方向；采集带宽是单位时间内能够采集的采样点数，在回波采集点数一定的前提下，采集带宽越宽，采集一个回波所需要的时间越短。
34. ABD　解析：采集带宽是单位时间内能够采集的采样点数，在回波采集点数一定的前提下，采集带宽越宽，采集一个回波所需要的时间越短。
35. ABC　解析：加权即重点突出某方面的特性。在一般成像过程中，组织的各方面特性均对MR信号有贡献，通过利用成像参数的调整，使图像主要反映组织某方面特性，尽量抑制组织其他特性对MR信号的影响，这就是加权。质子密度加权成像主要反映不同组织间质子含量的差别，质子密度越高,MR信号强度越大;T_1加权成像主要反映组织纵向弛豫的差别,在T_1WI上,组织的T_1值越小,MR信号越强;T_2加权成像主要反映组织横向弛豫的差别,在T_2WI上,组织的T_2值越大,MR信号越强。

36. ABCDE 解析:利用梯度场的方向切换产生的回波称为梯度回波。具有小角度激发,其优点:脉冲能量小、产生宏观横向磁化矢量的效率高,可残留较大的纵向磁化矢量,缩短纵向弛豫时间,加快成像速度。

37. ABD 解析:设定扫描层厚与C、E选项无关。

38. AC 解析:在T_2WI上组织的T_2值越大,其MR信号越强。T_1加权成像在脑出血的诊断优于T_2加权。

39. CE 解析:在一般的成像过程中,组织的各方面特性(T_1、T_2和质子密度)均对MR信号有贡献,几乎不可能得到仅纯粹反映组织一种特性的MR图像,通过利用成像参数的调整,使图像主要反映组织某方面特性,而尽量抑制组织其他特性对MR信号的影响,这就是"加权"。T_1加权成像是指这种成像方法重点突出组织纵向弛豫,而尽量减少组织其他特性(如横向弛豫)对图像的影响。

40. ACD 解析:梯度回波的特点是小角度激发,快速成像。一般采用的是小于90°射频脉冲对成像组织进行激发。在GRE序列中聚相位梯度场只能剔除离相位梯度场造成的质子失相位,但不能剔除主磁场不均匀造成的质子失相位,因而只能获得组织的T_2^*弛豫信息而不能获得T_2信息。扰相GRE序列是在前一次α脉冲的回波采集后,下一次α脉冲来临前,在层面选择方向、相位编码方向及频率编码方向都施加了1个很强的梯度场,人为造成磁场不均匀,加快了质子失相位,以彻底消除前一次α脉冲的回波采集后残留的横向磁化矢量。

41. ACDE 解析:MRI具有以下显著的特点:无电离辐射,对脑和软组织分辨力极佳,多方位多参数成像,可以进行生化等方面研究。

42. ABC

43. ABCD

44. ABDE 解析:应用Gd-DTPA增强扫描,仅获得T_1WI或重T_1WI。

45. AC 解析:照射量是影响X线照片密度值的重要因素,在正确曝光下,照射量是与密度成正比,但在曝光过度或不足的情况下,相对应的密度变化小于照射量的变化。另外,X线强度的扩散是遵循平方反比定律,所以作用在X线胶片上的感光效应与摄影距离的平方成反比。

46. ABCE 解析:经过被照体后的X线由2部分组成,一部分为带有被照体信息的被减弱的原射线,另一部分为在散射吸收中产生的散射线,这些散射线几乎全部来自康普顿散射。

47. ABC 解析:滤线栅按结构特点分聚焦式、平行式和交叉式;按运动功能分固定式和运动式。

48. ABCD 解析:栅切割效应即滤线栅铅条侧面对X线原射线的吸收作用,其产生的情况有聚焦栅反置使用、侧向倾斜、上、下偏离栅焦距、双重偏离。

49. ABC 解析:X线焦点大,分辨率就小。焦点上线量分布为单峰时,其分辨率就大。

50. ACDE 解析:曝光量倍数(也称滤线栅因子B)值越小越好。

51. ACDE 解析:使用滤线栅的注意事项:①不能将滤线栅反置;②X线中心要对准滤线栅中心;③倾斜X线管时,倾斜方向只能与铅条排列方向平行;④焦点至滤线栅的距离要在允许范围内。X线斜射时不能使用交叉型滤线栅。

52. ABCE 解析:影像放大对影像质量的影响小于变形。

53. ABCDE 解析:高千伏摄影的优点:可获得低对比、层次丰富的X线照片;可以改善因组织密度不同导致的光学密度分布的不均匀性;增加管电压值,缩短曝光时间,可减少肢体移动畸形,提高X线照片的清晰度;选用高千伏,可减少管电流、降低X线管产生的热量,较多地使用小焦点,可提高照片影像质量,降低X线管产生的热量,延长X线管的寿命;X线量减少,组织吸收剂量减少,有利于受检者的防护。

三、配伍题

1～4. ACED 解析：CR 四象限理论中，涉及 IP 固有特征的是第一象限，即 X 线的辐射剂量与激光束激发 IP 的光激励发光(PSL)强度之间的关系；涉及影像处理装置的是第三象限，即显示出适用于诊断的影像，显示特征可独立控制。由于 IP 中氟溴化钡-铕晶体的光激励发光信号的衰减时间常数约为 0.8 ms，所以当激励光停止后，光激励发光的信号即刻由强变弱直至消失，这个过程称为激励发光信号的衰减。曝光后的 IP 中已经形成了潜影，即使成像板未被读取，俘获的信号也会成指数规律逐渐消退，这个现象称为自发荧光消退。

5～8. DCEB 解析：均衡处理主要是为了提高微细强度差异的可察觉性，同时也降低了较大差异的幅度。图像强化是指通过将图像上重要内容突出强化，同时将不重要内容进行抑制，以达到改善图像质量的方法。灰度处理主要用来改变影像的对比度、调节图像的整体密度。频率处理是一种边缘锐化技术，它是通过对频率响应的调节突出边缘组织的锐利轮廓。

9～12. EBAD 解析：一般的 K 空间是循序对称填充。以矩阵 256×256 为例。从 Ky 方向看，填充在 K 空间中心的 MR 信号的相位编码梯度场为零(Ky=0)，这时 MR 信号强度最大，主要决定图像的对比，不能决定相位变法方向上的空间信息；而填充 K 空间最周边的 MR 信号的相位编码梯度场强最大(Ky=−128 和 Ky=128)，得到的 MR 信号中各体素的相位差别最大，能提供相位编码方向的空间信息，而由于施加的梯度场强度大，MR 信号的幅度很小，因而其 MR 信号主要反映图像的解剖细节，对图像对比的贡献较小。

13～17. BACED

18～21. CADE 解析：以上 4 种方法均是减少或抑制散射线的方法，目的均是为了降低散射线对照片的影响、提高照片的影像质量。无论在模拟影像时代还是数字影像时代都是适用的。

22～25. CABD 解析：当照片上的半影模糊值<0.2 mm 时，人眼观察影像毫无模糊之感；当半影模糊值=0.2 mm 时，人眼观察影像开始有模糊之感。故 0.2 mm 的半影模糊值就是模糊阈值。

四、共干题

1、2. EA 解析：若将一块含有骨、软组织、空气和微量碘的组织分别用 70 kV 和 120～130 kV 的 X 线能量曝光，则后 1 帧图像比前 1 帧图像的碘信号大约减少 80%。若将一块含有骨、软组织、空气和微量碘的组织分别用 70 kV 和 120～130 kV 的 X 线能量曝光，则后 1 帧图像比前 1 帧图像的骨信号大约减少 40%。

3～5. ECA 解析：DSA 是由美国的威斯康星大学的 Mistretta 小组和亚利桑那大学的 Nadelman 小组首先研制成功。平板探测器技术属于直接数字影像转换技术，较 DSA 技术晚。最早应用的 DSA 是采用外周静脉(如肘静脉)DSA 成像方式完成的。

6～8. EAD 解析：恶性甲状腺功能亢进、骨髓瘤是 DSA 检查的禁忌证。目前介入操作技术仍为同室操作。女性月经期及妊娠 3 个月内是 DSA 的禁忌证，易出现感染及胎儿受损。

9～12. AEEE 解析：IV-DSA 造影时，动脉内碘浓度与对比剂浓度成正比。兴趣血管内峰值碘浓度与注射的对比剂剂量、浓度、对比剂的注射速率、注射压力以及对比剂的注射时间有关。IV-DSA 与 IA-DSA 比较，所需对比剂的浓度低，用量小。IV-DSA 与 IA-DSA 比较，每次采集所需对比剂剂量较大、浓度较高。

第十一章 医学图像打印技术模拟试题

一、最佳选择题

1. 关于胶片特性曲线的描述，错误的是 （ ）
   A. 足部的密度与曝光量不成正比
   B. 直线部的密度与曝光量成正比
   C. 肩部的密度与曝光量成正比
   D. 肩部的密度与曝光量不成正比，但随曝光量的增加而增加
   E. 反转部的密度与曝光量不成反比，但随曝光量的增加而下降

2. 胶片特性曲线反转部形成的原因是 （ ）
   A. 银离子的聚集
   B. 溴离子的聚集
   C. 曝光量的不足
   D. 潜影溴化的结果
   E. 显影液的老化

3. 关于胶片特性值的描述，错误的是 （ ）
   A. 本底灰雾由乳剂灰雾和片基灰雾合成
   B. 感光度是产生密度 1.0 时所需要的曝光量
   C. 反差系数即 γ 值
   D. 宽容度是指产生密度 0.25～2.0 所对应的曝光量范围
   E. 最大密度为曲线肩部的密度

4. 平均斜率是指 （ ）
   A. 最大斜率
   B. 直线部斜率
   C. 反差系数
   D. 任意两点密度的斜率
   E. 指定两点密度(0.25～2.0)的直线与横坐标夹角的正切值

5. X 线摄影力求利用胶片特性曲线的 （ ）
   A. 足部
   B. 直线部
   C. 肩部
   D. 头部
   E. 反转部

6. 关于胶片保存的叙述，正确的是 （ ）
   A. 湿度 60%～70%
   B. 为防止压力效应的产生，胶片盒应直立放置
   C. 有效期一般确定为出厂日期后 24 个月
   D. 保存温度要控制在 28℃ 以下
   E. 经冷藏的胶片，要在使用前 6 小时取出，在室温下得到平衡

7. X 线胶片特性曲线的哪一部分表现为密度随曝光量的增加而增加，但不成正比，曝光量增加较多密度上升较少，在照片影像上显示为曝光过度 （ ）
   A. 反转部
   B. 足部
   C. 直线部
   D. 开始部分
   E. 肩部

8. X线胶片对射线对比度的放大能力称为 ( )
   A. 胶片对比度　　　　　　　　B. 射线对比度
   C. 照片对比度　　　　　　　　D. 反差系数
   E. 感光度

9. 关于医用X线胶片保存的表述,不正确的是 ( )
   A. 标准状态(高温保湿)下储存　　B. 防辐射线照射环境
   C. 防止压力效应的产生　　　　　D. 避免有害气体接触
   E. 有限期内使用(标准储存条件下)

10. 医用X线胶片的特性,不包括 ( )
    A. 感光度　　　　　　　　　　B. 增感率
    C. 反差系数　　　　　　　　　D. 宽容度
    E. 最大密度

11. 医用X线胶片上产生密度1.0所需曝光量的倒数为 ( )
    A. 感光度　　　　　　　　　　B. 平均斜率
    C. 反差系数　　　　　　　　　D. 宽容度
    E. 片基灰雾

12. 产生诊断密度(0.25~2.0)所对应的曝光量范围称为 ( )
    A. 感光度　　　　　　　　　　B. 反差系数
    C. 平均斜率　　　　　　　　　D. 宽容度
    E. 最大密度

13. 激光热成像胶片的结构,不包括 ( )
    A. 乳剂层　　　　　　　　　　B. 片基
    C. 保护层　　　　　　　　　　D. 防反射层
    E. 发光层

14. 关于胶片特性曲线的叙述,错误的是 ( )
    A. 描绘曝光量与密度之间关系　　B. 横坐标为密度
    C. 由足部、直线部、肩部、反转部构成　D. 足部曝光不足
    E. 产生反转是由于潜影溴化的结果

15. 特性曲线不能提供感光材料的参数是 ( )
    A. 本底灰雾　　　　　　　　　B. 感光度
    C. 对比度　　　　　　　　　　D. 颗粒度
    E. 宽容度

16. X线胶片特定曲线由始至终的组成顺序是 ( )
    A. 肩部、直线部、足部、反转部　　B. 直线部、反转部、肩部、足部
    C. 肩部、直线部、反转部、足部　　D. 足部、直线部、肩部、反转部
    E. 足部、肩部、反转部、直线部

17. X线胶片本底灰雾的组成是 ( )
    A. 起始点密度与片基灰雾　　　　B. 乳剂灰雾与片基灰雾
    C. 最大密度与乳剂灰雾　　　　　D. 片基灰雾

E. 最大密度与最小密度

18. 胶片的对比度取决于 （   ）
    A. 胶片的本底灰雾   B. 胶片的感光度
    C. 胶片的 γ 值   D. 胶片的平均斜率
    E. 胶片的宽容度

19. 照片影像的对比度与射线对比度的比为 （   ）
    A. 感光度   B. 相对感度
    C. 平均斜率   D. 反差系数
    E. 宽容度

20. 物质在射线激发下将吸收的能量以可见光形式释放称为 （   ）
    A. 发射现象   B. 荧光现象
    C. 感光现象   D. 吸收现象
    E. 衰变现象

21. 对特性曲线足部的叙述,错误的是 （   ）
    A. 曲线开始至沿弧形缓慢上升为足部
    B. 曲线开始部,与曝光量的进展平行
    C. 达到一定曝光量,曲线开始缓慢上升
    D. 足部密度的上升与曝光量成正比
    E. 足部反应为影像中的最小密度

22. 医用 X 线胶片保存正确的是 （   ）
    A. 放置在铅皮破损的铅箱中
    B. 与化学药品类存放在同一库房内
    C. 放置在符合要求的完好的铅箱中,一并放入干燥剂
    D. 存放在热力、煤气管道集中的地下室库房内
    E. 在低温、高湿度的梅雨季节下启封存放

23. 下列组合不正确的是 （   ）
    A. 本底灰度—感光材料未经曝光,显影后部分被还原的密度
    B. 感光度—产生密度 1.0 所需曝光量的倒数
    C. γ—照片影像的对比度与射线对比度之比
    D. D_{max}—最大曝光量所产生的密度
    E. 平均斜率—连接特征曲线上指定两点密度(0.25～2.0)的直线与横坐标夹角的正切值

24. 直接热敏打印的热敏电阻的温度控制在 （   ）
    A. 80～200℃   B. 100～180℃
    C. 100～200℃   D. 120～180℃
    E. 120～200℃

25. 激光相机中用来执行激光打印程序及幅式选择的系统是 （   ）
    A. 控制系统   B. 激光打印系统
    C. 胶片传送系统   D. 信息传递系统

  E. 信息存储系统
26. 医用直热式热敏相机的核心部件是 （　　）
  A. 聚集透镜   B. 热敏电阻
  C. 热敏胶片   D. 热敏打印头
  E. 原料物质膜
27. 医用激光相机的构成除了打印系统，还包括 （　　）
  A. 打印接口、信息系统、控制系统、X 线发生系统
  B. 传输系统、打印接口、信息传输及存储系统、控制系统
  C. 胶片系统、信息系统、控制系统
  D. 胶片传输系统、打印接口、信息传输及存储系统、辅助系统
  E. 胶片传输系统、打印接口、信息传输及存储系统、控制系统

二、多选题

1. 关于胶片特性曲线，错误的是 （　　）
  A. 描述曝光量与所产生的密度之间关系的曲线
  B. 横坐标为曝光量，用对数值表示
  C. 纵坐标为密度用 D 表示
  D. 横坐标为密度用 D 表示
  E. 纵坐标为曝光量，用对数值表示
2. 关于医用胶片保存的注意事项是 （　　）
  A. 温度 30℃以下   B. 直立放置
  C. 湿度 40%～60%   D. 避免同有害气体接触
  E. 有效期 3 年
3. 关于胶片宽容度的说法，不正确的是 （　　）
  A. 反差系数大，宽容度大
  B. 反差系数小，宽容度大
  C. 宽容度越大，影像层次越丰富
  D. 宽容度越小，不同组织间的影像锐利度越高
  E. 宽容度越小，影像信息越多
4. X 线胶片特性曲线的构成是 （　　）
  A. 肩部   B. 足部
  C. 反转部   D. 曲线部
  E. 直线部
5. 胶片特性曲线提供的特性值，包括 （　　）
  A. 本底灰雾(D_{min})   B. 感光度(S)
  C. 对比度   D. 宽容度(L)
  E. 最大密度(D_{max})

第十一章 医学图像打印技术模拟试题参考答案及解析

一、最佳选择题

1. C 解析：足部的密度随曝光量的增加，密度只有较小的增加；直线部的密度与曝光量成正比；肩部的密度与曝光量不成正比，但随曝光量的增加而增加；反转部的密度与曝光量不成反比，但随曝光量的增加而下降。

2. D 解析：反转部形成的原因是潜影溴化的结果，即溴离子不被明胶吸收，与潜影的银重新结合形成卤化银围绕在潜影周围使之不能与显影液接触。

3. B 解析：感光度是产生密度1.0时所需要的曝光量的倒数。

4. E 解析：反差系数反映的是直线部分的斜率，或称曲线的最大斜率。平均斜率即连接特性曲线上指定两点密度(0.25～2.0)的直线与横坐标夹角的正切值。

5. B 解析：X线胶片特性曲线由足部、直线部、肩部和反转部组成，直线部密度与曝光量的增加成正比，密度差保持一定，此时曲线沿一定的斜率直线上升，它在整个特性曲线中是曝光正确的部分，也是X线摄影力求利用的部分。

6. B 解析：湿度保持在40%～60%，有效期一般确定为出厂日期后18个月，保存温度要控制在24℃以下，经冷藏的胶片要在使用前24～36小时取出。

7. E 解析：肩部的密度与曝光量不成正比，但随曝光量的增加而增加。

8. A 解析：射线对比度是指透过被照体不同组织的X线强度的差异，照片对比度是指照片上各组织间影像在密度上的差异，反差系数是照片影像的对比度与射线对比度之比，感光度是指感光材料对光作用的响应程度。

9. A 解析：医用X线胶片的标准储存条件为温度10～15℃，湿度40%～60%。

10. B 解析：增感率为增感屏的性能参数。

11. A 解析：医用X线胶片的感光度定义为，产生密度1.0所需曝光量的倒数。

12. D 解析：产生诊断密度(0.25～2.0)所对应的曝光量范围称为宽容度。

13. E 解析：激光热成像胶片主要由乳剂层、片基、保护层和防反射层构成。

14. B 解析：横坐标为曝光量的对数。

15. D 解析：特性曲线不能反映颗粒度特性。

16. D 解析：X线胶片特定曲线由始至终组成顺序为足部、直线部、肩部、反转部。

17. B 解析：X线胶片的感光材料未经曝光，而在显影加工后部分被还原的银所产生的密度，称为本底灰雾。它由乳剂灰雾和片基灰雾组合而成。

18. C 解析：胶片的γ值即反差系数，是照片影像的对比度与射线对比度之比。X线摄影的对象是人体组织，其组织之间对X线吸收差异不大，为了获得明显的影像对比效果，需要X线胶片具有较大的反差性能，以此可以放大组织间的X线吸收差异，即胶片对射线对比度的放大能力，即胶片的对比度。

19. D 解析：照片影像对比度与射线对比度之比为反差系数。

20. B 解析：物质在射线激发下将吸收的能量以可见光形式释放的现象称为荧光现象。

21. D 解析：足部密度的上升与曝光量不成正比。

22. C 解析：医用X线胶片的保存的标准条件是：温度10～15℃，湿度40%～60%，防止X线的照射，胶片盒直立放置，避免有害气体接触，在胶片盒显示的有效期限内使用。

23. D 解析：D_{max}——当密度上升到一定程度时，不再因曝光量的增加而上升，即曲线的肩部，此时的密度值称为最大密度。

24. C 解析：直接热敏打印的热敏电阻的温度控制在：100～200℃。

25. A　解析:控制系统用于选择激光相机的配置、幅式、片盒规格等。
26. D　解析:热敏打印头直接使干式热敏胶片显像。
27. E　解析:医用激光相机的构成除了打印系统,还包括:胶片传输系统(送片盒、收片盒、吸盘、辊轴、电机及动力传动部件);打印接口、信息传输及存储系统(打印接口、计算机、磁盘、打印接口记忆板、电缆、光缆及数/模转换器);控制系统(键盘、控制板、液晶显示板及各种控制键或旋钮)等。

二、多选题

1. DE　解析:胶片特性曲线是描述曝光量与所产生的密度之间关系的曲线,横坐标为曝光量,用对数值表示;纵坐标为密度用 D 表示。
2. BCD　解析:胶片的标准储存条件是:温度10~15℃,湿度40%~60%,直立放置避免压力效应的产生,避免与甲醛等有害气体接触,有效期为18个月。
3. AE　解析:宽容度是指产生诊断密度所对应的曝光量的范围,反差系数越大,宽容度越小,锐利度越高;反差系数越小,宽容度越大,影像层次丰富。
4. ABCE　解析:X线胶片特性曲线中不存在曲线部。
5. ABCDE　解析:胶片特性曲线是描绘曝光量与密度之间关系的一条曲线。可提供感光材料的本底灰雾(D_{min}):感光材料未经曝光,而在显影加工后部分被还原的银所产生的密度(片基灰雾、乳剂灰雾)。感光度(S):感光材料对光作用响应的程度,即感光材料达到一定密度值所需曝光量的倒数。宽容度(L):指产生诊断密度(0.25~2.0)所对应的曝光量范围。最大密度 D_{max}:曲线中的肩部的密度值。对比度:照片上各组织间影像在密度上的差异。

第十二章 对比剂与心电门控技术模拟试题

一、最佳选择题

1. 关于CT图像重建有关心电门控的叙述，错误的是 （ ）
   A. 心电触发序列扫描又称为前瞻性心电门控触发序列
   B. 心电门控螺旋扫描又被称为回顾性心电门控螺旋扫描
   C. 心电触发序列用于4层螺旋CT的心脏成像
   D. 心电触发序列扫描用于16层以上螺旋CT的心脏成像
   E. 回顾性心电门控的图像重建分2个步骤

2. 关于CT心脏门控成像的表述，不正确的是 （ ）
   A. 采用非螺旋扫描技术　　　　B. 可分为前瞻性和回顾性门控技术
   C. 专用心脏门控的图像重建方法　　D. 专用的心脏门控装置
   E. 对比剂采用静脉团注法

3. 在回顾性心电门控螺旋扫描中，采用1周扫描的部分数据重建图像，可以提高心脏扫描的 （ ）
   A. 空间分辨率　　　　　　　B. 密度分辨率
   C. 时间分辨率　　　　　　　D. 对比度
   E. 亮度

4. 关于心电门控的说法，不正确的是 （ ）
   A. 心电触发序列扫描是根据心电监控预设的扫描时机
   B. 心电触发序列扫描时间是在受检者心电图R波的间期
   C. 心电门控螺旋扫描的诊断用图像为心脏收缩期的数据重建所得
   D. 触发方式R波间期的绝对值毫秒
   E. 触发方式可以选择R-R间期的百分比

5. 关于心电门控触发序列扫描的叙述，正确的是 （ ）
   A. 在受检者心电图的P波的间期触发CT扫描序列
   B. 在受检者心电图的Q波的间期触发CT扫描序列
   C. 在受检者心电图的T波的间期触发CT扫描序列
   D. 在受检者心电图的R波的间期触发CT扫描序列
   E. 在受检者心电图的S波的间期触发CT扫描序列

6. 高浓度顺磁对比剂对质子弛豫时间的影响为 （ ）
   A. T_1缩短，T_2改变不大　　　　B. T_1缩短，T_2延长
   C. T_1延长，T_2缩短　　　　　　D. T_1缩短，T_2缩短
   E. T_1延长，T_2延长

7. 根据对比剂对X线吸收程度不同，可将其分为 （ ）
   A. 离子型与非离子型　　　　B. 碘制剂与非碘制剂
   C. 血管内对比剂与血管外对比剂　　D. 阴性对比剂与阳性对比剂
   E. 细胞内对比剂与细胞外对比剂

8. 下列哪种对比剂不被人体吸收，长期存留会形成肉芽肿 （   ）
   A. 泛影葡胺　　　　　　　　　B. 优维显
   C. 碘海醇　　　　　　　　　　D. 碘化油
   E. 威视派克（碘克沙醇）
9. 不是过敏试验方法的是 （   ）
   A. 静脉注射试验　　　　　　　B. 口服试验
   C. 口含试验　　　　　　　　　D. 眼结膜试验
   E. 肌内注射试验
10. 轻度过敏反应的是 （   ）
    A. 血压下降，脉搏细而快
    B. 抽搐、癫痫
    C. 呼吸、心跳停止
    D. 气急、恶心、头晕、胸闷、面部潮红、皮肤出现荨麻疹
    E. 呼吸困难、面色苍白、口唇发绀
11. 不属于阳性对比剂的是 （   ）
    A. 油脂类对比剂　　　　　　　B. 气体对比剂
    C. 难溶性固体对比剂　　　　　D. 主要经肾脏排泄的对比剂
    E. 排泄性胆道对比剂
12. 关于造影检查的表述，不正确的是 （   ）
    A. 将对比剂引入器官或周围间隙，使之产生对比
    B. 造影检查方式有直接引入和间接引入2种方法
    C. 直接引入法包括口服法、灌注法、穿刺注入法
    D. 口服胆囊造影是间接引入法
    E. 静脉肾盂造影属直接引入法中的穿刺注入法
13. 碘化油不能用于 （   ）
    A. 瘘管、窦道造影　　　　　　B. 子宫、输卵管造影
    C. 心血管造影　　　　　　　　D. 支气管造影
    E. 椎管造影
14. 属于非离子型对比剂的是 （   ）
    A. 泛影酸钠　　　　　　　　　B. 泛影葡胺
    C. 胆影葡胺　　　　　　　　　D. 优维显
    E. 碘苯酯
15. 不属于非离子型对比剂的是 （   ）
    A. 泛影葡胺　　　　　　　　　B. 优维显
    C. 碘海醇　　　　　　　　　　D. 碘帕醇
    E. 威视派克（碘克沙醇）
16. 不属于直接引入法造影检查的是 （   ）
    A. 胃肠道钡餐造影　　　　　　B. 钡灌肠造影
    C. 子宫输卵管造影　　　　　　D. 静脉肾盂造影

E. 逆行肾盂造影

17. 用于胃肠道造影的对比剂是 （ ）
    A. 氯化钡　　　　　　　　　　B. 硫化钡
    C. 硫酸钡　　　　　　　　　　D. 碳酸钡
    E. 氰化铂钡

18. 关于对比剂分类的说法，错误的是 （ ）
    A. 根据吸收 X 线性能不同，对比剂可分为阴性对比剂和阳性对比剂
    B. 阴性对比剂原子序数低，密度低
    C. 空气、氧气、二氧化碳等属于阴性对比剂
    D. 阳性对比剂原子序数高
    E. 碘化油属于阳性对比剂中的难溶性固体对比剂

19. 属于重度过敏反应的表现是 （ ）
    A. 恶心　　　　　　　　　　　B. 灼热感
    C. 面部潮红　　　　　　　　　D. 血压急剧下降
    E. 皮肤出现荨麻疹

20. 少数情况下可用于血管内造影的阴性对比剂是 （ ）
    A. 氧气　　　　　　　　　　　B. 氮气
    C. 空气　　　　　　　　　　　D. 二氧化碳
    E. 碘化油

21. X 线造影检查对比剂应具备的条件，错误的是 （ ）
    A. 与人体组织密度对比相差大　B. 无毒无刺激性，不良反应少
    C. 理化性能稳定，久储不变　　D. 不易吸收，不在体内存留
    E. 使用方便，价格力求低廉

22. 静脉注射碘过敏试验，注射后一般观察 （ ）
    A. 1 min　　B. 3 min　　C. 15 min　　D. 30 min　　E. 90 min

23. 使用碘对比剂出现过敏反应时，不会出现 （ ）
    A. 高烧　　　　　　　　　　　B. 休克
    C. 皮肤荨麻疹　　　　　　　　D. 喉及支气管痉挛
    E. 面部潮红

24. 发生严重碘对比剂过敏反应时，处理措施不当的是 （ ）
    A. 迅速给氧，必要时气管插管　B. 建立静脉通道
    C. 立即停止注射对比剂　　　　D. 送急诊室抢救
    E. 立即给予抗过敏药物

25. 磁共振对比剂 Gd-DTPA 的作用为 （ ）
    A. 缩短组织 T_1 值　　　　　　B. 缩短组织 T_2 值
    C. 增加组织 T_1 值　　　　　　D. 增加组织 T_2 值
    E. 对 T_1、T_2 无用

26. 目前临床最常用的 MRI 对比剂是 （ ）
    A. Mn-DPDP　　　　　　　　　B. Gd-DTPA

C. Gd-EOB-DTPA D. SPIO
  E. USPIO

二、多选题
1. 属于阴性对比剂的是 （　　）
   A. 碘化油 B. 氧气
   C. 空气 D. 碘海醇
   E. 泛影葡胺
2. X线对比剂具备的条件是 （　　）
   A. 无毒性,刺激性小,不良反应少 B. 理化性质稳定
   C. 与人体组织密度对比相差大 D. 易于吸收和排泄
   E. 使用方便
3. 心脏血管造影的对比剂可选择 （　　）
   A. 优维显 B. 胆影葡胺
   C. 复方泛影葡胺 D. 空气
   E. 碘帕醇

第十二章 对比剂与心电门控技术模拟试题参考答案及解析

一、最佳选择题

1. D 解析:心电门控螺旋扫描用于16层以上螺旋CT的心脏成像。
2. A 解析:心脏门控成像用于4层和16层螺旋CT。
3. C 解析:采用1周扫描的部分数据重建图像,可以提高心脏扫描的时间分辨率。
4. C 解析:心电触发序列扫描是根据心电监控预设的扫描时机,在受检者心电图R波的间期触发序列扫描,触发方式既可以选择R-R间期的百分比,也可以选择绝对值毫秒。这种方式又被称为前瞻性心电门控触发序列。回顾性心电门控螺旋扫描可采用单个或多个扇区重建心脏图像,目的是为了提高心脏成像的图像质量。心动周期舒张期的数据重建图像作为诊断用图像。
5. D 解析:心电门控触发序列扫描用于4层螺旋CT的心脏成像,是根据心电监控预设的扫描时机,在受检者心电图的R波的间期触发CT扫描序列,触发方式可选择R-R间期的百分比,也可选择绝对毫秒值,这种方式称为前瞻性心电门控触发序列。
6. D 解析:高浓度顺磁对比剂对质子弛豫时间的影响为T_1缩短、T_2缩短。
7. D 解析:根据对比剂对X线吸收程度不同,可将其分为阴性对比剂与阳性对比剂两大类。
8. D 解析:碘化油为油脂类对比剂,长期存留会形成肉芽肿,泛影葡胺为离子型对比剂,优维显、碘海醇、碘化油为非离子型对比剂。
9. E 解析:过敏试验的方法有静脉注射试验、口服试验、口含试验、皮内试验、眼结膜试验。
10. D 解析:轻度过敏反应表现为气急、恶心、头晕、头痛、胸闷、面部潮红、灼热感,眼鼻分泌物增加,皮肤出现荨麻疹;其余为中重度反应。
11. B 解析:气体对比剂属于阴性对比剂。
12. E 解析:静脉肾盂造影是将对比剂注入静脉后经肾脏排泄至尿路而显影。
13. C 解析:碘化油是直接注入检查部位形成对比,显示腔道的形态结构;而心血管系统由于其内血液的流动性,因此碘化油无法显示腔道的形态结构,易造成栓塞。
14. D 解析:优维显属于单体非离子型对比剂。
15. A 解析:泛影葡胺属于离子型对比剂。优维显、碘海醇、碘帕醇属于非离子型单体对比剂。威视派克属于非离子型双聚体对比剂。
16. D 解析:静脉肾盂造影属于间接引入法。
17. C 解析:医用硫酸钡为难溶性固体对比剂,能吸收较多量X线,进入胃肠道后,能较好地涂布于腔道黏膜表面,与周围组织结构密度对比差异大。且医用硫酸钡在胃肠道内不被机体吸收,所以硫酸钡是胃肠道造影的首选对比剂。
18. E 解析:碘化油属于阳性对比剂中的含碘化合物。
19. D 解析:循环系统衰竭时血压下降。
20. D 解析:少数情况下可用于血管内造影的阴性对比剂是二氧化碳。
21. D 解析:X线造影检查对比剂应具备的条件是:与人体组织密度对比相差大;无毒无刺激性,不良反应少;理化性能稳定,能久储不变;易于吸收或排泄,不在体内存留;使用方便,价格力求低廉。
22. C 解析:碘过敏试验的方法,观察15 min。
23. A 解析:使用碘对比剂出现过敏反应时,不会出现高烧。
24. D 解析:发生严重碘对比剂过敏反应时,应立即展开抢救。
25. A
26. B

二、多选题
1. BC　解析：阴性对比剂为原子序数低、密度小的物质，多为气体。常被用于直接注入体腔，如膀胱、胃肠道等。常用的阴性对比剂有空气、氧气、二氧化碳。
2. ABCDE　解析：X线对比剂具备的条件：无毒性，刺激性小，不良反应少；理化性质稳定，能久储不变；与人体组织密度对比相差大，显影清晰；易于吸收和排泄，不在体内停留；使用方便，价格力求低廉。
3. ACE

第四篇 专业实践能力

第十三章 常规 X 线检查技术模拟试题

一、最佳选择题

1. 关于头颅摄影要点的描述,错误的是 （   ）
   A. 被检者俯卧于摄影床上,正中矢状面垂直于床面,并重合于床面中线
   B. 下颌内收,额部及鼻尖紧贴床面,听眦线平行于床面
   C. 暗盒置于滤线器托盘上,其长轴与床中线平行
   D. 暗盒上缘超出颅顶 3 cm
   E. 中心线自枕外隆凸经眉间垂直射入胶片

2. 关于瓦氏位摄影要点的描述,错误的是 （   ）
   A. 受检者俯卧于摄影床上,正中矢状面垂直于床面,并重合于床面中线
   B. 下颌骨颏部置于床面,头稍后仰,听眦线与床面成 23°
   C. 暗盒置于滤线器托盘上,其长轴与床中线平行
   D. 鼻根对准胶片中心
   E. 中心线经鼻根部垂直射入胶片

3. 关于骨盆摄影要点的描述,错误的是 （   ）
   A. 受检者仰卧于摄影床上,正中矢状面垂直于床面,并重合于床面中线
   B. 两下肢伸直,双足跟轻度外展、足趾内旋(10°~15°),双侧拇趾末节靠拢。两侧髂前上棘至台面距离相等
   C. 暗盒上缘包括骶骨,下缘达耻骨联合下方 3 cm
   D. 暗盒置于滤线器托盘上,摄影距离 100 cm
   E. 中心线对准两髂前上棘连线中点下方 3 cm 处,垂直射入暗盒

4. 不属于泌尿系统造影禁忌证的是 （   ）
   A. 碘过敏
   B. 肝、肾功能严重受损
   C. 全身情况严重衰竭,急性传染病或高烧
   D. 甲状腺功能亢进
   E. 肾结核、肿瘤、先天畸形和积水

5. 观察儿童发育情况需要首选的体位是 （   ）
   A. 腕关节正位   B. 腕关节侧位
   C. 双腕关节斜位   D. 双腕关节正位
   E. 双腕关节侧位

6. 扁平足的正确及首选摄影体位是 ( )
   A. 单足水平侧位　　　　　　　　B. 双足水平侧位
   C. 单足倾斜侧位　　　　　　　　D. 单足负重水平侧位
   E. 双足负重水平侧位

7. 静脉肾盂造影中,肾区前后位摄影的中心线经过 ( )
   A. 肚脐　　　　　　　　　　　　B. 肚脐下 3 cm
   C. 剑突与肚脐连线中点　　　　　D. 肚脐与耻骨联合连线中点
   E. 剑突与耻骨联合连线中点

8. 关于静脉肾盂造影腹部压迫的叙述,错误的是 ( )
   A. 防止对比剂流入膀胱　　　　　B. 压迫点为脐下方两侧
   C. 压迫器呈正八字形放置　　　　D. 压力为 5.3~8.0 kPa
   E. 观察全尿路时解除压迫

9. 手正位摄影时,腕部舟骨显示呈 ( )
   A. 半轴位影像　　　　　　　　　B. 正位影像
   C. 斜位影像　　　　　　　　　　D. 侧位影像
   E. 切线位影像

10. 怀疑第 1、2 颈椎骨折,应摄 ( )
    A. 颈椎正侧位　　　　　　　　　B. 颈椎前后位
    C. 颈椎侧位　　　　　　　　　　D. 颈椎张口位
    E. 颈椎双斜位

11. 腰椎正位摄影,中心线应对准 ( )
    A. 第 1 腰椎　　　　　　　　　　B. 第 2 腰椎
    C. 第 3 腰椎　　　　　　　　　　D. 第 4 腰椎
    E. 第 5 腰椎

12. 不属于静脉肾盂造影禁忌证的是 ( )
    A. 肾结核　　　　　　　　　　　B. 不明原因的血尿
    C. 肾血管性高血压的筛选检查　　D. 了解后腹膜包块与泌尿系统的关系
    E. 急性泌尿系统炎症、肾绞痛

13. 颅骨凹陷性骨折的摄影体位是 ( )
    A. 头颅前后位　　　　　　　　　B. 头颅前后位+切线位
    C. 头颅后前位　　　　　　　　　D. 头颅后前位+切线位
    E. 头颅侧位

14. 观察左心房增大的摄影体位是 ( )
    A. 胸部后前位、侧位　　　　　　B. 胸部后前位、侧位、左前斜位
    C. 胸部后前位、左侧位　　　　　D. 胸部后前位、侧位、右前斜位
    E. 胸部后前位、右前斜位

15. 怀疑肠梗阻的患者,应摄 ( )
    A. 腹部侧卧侧位　　　　　　　　B. 腹部站立前后位
    C. 腹部仰卧后前位　　　　　　　D. 腹部倒立前后位

E. 腹部倒立侧位

16. 怀疑腰椎椎弓峡部不连,首选体位是 （ ）
    A. 腰椎前后位　　　　　　　B. 腰椎侧位
    C. 腰椎斜位　　　　　　　　D. 腰椎侧位功能位
    E. 腰椎关节突关节位

17. 股骨头后脱位首选体位是 （ ）
    A. 髋关节正位　　　　　　　B. 髋关节侧位
    C. 髋关节前后斜位　　　　　D. 髋关节后前斜位
    E. 谢氏位

18. 关于柯氏位的叙述,不正确的是 （ ）
    A. 被检者俯卧于摄影床上额部及鼻尖置于床面上,下颌内收
    B. 额部及鼻尖置于床面上,下颌内收
    C. 暗盒长轴与床中线平行
    D. 鼻根部对准胶片中心中心线向足侧倾斜23°
    E. 中心线向头侧倾斜23°

19. 关于颈椎前后位摄片,不正确的是 （ ）
    A. 受检者仰卧于摄影床上或立于摄影架前
    B. 身体正中矢状面垂直暗盒并重合于暗盒中线
    C. 双臂置于身旁,头稍上仰,听鼻线垂直于暗盒
    D. 胶片上缘平外耳孔,下缘平胸骨颈静脉切迹
    E. 中心线向足侧倾斜10°,经甲状软骨摄入胶片

20. 关于腰椎正位摄影时,不正确的是 （ ）
    A. 受检者仰卧于摄影床上,身体正中矢状面垂直床面并与床面中线重合
    B. 双臂置于身旁或胸前
    C. 胶片上缘平第12胸椎,下缘包括部分骶椎
    D. X线阴极管置于组织较厚的上部分腰椎
    E. 中心线对准第3腰椎垂直暗盒摄入胶片

21. 手正位片摄影,拇指呈 （ ）
    A. 正位　　B. 侧位　　C. 切线位　　D. 斜位　　E. 立位

22. 关于肩关节正位片摄影时,不正确的是 （ ）
    A. 受检者站立于摄影架前
    B. 被检侧上肢稍内旋,肩部背侧紧贴暗盒
    C. 暗盒超出肩部软组织3 cm
    D. 肩胛骨喙突置于胶片中心
    E. 中心线对准肩胛骨喙突垂直暗盒摄入胶片

23. 膝关节侧位摄影时,被检测下肢屈膝的角度是 （ ）
    A. 80°　　B. 100°　　C. 120°　　D. 140°　　E. 160°

24. 关于头颅正位标准影像的叙述,错误的是 （ ）
    A. 包括全部颅骨及下颌骨升支　　　B. 眼眶及上颌窦左右对称

C. 颅骨骨板及骨质结构显示清晰　　D. 岩骨上缘与眼眶重叠并对称

E. 顶骨及两侧颞骨对称距照片边缘等距离

25. 关于头颅侧位摄影体位的叙述,错误的是　　　　　　　　　　　　　　　　（　　）

    A. 受检者俯卧在摄影台上,身体长轴与床面中线平行

    B. 下颌内收,使矢状面与台面平行

    C. 胶片上缘超出颅顶 3 cm

    D. 中心线对准外耳孔后、上各 2.5 cm

    E. 被检侧上肢内旋置于身旁,对侧上肢曲肘握拳垫于颌下

26. 标准胸部后前位显示,错误的是　　　　　　　　　　　　　　　　　　　（　　）

    A. 两侧胸锁关节对称　　　　　　B. 肩胛骨投影于肺野之外

    C. 两侧肋膈角清晰　　　　　　　D. 肺尖、肺门结构显示清晰

    E. 乳腺、心影重叠处肺纹理可以不显示

27. 关于静脉尿路造影的术前准备,错误的是　　　　　　　　　　　　　　　（　　）

    A. 造影前 2~3 天不吃多渣食物,促进肠道的蠕动

    B. 造影前 1 天吃泻药,促进肠道的排空

    C. 造影前 12 小时禁食

    D. 造影前 1 小时禁食

    E. 造影前排空尿液

28. 不是胆道 T 管造影禁忌证的是　　　　　　　　　　　　　　　　　　　（　　）

    A. 碘过敏者　　　　　　　　　　B. 严重胆道感染者

    C. 甲状腺功能亢进者　　　　　　D. 胆道狭窄者

    E. 心、肾功能严重损害者

29. 不是子宫输卵管造影禁忌证的是　　　　　　　　　　　　　　　　　　　（　　）

    A. 碘过敏者　　　　　　　　　　B. 严重盆腔感染者

    C. 月经期后 3 天　　　　　　　　D. 月经干净后 7 天

    E. 妊娠期内

30. 乳腺摄影的常用体位是　　　　　　　　　　　　　　　　　　　　　　　（　　）

    A. 正侧位　　　　　　　　　　　B. 头尾位和侧位

    C. 头尾位和内外斜位　　　　　　D. 头尾位和外内斜位

    E. 外内斜位和内外斜位

31. 不是胆道 T 管造影禁忌证的是　　　　　　　　　　　　　　　　　　　（　　）

    A. 有胰腺炎病史

    B. 碘过敏者

    C. 凡带有 T 形管引流的患者,1~2 周内不可进行

    D. 严重的胆系感染和出血

    E. 甲状腺功能亢进者

32. 阴性对比剂的差别主要在于　　　　　　　　　　　　　　　　　　　　　（　　）

    A. 密度　　　　　　　　　　　　B. 化学毒性

    C. 代谢途径　　　　　　　　　　D. 溶解度

E. 渗透压

33. 下列摄影中心线错误的是　　　　　　　　　　　　　　　　　　　　　　　　（　　）
   A. 手正位中心线对准第3掌骨头
   B. 腕关节正位中心线对准尺、桡骨茎突连线中点
   C. 肘关节正位中心线对准肱骨内外上髁连线中点
   D. 肩关节正位中心线对准肩胛骨喙突
   E. 踝关节正位中心线对准内外踝连线中点

34. 下列摄影中心线错误的是　　　　　　　　　　　　　　　　　　　　　　　　（　　）
   A. 腕关节侧位中心线对准桡骨茎突
   B. 肘关节侧位中心线对准肱骨外上髁
   C. 跟骨侧位中心线对准内踝下1 cm处
   D. 踝关节侧位中心线对准内踝上1 cm处
   E. 膝关节侧位中心线对准髌骨下后缘

35. 汤氏位是中心线向足侧倾斜　　　　　　　　　　　　　　　　　　　　　　　（　　）
   A. 0°　　　　B. 23°　　　　C. 30°　　　　D. 37°　　　　E. 45°

36. 柯氏位是中心线向足侧倾斜　　　　　　　　　　　　　　　　　　　　　　　（　　）
   A. 0°　　　　B. 23°　　　　C. 30°　　　　D. 37°　　　　E. 45°

37. 逆行肾盂造影禁忌证的是　　　　　　　　　　　　　　　　　　　　　　　　（　　）
   A. 泌尿系急性炎症
   B. 不适于做静脉肾盂造影者，如心、肝、肾功能差及碘过敏者
   C. 静脉法不显影的肾、输尿管疾患
   D. 多次静脉肾盂造影无法将肾盂肾盏显影显示满意者
   E. 证实平片所示阴影是否位于输尿管内，并能够肯定两者的关系

38. 头颅正位摄影，错误的是　　　　　　　　　　　　　　　　　　　　　　　　（　　）
   A. 受检者俯卧于摄影床上
   B. 头部正中矢状面平行台面
   C. 听眦线与台面垂直，下颌稍内收
   D. 暗盒上缘超过头颅顶部3 cm，下缘包括部分下颌骨
   E. 中心线通过枕外隆凸，经眉间垂直射入暗盒

39. 头颅标准正位影像显示，错误的是　　　　　　　　　　　　　　　　　　　　（　　）
   A. 包括全部颅骨及下颌升支　　　　　B. 眼眶外缘与颅外缘等距显示
   C. 岩部显示在眶内不与眶上缘重叠　　D. 颞骨岩骨上缘位于眼眶正中
   E. 蝶鞍显示清晰

40. 头颅侧位标准影像显示，错误的是　　　　　　　　　　　　　　　　　　　　（　　）
   A. 照片包括全部颅骨及下颌骨升支
   B. 蝶鞍各缘可见双线的半月状阴影
   C. 两侧乳突外耳孔、下颌骨小头基本重叠
   D. 听眦线与照片长轴平行
   E. 颅骨内、外板及板障清晰显示

41. 头颅汤氏位摄影,错误的是　　　　　　　　　　　　　　　　　　　　　　　　（　　）
    A. 受检者仰卧于摄影床上
    B. 头正中矢状面垂直床面
    C. 下颌内收,使听眦线与床面垂直
    D. 中心线向足侧倾斜 15°
    E. 中心线对准眉间上方约 10 cm 处射入,从枕外隆凸下方射出

42. 关于胸部后前位摄影的说法,不正确的是　　　　　　　　　　　　　　　　　（　　）
    A. 取立位后前位体位
    B. 手背置于臀部,双肘内旋
    C. 摄影距离为 150～180 cm
    D. 暗盒上缘超出锁骨 6 cm,下缘包括第 12 胸椎
    E. 中心线呈水平方向,经第 4 胸椎垂直射入

43. 关于腹部仰卧前后位摄影的叙述,错误的是　　　　　　　　　　　　　　　　（　　）
    A. 被检者仰卧于摄影床上,身体正中矢状面与床面垂直,且重合于床中线
    B. 上臂上举或放于身旁,下肢伸直
    C. 暗盒置滤线器托盘中,暗盒上缘平剑突上 3 cm,下缘包括耻骨联合下 3 cm
    D. 中心线经剑突至耻骨联合连线中点垂直暗盒摄入胶片
    E. 照片上缘包括膈肌,两侧包括腹侧壁

44. 适用于腹部站立前后位摄影的是　　　　　　　　　　　　　　　　　　　　　（　　）
    A. 观察泌尿系结石
    B. 观察腹部钙化
    C. 观察子宫位置
    D. 观察腹部异物
    E. 观察急腹症情况看是否有膈下游离气体及肠梗阻气液平面情况

45. 颈椎开口正位摄影,错误的是　　　　　　　　　　　　　　　　　　　　　　（　　）
    A. 受检者仰卧于摄影台上,头颅正中矢状面垂直台面,并与暗盒中线重合
    B. 头后仰,使上颌门齿咬合面与乳突尖端的连线垂直于台面
    C. 曝光时,受检者口尽量张大或嘱受检者发"啊……"声
    D. 中心线向足侧倾斜 15°
    E. 摄影距离为 90～100 cm

46. 关于颈椎开口正位标准影像的叙述,错误的是　　　　　　　　　　　　　　　（　　）
    A. 第 1、2 颈椎于上、下齿列之间显示
    B. 齿状突与第 1 颈椎两侧块间隙对称
    C. 第 2 颈椎齿状突与枕骨重叠
    D. 第 2 颈椎位于上、下齿列之间
    E. 主要显示寰枢关节

47. 关于颈椎侧位摄影的叙述,错误的是　　　　　　　　　　　　　　　　　　　（　　）
    A. 标准体位站立,两肩下垂
    B. 正中矢状面平行胶片

C. 下齿反咬推出下颌骨使不与颈椎1～颈椎2重叠
D. 中心线水平投射,通过第1颈椎垂直胶片
E. 外耳孔垂线居胶片中线,片上缘包括外耳孔

48. 颈椎侧位片标准显示,错误的是　　　　　　　　　　　　　　　　　　　　(　)
　　A. 颈椎1～颈椎7全部显示　　　　B. 各椎体后缘呈单边显示
　　C. 下颌骨不与颈椎重叠　　　　　D. 齿状突显示清楚
　　E. 气管、颈部软组织显示模糊

49. 腰椎正位片标准影像显示,错误的是　　　　　　　　　　　　　　　　　　(　)
　　A. 腰椎1～腰椎5显示　　　　　　B. 腰椎椎体上/下呈单边显示
　　C. 腰大肌影清晰　　　　　　　　D. 骶椎1～骶椎5显示
　　E. 两侧横突、椎弓根显示清晰

50. 关于腰椎侧位片摄影的叙述,错误的是　　　　　　　　　　　　　　　　(　)
　　A. 身体背面垂直床面
　　B. 腰下垫棉垫使腰椎棘突联线平行胶片
　　C. 中心线垂直通过腰3达胶片
　　D. 胶片上缘包括第12胸椎、下缘包括部分骶骨
　　E. 双下肢伸直

51. 腰椎侧位片标准影像显示,不包括　　　　　　　　　　　　　　　　　　(　)
　　A. 片含胸12至第2骶椎关节　　　　B. 椎体呈"四方块"影
　　C. 上/下或后缘可见双边影　　　　D. 腰椎棘突显示
　　E. 椎弓根显示

52. 手正位片中心线对准　　　　　　　　　　　　　　　　　　　　　　　　(　)
　　A. 第3掌骨头垂直射入胶片　　　　B. 第2掌骨头垂直射入胶片
　　C. 第2、3掌骨之间垂直射入胶片　　D. 第4、5掌骨之间垂直射入胶片
　　E. 第5掌骨头垂直射入胶片

53. 手后前位,第2～5掌骨显示为　　　　　　　　　　　　　　　　　　　　(　)
　　A. 轴位影像　　　　　　　　　　B. 正位影像
　　C. 斜位影像　　　　　　　　　　D. 侧位影像
　　E. 切线位影像

54. 手后前位正确的摄影,错误的是　　　　　　　　　　　　　　　　　　　(　)
　　A. 受检者在摄影台旁侧坐,曲肘约90°
　　B. 手掌紧贴暗盒,五指自然分开,第3掌骨头置于暗盒中心
　　C. 中心线经第3掌骨头垂直射入暗盒
　　D. 摄影距离为90～100 cm
　　E. 中心线经第3掌骨近端垂直射入暗盒

55. 腕关节后前正位摄影,错误的是　　　　　　　　　　　　　　　　　　　(　)
　　A. 受检者侧坐于摄影台一端,肘部弯曲,约成90°
　　B. 手呈半握拳,腕关节置于暗盒中心,腕部掌面紧贴暗盒
　　C. 中心线经尺骨和桡骨茎突连线中点垂直射入暗盒

D. 摄影距离为 90～100 cm
E. 中心线第 3 掌骨头垂直射入暗盒

56. 肘关节前后正位摄影，错误的是 （   ）
   A. 受检者面向摄影台一端就座
   B. 前臂伸直，掌心向上
   C. 尺骨鹰嘴突置于暗盒中心并紧贴暗盒
   D. 中心线对准肱骨中下 1/3 处垂直暗盒射入胶片
   E. 肩部下移，尽量接近肘部高度

57. 肘关节正位标准影像，错误的是 （   ）
   A. 照片包括肱骨远端及尺桡骨近端
   B. 关节间隙位于照片正中
   C. 关节间隙呈"一"字样阴影
   D. 鹰嘴位于肱骨内外上髁正中偏桡侧
   E. 肘关节诸骨纹理及周围软组织清晰可见

58. 肘关节侧位摄影，错误的是 （   ）
   A. 受检者面向摄影台一端侧坐
   B. 肘关节屈曲约成 90°
   C. 拇指在上，尺侧朝下
   D. 肱骨内上髁置于照射野中心
   E. 中心线对准桡骨上 1/3 处垂直暗盒射入

59. 肩关节正位摄影，错误的是 （   ）
   A. 受检者仰卧于摄影台上
   B. 被检侧上肢内旋
   C. 肩胛骨喙突置于暗盒中心
   D. 暗盒上缘超出肩部，外缘包括肩部软组织
   E. 中心线经喙突，垂直射入暗盒

60. 肩关节正位标准影像显示，错误的是 （   ）
   A. 照片包括肩关节诸骨，其关节位于照片正中或稍偏外侧
   B. 肩关节盂前后重合，呈切线位显示，与肱骨头重叠
   C. 肱骨小结节位于肱骨头外 1/3 处显示
   D. 肩峰与锁骨远端相邻形成约 2～5 mm 的肩锁关节面
   E. 肱骨头与肩峰分离约 4 mm 不应重叠

61. 足前后正位摄影，错误的是 （   ）
   A. 受检者仰卧或坐于摄影台上
   B. 被检侧膝关节弯曲，足底部紧贴暗盒
   C. 暗盒上缘包括足趾，下缘包括跗骨
   D. 第 3 跖骨中点置于暗盒中心
   E. 中心线经第 3 跖趾关节垂直射入暗盒

62. 踝关节前后正位摄影，错误的是 （   ）
   A. 受检者仰卧或坐于摄影台上
   B. 被检侧下肢伸直，踝关节置于暗盒中心略偏下处

C. 足稍内旋，足尖向上

D. 中心线经内、外踝连线中点上方，垂直射入暗盒

E. 下肢长轴与暗盒中线平行

63. 踝关节侧位摄影，错误的是 （   ）

A. 受检者侧坐于摄影台上，被检侧靠近台面

B. 被检侧膝关节稍屈曲，外踝紧贴暗盒

C. 将外踝上方1 cm处放于暗盒中心

D. 中心线经内踝，垂直射入暗盒

E. 肢体长轴与暗盒长轴平行

64. 膝关节前后正位摄影，错误的是 （   ）

A. 受检者仰卧或坐于摄影台上，下肢伸直

B. 髌骨下缘置于暗盒中心

C. 下肢长轴与暗盒长轴一致

D. 暗盒放于被检侧膝下

E. 中心线经髌骨上缘，垂直射入暗盒

65. 膝关节侧位摄影，错误的是 （   ）

A. 受检者侧卧于摄影台上   B. 被检侧膝部外侧靠近暗盒

C. 被检侧膝关节屈曲成90°   D. 髌骨面与暗盒垂直

E. 中心线对准髌骨下后缘，垂直射入暗盒

66. 髋关节前后正位摄影，错误的是 （   ）

A. 受检者仰卧于摄影台上

B. 被检侧髋关节置于台面中线

C. 双下肢伸直且稍内旋，足尖向上内侧互相接触

D. 中心线对准髂前上棘，与暗盒垂直射入

E. 股骨长轴与暗盒长轴平行

67. 髋关节前后正位标准影像显示，错误的是 （   ）

A. 髋关节面呈"一"字形   B. 股骨头约1/2与髋臼重叠

C. 股骨颈完全显示   D. 股骨颈及闭孔无投影变形

E. 照片包括髋关节、股骨近端1/3

68. 视网膜母细胞瘤首选的摄影体位是 （   ）

A. 斯氏位   B. 许氏位

C. 头颅侧位   D. 柯氏位

E. 瓦氏位

69. 上颌窦病变首选的摄影体位是 （   ）

A. 斯氏位   B. 许氏位

C. 鼻窦侧位   D. 柯氏位

E. 瓦氏位

70. 神经根型颈椎病首选的摄影体位是 （   ）

A. 颈椎前后位   B. 颈椎侧位

C. 第1、2颈椎张口位   D. 颈椎侧位功能位
E. 颈椎斜位

71. 关于胸部后前位的摄影要点,错误的是 （   ）
    A. 取立位后前位体位
    B. 两手背置腰部
    C. 双肘内旋
    D. 暗盒上缘超出锁骨6 cm,下缘包括第12胸椎
    E. 中心线经第6胸椎垂直暗盒射入胶片

72. 关于第1、2颈椎张口位的摄影要点,错误的是 （   ）
    A. 受检者头颅正中矢状面垂直台面并与台面中线重合
    B. 头后仰,听鼻线垂直于台面
    C. 暗盒置于滤线器托盘内,摄影距离为100 cm
    D. 曝光时嘱受检者口张大
    E. 中心线通过两嘴角连线中点,垂直射入暗盒

73. 关于膝关节侧位的摄影要点,错误的是 （   ）
    A. 受检者侧卧于摄影床上   B. 受检侧下肢屈膝约呈135°
    C. 被检侧下肢外侧靠近暗盒   D. 髌骨下缘置于照射野中心
    E. 中心线对准髌骨下后缘垂直暗盒射入胶片

74. 关于髋关节正位标准影像的显示,错误的是 （   ）
    A. 照片包括髋关节、股骨近端1/3,同侧耻坐骨及部分髂骨翼
    B. 股骨头大体位于照片正中,或位于照片上1/3正中
    C. 大粗隆与股骨颈不重叠,股骨颈显示充分
    D. 股骨颈及闭孔无投影变形
    E. 髋关节诸骨纹理清晰锐利,坐骨棘明显显示,周围软组织也可辨认

75. 胸部后前位片标准影像显示,不包括 （   ）
    A. 肺门阴影结构可辨
    B. 全部胸椎清晰可见,骨纹理能辨认
    C. 心脏、纵隔边缘锐利
    D. 膈肌完全包括,且边缘锐利
    E. 两侧胸锁关节对称,肺尖显示充分,肩胛骨投影于肺野外

76. 肩关节正位摄影,中心线正确射入点是 （   ）
    A. 锁骨的中点   B. 关节盂
    C. 肩峰   D. 肩胛骨喙突
    E. 肱骨头

77. 类风湿性关节炎首选的摄影体位是 （   ）
    A. 双手正位   B. 单侧腕关节正位
    C. 双侧腕关节正位   D. 单手正位,包括腕关节
    E. 双手正位,包括腕关节

78. 不能显示内听道影像的是 （   ）

A. 乳突侧位 B. 汤氏位
C. 斯氏位 D. 颅底位
E. 经眶位

79. 子宫输卵管造影常选用的对比剂是 （ ）
A. 40%的复方泛影葡胺 B. 40%的碘化油
C. 空气 D. 硫酸钡
E. 40%的碘海醇

80. 颅骨骨折首选位置为 （ ）
A. 头颅前后位、侧位 B. 头颅后前位、侧位
C. 头颅前后位、仰卧水平侧位 D. 柯氏位、瓦氏位
E. 瓦氏位、头颅仰卧侧位

81. 鞍区肿瘤、垂体瘤患者首选位置为 （ ）
A. 头颅侧位 B. 头颅汤氏位
C. 头颅后前位 D. 切线位
E. 轴位

82. 关于头颅正位摄影的叙述,错误的是 （ ）
A. 受检者呈俯卧姿势 B. 听眦线垂直于台面
C. 矢状面平行台面 D. 下颌内收,额及鼻尖靠近台面
E. 两外耳孔到台面距离相等

83. 关于胸部摄影要点,错误的是 （ ）
A. 双手背置于腰上部,双肘内旋 B. 焦-片距应为 180 cm
C. 应使用滤线器 D. 应使用短摄影时间
E. 常规站立后前位

84. 常规胸部摄影观察肺组织,正确的呼吸方式为 （ ）
A. 平静呼吸 B. 平静呼吸屏气
C. 深吸气后屏气 D. 深呼气末屏气
E. 缓慢连续呼吸

85. 成人心脏摄影的焦-片距为 （ ）
A. 50 cm B. 85 cm C. 100 cm D. 120 cm E. 200 cm

86. 腹部仰卧前后位摄影,错误的是 （ ）
A. 受检者仰卧于摄影床上 B. 腹部正中矢状面与床面垂直
C. 胶片上缘超出剑突末端向上 3 cm D. 胶片下缘低于耻骨联合下 3 cm
E. 中心线入射点为脐上

87. 颈椎张口位摄影错误的是 （ ）
A. 上颌切牙咬合面与乳突尖连线垂直于台面
B. 头后仰
C. 中心线向头侧倾斜 15°
D. 尽量张大口
E. 主要观察寰枢椎

88. C3～C7 颈椎前后位摄影时，中心线应 （　　）
   A. 向头侧倾斜 20°　　　　　　　B. 向头侧倾斜 10°
   C. 垂直射入胶片　　　　　　　　D. 向足侧倾斜 10°
   E. 向足侧倾斜 20°

89. 椎弓峡部断裂，正确的摄影体位是 （　　）
   A. 腰椎正位　　　　　　　　　　B. 腰椎侧位
   C. 腰椎双斜位　　　　　　　　　D. 腰骶部斜位
   E. 腰骶部侧位

90. 手正位片，拇指显示为 （　　）
   A. 轴位影像　　　　　　　　　　B. 正位影像
   C. 斜位影像　　　　　　　　　　D. 侧位影像
   E. 切线位影像

91. 肩关节正位摄影，错误的是 （　　）
   A. 被检侧上肢稍外旋
   B. 肩部紧贴暗盒
   C. 肩胛骨喙突置于胶片中心
   D. 影像显示肩关节盂前后重合，成切线位显示，关节间隙显示清晰
   E. 肱骨小结节位于肱骨内 1/3 显示

92. 拟诊上颌窦癌并骨质侵犯的患者应首选摄影 （　　）
   A. 俯卧瓦氏位　　　　　　　　　B. 站立瓦氏位
   C. 汤氏位　　　　　　　　　　　D. 柯氏位
   E. 头颅侧位

93. 内耳道病变通常选用的摄影位置是 （　　）
   A. 柯氏位、瓦氏位　　　　　　　B. 头颅侧位、后前位
   C. 汤氏位、许氏位、梅氏位　　　D. 斯氏位、颅底位、汤氏位
   E. 伦氏位、头颅前后位

94. 检查胆脂瘤的最佳选择是 （　　）
   A. 梅氏位　　　　　　　　　　　B. 柯氏位
   C. 瑞氏位　　　　　　　　　　　D. 切线位
   E. 仰卧水平侧位

95. 关于腰椎前后位摄影的叙述，错误的是 （　　）
   A. 是常规位置　　　　　　　　　B. 必须使用滤线器
   C. 常与侧位片一同摄取　　　　　D. 脐下 3 cm 对准胶片中心
   E. 屈髋屈膝

96. 观察舟状骨，应该摄 （　　）
   A. 腕关节后前位　　　　　　　　B. 腕关节侧位
   C. 腕关节尺侧偏展位　　　　　　D. 腕关节斜位
   E. 手后前位

97. 不属于逆行肾盂造影术前准备的是 （　　）

A. 排尿 B. 清洁肠道
   C. 备好导管 D. 碘过敏试验
   E. 膀胱镜

98. 胸部摄影 X 线自左前方经右后方到达胶片的体位是 (   )
   A. 左前斜位 B. 左后斜位
   C. 右前斜位 D. 右后斜位
   E. 前后斜位

99. 关于颈椎侧位标准影像显示的叙述，错误的是 (   )
   A. 显示第 1~7 颈椎全部侧位影像 B. 各椎体前后缘均无双缘现象
   C. 下颌骨不与椎体重叠 D. 椎间孔呈圆形显示，边缘锐利
   E. 气管、颈部软组织层次清楚

100. 为鉴别诊断，胸部正位同时需摄取呼气相和吸气相的病变是 (   )
   A. 膈下脓肿 B. 膈麻痹
   C. 膈膨出 D. 包裹性积液
   E. 胸腔游离积液

101. 佝偻病的首选体位是 (   )
   A. 双腕关节正位 B. 双膝关节正位
   C. 双踝关节正位 D. 头颅侧位
   E. 腰椎侧位

102. 专用于诊断股骨头后脱位的摄影体位是 (   )
   A. 蝶式位 B. 蛙形位
   C. 汤氏位 D. 谢氏位
   E. 切线位

103. 关于脊柱第 1、2 颈椎张口位摄影要点的说法，错误的是 (   )
   A. 被检者仰卧于摄影床，双上肢放于身旁，头颅正中矢状面与床面垂直，并重合于床中线
   B. 中心线通过两嘴角连线中点，垂直暗盒摄入胶片
   C. 头后仰，使上颌门齿咬面至乳突尖的连线垂直台面
   D. 暗盒置于滤线器托盘内，摄影距离为 150 cm
   E. 曝光时嘱患者张大口或发"啊……"声

104. 关于颈椎侧位的摄影要点，错误的是 (   )
   A. 被检者侧立于摄影架前，颈椎长轴及冠状面与暗盒平行
   B. 被检者两肩尽量下垂，近暗盒处肩部抵暗盒下缘
   C. 头稍后仰，使听鼻线与暗盒短轴平行，以免下颌与上颈部重叠
   D. 胶片上缘平外耳孔，下缘包括第 1 胸椎，颈部软组织前后缘与暗盒前后缘等距
   E. 中心线经甲状软骨平面、颈部前后缘连线中点，垂直射入胶片

105. 关于腰椎侧位摄影要点，错误的是 (   )
   A. 被检者侧卧于摄影床，两臂屈曲放于胸前或上举抱头，双下肢并拢，髋、膝屈曲支撑身体

B. 身体冠状面与床面垂直

C. 胶片上缘平第1腰椎,下缘包括部分骶骨

D. 腰细臀宽者腰下垫棉垫,使脊柱与床面平行

E. 中心线对准第3腰椎平面,垂直暗盒射入胶片。臀部较宽,腰部未放海绵垫时,中心线向足端倾斜一定角度

106. 关于腕关节正位摄影的说法,错误的是 （　　）

   A. 被检者侧坐于摄影床旁

   B. 被检侧手呈半握拳或伸直,掌面向下

   C. 尺、桡骨茎突连线中点置于胶片中心

   D. 中心线对准尺骨垂直暗盒射入胶片

   E. 照片应包括尺桡骨远端及掌骨近端

107. 关于肘关节正位摄影的说法,错误的是 （　　）

   A. 被检者侧坐于摄影床旁

   B. 被检侧肘关节伸直,背侧在下

   C. 尺骨鹰嘴置于胶片中心

   D. 中心线对准肱骨内、外上髁连线中点垂直暗盒射入胶片

   E. 鹰嘴窝应位于肱骨外侧髁正中偏桡侧

108. 关于踝关节正位摄影的说法,错误的是 （　　）

   A. 被检者侧坐于摄影床上

   B. 被检侧下肢伸直稍内旋,足尖向上

   C. 内、外髁连线中点上2 cm置于照射野中心

   D. 中心线对准内、外踝连线中点上1 cm垂直暗盒射入胶片

   E. 踝关节位于照片中心,关节面呈切线位,其间隙清晰可见

109. 静脉肾盂造影的适应证,错误的是 （　　）

   A. 肾脏、输尿管疾患,如结核、肿瘤、先天性畸形等

   B. 不明原因血尿或脓尿

   C. 尿道狭窄不能插入导尿管或膀胱镜检查者

   D. 急性泌尿系感染

   E. 肾血管性高血压的筛查

110. 关于腹部前后位标准摄影,错误的是 （　　）

   A. 被检者仰卧于摄影床,身体正中矢状面与床面垂直,重合于床中线

   B. 中心线经脐部正中垂直暗盒摄入胶片

   C. 腹部全部包括于照片内

   D. 两侧膈肌、腹壁软组织及骨盆腔对称性地显示在照片内,椎体棘突位于照片正中

   E. 肾、腰大肌、腹膜外脂肪线及骨盆影显示清楚

111. 关于胸部标准影像的显示,错误的是 （　　）

   A. 肺门阴影结构可辨　　　　B. 锁骨、乳腺区、左心影内可辨肺纹理

   C. 肺尖充分显示　　　　　　D. 肩胛骨投影于肺野之内

   E. 两侧胸锁关节对称

112. 关于头颅常见病变的摄影体位的选择,错误的是 （　　）
    A. 颅骨骨折首选体位:头颅前后位、仰卧水平侧位
    B. 颅骨凹陷骨折首选体位:头颅前后位、切线位
    C. 颅内感染首选体位:头颅前后位、头颅侧位
    D. 颅内肿瘤首选体位:头颅后前位、仰卧水平侧位
    E. 多发骨髓瘤首选体位:头颅后前位、仰卧水平侧位

113. 关于脊柱常见病变的摄影体位的选择,错误的是 （　　）
    A. 神经根型颈椎病首选体位:颈椎斜位
    B. 脊髓型颈椎病首选体位:颈椎侧位
    C. 椎动脉型颈椎病首选体位:颈椎斜位
    D. 颈椎骨折(1、2颈椎)首选体位:第1、2颈椎张口位
    E. 颈椎结核首选体位:颈椎斜位

114. 关于胸部常见病变的摄影体位的选择,错误的是 （　　）
    A. 包裹性积液首选体位:胸部前后位
    B. 肺下积液首选体位:胸部后前位、胸部仰卧前后位
    C. 气胸首选体位:胸部后前位、侧位
    D. 肺不张首选体位:胸部后前位、侧位
    E. 咯血首选体位:胸部后前位、侧位

115. 关于四肢与关节常见病变的摄影体位的选择,错误的是 （　　）
    A. 骨结核首选体位:正位、侧位
    B. 类风湿关节炎首选体位:手(或足)正位
    C. 大骨节病首选体位:双手正位
    D. 呆小症首选体位:双手正位
    E. 腕部舟状骨骨折首选体位:腕关节正位

116. 关于头颅侧位摄影要点,错误的是 （　　）
    A. 被检者俯卧于摄影床,身体长轴与床面中线平行
    B. 头部侧转,被检侧靠近床面,矢状面与床平行,瞳间线与床垂直
    C. 被检侧上肢内旋置于身旁,下肢伸直,对侧上肢曲肘握拳垫于颌下,下肢屈曲支撑身体
    D. 下颌内收,额鼻线与床中线平行
    E. 中心线对准外耳孔前、上各2 cm处垂直射入胶片

117. 需摄取腹部倒立位平片的疾病是 （　　）
    A. 胃扩张　　　　　　　　　B. 肠套叠
    C. 肠扭转　　　　　　　　　D. 小肠梗阻
    E. 先天性肛门闭锁

118. 下列组合中,错误的是 （　　）
    A. 舟状骨—外展位　　　　　B. 三角骨、豆状骨—腕部斜位、轴位
    C. 尺神经沟—桡、尺骨正侧位　D. 痛风—蹠趾骨正斜位
    E. 马蹄内翻足—足正位、踝关节侧位

119. 下列有关乳腺摄影注意事项,错误的是 （　　）
    A. 采用近距离摄影
    B. X线照片应有上、下、左、右标记
    C. 曝光时,乳腺皮肤应平坦,乳头呈切线位
    D. 较小的乳腺,不需加压摄影
    E. 应屏气曝光

120. 下列摄影位置的对应关系,错误的是 （　　）
    A. 蝶鞍测量——头颅正位　　B. 额窦骨壁瘤——柯氏位
    C. 上颌窦囊肿——华氏位　　D. 面骨骨折——铁氏位
    E. 颞颌关节脱位——开、闭口位

121. 胸骨颈静脉切迹相当于 （　　）
    A. 第4颈椎水平　　B. 第5颈椎水平
    C. 第1、2胸椎水平　　D. 第2、3胸椎水平
    E. 第4胸椎水平

122. 不属于静脉肾盂造影适应证的是 （　　）
    A. 泌尿系统结石　　B. 急性泌尿系炎症
    C. 肾性高血压　　D. 不明原因的血尿
    E. 肾肿瘤

123. 乳腺摄影"CC"英文缩写代表的体位是 （　　）
    A. 侧位　　B. 夸大位
    C. 头尾位(轴位)　　D. 放大位
    E. 内外侧斜位

124. 头颅摄片中听眦线与床面成37°的体位是 （　　）
    A. 头颅汤氏位　　B. 头颅瓦氏位
    C. 头颅侧位　　D. 头颅标准正位
    E. 头颅柯氏位

125. 关于X线平片拍摄,错误的是 （　　）
    A. 胸部正位拍摄时暗盒上缘超出锁骨,下缘包括第12胸椎
    B. 颈椎前后位拍摄时中心线向头侧倾斜10°
    C. 胸椎正位拍摄时中心线对准胸骨角与剑突连线中点
    D. 胸椎侧位拍摄时,腰部应垫以棉垫
    E. 腰椎正位拍摄时,双腿尽量伸直,紧贴床面

126. 头颅汤氏位中心线倾斜 （　　）
    A. 向头侧倾斜30°　　B. 向头侧倾斜45°
    C. 向足侧倾斜30°　　D. 向足侧倾斜45°
    E. 向头侧倾斜23°

127. 1~6岁骨龄测量首选体位为 （　　）
    A. 髋关节正位　　B. 肩关节正位
    C. 双膝关节　　D. 双手及双腕正位

E. 双手及双腕侧位

128. 摄取手的正位 X 线照片,其中心线应通过 （　　）
    A. 拇指、掌关节处　　　　B. 中指指间关节处
    C. 食指指掌关节处　　　　D. 中指指掌关节处
    E. 无名指指掌关节处

129. 足内斜位要求足底面与暗盒面成 （　　）
    A. 25°　　B. 30°　　C. 45°　　D. 55°　　E. 60°

130. 跟骨轴位 X 线中心线向头侧倾斜的入射角度为 （　　）
    A. 10°～15°　　　　　　　B. 15°～25°
    C. 30°～45°　　　　　　　D. 55°～60°
    E. 50°～65°

131. 头颅正位摄影,其 X 线中心线经何处射入 （　　）
    A. 人字缝中点　　　　　　B. 枕后隆突
    C. 两侧乳突连线中点　　　D. 顶骨中点
    E. 寰枕关节处

132. 颈椎斜位的摄影目的是为了观察 （　　）
    A. 椎弓根　　　　　　　　B. 棘突
    C. 横突　　　　　　　　　D. 椎间孔
    E. 上、下关节突

133. 腰椎正位 X 线摄影,其中心线从体表何处射入 （　　）
    A. 脐孔　　　　　　　　　B. 两髂前上棘连线中点
    C. 剑突　　　　　　　　　D. 剑突与脐孔连线中点
    E. 脐孔上 3 cm

134. 腹部立位摄影 X 线中心线经何处射入 （　　）
    A. 剑突　　　　　　　　　B. 剑突与脐孔连线中点
    C. 脐孔　　　　　　　　　D. 耻骨联合
    E. 剑突与耻骨联合连线中点

135. 观察心脏大血管的胸部右前斜位 X 线摄影,要求冠状面与成像板面成 （　　）
    A. 25°　　B. 30°　　C. 45°　　D. 55°　　E. 60°

136. 应增加摄影管电压的病理因素有 （　　）
    A. 肺大泡　　　　　　　　B. 肺气肿
    C. 骨质破坏　　　　　　　D. 骨质疏松
    E. 骨质硬化

二、多选题

1. 下列哪些病变适用静脉肾盂造影 （　　）
    A. 肾结石　　　　　　　　B. 急性尿路感染
    C. 不明原因的血尿　　　　D. 腹膜后包块
    E. 甲状腺功能亢进

2. 下列哪些病变用于逆行肾盂造影 （　　）

A. 静脉肾盂造影显示不满意者 B. 急性尿路感染
C. 不适于做静脉肾盂造影者 D. 了解肾、输尿管与邻近器官关系者
E. 尿道严重狭窄者

3. 腕关节侧位摄影,错误的是 ( )
   A. 受检者侧坐于摄影台一端,肘部弯曲,约成 90°
   B. 尺骨茎突置于暗盒中心
   C. 中心线经第 3 掌骨头垂直射入暗盒
   D. 受检者桡侧贴近胶片
   E. 手和前臂呈侧位,第 5 掌骨和前臂尺侧紧靠暗盒

4. 泌尿系统造影的适应证是 ( )
   A. 肾、输尿管结石 B. 严重的血尿
   C. 尿道狭窄不能插入导管 D. 肾积水
   E. 肾血管性高血压的筛选检查

5. 子宫输卵管造影的禁忌证包括 ( )
   A. 碘过敏者 B. 全身性发热,严重的心肺疾病
   C. 亚急性子宫输卵管炎症 D. 月经期后前 3 或 7 天后
   E. 盆腔炎症

6. 关于胸部侧位的摄影要点,正确的是 ( )
   A. 受检者侧立于立位摄影架前,被检胸壁远离胶片
   B. 双上肢上举,交叉抱头。两足分开,以稳定身体
   C. 胸部腋中线对准暗盒长轴中线
   D. 胶片包括第 7~12 胸椎高度,前、后胸壁与暗盒边缘等距
   E. 中心线平第 4 胸椎高度经侧胸壁中点垂直射入胶片

7. 胸部侧位图像标准影像的显示,不包括 ( )
   A. 第 7 胸椎以下椎体清晰可见,并呈侧影投影
   B. 从颈部至气管分叉部,能连续追踪到气管影
   C. 心脏、主动脉、降主动脉阴影模糊
   D. 胸骨呈侧位投影
   E. 照片中无组织遮盖部呈漆黑

8. 乳腺摄影常规采取的体位是 ( )
   A. 内外斜位 B. 头尾位
   C. 定点压迫位 D. 夸大头尾位
   E. 放大位

9. 关于颈椎前后位标准影像的描述,正确的是 ( )
   A. 显示第 3~7 颈椎正位像
   B. 颈椎钩突关节显示清晰
   C. 下颌骨显示于第 2、3 颈椎间隙高度
   D. 第 1 肋及颈旁软组织包括在照片内
   E. 下颌骨不与颈椎重叠

10. 属于静脉肾盂造影禁忌证的是 （   ）
    A. 碘制剂过敏者　　　　　　　B. 急性传染病或高烧
    C. 慢性肾小球肾炎　　　　　　D. 严重血尿和肾绞痛
    E. 重型高血压

三、配伍题　　　　　　　　　　　　　　　　　　　　　　　　　（   ）
    A. 头颅前后位　　　　　　　　B. 汤氏位
    C. 许氏位　　　　　　　　　　D. 斯氏位
    E. 柯氏位

1. 内听道病变的首选检查体位是 （   ）
2. 耳源性脑脓肿的首选检查体位是 （   ）
3. 颅骨骨折的首选检查体位是 （   ）
4. 额窦病变的首选检查体位是 （   ）
    A. 中心线垂直射入胶片　　　　B. 中心线向足侧倾斜 45°
    C. 中心线向足侧倾斜 30°　　　D. 中心线向足侧倾斜 23°
    E. 听眦线与床面成 37°
5. 汤氏位 （   ）
6. 瓦氏位 （   ）
7. 头颅侧位 （   ）
8. 柯氏位 （   ）
    A. 腹部站立前后位　　　　　　B. 腹部仰卧前后位
    C. 腹部倒立侧位　　　　　　　D. 腹部侧卧后前位
    E. 腹部侧位
9. 急腹症（包括急性穿孔、肠梗阻等）的首选体位 （   ）
10. 急腹症患者不能站立的首选体位 （   ）
11. 先天性肛门闭锁的首选体位 （   ）
12. 泌尿系结石的首选体位 （   ）
    A. 许氏位　　　　　　　　　　B. 斯氏位
    C. 柯氏位　　　　　　　　　　D. 瓦氏位
    E. 鼻窦侧位
13. 额窦病变首选摄影体位是 （   ）
14. 耳源性脑脓肿首选摄影体位是 （   ）
15. 蝶窦病变首选摄影体位是 （   ）
16. 内耳道病变首选摄影体位是 （   ）
17. 上颌窦病变首选摄影体位是 （   ）
    A. 静脉肾盂造影　　　　　　　B. 逆行肾盂造影
    C. 胆道 T 管造影　　　　　　　D. 子宫输卵管造影
    E. 下肢静脉造影
18. 了解肾、输尿管与邻近器官的关系首选 （   ）
19. 胆道结石术后了解有无结石残留首选 （   ）

20. 不明原因血尿首选 （　）
21. 子宫输卵管畸形首选 （　）
    A. 颈椎斜位　　　　　　　　　　B. 颈椎侧位
    C. 第1、2颈椎张口位　　　　　　D. 颈椎前后位
    E. 颈椎侧位功能位
22. 颈椎脱位，椎间关节绞锁首选摄影体位 （　）
23. 颈椎结核首选摄影体位 （　）
24. 神经根型颈椎病首选摄影体位 （　）
25. 寰枢椎病变首选摄影体位 （　）
26. 胸腔开口综合征首选摄影体位 （　）
    A. 双手正位　　　　　　　　　　B. 双腕关节正位
    C. 腕关节尺偏位　　　　　　　　D. 肘关节轴位
    E. 前臂正侧位（包括腕关节）
27. 观察尺神经沟首选摄影体位 （　）
28. 呆小症首选摄影体位 （　）
29. 佝偻病首选摄影体位 （　）
30. 克雷骨折首选摄影体位 （　）
31. 腕部舟状骨骨折首选摄影体位 （　）

四、共干题

某患者胆道结石手术，术中安放了T形引流管，术后患者一直自述腹痛。

1. 胆道术后，安放T形引流管的患者，其常规检查方法是 （　）
    A. 腹部X线片　　　　　　　　　　B. 全腹部CT增强检查
    C. 上腹部B超检查　　　　　　　　D. 胆道T形引流管造影
    E. 磁共振胰胆管水成像
2. 若患者出现严重的胆系感染或出血，应该如何处理检查 （　）
    A. 暂停检查，先观察一段时间　　　B. 再次手术探查
    C. 取出引流的T形管　　　　　　　D. 先做磁共振胰胆管水成像，查明原因
    E. 先清洗伤口并观察

某患者车祸伤后，入院检查，意识清楚，查体发现患者右膝关节疼痛，不能自主运动。余无异常。

3. 入院后的首选检查方法是 （　）
    A. MRI右膝关节检查　　　　　　　B. 右膝关节X线正侧位片
    C. 右膝关节CT检查　　　　　　　D. 直接手术探查
    E. 先清洗伤口，再观察
4. 如果是儿童患者，还应补充的检查是 （　）
    A. 全身X线检查　　　　　　　　　B. 右下肢X线检查
    C. 对侧膝关节X线检查　　　　　　D. 腹部B超
    E. 双手检查

某患者因B超发现肝结节性病灶，来做CT上腹部增强扫描，检查结束后面部潮红，

自述胸闷、恶心、头晕等不适感。

5. 该患者最有可能的诊断是 （ ）
   A. 碘过敏　　　　　　　　　B. 没有空腹检查
   C. 室内缺氧　　　　　　　　D. 患者太紧张了
   E. 患者肝结节病发作

6. 对该患者的处理方法是 （ ）
   A. 马上给受检者吸氧　　　　B. 皮下注射肾上腺素 0.5 ml
   C. 注射 10 ml 10% 的葡萄糖　D. 此为一时性的轻度反应，不需治疗
   E. 肌内注射盐酸苯海拉明

   患者男性，56岁，因咳嗽、咳痰、痰中带血，来院诊治，既往无结核病史。T:36.5℃，心率:82次/分。体格检查:腹软、肝脾未及、全腹无压痛，未及包块。

7. 常规的影像学检查是 （ ）
   A. 胸部透视　　　　　　　　B. 胸部 X 线平片
   C. 胸部 CT　　　　　　　　D. 超声检查
   E. 磁共振检查

8. 采用 DR 摄影，下列哪项不是 DR 摄影的优点 （ ）
   A. 量子检出率高　　　　　　B. 动态范围大
   C. MTF 高　　　　　　　　D. 可进行动态摄影
   E. 图像质量高

9. 下列哪项不是优质胸片的条件 （ ）
   A. 肩胛骨投影于肺野之外　　B. 两侧胸锁关节对称
   C. 肺门阴影结构可辨　　　　D. 两侧肋膈角清晰锐利
   E. 肺尖显示不充分

10. 胸片提示为中央型肺癌，为进一步明确诊断应进行哪项检查 （ ）
    A. 胸部透视　　　　　　　　B. 胸部 X 线平片
    C. 胸部 CT　　　　　　　　D. 超声检查
    E. 磁共振检查

    患者黄某，男，25岁，突发右侧腰痛，伴肉眼血尿，T:36.5℃，心率:72次/分。体格检查:腹软、肝脾未及、全腹无压痛，未及包块。临床初步诊断为尿结石。

11. 为明确诊断下列哪项检查无意义？ （ ）
    A. KUB 平片　　　　　　　B. B 超检查
    C. CT　　　　　　　　　　D. MRU
    E. MRA

12. 静脉尿路造影使肾盂肾盏显示的时间是 （ ）
    A. 3～5 分钟　　　　　　　B. 7～10 分钟
    C. 10～15 分钟　　　　　　D. 30～35 分钟
    E. 45～50 分钟

13. 摄 KUB 平片时 X 线中心点应对 （ ）
    A. 腹部中点　　　　　　　　B. 脐孔与剑突连线中点

C. 剑突与耻骨联合连线中点 D. 脐孔与耻骨联合连线中点
E. 髂前上棘连线中点

14. 从肾脏排泄的对比剂是 （   ）
A. 复方泛影葡胺 B. 复方胆影葡胺
C. 碘化油 D. 硫酸钡
E. 空气

15. 属于非离子对比剂的是 （   ）
A. 复方泛影葡胺 B. 复方胆影葡胺
C. 碘化油 D. 碘本酯
E. 优维显

16. 不属于重度过敏反应的是 （   ）
A. 休克 B. 呼吸困难
C. 喉头水肿 D. 皮疹
E. 大面积荨麻疹

患者,女,20岁,因腹部疼痛1小时入院,无发热、腹泻。

17. 首选的腹部X线摄影检查体位,正确的是 （   ）
A. 腹部站立后前位 B. 腹部站立前后位
C. 腹部仰卧前后位 D. 腹部仰卧侧位
E. 腹部倒立侧位

18. 可疑泌尿系结石,还需进一步加照 （   ）
A. 腹部站立后前位 B. 腹部站立前后位
C. 腹部仰卧前后位 D. 腹部侧卧侧位
E. 腹部倒立侧位

某中年男性,因发热、腰部胀痛入院,既往有腰部胀痛史。体格检查:肝脾未及,腰背部轻度压疼,未及肿块。

19. 该患者最有可能的诊断是 （   ）
A. 胆道结石 B. 胆道蛔虫
C. 肠梗阻 D. 肾结石
E. 腰椎病

20. 该患者拟行静脉肾盂造影检查,下列说法错误的是 （   ）
A. 造影前2~3天不吃易产气和多渣视物,并禁腹碘剂及含钙药物
B. 检查前6小时禁食水
C. 造影前排尿使膀胱空虚
D. 造影前常规摄全腹部平片
E. 严格观察碘过敏实验情况,"阴性者"方可进行造影

逆行肾盂造影系在膀胱镜的观察下,将特制导管经尿道和膀胱插入输尿管注入对比剂使肾盂、肾盏、输尿管及膀胱显影的检查方式。

21. 关于逆行肾盂造影适应证的说法,错误的是 （   ）
A. 不适于做静脉肾盂造影者,如碘过敏者

B. 静脉肾盂造影不显影的肾、输尿管疾患

C. 不明原因的血尿或脓尿

D. 证实平片所示阴影是否位于输尿管内,并能够肯定两者关系

E. 了解肾、输尿管与邻近器官的关系,观察有无受累

22. 关于其禁忌证的说法,错误的是　　　　　　　　　　　　　　　　（　　）

 A. 尿道狭窄　　　　　　　　　　　B. 泌尿系急性炎症

 C. 严重血尿和肾绞痛发作期间　　　D. 严重心血管疾病

 E. 输尿管肿瘤

男孩,5岁,玩耍时手部撑地后手腕疼痛,入院后可疑腕部舟状骨骨折。

23. 首选的X线摄影体位是　　　　　　　　　　　　　　　　　　　　（　　）

 A. 双手正位　　　　　　　　　　　B. 双腕关节正位

 C. 双手斜位　　　　　　　　　　　D. 腕关节尺偏位

 E. 腕关节桡偏位

24. 如果可疑克雷骨折,首选的X线摄影体位是　　　　　　　　　　（　　）

 A. 双手正位　　　　　　　　　　　B. 双腕关节正位

 C. 双手斜位　　　　　　　　　　　D. 双手侧位

 E. 前臂正侧位

患者男,65岁,咳嗽、喘憋1个月,听诊左下肺呼吸音减低,临床可疑左侧胸腔积液。

25. 首选的X线摄影体位是　　　　　　　　　　　　　　　　　　　　（　　）

 A. 胸部后前位+胸部侧位　　　　　B. 胸部后前位

 C. 胸部后前位+胸部仰卧位　　　　D. 胸部左前斜位

 E. 胸部右前斜位

26. 如果胸片发现左心房增大,还需进一步加照　　　　　　　　　　（　　）

 A. 胸部左侧位　　　　　　　　　　B. 胸部左侧位+右前斜位

 C. 胸部左侧位+左前斜位　　　　　D. 胸部右前斜位

 E. 胸部左前斜位

男性,30岁,上腹痛7天,餐后突然加剧6小时,并很快波及全腹。既往有胃溃疡病史,当时查体:全腹压痛、反跳痛、肌紧张、肝浊音界消失、肠鸣音减弱。

27. 入院时最可能诊断为　　　　　　　　　　　　　　　　　　　　　（　　）

 A. 急性阑尾炎穿孔　　　　　　　　B. 胃十二指肠溃疡穿孔

 C. 绞窄性肠梗阻　　　　　　　　　D. 急性胆囊炎穿孔

 E. 急性肠扭转

28. 若行X线平片检查,首选体位为　　　　　　　　　　　　　　　　（　　）

 A. 根据疼痛部位选择适当的斜位　　B. 立位腹部平片

 C. 卧位腹部平片　　　　　　　　　D. 侧位腹部平片

 E. 坐位平片

29. 照片可见何种X线征象　　　　　　　　　　　　　　　　　　　　（　　）

 A. 可见膨大的肠袢　　　　　　　　B. 小肠内可见多个气液平面

 C. 膈下游离气体　　　　　　　　　D. 胃大泡明显增大

E. 密度增高影

30. 为此，患者拍腹部平片错误的是 （　　）
    A. 暗盒上缘平患者剑突下 3 cm
    B. 拍摄前嘱患者喝泻药做简单清肠准备
    C. 中心线经剑突至耻骨联合连线中点，并对应上移，包括膈肌
    D. 嘱患者上肢上举或放于身体两侧
    E. 患者平卧于摄影台上

男，58 岁，对称性多关节肿痛半年余，近期加重，并有晨僵，已影响正常工作。临床考虑类风湿关节炎。

31. 对于影像学诊断，应首选拍摄 （　　）
    A. 膝关节正侧位　　　　　　B. 髋关节正侧位
    C. 前臂正位　　　　　　　　D. 手（或足）正位
    E. 腕关节正位

32. 选择其他辅助体位时，错误的是 （　　）
    A. 腕关节尺偏位　　　　　　B. 肘关节正位
    C. 膝关节正位　　　　　　　D. 肩关节正位
    E. 髋关节正位

第十三章 常规 X 线检查技术模拟试题参考答案及解析

一、最佳选择题

1. B **解析**：下颌内收，额部及鼻尖紧贴床面，听眦线垂直于床面。
2. B **解析**：下颌骨颏部置于床面，头稍后仰，听眦线与床面成 37°。
3. C **解析**：暗盒上缘包括髂骨嵴，下缘达耻骨联合下方 3 cm。
4. E **解析**：肾结核、肿瘤、先天畸形和积水是泌尿系统造影的适应证。
5. D **解析**：摄取双腕关节正位的目的是要观察腕关节各骨的发育情况，即观察骨龄。
6. D **解析**：扁平足是各种原因所致的足内侧弓下陷，所以应该摄取单侧足负重水平侧位。
7. C **解析**：肾脏及腹膜后，体表投影位于胸 12 椎体及腰 2 椎体之间，距中线约 5 cm 处。所以肾区前后位摄影的中心线经过剑突与肚脐连线中点垂直射入。
8. C **解析**：压迫器呈倒八字形放置，相当于输尿管经过两侧骶髂关节处，利于阻断输尿管。
9. A **解析**：手的常规摄影取标准前后位，显示单手或双手的掌下正位像，腕部舟骨呈半轴位影像，豌豆骨与三角骨重叠，钩骨的钩突与体部重叠。
10. D
11. C
12. E **解析**：急性泌尿系统炎症、肾绞痛、严重血尿为禁忌证。
13. B **解析**：颅骨凹陷性骨折的摄影体位是：头颅前后位＋切线位。
14. D **解析**：观察左心房增大的摄影体位是：胸部后前位、侧位、右前斜位。
15. B **解析**：急腹症（包括急性胃肠道穿孔、肠梗阻、肠套叠即肠扭转）：首选体位是腹部站立前后位，其他体位有腹部侧卧后前位。
16. C **解析**：腰椎椎弓峡部不连，首选体位是腰椎斜位，其他体位有腰椎关节突关节位。
17. E **解析**：股骨头后脱位首选体位是谢氏位。
18. E **解析**：中心线向足侧倾斜 23°。
19. E **解析**：中心线向头侧倾斜 10°，经甲状软骨摄入胶片。
20. D **解析**：X 线阴极管置于组织较厚的下部分腰椎。
21. D **解析**：手正位标准影像：第 2～5 掌骨呈正位，拇指呈斜位投影。
22. B **解析**：被检侧上肢稍外旋且与躯干分开，肩部背侧紧贴暗盒。
23. C **解析**：膝关节侧位摄影，被检测下肢屈膝约呈 120°。
24. D **解析**：头颅正位标准影像包括全部颅骨及下颌骨升支、眼眶及上颌窦左右对称，颅骨骨板及骨质结构显示清晰，顶骨及两侧颞骨对称距照片边缘等距离，岩骨上缘位于眼眶内正中，内听道显示清晰。
25. D **解析**：头颅侧位摄影体位是受检者俯卧在摄影台上，身体长轴与床面中线平行，被检侧上肢内旋置于身旁，对侧上肢曲肘握拳垫于下颌，下颌内收，使矢状面与台面平行，胶片上缘超出颅顶 3 cm，中心线对准外耳孔前、上各 2.5 cm。
26. E **解析**：标准胸部后前位两侧胸锁关节对称；肩胛骨投影于肺野之外；两侧肋膈角清晰，心脏纵隔边缘清晰；肺尖、肺门结构显示清晰；乳腺、心影重叠处肺纹理可以辨出。
27. D **解析**：造影前 12 小时禁食，以免食物在腹部停留，影响造影质量。造影前排空尿液使膀胱显影更佳。
28. D **解析**：胆道 T 管造影的目的主要是了解胆道内有无结石，胆道狭窄等是否通畅情况。
29. D **解析**：子宫输卵管造影一般选在月经干净后的 7～10 天。
30. C **解析**：内外斜位（MLO）是显示一侧乳腺组织最佳体位，头尾位（CC）对内侧乳腺组织显示较佳。常规摄影选用头尾位和内外斜位，必要时加照其他体位。

31. C 解析：胆道T管造影的适应证：①凡带有T形管引流的患者，1～2周内均可进行；②无严重胆系感染，出血或胆汁清凉不浑浊者。
32. D 解析：阴性对比剂之间的差别主要在于溶解度不同，常见：①空气溶解度小，进入血液循环有产生气栓的危险；②二氧化碳溶解度大，即使进入血液循环也不致发生气栓；③氧气溶解度介于空气和二氧化碳之间，产生气栓的机会较空气小。
33. E 解析：踝关节正位中心线对准内外踝连线中点上1 cm处。
34. C 解析：跟骨侧位中心线对准内踝下2 cm处。
35. C 解析：汤氏位是中心线向足侧倾斜30°。
36. B 解析：柯氏位是中心线向足侧倾斜23°。
37. A 解析：泌尿系急性炎症做逆行肾盂造影会加重感染，是逆行肾盂造影的禁忌证。
38. B 解析：头部正中矢状面垂直台面。
39. E 解析：蝶鞍在头颅侧位时可显示。
40. B 解析：蝶鞍各缘呈单线的半月状阴影，无双边显示。
41. D 解析：中心线向足侧倾斜30°。
42. E 解析：胸部后前位中心线经第6胸椎垂直射入。
43. E 解析：腹部仰卧前后位摄影一般的检查为肾、输尿管及膀胱的腹平片检查，因此下缘包括耻骨联合，上缘包括肾上缘即可。
44. E 解析：观察急腹症情况看是否有膈下游离气体及肠梗阻气液平面情况应该采用站立前后位摄影；腹部仰卧位观察泌尿系结石等。
45. D 解析：中心线经两嘴角连线中点，垂直射入暗盒。
46. C 解析：颈椎开口正位第2颈椎齿状突与枕骨不重叠，单独显示清晰。
47. D 解析：中心线水平投射，通过甲状软骨垂直胶片。
48. E 解析：气管、颈部软组织显示清晰。
49. D 解析：骶椎1～骶椎2显示。
50. E 解析：双下肢屈曲支撑身体。
51. C 解析：无上/下或后缘双边影。
52. A 解析：手正位片中心线对准第3掌骨头垂直射入胶片。
53. B 解析：手正位，第2～5掌骨显示为正位影像，拇指显示为斜位影像。
54. E 解析：手正位片中心线对准第3掌骨头垂直射入胶片。
55. E 解析：腕关节后前正位摄影中心线经尺骨和桡骨茎突连线中点垂直射入暗盒。
56. D 解析：肘关节前后正位摄影中心线对准肱骨内、外上髁连线中点垂直暗盒射入胶片。
57. D 解析：肘关节正位标准影像鹰嘴位于肱骨内外上髁正中偏尺侧。
58. E 解析：肘关节侧位摄影中心线对准肱骨外上髁处垂直暗盒射入。
59. B 解析：被检侧上肢外旋且与躯干分开。
60. B 解析：肩关节正位标准影像显示肩关节盂前后重合，呈切线位显示，不与肱骨头重叠。
61. E 解析：足前后正位摄影中心线经第3跖骨中点垂直射入暗盒。
62. D 解析：中心线经内、外踝连线中点上方1 cm处，垂直射入暗盒。
63. D 解析：中心线经内踝上方1 cm处，垂直射入暗盒。
64. E 解析：中心线经髌骨下缘，垂直射入暗盒。
65. C 解析：被检侧膝关节屈曲成120°～135°。
66. D 解析：中心线经股骨头，相当于髂前上棘与耻骨联合上缘连线中点作垂线向下5 cm处，与暗盒垂直射入。
67. A 解析：髋关节面呈半圆形。
68. D 69. E 70. E

71. B 解析：两手背置髋部，双肘内旋，使肩胛骨投影于肺野之外。
72. B 解析：头后仰，使上颌门齿咬面至乳突尖的连线垂直于台面。
73. D 解析：髌骨下缘与腘窝皮肤皱褶连线的中点置于照射野中心。
74. C 解析：大粗隆内缘与股骨颈重叠1/2，股骨颈显示充分。
75. B 解析：因有纵隔遮挡，胸椎及骨纹理无法清晰可见。
76. D 解析：肩关节正位摄影要求中心线经肩胛骨喙突垂直射于胶片。
77. E 解析：类风湿性关节炎是一种胶原系统疾病，累及全身的结缔组织，应摄取双手标准正位，包括腕关节。
78. A 解析：汤氏位、斯氏位、颅底位、经眶位均是显示内听道的摄影体位。
79. B 解析：子宫输卵管造影常选用的对比剂是40%的碘化油或60%的复方泛影葡胺。
80. C 解析：颅骨骨折患者应尽量减少搬动，首选采用头颅前后位与仰卧水平侧位。
81. A 解析：鞍区在头颅侧位显示最为清晰，为首选体位。
82. C 解析：头颅正中矢状面垂直台面。
83. A 解析：胸部摄影双手背置于髋部，双肘内旋，主要目的是将肩胛骨拉出于肺野之外。
84. C 解析：胸部摄影应采取深吸气后屏气。
85. E 解析：为减少心脏影像放大，一般摄影距离为200 cm。
86. E 解析：中心线入射点为剑突与耻骨联合连线中点。
87. C 解析：中心线应通过两嘴角连线中线垂直射入暗盒。
88. B 解析：中心线应向头侧倾斜10°，经甲状软骨射入胶片。
89. C 解析：腰椎双斜位摄影时，近台侧的椎弓峡部平展而清晰显示。
90. C 解析：手正位片，第2~4掌指骨呈正位，拇指呈斜位影像。
91. E 解析：肱骨小结节位于肱骨头外1/3。
92. A 解析：上颌窦检查首选瓦氏位，通常选用俯卧位摄影。
93. D 解析：斯氏位是显示内耳道的最佳体位，颅底位、汤氏位显示也比较清楚。
94. A 解析：梅氏位是检查胆脂瘤的首选位置。
95. D 解析：中心线应对准第3腰椎，体表定位点为脐上3 cm。
96. C 解析：手正位照片中，舟状骨呈现为半轴位。腕关节尺侧偏展位为舟状骨的专用位置。
97. D 解析：逆行肾盂造影时对比剂不进入血液内，无过敏反应，不需做碘过敏试验。
98. D 解析：胸部摄影X线自左前方经右后方到达胶片，即身体的右后贴紧成像介质，根据被照体与成像介质的位置关系命名为右后斜位。
99. D 解析：颈椎侧位影像无法显示椎间孔形态，若要观察椎间孔需采用颈椎斜位摄影。
100. B 解析：胸部正位需摄取呼气相和吸气相的病变是膈麻痹，用以观察膈肌移动度。
101. A 解析：佝偻病首先会累及腕关节，X线影像表现为尺桡骨远端出现杯口征、毛刷征及骨质疏松等。所以佝偻病的首选体位应为双腕关节正位。
102. D 解析：谢氏位是专用于诊断股骨头后脱位的摄影体位。
103. D 解析：暗盒置于滤线器托盘内，摄影距离为100 cm。
104. A 解析：被检者侧立于摄影架前，颈椎长轴及矢状面与暗盒平行。
105. C 解析：胶片上缘平第12胸椎，下缘包括部分骶骨。
106. D 解析：中心线对准尺、桡骨茎突连线中点垂直暗盒射入胶片。
107. E 解析：鹰嘴窝应位于肱骨内侧髁正中偏尺侧。
108. C 解析：内、外髁连线中点上1 cm垂直暗盒射入胶片。
109. A 解析：急性泌尿系感染属静脉肾盂造影禁忌证。
110. B 解析：腹部前后位中心线经剑突与耻骨联合中点垂直暗盒摄入胶片。
111. D 解析：肩胛骨投影于肺野之外。

112. C 解析：颅内感染首选体位：头颅后前位、头颅侧位。
113. E 解析：颈椎结核首选体位：颈椎侧位。
114. A 解析：包裹性积液首选体位：胸部后前位。
115. E 解析：腕部舟状骨骨折首选体位：腕关节尺偏位。
116. E 解析：中心线对准外耳孔前、上各2.5 cm处垂直射入胶片。
117. E 解析：在肛门处加金属标记，以见直肠末端距肛门皮肤处金属标志的距离。
118. C 解析：观察尺神经沟需摄肘关节轴位。
119. D 解析：压迫会减小厚度，从而减少剂量、散射线和影像模糊。
120. A 解析：蝶鞍测量可摄取头颅标准侧位。
121. D 解析：胸骨颈静脉切迹相当于第2、3胸椎水平。
122. B 解析：急性泌尿系炎症属于禁忌证。
123. C 解析："CC"英文缩写代表头尾位。
124. B 解析：瓦氏位：下颌骨颏部置于床面上,头稍后仰,听眦线与床面成37°。
125. E 解析：腰椎正位片：髋、膝应屈曲,以达到使腰椎贴紧床面的目的。
126. C 解析：头颅汤氏位中心线向足侧倾斜30°。对准眉间上方约10 cm处射入,从枕外隆凸下方射出。
127. D 解析：1～6岁骨龄测量首选体位为双手及双腕正位。
128. D 解析：手的正位X线照片,其中心线应通过中指掌指关节处。
129. B 解析：足内斜位要求足底面与暗盒面成30°。
130. C 解析：跟骨轴位X线中心线向头侧倾斜的入射角度为30°～45°。
131. B 解析：头颅正位X线中心线经枕后隆突射入。
132. D 解析：颈椎斜位用于观察椎间孔的变化。
133. E 解析：腰椎正位X线摄影,其中心线从脐孔上3 cm处射入。
134. E 解析：腹部立位摄影X线中心线经剑突与耻骨联合连线中点入射。
135. C 解析：观察心脏大血管的胸部右前斜位X线摄影要求冠状面与成像板面成45°。
136. E 解析：为了得到良好对比度的照片应根据被摄部位组织结构的不同选择不同的管电压。

二、多选题

1. ACD 解析：静脉肾盂造影的适应证有肾、输尿管疾患,如结石、结核、先天性畸形等,不明原因的血尿或脓尿,腹膜后包块与泌尿系统的关系,肾性高血压等。急性尿路感染、甲状腺功能亢进等属于禁忌证。
2. ACD 解析：急性尿路感染和尿道严重狭窄者是逆行肾盂造影的禁忌证。
3. CD 解析：腕关节侧位中心线经尺骨茎突垂直射入暗盒,受检者尺侧贴近胶片。
4. ACDE 解析：严重的血尿是泌尿系统造影的禁忌证。
5. ABCD 解析：盆腔炎症、子宫肌瘤、附件及盆腔其他器官的疾病等是适应证,急性或亚急性子宫输卵管炎症及盆腔炎症是禁忌证。
6. BCD 解析：受检者侧立于立位摄影架前,被检胸壁贴近胶片;中心线平第6胸椎高度经侧胸壁中点垂直射入胶片。
7. AC 解析：第4胸椎以下椎体清晰可见,并呈侧影投影;心脏、主动脉、降主动脉阴影明了。
8. AB 解析：乳腺摄影常规采取的体位是：内外斜位、头尾位。定点压迫位、夸大头尾位、放大位是加照体位。
9. ABCD 解析：下颌骨不与颈椎重叠是颈椎侧位片的描述。
10. ABD 解析：静脉肾盂造影禁忌证有碘过敏、肝肾功能严重受损、全身情况严重衰竭、急性传染病或高烧、甲亢、妊娠期及产褥期、急性泌尿系炎症、严重血尿和肾绞痛。

三、配伍题

1～4. DCAE 解析：内听道病变的首选检查体位是斯氏位;耳源性脑脓肿的首选检查体位是许氏位;颅

骨骨折的首选检查体位是头颅前后位;额窦病变的首选检查体位是柯氏位。

5～8. CEAD　解析:汤氏位中心线向足侧倾斜30°;瓦氏位听眦线与床面成37°;头颅侧位中心线垂直射入胶片;柯氏位中心线向足侧倾斜23°。

9～12. ADCB　解析:急腹症患者疑有穿孔X线摄影主要观察膈下游离气体,疑有肠梗阻的X线摄影主要观察肠管内气液平面,所以需要立位摄影。不能站立的,可采取腹部侧卧前后或后前位,使气体或气液平面与身体矢状面平行,利于观察。泌尿系的结石,仰卧位即可。先天性肛门闭锁,需要观察闭锁的肠管盲端与肛门间的距离,首选倒立位,使气体充分抵达闭锁的盲端。

13～17. CAEBD　解析:额窦病变首选摄影体位为柯氏位。耳源性脑脓肿首选摄影体位为许氏位。蝶窦病变首选摄影体位为鼻窦侧位。内耳道病变首选摄影体位为斯氏位。上颌窦病变首选摄影体位为瓦氏位。

18～21. BCAD　解析:了解肾、输尿管与邻近器官的关系,观察有无受累情况是逆行肾盂造影适应证之一。胆道T管造影可以了解手术后胆道内有无残留结石。不明原因血尿或脓尿是静脉肾盂造影适应证之一。子宫输卵管畸形是子宫输卵管造影适应证之一。

22～26. EBACD　解析:颈椎脱位,椎间关节绞锁首选摄影体位为颈椎侧位功能位。颈椎结核首选摄影体位为颈椎侧位。神经根型颈椎病首选摄影体位为颈椎斜位。寰枢椎病变首选摄影体位为第1、2颈椎张口位。胸腔开口综合征首选摄影体位为颈椎前后位。

27～31. DABEC　解析:观察尺神经沟首选摄影体位为肘关节轴位。呆小症首选摄影体位为双手正位。佝偻病首选摄影体位为双腕关节正位。克雷骨折首选摄影体位为前臂正侧位(包括腕关节)。腕部舟状骨骨折首选摄影体位为腕关节尺偏位。

四、共干题

1、2. DD　解析:胆道术后,安放T形引流管的患者常规检查方法是胆道T形引流管造影。严重的胆系感染或出血是胆道T形引流管造影的禁忌证,只能采用安全、无创的检查方法,先查出病因,再决定是否终止引流或再次手术的医疗方案。

3、4. BC　解析:根据患者的临床表现首选检查方法是右膝关节X线正侧位片。如果是儿童患者应该检查双侧膝关节,以资对比。

5、6. AD　解析:CT增强扫描的轻度过敏反应有面部潮红,灼热感,眼及鼻分泌物增加,气急、胸闷、恶心、头晕、腹鸣、头痛、皮肤荨麻疹等,症状一般较轻。重度反应出现休克。轻度过敏反应多为一时性,一般不需治疗。依据情况减慢注射或暂停注射即可。

7～10. BDEC

11～16. ECCAED

17、18. BD　解析:腹部站立前后位是急腹症(包括急性胃肠道穿孔、肠梗阻、肠套叠及肠扭转)的首选体位。可疑泌尿系结石,需加照腹部侧卧侧位。

19、20. DB　解析:检查前12小时禁食水(夏季炎热可禁水6小时)。

21、22. CE　解析:不明原因的血尿或脓尿属于逆行肾盂造影禁忌证之一,而输尿管肿瘤可以进行逆行肾盂造影。

23、24. DE　解析:腕部舟状骨骨折的首选体位是腕关节尺偏位。前臂正侧位(包括腕关节)是克雷骨折首选体位。

25、26. AB　解析:可疑胸腔游离积液的首选体位为胸部后前位+胸部侧位。其他体位可选择胸部侧卧后前位、胸部仰卧位。胸片发现左心房增大时,还需加照胸部左侧位+右前斜位。

27～29. BBC　解析:餐后痛,且既往有胃溃疡病史。外科腹痛摄片首选立位腹部平片,观察有无气腹或肠腔气液平面。消化道穿孔典型X线表现是膈下游离气体。

30. ABE　解析:腹部平片摄影暗盒上缘应平患者剑突上3 cm;急腹症患者做腹部平片不需清肠,必须摄立位片。

31、32. DA　解析:类风湿关节炎首选体位为手(或足)正位,其他体位为肘、膝、肩、髋关节正位。

第十四章 CT 检查技术模拟试题

一、最佳选择题

1. 不属于扫描程序范畴是 （ ）
   A. 输入受检者的资料　　B. 受检者体位处置
   C. 扫描前定位　　　　　D. 扫描
   E. 图像后处理

2. 男性，48 岁，醉酒后摔伤，胡言乱语、烦躁，有高血压病多年，血压 120/170 mmHg，脉搏、体温在正常范围。你的处理是 （ ）
   A. 三大常规检查
   B. 头颅 MRI 检查
   C. 胸部 CT 检查
   D. 先进行临床处理，等患者稳定后再做检查
   E. 超声检查

3. 不是特殊扫描的是 （ ）
   A. 延迟扫描　　　　　　B. 重叠扫描
   C. 冠状位扫描　　　　　D. 动态扫描
   E. CT 灌注成像

4. 肝脏病变一般不用 （ ）
   A. 增强扫描　　　　　　B. 延时扫描
   C. 动态扫描　　　　　　D. 定位扫描
   E. 低剂量扫描

5. 关于特殊扫描的说法，不正确的是 （ ）
   A. 薄层扫描：减少部分容积效应，观察病变内部细节以及用来发现小病灶
   B. 重叠扫描：提高小病灶的检出率
   C. 高分辨率扫描：主要用于小病灶内部结构的细微变化
   D. 延迟扫描：观察不同病变表现出不同的延迟特点
   E. 目标扫描：目的是使兴趣区组织器官图像放大，图像密度分辨率提高

6. 乳突 CT 检查一般采用 （ ）
   A. 放大扫描　　　　　　B. 目标扫描
   C. 高分辨率扫描　　　　D. 薄层扫描
   E. 重叠扫描

7. 关于低剂量扫描技术的说法，不正确的是 （ ）
   A. 指在保证诊断要求的前提下，降低螺旋 CT 的扫描参数
   B. 降低 X 线球管的消耗
   C. 降低了受检者的 X 线的剂量
   D. 肺内段与亚段支气管以及肺内结构的变化的显示特别清晰
   E. 不能用于癌症高危人群的普查

8. CT室配备急救药品的主要目的是 （　）
   A. 落实医院规定
   B. 不一定定期调换
   C. 在受检者发生对比剂过敏或意外情况时急救
   D. 应付检查
   E. 护士练习用

9. 首选CT冠状位扫描的是 （　）
   A. 颅脑外伤　　　　　　　　　　B. 慢性中耳炎
   C. 鼻咽癌患者　　　　　　　　　D. 顶部皮下软组织肿块
   E. 眼眶病变

10. 不需要螺旋扫描的是 （　）
   A. 胸部平扫　　　　　　　　　　B. 腹部平扫
   C. 鼻与鼻窦　　　　　　　　　　D. 仿真内窥镜
   E. 增强扫描

11. 不是颌面部CT扫描适应证的是 （　）
   A. 肿瘤　　　　　　　　　　　　B. 炎症
   C. 外伤　　　　　　　　　　　　D. 鼻出血
   E. 整形

12. 关于头颈部扫描范围的叙述，不正确的是 （　）
   A. 眼眶冠状位扫描范围是从眼球前部至海绵窦
   B. 鼻窦冠状位扫描范围是从蝶窦后壁起至额窦前壁止
   C. 咽部轴位扫描范围是从口咽下1 cm向上至颅底
   D. 喉部轴位扫描范围是从舌骨平面至环状软骨下缘
   E. 甲状腺轴位扫描范围是从第4颈椎下缘至第7颈椎上缘

13. 不是外伤患者，在做下列哪项CT检查时必需加摄骨窗 （　）
   A. 颈部　　　　　　　　　　　　B. 鼻咽部
   C. 上腹部　　　　　　　　　　　D. 胸部
   E. 颅脑

14. 不适于胸部CT检查主要目的的是 （　）
   A. 显示纵隔肿瘤的大小、形态等
   B. 判断肺内病变的性质、多少等
   C. 对外伤患者可以了解有无气胸及肺组织的压缩程度
   D. 显示胸膜病变
   E. 判断胸腔积液的性质及多少

15. 胸部增强扫描不适用于 （　）
   A. 观察纵隔病变　　　　　　　　B. 鉴别肺门血管与淋巴结
   C. 了解肺内病变的大小及多少　　D. 判断纵隔病变与周围血管的关系
   E. 判断肺内病变的性质

16. 肝脏的三期扫描是指 （　）

A. 动脉期、肝静脉期、实质期　　　　B. 动脉期、门脉期、实质期
C. 动脉期、门脉期、延时期　　　　　D. 动脉早期、门脉晚期、延时期
E. 动脉期、肝静脉、分泌期

17. 肾脏增强三期扫描是指　　　　　　　　　　　　　　　　　　　　　　（　　）
A. 动脉早期、皮质期和分泌期　　　B. 皮质期、髓质期和分泌期
C. 动脉期、静脉期和髓质期　　　　D. 皮质期、动脉期和分泌期
E. 动脉期、静脉期和延时期

18. 关于扫描范围的说法，正确的是　　　　　　　　　　　　　　　　　　（　　）
A. 肝、脾从膈顶扫描至肝右下角
B. 肾脏从肾上极扫描到髂前上棘
C. 胆囊及胰腺从肝门直至十二指肠水平段
D. 肾上腺从肝门扫描到肾脏上极
E. 腹膜后腔从肝门扫描到耻骨联合

19. 不适于盆腔增强扫描的适应证是　　　　　　　　　　　　　　　　　　（　　）
A. 盆腔肿瘤　　　　　　　　　　　B. 女性附件占位
C. 膀胱占位　　　　　　　　　　　D. 宫颈糜烂
E. 外伤

20. 不适合脊柱 CT 检查的是　　　　　　　　　　　　　　　　　　　　　（　　）
A. 脊柱外伤　　　　　　　　　　　B. 椎管内占位
C. 椎体及附件骨病　　　　　　　　D. 椎旁脓肿
E. 椎体钢板螺丝钉内固定术后

21. 不宜做 CT 检查的脏器是　　　　　　　　　　　　　　　　　　　　　（　　）
A. 肺脏　　B. 肝脏　　C. 脾脏　　D. 肾脏　　E. 小肠

22. 观察蝶鞍最佳的扫描方式是　　　　　　　　　　　　　　　　　　　　（　　）
A. 横断扫描　　　　　　　　　　　B. 冠状扫描
C. 矢状扫描　　　　　　　　　　　D. 横断＋矢状扫描
E. 横断扫描多方位重建

23. 关于重组图像的原理，正确的是　　　　　　　　　　　　　　　　　　（　　）
A. 重组图像就是图像重建
B. 用计算机对原始数据进行运算得到显示数据矩阵
C. 用计算机将各不同层面的像素重新排列的技术
D. 重新组成三维的图像
E. 重新组成三维空间中任一平面的图像

24. 鼻窦 CT 扫描参数选择不正确的是　　　　　　　　　　　　　　　　　（　　）
A. 层厚 5 mm　　　　　　　　　　B. 层距 5 mm
C. 采用小 FOV　　　　　　　　　 D. 观察鼻骨有无破坏改用薄层扫描
E. 薄层扫描时需降低扫描条件

25. 肺部 CT 图像拍摄时对于窗宽、窗位的基本要求是　　　　　　　　　　（　　）
A. 一般采用双窗拍摄　　　　　　　B. 只需拍摄肺窗

C. 必须要拍摄骨窗 D. 必须包括肺的宽窗和窄窗各一套
E. 必须拍摄肺窗和纵隔软组织窗

26. 常规CT扫描采取俯卧位的是 （   ）
A. 头颅轴扫 B. 双膝轴扫
C. 双踝轴扫 D. 双腕轴扫
E. 双髋轴扫

27. 受检者CT增强扫描前的禁食时间是 （   ）
A. 1小时 B. 4小时
C. 8小时 D. 12小时
E. 24小时

28. 头颅轴位扫描，前、中、后三颅窝显示均理想的扫描基线是 （   ）
A. 听眉线 B. 听眦线
C. 听眶线 D. 听鼻线
E. 听口线

29. 不适合做头颅增强扫描检查的病变是 （   ）
A. 传染性病变 B. 寄生虫病变
C. 急性脑卒中 D. 脑白质病
E. 脑肿瘤

30. 不是高分辨CT扫描的要求是 （   ）
A. 薄层 B. 小视野
C. 大矩阵 D. 低剂量
E. 骨算法

31. 观察小气道病变应采取 （   ）
A. 薄层扫描 B. 重叠扫描
C. 定位扫描 D. 高分辨率扫描
E. 放大扫描

32. 靶扫描是指 （   ）
A. 感兴趣区的扫描后放大 B. 感兴趣区的放大扫描
C. 感兴趣区的小间隔重建 D. 感兴趣区的定位扫描
E. 感兴趣区的高分辨率扫描

33. 鞍区CT扫描后处理技术，不包括 （   ）
A. 根据不同部位和病变灵活选用窗宽和窗位
B. 当病变和周围组织密度接近时，可适当调窄窗宽
C. 若伪影较多或需观察局部组织的丰富层次，可调高窗位，并适当调窄窗宽
D. 若伪影较多或需观察局部组织的丰富层次，可调低窗位，并适当调宽窗宽
E. 鞍区CT图像常用软组织窗和骨窗

34. 眼及眼眶CT扫描技术的适应证，不包括 （   ）
A. 炎性假瘤 B. 球内或眶内肿瘤
C. 结膜炎 D. 血管性疾病

E. 眼外伤

35. 关于腹部CT扫描技术，不正确的是 （　　）
    A. 检查当日空腹
    B. 口服碘对比剂
    C. 肝脏增强通常采用三期扫描
    D. 胰腺增强通常采用二期扫描
    E. 急诊为节约时间腹部扫描不做增强

36. 多平面重组是指 （　　）
    A. 在靶血管内对比剂充盈最佳的时间进行螺旋扫描，然后利用图像后处理技术建立二维或三维的血管影像
    B. 对确定层位进行连续扫描，用部分替代扫描与重建的方式来完成不同时间图像的快速成像方法
    C. 注射对比剂后，对选定层面进行快速扫描，观察对应体素CT值的动态变化，利用反应灌注情况的参数通过数/模转换成灰阶或伪彩影像
    D. 螺旋扫描后根据需要组成不同方位（常规是冠状位、矢状位、斜位）的重新组合的断层图像
    E. 将像素大于某个确定阈值的所有像素连接起来的一个三维的表面数学模型，然后用一个电子模拟光源在三维图像上发光，通过阴影体现深度关系

37. 关于CT扫描的说法，不正确的是 （　　）
    A. 层厚小于5 mm为薄层扫描
    B. 层间距大于层厚的扫描为重叠扫描
    C. 放大扫描为目标扫描的一种
    D. 高分辨率扫描为特殊扫描
    E. CT灌注成像是对选定层面进行快速连续扫描

38. 关于重建算法的描述，正确的是 （　　）
    A. 骨算法空间分辨率高、密度分辨率低，软组织算法密度分辨率高、空间分辨率低
    B. 骨算法空间分辨率低、密度分辨率高，软组织算法密度分辨率低、空间分辨率高
    C. 骨算法空间分辨率及密度分辨率较软组织算法都高
    D. 骨算法空间分辨率及密度分辨率较软组织算法都低
    E. 空间分辨率及密度分辨率与重建算法无明显关系

39. 关于颅脑CT扫描后处理技术，错误的是 （　　）
    A. 颅脑CT图像常用脑窗摄影
    B. 脑窗的窗宽300～400 HU，窗位35 HU左右
    C. 颅脑外伤、颅骨病变，必须加摄骨窗
    D. 骨窗的窗宽1 000～1 400 HU，窗位300～500 HU
    E. 头皮下软组织病变，用软组织窗摄影

40. 关于CT机中的FOV，错误的是 （　　）
    A. 是field of view的英文缩写
    B. 基本含义是指重建图像的范围
    C. CT机中的扫描视野是固定的，一般为50 cm
    D. 所选择的5～50 cm视野都是重建范围

E. FOV 属于扫描参数，不是重建参数

41. 横断面肺部 CT 扫描，主动脉弓通常显示在 （　）
    A. 胸锁关节平面　　　　　　B. 第 3 胸椎平面
    C. 第 4 胸椎平面　　　　　　D. 第 5 胸椎平面
    E. 第 5 胸椎平面下缘

42. CT 增强扫描的对比剂用量应根据体重调整，一般每次用量为 （　）
    A. 0.5~1.0 ml/kg　　　　　　B. 0.5~1.5 ml/kg
    C. 1.5~2.0 ml/kg　　　　　　D. 2.5~3.0 ml/kg
    E. 3.0~3.5 ml/kg

43. 关于 CT 动态扫描论述，错误的是 （　）
    A. 动态扫描应在注射对比剂后扫描
    B. 动态扫描图像重建应在全部扫描结束后
    C. 动态扫描系指短时间内连续快速扫描
    D. 动态扫描能获得动脉期、静脉期等不同时相的强化图像
    E. 动态扫描可以获得器官的灌注图像

44. 扫描层厚为 3 mm 的扫描方法是 （　）
    A. 薄层扫描　　　　　　　　B. 超薄层扫描
    C. 放大扫描　　　　　　　　D. 重叠扫描
    E. 低剂量扫描

45. 下列 CT 扫描方法不是必须注入对比剂的是 （　）
    A. 增强扫描　　　　　　　　B. 延迟扫描
    C. 动态扫描　　　　　　　　D. 目标扫描
    E. CT 灌注成像

46. 不属颅脑 CT 平扫的是 （　）
    A. 颅脑外伤　　　　　　　　B. 脑肿瘤
    C. 先天颅脑畸形　　　　　　D. 脑血管畸形
    E. 颅内炎症

47. 不需要采用高分辨 CT 扫描的是 （　）
    A. 肺间质纤维环　　　　　　B. 鼻骨外伤
    C. 脑梗死　　　　　　　　　D. 孤立性肺结节
    E. 观察内耳结构

48. 颅脑 CT 检查为了较好显示第四脑室及基底节结构，扫描定位线采用 （　）
    A. 听眶线　　　　　　　　　B. 听眦线
    C. 听眉线　　　　　　　　　D. Reid's 线
    E. 冠状位

49. 临床考虑蛛网膜下隙出血，颅脑 CT 检查应采用 （　）
    A. 横断平扫　　　　　　　　B. 冠状位平扫
    C. 平扫加增强　　　　　　　D. 直接增强
    E. CTA

50. 关于常规颅脑CT平扫技术的论述,错误的是　　　　　　　　　　　　　　　(　　)
    A. 脑血管意外CT平扫是首选的方法　　B. 横断位是常规体位
    C. 扫描基线一般取听眦线　　　　　　D. 常采用薄层扫描
    E. 扫描体位选择仰卧位、头先进

51. 关于颅脑CT扫描技术的叙述,错误的是　　　　　　　　　　　　　　　　(　　)
    A. 扫描基线有听眦线、听眶线、听眉线
    B. 经听眉线扫描,显示四脑室及基底节好
    C. 经听眶线扫描,显示中颅凹及后颅凹较好
    D. 冠状位扫描受检者体位有颏顶位、顶颏位
    E. 听眦线是外耳孔中点与同侧眶下缘的连线

52. 关于颅脑CT扫描的描述,正确的是　　　　　　　　　　　　　　　　　　(　　)
    A. 横断面扫描基线最常用的是听眉线
    B. 观察脑组织结构取窗宽150~200 HU,窗位35 HU
    C. 脑梗死应先做平扫后做增强
    D. 脑膜瘤只做平扫检查
    E. 冠状位扫描受检者体位有颏顶位、顶颏位

53. 听眉线是何处与外耳道的连线　　　　　　　　　　　　　　　　　　　　(　　)
    A. 眉内缘　　　　　　　　　　　　　B. 眉外缘
    C. 眉心　　　　　　　　　　　　　　D. 眉上缘的中点
    E. 眉下缘的中点

54. 颅脑横断面扫描时,最常用的是　　　　　　　　　　　　　　　　　　　(　　)
    A. 听眦线　　　　　　　　　　　　　B. 听眉线
    C. 听眶线　　　　　　　　　　　　　D. 听眉下线
    E. 听眶下线

55. 普通CT颅脑平扫常规采用的层厚和层距分别为　　　　　　　　　　　　(　　)
    A. 1 mm、1 mm　　　　　　　　　　B. 2 mm、2 mm
    C. 3 mm、3 mm　　　　　　　　　　D. 5 mm、5 mm
    E. 10 mm、10 mm

56. 不属于眼及眼眶检查适应证的是　　　　　　　　　　　　　　　　　　　(　　)
    A. 眼外伤　　　　　　　　　　　　　B. 眶内异物
    C. 球内肿瘤　　　　　　　　　　　　D. 炎性假瘤
    E. 偏盲

57. 眼眶CT检查需要增强扫描的是　　　　　　　　　　　　　　　　　　　(　　)
    A. 眶内肿瘤　　　　　　　　　　　　B. 眼外伤
    C. 眶内异物　　　　　　　　　　　　D. 青光眼
    E. 近视眼

58. CT扫描显示视神经及眼外肌较好的基线是　　　　　　　　　　　　　　(　　)
    A. 听眶线　　　　　　　　　　　　　B. 听眦线
    C. 听眉线　　　　　　　　　　　　　D. 冠状位

E. 听鼻线

59. 耳部CT扫描的适应证,不包括 （ ）
   A. 先天性外耳道闭锁　　　　　B. 耳部外伤
   C. 耳部炎症　　　　　　　　　D. 听神经瘤
   E. 突发神经性耳聋

60. 关于耳部CT横断位扫描的叙述,不正确的是 （ ）
   A. 颞骨横断位扫描常用0°和30°断面
   B. 0°轴位扫描基线为听眶线
   C. 30°轴位扫描基线为听眉线
   D. 0°轴位扫描可较好显示耳蜗
   E. 30°轴位扫描可较好显示耳蜗

61. 中耳、内耳CT横断位扫描采用的层距、层厚为 （ ）
   A. 1~2 mm　　　　　　　　　B. 3~5 mm
   C. 3 mm　　　　　　　　　　 D. 5 mm
   E. 8 mm

62. 关于耳部CT扫描技术的叙述,不正确的是 （ ）
   A. 扫描层厚、层距采用1~2 mm
   B. 平扫即可观察中内耳骨性结构
   C. 怀疑听神经瘤或血管性病变,应做增强扫描
   D. 高分辨CT应用特殊的窗口技术,窗宽1 000~1 400 HU,窗位300~500 HU
   E. 高分辨率扫描的图像只需用骨窗显示

63. 胸部CT肺窗的窗宽和窗位是 （ ）
   A. 窗宽800~1 500 HU,窗位-800~-600 HU
   B. 窗宽1 000~1 500 HU,窗位-800~-600 HU
   C. 窗宽800~1 500 HU,窗位-1 000~-800 HU
   D. 窗宽1 000~1 500 HU,窗位-1 000~-800 HU
   E. 窗宽800~1 500 HU,窗位-800 HU

64. 前纵隔内畸胎瘤,首选影像学检查为 （ ）
   A. CR　　B. DR　　C. CT　　D. DSA　　E. B超

65. 胸部CT常规为仰卧位,需同时采用俯卧位的是为了 （ ）
   A. 区别少量胸水与胸膜增厚　　B. 更好地显示肿瘤大小
   C. 更佳地显示肋骨　　　　　　D. 对肺弥漫性病变观察
   E. 观察纵隔内肿瘤

66. 观察肺部弥漫性、间质性病变,宜选用 （ ）
   A. 多层动态扫描方法　　　　　B. 高分辨率扫描
   C. 多平面重组观察冠、矢状位影像　D. 增强扫描
   E. CT仿真内窥镜法

67. 常规胸部CT检查不能发现 （ ）
   A. 纵隔肿瘤　　　　　　　　　B. 肺内肿瘤

C. 肺内炎症 D. 胸膜病变
E. 冠状动脉狭窄

68. 胸部 CT 扫描时做必要的呼吸训练,目的是 （   ）
    A. 减少运动伪影 B. 便于静脉注射
    C. 受检者舒适 D. 防止移动
    E. 便于呼吸

69. 胸部 CT 扫描图像后处理时,纵隔窗的窗位、窗宽为 （   ）
    A. 15～30 HU,150～250 HU B. 30～50 HU,300～500 HU
    C. 50～100 HU,200～300 HU D. 100～120 HU,300～500 HU
    E. 250～350 HU,800～1 500 HU

70. 胸部 CT 平扫叙述,错误的是 （   ）
    A. 受检者仰卧位、头先进
    B. 身体置于床面正中
    C. 侧面定位线对准人体正中冠状面
    D. 扫描范围从肺尖开始,一直扫描到肺底
    E. 常规采用螺旋扫描,层厚及层间距为 5 mm

71. 胸部 CT 高分辨率扫描,常规采用的层厚、层间隔设为 （   ）
    A. 1 mm B. 2 mm C. 5 mm D. 8 mm E. 10 mm

72. 不属于腹部 CT 扫描技术适应证的是 （   ）
    A. 肝脏海绵状血管瘤 B. 胆囊炎
    C. 肾脓肿 D. 浅表性胃炎
    E. 胰腺炎

73. 腹部 CT 扫描肾上腺常采用的层厚、层距分别为 （   ）
    A. 1 mm、1 mm B. 3 mm、3 mm
    C. 5 mm、5 mm D. 8 mm、8 mm
    E. 10 mm、10 mm

74. 腹部 CT 检查前口服阳性对比剂的目的是 （   ）
    A. 减少胃蠕动 B. 加速胃排空
    C. 消除受检者的焦虑及紧张 D. 充盈胃肠道,形成良好对比
    E. 防止因禁食引起的脱水

75. 肝血管瘤特征性 CT 扫描要求做到"两快一慢",一慢指的是 （   ）
    A. 扫描范围长 B. 曝光时间长
    C. 延迟扫描时间长 D. 注药时间长
    E. 患者屏气时间长

76. 关于对增强扫描原理和意义的表述,不正确的是 （   ）
    A. 当两种组织对 X 线的吸收差加大时,图像对比增加
    B. 增强扫描主要是增加组织间的天然对比
    C. 增强扫描使病变组织的密度、形态、大小显示更为突出
    D. 不同的病变性质对对比剂吸收数量和分布不同

E. 不同的组织结构对对比剂吸收数量和分布不同

77. 肝胆、胰、脾、肾及腹膜后腔的CT扫描,一般选用腹窗,其窗宽和窗位是 （ ）
A. W:100～200 HU,C:30～50 HU
B. W:200～300 HU,C:30～50 HU
C. W:200～250 HU,C:30～35 HU
D. W:200～250 HU,C:20～30 HU
E. W:1 300～1 500 HU,C:350～500 HU

78. 肾脏CT增强扫描,需要进行3分钟后延迟扫描的是 （ ）
A. 皮质期
B. 分泌期
C. 髓质期
D. 实质期
E. 动脉期

79. 腹膜后腔CT检查的扫描范围是 （ ）
A. 自肝门至髂前上棘
B. 自肾上极至髂前上棘
C. 自膈顶至髂前上棘
D. 自肝门至耻骨联合下缘
E. 自膈顶至肝右下角

80. 关于表面阴影显示法的表述,不正确的是 （ ）
A. 不能提供物体的密度信息
B. 有时不能区分血管钙化和对比剂
C. 能正确地测量距离和角度
D. 可逼真地显示骨骼系统的空间解剖结构
E. 能清楚地显示物体内部结构

81. CT增强扫描常用的对比剂注射方法是 （ ）
A. 静脉多次团注法
B. 静脉滴注法
C. 静脉团注滴注法
D. 静脉团注法
E. 静脉滴注团注法

82. 关于CT检查的描述,错误的是 （ ）
A. 密度分辨率高,应用广泛,已作为医学影像检查的常规方法
B. 适应于全身各部位病变的检查
C. CT检查的禁忌证包括危重患者和躁动不配合的患者
D. 腹部检查的受检者,检查前应做好口服对比剂或水等的准备
E. 扫描前应除去检查部位的金属物品,防止伪影的产生

83. 关于CT特殊扫描的描述,正确的是 （ ）
A. 薄层扫描指层厚小于2 mm的扫描,目的是减少部分容积效应
B. 目标扫描是使兴趣区组织器官图像放大,提高密度分辨率
C. 高分辨CT扫描使用小矩阵、骨算法和小视野图像重建,用于观察小病灶内部结构的细微变化
D. CT灌注成像是团注对比剂后,对选定层面进行快速、连续扫描
E. 重叠扫描是指层厚小于层距,目的是减小部分容积效应

84. 关于颅脑CT扫描的描述,错误的是 （ ）
A. 颅脑CT扫描的基线有听眦线、听眉线、听眶线
B. 头颅平扫一般采用非螺旋扫描
C. 头皮下软组织病变,首选横断位扫描
D. 听眉线是眉上缘的中点与同侧外耳道的连线,以此为基线扫描对第四脑室和基底

节区显示较好

E. 听眦线是眶下缘的与同侧外耳道的连线,以此为基线扫描对眼窝、中颅凹、后颅凹上部显示较好

85. 可在注射对比剂 60 秒后开始扫描的是 ( )
    A. 脑血管畸形　　　　　　　B. 转移瘤
    C. 脑膜瘤　　　　　　　　　D. 动脉瘤
    E. 脑囊肿

86. 关于眼眶 CT 的描述,错误的是 ( )
    A. 扫描基线为听眶线或听眦线
    B. 扫描范围自眶底至颅顶
    C. 层厚和间距用 3～5 mm
    D. 眼部外伤、钙化或病变侵犯眶壁时,需加摄骨窗像
    E. 一般进行放大摄影

87. 耳部 CT 使用听眉线作为基线,对哪个结构显示较好 ( )
    A. 前庭　　　　　　　　　　B. 前庭窗
    C. 咽鼓管　　　　　　　　　D. 耳蜗
    E. 颈静脉孔

88. 颌面部 CT 扫描的适应证,不包括 ( )
    A. 化脓性腮腺炎　　　　　　B. 颌面部骨折
    C. 颜面部美容整形　　　　　D. 腮腺肿瘤
    E. 听神经瘤

89. 关于颈部 CT 扫描的说法,正确的是 ( )
    A. 扫描范围自胸腔入口至颅底
    B. 甲状腺扫描的层厚和层距为 8～10 mm
    C. 扫描方式采用螺旋或非螺旋均可
    D. 平扫体位为受检者仰卧,头稍后仰,颈部与床面垂直,两侧外耳孔与床面等距
    E. 颈部 CT 扫描的适应证有颈部外伤、甲状腺疾病、胸腺病变及淋巴结肿大等

90. 关于胸部 CT 扫描的说法,错误的是 ( )
    A. 扫描范围自肺尖至肺底
    B. 扫描体位有仰卧位和俯卧位
    C. 胸部增强扫描时,对比剂用量 60～70 ml,流速 3～3.5 ml/s,延迟扫描时间 30～35 s
    D. 胸部图像显示常规用双窗技术,即肺窗和纵隔窗
    E. 对肺的弥漫性、间质性病变,可采用高分辨率扫描模式

91. 腹部 CT 检查时,需提前 20～30 分钟口服泛影葡胺加温水配置的对比剂 500 ml 的是 ( )
    A. 肝脏　　B. 胰腺　　C. 脾脏　　D. 肾脏　　E. 腹膜后腔

92. 采用双期扫描(动脉期、静脉期)增强检查的是 ( )
    A. 肝脏　　B. 脾脏　　C. 肾脏　　D. 胰腺　　E. 胆囊

93. 肝血管瘤肝实质期延迟扫描的时间为 ( )

A. 60～70秒 B. 90秒
C. 2分钟 D. 2～3分钟
E. 3～5分钟或更长

94. 采用软组织窗(窗宽200～300 HU,窗位30～50 HU)显示图像的是 （ ）
A. 肝脏 B. 脾脏 C. 肾脏 D. 胰腺 E. 肾上腺

95. 关于腹部CT血管造影的说法,正确的是 （ ）
A. 为形成良好对比,检查前口服60%泛影葡胺加温水配置的对比剂500 ml
B. 对比剂用量50～60 ml
C. 对比剂流速3～4 ml/s
D. 延迟时间25～30 s
E. 层厚2～5 mm

96. CT后处理技术,不包括 （ ）
A. MPR B. SSD C. MIP D. VR E. DWI

97. 可以把横断所得的二维图像,重组成为以体素为单位的三维数据,再用断面截取三维数据,重组为二维图像的CT后处理技术是 （ ）
A. MPR B. SSD C. MIP D. VR E. VE

98. 可以采用仿真技术,利用容积数据,模拟三维立体环境重建出管道器官的内表面的三维立体图像的CT后处理技术是 （ ）
A. MPR B. SSD C. MIP D. VR E. VE

99. 观察听小骨选择 （ ）
A. 重叠扫描 B. 薄层扫描
C. 放大扫描 D. 高分辨率扫描
E. 目标扫描

100. 观察肾上腺选择 （ ）
A. 重叠扫描 B. 薄层扫描
C. 放大扫描 D. 高分辨率扫描
E. 目标扫描

101. CT检查扫描方法,不包括 （ ）
A. 普通扫描 B. 特殊扫描
C. 连续扫描 D. 增强扫描
E. 靶扫描

102. CT检查增强扫描中,对比剂的用量一般为 （ ）
A. (0.1～0.2)ml/kg B. (0.2～0.4)ml/kg
C. (1.0～1.5)ml/kg D. (1.5～2.0)ml/kg
E. (2.0～2.5)ml/kg

103. 关于靶扫描的描述,错误的是 （ ）
A. 又称为放大扫描或目标扫描 B. 对感兴趣区的扫描后放大
C. 图像的空间分辨率提高 D. 常应用于组织结构小的器官或病灶
E. 多应用于垂体、内耳、肾上腺等部位

104. 头部CT检查的常用扫描基线为 （　　）
    A. 听眦线
    B. 眶耳线
    C. 听眉线
    D. 听眶线
    E. 眶眉线

105. 头颅CT平扫的扫描层厚一般为 （　　）
    A. 层厚6 mm,间距6 mm
    B. 层厚7 mm,间距7 mm
    C. 层厚8 mm,间距8 mm
    D. 层厚9 mm,间距9 mm
    E. 层厚10 mm,间距10 mm

106. 颅脑CT图像常用脑窗摄影,窗宽窗位为 （　　）
    A. 窗宽1 000~1 400 HU,窗位300 HU
    B. 窗宽600~800 HU,窗位100 HU
    C. 窗宽80~100 HU,窗位35 HU
    D. 窗宽150~200 HU,窗位80 HU
    E. 窗宽300~400 HU,窗位35 HU

107. 关于鞍区CT扫描技术的描述,错误的是 （　　）
    A. 可采用横断位或冠状位扫描
    B. 横断位扫描基线为听眦线
    C. 冠状位可用颏顶位或顶颏位
    D. 颅内肿瘤侵入鞍区时,须加做常规头部扫描
    E. 鞍区CT检查一般不需做增强扫描

108. 耳部CT扫描的适应证,不包括 （　　）
    A. 耳鸣
    B. 肿瘤
    C. 炎症
    D. 外伤
    E. 先天性畸形

109. 关于鼻咽部CT扫描,错误的是 （　　）
    A. 扫描基线与硬腭平行
    B. 外耳孔扫描至下颌角部
    C. 扫描层厚为5 mm,层间距5 mm
    D. 扫描方式可用连续扫描或螺距为1的螺旋扫描
    E. 鼻咽部肿瘤需做增强扫描

110. 关于胸部CT扫描,错误的是 （　　）
    A. 可鉴别包裹性气胸与胸膜下肺大泡
    B. 扫描基线从肺尖开始
    C. 常规扫描胸部前后正位定位像,既可用作定位扫描用,又能提供诊断信息
    D. 受检者均必须采用仰卧位,头先进,两臂上举抱头
    E. 采用螺旋扫描,层厚10 mm,间隔10 mm

111. 关于腹部CT扫描前对比剂的使用,错误的是 （　　）
    A. 将对比剂如60%泛影葡胺加入温开水中配制成1%~2%的浓度给受检者口服
    B. 检查肝脏、胰腺及脾脏时,扫描前15 min口服对比剂500 ml,使胃及十二指肠壶

腹部充盈

C. 检查前口服 300～500 ml 对比剂使胃充盈能够更好地将胃和其他相邻脏器区别开来

D. 观察肾上腺需要提前 60 分钟口服对比剂

E. 腹膜后腔的检查应提前 2 h 口服 1‰～2％浓度对比剂 800～1 000 ml 以便于充盈整个肠道系统

112. 关于腹部增强检查,错误的是 （　　）

　A. 肝脏、脾脏、肾脏及胰腺通常均采用三期扫描

　B. 对比剂注射方法均采用静脉内团注法,对比剂用量为 60～80 ml,流速为 2～3 ml/s

　C. 肝脏三期扫描分别为动脉期、门脉期及实质期

　D. 若怀疑肝脏血管瘤,则实质期的延迟扫描时间 3～5 分钟或更长,直至病灶内被对比剂充盈满为止

　E. 肾脏三期扫描分别为皮质期、髓质期和分泌期

113. 不属于 CT 图像后处理技术的是 （　　）

　A. MPR　　B. MRA　　C. SSD　　D. VRT　　E. MIP

114. CT 后处理技术中,将三维容积数据中蕴含物体表面加上的明暗阴影进行显示的方法为 （　　）

　A. MPR　　B. SSD　　C. MIP　　D. VRT　　E. VE

115. 对四脑室显示较好的扫描基线是 （　　）

　A. 听眦线　　　　　　　　　B. 听眉线

　C. 听眶线　　　　　　　　　D. 与听眦线垂直

　E. 听鼻线

116. 观察肝胆、胰、脾常用腹窗,窗宽和窗位分别为 （　　）

　A. 窗宽 100～200 HU,窗位 30～50 HU

　B. 窗宽 200～300 HU,窗位 15～35 HU

　C. 窗宽 100～300 HU,窗位 30～50 HU

　D. 窗宽 200～400 HU,窗位 15～35 HU

　E. 窗宽 200～300 HU,窗位 30～50 HU

117. 关于脊柱 CT 检查的说法,错误的是 （　　）

　A. 脊柱常规检查不做增强检查

　B. 脊柱的显示需同时采用软组织窗和骨窗

　C. 软组织窗的窗宽 200～350 HU,窗位 35～45 HU

　D. 椎体常规扫描采用螺旋扫描

　E. 颈椎椎间盘扫描采用 2 mm 层厚,2 mm 层间距

118. 不属于特殊扫描的是 （　　）

　A. 薄层扫描　　　　　　　　B. 目标扫描

　C. 增强扫描　　　　　　　　D. 定位扫描

　E. 延迟扫描

119. 鼻窦 CT 冠状位扫描技术受检者的体位为 （　　）

A. 头部顶颏位或颏顶位 B. 仰卧位
C. 俯卧位 D. 左侧卧位
E. 右侧卧位

120. 肺部 CT 图像拍摄时，对于窗的基本要求是 （ ）
A. 只需拍摄肺窗 B. 常规拍摄肺窗和纵隔窗
C. 常规拍摄纵隔窗和骨窗 D. 必须包括肺的宽窗和窄窗各一套
E. 必须拍摄肺窗和骨窗

121. 颈部增强扫描静脉注射的流速和延迟时间扫描为 （ ）
A. 1.5~2 ml/s、20~25 s B. 3~4 ml/s、30~35 s
C. 2.5~3 ml/s、10~15 s D. 2.5~3 ml/s、20~25 s
E. 1.5~2 ml/s、10~15 s

122. 关于鼻和鼻窦冠状位扫描，不正确的是 （ ）
A. 扫描体位：头部颏顶位或顶颏位
B. 扫描层面平行于上颌窦后缘或与听眦线垂直
C. 扫描范围：从鼻后孔起至额窦前缘止
D. 扫描参数：层厚 5 mm，层间距 5 mm
E. 临床怀疑脑脊液鼻漏者，可用 1~2 mm 层厚，1~2 mm 层间距薄层扫描，寻找显示漏口

123. 在 CT 检查中，与图像显示上下位置偏移有关的操作是 （ ）
A. 受检者体位设计左右偏离 B. 扫描机架倾角过大
C. 床面升降调节有误 D. 床面进出调节有误
E. 扫描野选择有误

124. CT 的脊髓造影，其对比剂的注射方法是 （ ）
A. 动脉插管给药 B. 静脉给药
C. 通过口服给药 D. 经腰穿蛛网膜下腔给药
E. 通过直肠灌注给药

125. 注入对比剂后，初期增强效应比较明显的器官是 （ ）
A. 肝 B. 胆 C. 肾 D. 胰 E. 脾

126. 外伤患者，男，38 岁，眼部重击伤，临床检查怀疑眼眶内壁骨折，建议 CT 检查，其最佳扫描组合为 （ ）
A. 横扫+矢状扫 B. 横扫+冠状扫
C. 横扫+薄层扫 D. 横扫+增强
E. 横扫+重叠扫

127. 关于上颌窦 CT 扫描技术的叙述，错误的是 （ ）
A. 上颌窦常规平扫，一般不做增强
B. 上颌窦癌特征是窦腔内软组织肿物合并骨质破坏
C. 上颌窦癌对上颌窦后壁破坏率高达 96%
D. 颅底有骨质破坏时，按颅脑扫描参数进行颅脑扫描
E. 上颌窦 CT 图像显示采用骨窗

128. 关于喉部 CT 扫描的叙述,错误的是 （　　）
　　A. 一般采用横断层面扫描
　　B. 扫描时要求受检者做吞咽动作
　　C. 在侧位定位片上确定扫描范围及基线
　　D. 扫描范围从舌骨上缘至环状软骨下缘
　　E. 图像显示一般用软组织窗,必要时用骨窗

129. 腹部 CT 扫描受检者的准备工作中,与图像的清晰度有关的是 （　　）
　　A. 禁食　　　　　　　　　　　　B. 胃肠道清洁
　　C. 口服 1‰~2‰泛影葡胺 500 ml　　D. 呼吸屏气训练
　　E. 碘过敏试验

130. 头颅、五官的扫描基准线是 （　　）
　　A. EML、RBL、TBL　　　　　　　B. OML、TBL、SML
　　C. EML、RBL、OML　　　　　　　D. EML、RBL、SML
　　E. EML、SML、OML

131. 大脑基底线的英文缩写是 （　　）
　　A. EML　　B. OML　　C. RBL　　D. SML　　E. TBL

132. 关于眼眶 CT 扫描图像显示的论述,错误的是 （　　）
　　A. 能清楚显示眶壁骨性结构　　　B. 能清楚显示眶内软组织
　　C. 能清楚显示眼球内部结构　　　D. 能清楚显示眼内血管走行
　　E. 能清楚显示眼内异物大小

133. 关于鼻窦扫描范围的论述,错误的是 （　　）
　　A. 鼻窦横断扫描从上齿槽开始向上连续扫完额窦
　　B. 冠状面扫描,从外眦向后扫至颈前缘
　　C. 冠状面扫描,从颈前缘开始向前扫至额窦平面
　　D. 冠状扫描基线应垂直听眦线
　　E. 横断扫描基线应与听眉线一致

134. 关于喉部 CT 扫描范围与基线的叙述,错误的是 （　　）
　　A. 确定扫描范围和基线,在侧位定位片中决定
　　B. 确定扫描范围和基线,在正位定位片中决定
　　C. 扫描范围上至舌骨下至环状软骨下缘
　　D. 扫描范围上至 C3 上缘下至 C6 下缘
　　E. 扫描基线可与中段颈椎间隙保持一致

135. 关于甲状腺 CT 扫描范围的确定,正确的是 （　　）
　　A. 从正位定位图像中确定扫描范围　　B. 扫描范围从颈 5 向下至甲状腺下极
　　C. 扫描范围从颈 1 至颈 7　　　　　　D. 扫描范围从舌骨上缘至颈 7 下缘
　　E. 扫描范围从颈 6 上缘至胸 1 下缘

136. 胸部 CT 扫描时,受检者最佳状态应是 （　　）
　　A. 深呼气后屏气扫描　　　　　　B. 深吸气后屏气扫描
　　C. 捏扭受检者鼻口扫描　　　　　D. 平静口式呼吸扫描

E. 采用腹式呼吸扫描
137. 腹部常规扫描方法的选择是 （　　）
A. 平扫
B. 直接增强
C. 平扫+增强
D. 平扫+增强+多期扫描
E. CTA
138. 腹部CT扫描在第1腰椎水平层面能扫到胰腺的 （　　）
A. 胰头
B. 胰体
C. 胰尾
D. 胰头+胰体
E. 胰体+胰尾
139. 脊柱横断扫描,对扫描线确定的描述,错误的是 （　　）
A. 扫描线及扫描计划的确定,从侧位定位像上设计
B. 进行椎体扫描时,扫描线应与椎体前后方向的中轴线一致
C. 进行椎间盘扫描时,扫描线应是相邻两椎体缘连线夹角的平分线
D. 椎体与椎间盘兼扫时,应根据脊柱曲度,分段确定
E. 脊柱扫描线确立后的扫描为连续扫描
140. CT扫描前,受检者准备工作相对最简单的是 （　　）
A. 肝脏扫描
B. 胰腺扫描
C. 脊柱扫描
D. 盆腔扫描
E. CTA
141. 颅脑CTA的适应证是 （　　）
A. 脑出血
B. 颅脑外伤
C. 脑脓肿
D. 脑梗死
E. 脑血管疾病与颅内肿瘤
142. 颅脑灌注CT一般扫描基线平行于 （　　）
A. EML B. OML C. RBL D. SML E. TBL
143. 与颅脑常规扫描比较,咽部扫描特有的注意事项是 （　　）
A. 头颅固定
B. 摘掉头上金属饰物
C. 不合作者采用药物镇静
D. 不做吞咽动作
E. 平静呼吸扫描
144. 需要进行CT增强检查的是 （　　）
A. 肺间质病变
B. 眼眶内异物
C. 骨矿含量测量
D. 肺动脉栓塞
E. 颅颌面三维重建
145. 不是胸部肺功能评估的是 （　　）
A. 慢性支气管炎
B. 肺气肿
C. 肺弥漫性疾病
D. 弥漫性肺气肿肺减容手术
E. 肺癌
146. 不是冠状动脉CTA适应证的是 （　　）
A. 冠状动脉各种先天性变异的诊断
B. 冠状动脉狭窄、闭塞的检测和诊断

C. 冠状动脉搭桥的评估　　　　D. 冠状动脉内支架的评价
E. 冠状动脉钙化积分的观察

147. 不属于肝脏 CT 扫描适应证的是　　　　　　　　　　　　　　（　　）
A. 肝癌　　　　　　　　　　　　B. 多囊肝
C. 肝脓肿　　　　　　　　　　　D. 病毒性肝炎
E. 肝占位 X 线刀治疗前的定位

148. 不是胃 CT 扫描适应证的是　　　　　　　　　　　　　　　　（　　）
A. 卵巢恶性肿瘤（寻找来源于胃的原发肿瘤）
B. 胃恶性肿瘤
C. 胃良、恶性肿瘤定位
D. 胃炎、胃溃疡
E. 胃恶性肿瘤治疗后评估

149. 肾 CT 扫描必须增强的是　　　　　　　　　　　　　　　　　（　　）
A. 肾出血　　　　　　　　　　　B. 肾结石
C. 肾钙化　　　　　　　　　　　D. 肾占位性病变
E. 肾周围血肿

150. 下肢 CTA 的扫描基线是　　　　　　　　　　　　　　　　　（　　）
A. 髂嵴连线　　　　　　　　　　B. 耻骨联合上 3 cm
C. 坐骨支连线　　　　　　　　　D. 髋臼连线
E. 骶髂关节连线上 1 cm

二、多选题

1. 关于腹部 CT 扫描的准备，正确的是　　　　　　　　　　　　（　　）
A. 扫描前不能服用高密度物质
B. 将 60% 的泛影葡胺加入温水配成 1%～2% 浓度的口服液
C. 检查肝、脾、胰时，扫描前 15 分钟口服 500 ml 口服液
D. 临检查前再口服 300 ml 口服液
E. 对腹膜后病变的检查提前 2 h 口服 800～1 000 ml 口服液

2. 腹部增强扫描正确的是　　　　　　　　　　　　　　　　　　（　　）
A. 观察肝、脾动脉期是延迟扫描时间是 25～30 秒
B. 门静脉期延迟扫描时间为 60～70 秒
C. 实质期延迟扫描时间为 85～90 秒
D. 胰腺动脉期延迟扫描时间为 35～40 秒
E. 肾脏的皮质期是延时 25～30 秒

3. 关于腹部扫描基线的叙述，正确的是　　　　　　　　　　　　（　　）
A. 肝、脾以膈顶为扫描基线　　　B. 胆囊、胰腺以肝门为基线
C. 肾脏以肾上极为扫描基线　　　D. 腹膜后以膈顶为扫描基线
E. 肾脏以膈顶为扫描基线

4. 关于颅脑 CT 增强扫描，正确的是　　　　　　　　　　　　　（　　）
A. 颅脑 CT 增强扫描分直接增强扫描和平扫后增强扫描

B. 疑有动脉瘤者采用注射对比剂 50 ml 时开始扫描

C. 脑膜瘤者采用注射对比剂 60 秒后开始扫描

D. 转移瘤者可在注射对比剂 6 分钟后开始扫描

E. 颅内感染者可在注射对比剂 6 分钟后开始扫描

5. 关于颅脑 CT 扫描基线的说法，正确的是 （   ）

   A. 听眦线是外耳孔与外眼眦的连线，头部 CT 检查常以此线作为扫描基线

   B. 听眉线是眉上缘的中点与外耳道的连线，经该线扫描的图像对第四脑室和基底节区组织结构有较好显示

   C. 听眉线作为基准线的优点是：标志醒目，定位准确

   D. 听眶线是眶下缘与外耳道的连线，用此线扫描，断面经过眼窝、中颅凹和后颅凹上部，显示较好

   E. 听眶线是大脑基准线

6. 垂体微腺瘤的 CT 扫描方式是 （   ）

   A. 横断位、冠状位扫描　　　　　　B. 增强扫描

   C. 动态扫描　　　　　　　　　　　D. 薄层扫描

   E. 目标扫描

7. 眼眶图像的显示和摄影常用软组织窗，需加摄骨窗像的是 （   ）

   A. 眼部外伤　　　　　　　　　　　B. 病变侵犯眶壁

   C. 沙眼　　　　　　　　　　　　　D. 眼眶内钙化灶

   E. 泪腺炎

8. 耳部冠状位 CT 扫描的范围是 （   ）

   A. 以外耳孔为中心，前后 3 cm　　　B. 从下颌髁状突后缘至岩锥后外侧

   C. 应包括颞颌关节后缘至乙状窦　　D. 应根据病变大小适当调整扫描范围

   E. 从下颌髁状突后缘至下颌骨角

9. 关于图像后处理的对应关系，正确的是 （   ）

   A. MPR—多平面重组　　　　　　　B. SSD—表面阴影显示

   C. MIP—最大密度投影　　　　　　D. VRT—容积再现

   E. VE—仿真内窥镜成像

10. 头颅 CT 扫描的扫描基线有 （   ）

    A. 听眦线　　　　　　　　　　　　B. 听眉线

    C. 听眶线　　　　　　　　　　　　D. 听鼻线

    E. 听口线

11. 关于 CT 扫描的叙述，错误的是 （   ）

    A. 对于不能合作的患者，如婴幼儿须事先给予镇静剂

    B. 受检者有金属心脏起搏器也可做此项检查

    C. 做过钡剂灌肠的受检者若需做腹部 CT 应在次日进行

    D. 检查时家属不应滞留于检查室内

    E. 胸部扫描时，受检者须全程屏住呼吸，减少伪影

12. 哪些病变应用胸部高分辨 CT 扫描 （   ）

A. 肺内的良、恶性肿瘤　　　　　　B. 胸膜病变
C. 肺的弥漫性、间质性病变　　　　D. 怀疑支气管扩张
E. 肋骨骨折

三、配伍题 （　）
A. 氙气增强 CT　　　　　　　　　B. 颅脑增强 CT
C. 关节造影 CT　　　　　　　　　D. 肝脏增强 CT
E. 脊髓造影 CT

1. 注入对比剂后到扫描要求间隔时间最短的是 （　）
2. 注入对比剂后要求 15 min 开始扫描的是 （　）
3. 注入对比剂后到扫描延迟时间最长的是 （　）
4. 注入对比剂扫描前需要做平扫的是 （　）

A. 听鼻线　　　　　　　　　　　　B. 听眦线
C. 听眶线　　　　　　　　　　　　D. 瞳间线
E. 听口线

5. 人类学的基准线是 （　）
6. 与听眦线约成 35°的基线是 （　）
7. 与听眦线约成 25°的基线是 （　）
8. 与听眦线约成 12°的基线是 （　）

A. MPR　　　B. SSD　　　C. MIP　　　D. VRT　　　E. VE

9. 表面阴影显示的英文简称是 （　）
10. 容积再现法的英文简称是 （　）
11. 仿真内窥镜成像的英文简称是 （　）
12. 最大密度投影的英文简称是 （　）

A. 重叠扫描　　　　　　　　　　　B. 高分辨率扫描
C. 目标扫描　　　　　　　　　　　D. 薄层扫描
E. 延迟扫描

13. 肝血管瘤选择的 CT 扫描方法 （　）
14. 肺弥漫性间质性病变选择的 CT 扫描方法是 （　）
15. 垂体扫描选择的 CT 扫描方法是 （　）
16. 内耳耳蜗扫描选择的 CT 扫描方法是 （　）

A. 25～30 秒　　　　　　　　　　B. 60～70 秒
C. 35～40 秒　　　　　　　　　　D. 85～90 秒
E. 65～70 秒

17. 肝脏增强扫描动脉期延迟时间为 （　）
18. 胰腺增强扫描动脉期延迟时间为 （　）
19. 肝脏增强扫描实质期延迟时间为 （　）
20. 肾脏增强扫描髓质期延迟时间为 （　）
21. 肝脏增强扫描门脉期延迟时间为 （　）

A. 灌注成像　　　　　　　　　　　B. 靶扫描

C. HRCT D. MPR
E. 薄层扫描

22. 以减少部分容积效应为目的以观察病变内部细节的方法为 （　）
23. 不属于特殊扫描的是 （　）
24. 对于提高感兴趣区空间分辨力的是 （　）
25. 属于图像后处理的是 （　）
26. 用于观察内耳耳蜗和中耳听小骨等结构的是 （　）

四、共干题

女,56岁,上腹部间歇性疼痛并放射至肩背部,疼痛时伴有恶心、呕吐,无发热、黄疸。

1. 根据以上症状,考虑可能是 （　）
   A. 肝癌 B. 胆囊结石、胆囊炎
   C. 肝炎 D. 肝血管瘤
   E. 胆管癌

2. 首选检查应是 （　）
   A. X线平片 B. CT
   C. MR D. 胆系造影
   E. B超

男,63岁,干咳,痰中带少许血丝,20岁始开始吸烟,38岁后每日2包。右侧胸腔穿刺抽出血性胸水450 ml。X线示右下肺见一3 cm×4 cm致密阴影。

3. 根据上述病例,拟考虑是 （　）
   A. 中央型肺癌 B. 右下肺炎
   C. 周围性肺癌 D. 肺脓肿
   E. 转移癌

4. 为进一步定性诊断,拟做 （　）
   A. 右肺X线断层摄影 B. DSA
   C. 核素扫描 D. CT高分辨率扫描
   E. MR

女,65岁,突发头痛,视物模糊,临床考虑脑出血。

5. 临床进行初步诊断采用 （　）
   A. 头颅平片 B. B超检查
   C. CT D. MRU
   E. MRA

6. 下列不是螺旋CT优势的是 （　）
   A. 扫描速度快 B. 提高了X线的利用率
   C. 连续扫描减少漏扫 D. 图像后处理质量提高
   E. CT造影对比剂用量增加

7. CT扫描的基线是 （　）
   A. 听眦线 B. 听眶线
   C. 眉间线 D. 听鼻线
   E. 瞳间线

第十四章　CT检查技术模拟试题参考答案及解析

一、最佳选择题

1. E　解析：扫描程序：输入受检者的资料、受检者体位处置、扫描前定位、扫描、照相储存。

2. D　解析：CT扫描检查时，危重患者、躁动不配合的患者，应经临床处理后方可进行扫描检查。

3. C　解析：特殊扫描包括：薄层扫描、重叠扫描、延迟扫描、动态扫描、目标扫描、高分辨率扫描、CT灌注成像、定位扫描、放大扫描、心电门控成像、低剂量扫描及CT引导下的穿刺活检。轴位扫描及冠状位扫描属于常规扫描。

4. E　解析：大部分肝脏病变都需要延迟扫描，如血管瘤、小肝癌、肝腺瘤，以及局灶性肝内结节增生等。不同的病变表现出不同的延迟特点，如血管瘤表现为"两快一慢"，小肝癌表现为"快进快出"等。动态扫描指静脉团注对比剂后，在极短的时间内对某一组织器官进行快速连续扫描，扫描结束后再重建图像的方法。该方法可获得动脉早期、动脉期、静脉期和静脉晚期等不同时相的强化图像。低剂量扫描主要用于肺癌的高危人群的普查，它对肺内段与亚段支气管以及肺内结构的变化的显示特别清晰。

5. E　解析：薄层扫描，减少部分容积效应，观察病变内部细节以及用来发现微小病灶。重叠扫描，提高小病灶的检出率。高分辨率扫描，主要用于小病灶内部结构的细微变化。延迟扫描，观察不同病变表现出不同的延迟特点。目标扫描又称靶扫描，是对兴趣区进行薄层或小螺距扫描，对兴趣以外部位采用厚层、大螺距扫描，目的是减少受检者辐射剂量。

6. C　解析：高分辨率扫描常采用较薄扫描层（厚1～2 mm）和采用高分辨率图像重建算法，受部分容积效应影响小，对细节显示更清晰，常用于肺部及颞骨岩内耳等。

7. E　解析：低剂量扫描是指在保证诊断要求的前提下，降低螺旋CT的扫描参数，既能清楚扫描又降低X线球管的消耗，且又降低了受检者的X线的剂量。该方法主要用于肺癌的高危人群的普查，它对肺内段与亚段支气管以及肺内结构的变化的显示特别清晰。

8. C　解析：CT室应配备常规急救器械和药品，在受检者发生对比剂过敏或其他意外情况时急救。

9. D　解析：冠状位扫描，受检者体位有颏顶位和顶颏位，皮下软组织病变，首选冠状扫描。病变较小时，可在病变处用胶布固定一小橡皮，避免遗漏病灶。

10. C　解析：鼻与鼻窦CT常规检查，用非螺旋扫描方式即可。但若要使用仿真内镜观察鼻腔及各鼻旁窦内情况时，必须采用螺旋扫描。

11. D　解析：颌面部CT扫描适应证有：①肿瘤及放疗后复查，如鼻咽癌和腮腺肿瘤等。②炎症，如化脓性腮腺炎。③外伤，如颌面部骨折。④整形，如颜面部的美容整形等。

12. E　解析：眼眶冠状位扫描范围是从眼球前部至海绵窦；鼻窦冠状位扫描范围是从蝶窦后壁起至额窦前壁止；咽部轴位扫描范围是从口咽下1 cm向上至颅底；喉部轴位扫描范围是从舌骨平面至环状软骨下缘，若发现肿瘤可扫描至颈根部，以了解淋巴结受累情况；甲状腺轴位扫描范围是从第5颈椎下缘至第1胸椎。

13. B　解析：鼻咽部图像的显示和摄影，需加摄骨窗，以观察颅底有无骨质破坏。

14. E　解析：胸部CT检查适应证：①纵隔：纵隔肿瘤，并能准确地显示病变的性质、大小及范围。可发现有无淋巴结的肿大，显示病变与周围结构的关系。②肺脏：肺内的良恶性肿瘤、结核、炎症和间质性、弥漫性病变等。对肺门的增大，可以区分是血管性结构还是淋巴结肿大。③胸膜和胸壁：能准确确定位胸膜腔积液和胸膜增厚的范围与程度，鉴别包裹性气胸与胸膜下肺大泡，了解胸壁疾病的侵犯范围及肋骨与胸膜的关系，了解外伤后有无气胸、胸腔积液及肋骨骨折等情况。

15. C　解析：当需要对肺门血管与淋巴结相鉴别，或为观察纵隔病变时，可行胸部增强扫描。

16. B　解析：肝脏、脾脏增强通常采用三期扫描，动脉期延迟扫描时间25～30秒，门脉期延迟扫描时间

60~70秒,实质期延迟扫描时间85~90秒。

17. B　解析:肾脏增强扫描通常应扫描皮质期、髓质期和分泌期,皮质期延迟扫描时间25~30秒,髓质期延迟扫描时间60~70秒,分泌期延迟扫描时间2~3分钟。

18. A　解析:扫描范围:肝、脾从膈顶扫描至肝右下角;肾脏从肾上极扫描到肾下极;胆囊及胰腺从肝门直至胰腺扫描完整;肾上腺从起始扫描到肾脏中部;腹膜后腔从肝门扫描至髂前上棘。

19. D　解析:适应证:①在男性可观察有无膀胱、前列腺和睾丸的良、恶性肿瘤以及前列腺增生等。在女性可观察有无膀胱、子宫和卵巢的良、恶性病变及其他病变。②在外伤情况下,可观察有无骨折,泌尿生殖器官的损伤和出血等。

20. E　解析:脊柱CT检查适应证:①各种原因引起的椎管狭窄及椎管内占位性病变。②椎间盘变性或病变。③椎骨外伤,如骨折、脱位等,特别是观察碎骨片的情况和金属异物的位置以及脊髓的损伤情况。④椎骨骨病,如结核、良恶性肿瘤以及椎旁肿瘤对椎骨的侵犯情况。⑤椎骨及脊髓的先天性变异。

21. E　解析:小肠是空腔性脏器,腹内分布位置形态及其肠内容物变化较大,肠壁又薄,所扫层面结构无固定解剖形态。因此,CT对这种空腔性脏器检查诊断存在很大局限性,检查效果尚不如消化道造影及内窥镜检查。肺脏、肝脏、脾脏、肾脏都适合做CT检查。

22. B　解析:冠状扫描范围包括整个鞍区,前方达前床突根部,后方达鞍背。

23. C　解析:重组图像和图像重建是两个不同的概念。重建是用计算机对原始数据进行运算得到显示数据矩阵。重组是将已有的各层面中的有关的显示数据取出来,重新组合为新的层面的图像。重组的图像质量比不上直接重建的图像质量。

24. E　解析:鼻窦CT薄层扫描时需增加扫描条件。

25. E　解析:肺部CT图像拍摄的常规要求是同时拍摄肺窗和纵隔软组织窗。

26. D　解析:常规CT扫描采取俯卧位的是腕关节:俯卧位,头先进,双上臂上举平伸,手心向下,两手尽量靠拢。

27. B　解析:凡需做CT增强扫描的受检者,扫描前4小时禁食。

28. A　解析:听眉线是眉上缘的中点与外耳孔的连线,并通过三个颅窝的最低处。

29. C　解析:急性脑卒中是CT增强扫描禁忌症之一。

30. D　解析:高分辨CT扫描时,应适当加大扫描条件,以保证足够的信噪比。

31. D　解析:高分辨率扫描是通过薄层或超薄层、高的输出量、足够大的矩阵、骨算法和小视野图像重建,获得良好的组织细微结构及高图像空间分辨率的扫描方法,主要用于小病灶内部结构的细微变化,例如观察骨的细微结构,观察肺内的细微结构及微小病灶,早期的间质改变和各种小气道病变。

32. B　解析:靶扫描是对感兴趣区进行扫描的一种方法,目的是使兴趣区组织器官图像放大,图像空间分辨率提高。

33. C　解析:鞍区CT扫描后处理技术包括:根据不同部位和病变灵活选用窗宽和窗位;当病变和周围组织密度接近时,可适当调窄窗宽;若伪影较多或需观察局部组织的丰富层次,可调低窗位,并适当调宽窗宽;鞍区CT图像常用软组织窗和骨窗。

34. C　解析:眼及眼眶CT检查主要用于眼球突出的病因诊断。

35. E　解析:腹主动脉夹层的患者经常表现为急性腹痛,只有增强扫描才能确诊。

36. D　解析:平面重组是指把横断扫描所得的以像素为单位的二维图像,重组成以体素为单位的三维数据,再用冠状面、矢状面、横断面或斜面去截取三维数据,得到重组的二维图像。

37. B　解析:层间距小于层厚的扫描为重叠扫描。

38. A　解析:骨算法空间分辨率高、密度分辨率低,软组织算法密度分辨率高、空间分辨率低。

39. B　解析:脑窗的窗宽80~100 HU,窗位35 HU左右。

40. E　解析:FOV属于重建参数,不是扫描参数。

41. C　解析:主动脉弓通常在主动脉弓层面显示,通过第4胸椎平面。

42. C　解析：增强扫描对比剂用量一般按 1.5～2.0 ml/kg，儿童酌减。
43. E　解析：动态扫描不能获得器官的灌注图像，需采用灌注成像方式，再利用灌注软件获得灌注图像。
44. A　解析：薄层扫描指扫描层厚小于 5 mm，超薄层 1～2 mm。
45. D　解析：目标扫描的目的是对兴趣区采用薄层或小螺距扫描，而对兴趣区以外采用大的层厚、层间距或大螺距扫描，以减小受检者 X 线剂量，不是必须要注射对比剂。
46. D　解析：脑血管畸形应通过颅脑增强 CT 扫描。
47. C　解析：高分辨 CT 扫描主要观察组织细微结构，脑梗死一般不采用高分辨 CT 扫描。
48. C　解析：听眉线扫描显示四脑室及基底节好。
49. A　解析：蛛网膜下腔出血，一般在平扫上可以清晰显示。
50. D　解析：常规采用平扫，层厚、层间距为 8～10 mm。
51. E　解析：听眦线是外耳孔中点与同侧眼外眦的连线。
52. E　解析：冠状位扫描患者体位有颏顶位、顶颏位。
53. D　解析：听眉线是眉上缘的中点与同侧外耳道的连线。
54. A　解析：头部 CT 检查常以听眦线作为扫描基线。
55. E　解析：头颅普通 CT 扫描的层厚、层距分别为 10 mm。
56. E　解析：眼及眼眶 CT 扫描适应证不包括偏盲。
57. A　解析：怀疑眶内肿瘤、炎症、血管性病变及眶内肿瘤向外侵犯时，需做增强扫描。
58. A　解析：听眦线与视神经的走向大体一致，显示视神经及眼外肌较好。
59. E　解析：耳部 CT 扫描的适应证不包括神经性耳聋。
60. E　解析：0°轴位扫描可较好显示耳蜗、舌下神经管等。
61. A　解析：中耳、内耳 CT 横断位扫描采用的层厚和层距为 1～2 mm。
62. D　解析：耳部高分辨 CT，窗宽 3 000～4 000 HU，窗位 350～450 HU。
63. A　解析：胸部 CT 肺窗的窗宽和窗位是窗宽 800～1 500 HU，窗位 -800～-600 HU。
64. C　解析：胸部 CT 检查适应证包括纵隔肿瘤等。
65. A　解析：区别少量胸水与胸膜增厚可以改为俯卧位。
66. B　解析：对于肺的弥漫性、间质性病变，应采用胸部高分辨率扫描。
67. E　解析：冠状动脉狭窄应做冠脉 CTA 或 DSA，常规 CT 无法了解冠状动脉血管内情况，不是常规检查的适应证。
68. A　解析：减少呼吸运动伪影的产生。
69. B　解析：常采用双窗显示，其中纵隔窗的窗位、窗宽分别为 30～50 HU，300～500 HU。
70. E　解析：常规采用螺旋扫描，层厚、层间距应为 10 mm。
71. B　解析：胸部 CT 高分辨率扫描，常规采用的层厚、层间隔设为 2 mm，高分辨率算法。
72. D　解析：浅表性胃炎不是腹部 CT 扫描的适应证，应进行胃镜检查。
73. B　解析：肾上腺常采用的层厚、层距分别为 3 mm、3 mm。
74. D　解析：腹部 CT 检查前口服阳性对比剂的目的是充盈胃肠道，与相邻脏器区别开来，形成良好对比。
75. C　解析：怀疑肝血管瘤，肝脏三期增强扫描，需延迟较长时间。
76. B　解析：增强扫描的目的是增加组织间的人工对比，以达到组织与病灶间的密度差。
77. A　解析：肝胆胰脾肾及腹膜后腔的 CT 扫描，一般选用腹窗，其窗宽 100～200 HU、窗位 30～50 HU。
78. B　解析：肾脏 CT 增强扫描通常应扫描皮质期、髓质期和分泌期，其中分泌期延迟扫描时间 2～3 分钟。
79. A　解析：腹膜后腔 CT 检查的扫描范围是自肝门至髂前上棘。

80. E　解析:表面阴影显示法是将三维容积数据中蕴含物体表面的明暗阴影进行显示的方法。
81. D　解析:CT增强扫描常用的对比剂注射方法是静脉团注法。
82. C　解析:CT检查一般无特殊禁忌证,危重患者和躁动不配合的患者经临床处理后,仍可进行扫描。
83. D　解析:CT灌注成像是团注对比剂后对比剂首次通过受检组织中对选定层面进行快速、连续扫描,利用灌注软件测量图像像素值的密度变化。而薄层扫描指层厚小于 5 mm 的扫描。目标扫描是对病灶采用薄层、小螺距扫描,而病灶之外采用厚层、大螺距扫描,目的是为了减少受检者辐射剂量。高分辨率扫描采用大矩阵、骨算法、薄层、高输出扫描。重叠扫描指层间距小于层厚的扫描。
84. C　解析:头皮下软组织病变,首选冠状位扫描。
85. E　解析:根据病变性质,脑囊肿的增强检查在注射对比剂 60 秒后开始扫描。
86. B　解析:扫描范围自眶底至眶顶。
87. B　解析:耳部CT使用听眉线作为基线对锤-砧关节、鼓窦、外半规管、前庭窗、圆窗和前庭导水管等显示较好。
88. E　解析:听神经瘤应选择耳部CT扫描。
89. C　解析:颈部CT扫描范围自胸腔入口至下颌角;甲状腺扫描的层厚和层距为 5 mm;平扫体位为受检者仰卧,头稍后仰,颈部与床面平行,两侧外耳孔与床面等距;颈部CT扫描的适应证不包括胸腺病变。
90. C　解析:胸部增强扫描时,对比剂用量 60～70 ml,流速 2～2.5 ml/s。
91. D　解析:肾脏及肾上腺需提前 20～30 分钟口服 1% 左右的泛影葡胺加温水配置的对比剂 500 ml。
92. D　解析:胰腺采用双期增强,动脉期延迟 35～40 秒,静脉期延迟 65～70 秒。
93. E　解析:实质期延迟扫描的时间为 3～5 分钟或更长,直到病灶内对比剂充满为止。
94. E　解析:采用软组织窗显示肾上腺。
95. C　解析:腹部CT血管造影检查前不宜口服对比剂,对比剂用量 80～100 ml,延迟时间 15～20 秒,层厚 1～2 mm,对比剂流速 3～4 ml/s。
96. E　解析:CT后处理技术不包括DWI(扩散成像),DWI是MRI的脑功能成像。
97. A　解析:多平面重组(MPR)可以把所得的二维图像,重组成为以体素为单位的三维数据,再用断面截取三维数据,重组为二维图像。
98. E　解析:仿真内镜(VE)可以利用容积数据,模拟三维立体环境,重建出管道器官的内表面的三维立体图像。
99. D　解析:高分辨CT扫描使用高的输出量、大矩阵、骨算法和小视野图像重建;细微结构显示良好,空间分辨率高,用于小病灶内部结构的细微变化,如骨的细微结构。
100. C　解析:放大扫描的目的是使兴趣区组织器官图像放大,提高空间分辨率,常用于组织结构小的器官,如垂体、肾上腺。
101. C　解析:CT检查扫描方法包括:普通扫描、增强扫描、特殊扫描,靶扫描属于特殊扫描。
102. D　解析:CT检查增强扫描中,对比剂的用量一般为(1.5～2.0)ml/kg。
103. B　解析:靶扫描又称为放大扫描或目标扫描,目的是使兴趣区组织器官放大,为感兴趣区的放大扫描,图像的空间分辨率提高,常应用于组织结构小的器官或病灶,如垂体、内耳、肾上腺等部位。
104. A　解析:头部CT检查的常用扫描基线为听眦线。
105. E　解析:头颅CT平扫的扫描层厚一般为层厚 10 mm,间距 10 mm。
106. C　解析:颅脑CT图像常用脑窗摄影,窗宽窗位为窗宽 80～100 HU,窗位 35 HU。
107. E　解析:鞍区CT检查一般需做增强扫描,早期阶段在增强的垂体组织内微腺瘤呈局限性低密度影,边界多数清楚。
108. A　解析:耳部CT扫描的适应证包括先天性耳道畸形、肿瘤、炎症及外伤。
109. B　解析:鼻咽部CT扫描范围从蝶鞍床突上扫描至硬腭上缘。
110. D　解析:有时为了区别少量胸水与胸膜肥厚可以改为俯卧位,驼背患者或不宜仰卧者可改为俯卧位。

111. D 解析:观察肾上腺需要提前 20~30 分钟口服对比剂。
112. A 解析:胰腺增强扫描通常采用双期扫描。
113. B 解析:CT 图像后处理技术包括 MPR、SSD、MIP、VRT、VE,MRA 为 MR 血管成像技术,不是 CT 图像后处理技术。
114. B 解析:将三维容积数据中蕴含物体表面加上的明暗阴影进行显示的方法为表面影像显示(SSD),又称为表面阴影显示。
115. B 解析:听眉线是眉上缘中点与同侧外耳道的连线,对第四脑室和基底节区组织显示较好。
116. A 解析:腹部 CT 一般用腹窗和软组织窗,观察肝胆、胰、脾常用腹窗,窗宽 100~200 HU,窗位 30~50 HU。
117. D 解析:椎体常规扫描采用非螺旋扫描,标准扫描方式。
118. C 解析:增强扫描不属于特殊扫描中的一种。
119. A 解析:鼻窦 CT 冠状位扫描技术受检者的体位为:头部顶颏位或颏顶位。
120. B 解析:肺部 CT 图像拍摄时常规用双窗技术,即肺窗和纵隔窗。
121. D 解析:颈部检查一般需要做增强扫描,静脉注射的流速为 2.5~3 ml/s,延迟扫描时间 20~25 s。
122. C 解析:扫描范围应从蝶窦后壁起至额窦前壁止。
123. C 解析:床面高低影响图像上下位置显示。
124. D 解析:腰椎穿刺蛛网膜下腔注入对比剂,一般选用不良反应较小,并发症较少的非离子型对比剂如碘帕醇,成人剂量一般 5~15 ml,注入 10 min 后立即在容积 CT 下扫描。
125. C 解析:肾双期扫描,对比剂注入 25~30 秒后,肾皮质强化显影。
126. B 解析:观察眼眶内、下壁骨折使用冠状位扫描效果较好。
127. E 解析:观察软组织采用标准或软组织重建图像。
128. B 解析:喉部 CT 扫描体位,嘱受检者平静呼吸,不可做吞咽动作。
129. D 解析:腹部 CT 扫描检查前应对受检者进行呼吸、屏气训练,以减少呼吸运动伪影。
130. C 解析:头颅、五官扫描的三条基准线是 EML(听眉线)、RBL(听眶线)、OML(听眦线)。
131. C 解析:头颅、五官扫描的三条基准线:听眉线(EML);听眶线(RBL),又称大脑基底线;听眦线(OML)。
132. D 解析:不能清楚显示眼内血管走行。
133. E 解析:鼻窦横断扫描基线与听眦线平行。
134. B 解析:颈部在侧位定位片中决定扫描范围和基线。
135. B 解析:颈部在侧位定位片中决定确定扫描范围和基线,扫描范围从颈 5 向下至甲状腺下极。
136. B 解析:胸部 CT 扫描在深吸气后屏气扫描,避免呼吸运动所致的伪影。
137. C 解析:腹部常规扫描方法的选择是平扫+增强扫描,根据不同脏器可做双期或多期扫描,大血管病变需做 CTA 检查。
138. E 解析:在第 1 腰椎水平层面能显示胰腺的体尾部。
139. E 解析:从侧位定位像上确定扫描范围。扫描层面与脊柱垂直。椎间盘扫描,扫描线与椎间隙平行,包括椎间盘及上下椎体的终板上缘或下缘,中间一层穿过椎间隙。
140. C 解析:肝脏扫描、胰腺扫描、盆腔扫描、CTA 扫描前都要进行相关的准备工作,如肠道准备、过敏试验等,脊柱扫描相对简单,不需要进行肠道准备。
141. E 解析:脑血管疾病与颅内肿瘤是 CTA 的适应证。
142. B 解析:颅脑灌注 CT 一般扫描基线平行于听眦线(OML)。
143. D 解析:受检者扫描时不能做吞咽动作,以免产生运动伪影。
144. D 解析:增强扫描可以帮助了解肺动脉栓塞的部位及程度。

145. E　解析：胸部肺功能评估的适应证：慢性支气管炎、肺气肿、肺弥漫性疾病、弥漫性肺气肿肺减容手术后的疗效评估。
146. E　解析：心脏冠状动脉CTA的适应证是：冠状动脉各种先天性变异的诊断，冠状动脉狭窄、闭塞的检测和诊断，冠状动脉搭桥的评估，冠状动脉内支架的评价，心功能分析，心脏各类肿瘤的检测。
147. D　解析：肝脏CT扫描的适应证是：肝癌、多囊肝、肝脓肿、肝占位X线刀治疗前的定位。
148. D　解析：胃CT扫描的适应证：卵巢恶性肿瘤（寻找来源于胃的原发肿瘤），胃恶性肿瘤，胃良、恶性肿瘤定位，胃恶性肿瘤治疗后评估。
149. D　解析：肾CT扫描主要用于肾脏良、恶性肿瘤的诊断与鉴别诊断，增强扫描是必需的，它有助于临床诊断。
150. B　解析：下肢CTA的扫描基线是：耻骨联合上3 cm。

二、多选题
1. ABCDE　解析：扫描前不能服用高密度物质如金属类药物或消化道检查的钡剂；将60%的泛影葡胺加入温水配成1%～2%浓度的口服液；检查肝、脾、胰时，扫描前15分钟口服500 ml口服液，使胃及十二指肠充盈，形成对比；临检查前再口服300ml口服液，使胃充盈，克服部分容积效应；对腹膜后病变的检查提前2小时口服800～1 000 ml口服液，充盈整个肠道系统。
2. ABCDE　解析：观察肝、脾动脉期延迟扫描时间是25～30秒；门静脉期延迟扫描时间为60～70秒；实质期延迟扫描时间是85～90秒，若考虑肝血管瘤延迟时间达3～5分钟；胰腺分动脉期和静脉期，动脉期延迟扫描时间是35～40秒；肾脏分皮质期、髓质期和分泌期，其中的皮质期是延时25～30秒。
3. ABC　解析：肝、脾以膈顶为扫描基线；胆囊、胰腺以肝门为基线；肾上腺和肾脏以肾上极为扫描基线；腹膜后以肝门为扫描基线，扫描到髂前上棘。
4. ABD　解析：颅脑CT增强扫描分直接增强扫描和平扫后增强扫描；疑有动脉瘤者采用注射对比剂50 ml时开始扫描；颅内感染者、囊肿等可在注射对比剂60秒后开始扫描；转移瘤、脑膜瘤者可在注射对比剂6～8分钟后开始扫描。
5. ABCDE　解析：扫描基线有听眦线、听眉线和听眶线。①听眦线是外耳孔与外眼眦的连线，头部CT检查常以此线作为扫描基线。②听眉线是眉上缘的中点与外耳道的连线，听眉线作为基准线的优点是：标志醒目，定位准确，经该线扫描的图像对第四脑室和基底节区组织结构较好显示。③听眶线是眶下缘与外耳道的连线，又称大脑基准线，用此线扫描，断面经过眼窝、中颅凹和后颅凹上部，显示较好。
6. ABCDE　解析：冠状位扫描层厚和层间距视蝶鞍大小选择2～3 mm，扫描范围包括整个鞍区。垂体微腺瘤放大动态扫描能清楚地观察微腺瘤及其与周围组织结构的关系。在增强扫描的早期阶段，在增强的垂体组织内微腺瘤呈局限性低密度影，边界多数清楚；在晚期阶段，微腺瘤可呈等密度或高密度病灶。总之，动态扫描可观察微腺瘤血供的全过程，有利于对微腺瘤的诊断。
7. ABD　解析：眼眶图像的显示和摄影常用软组织窗，但眼部外伤、钙化或病变侵犯眶壁时，则需加摄骨窗像。
8. BCD　解析：从下颌髁状突后缘至岩锥后外侧，包括颞颌关节后缘至乙状窦，也可根据病变大小适当调整扫描范围。
9. ABCDE　解析：CT图像的后处理有：①多平面重组(MPR)，把以像素为单位的二维图像重组为以体素为单位的三维数据，再用冠状位、矢状位、横断位或斜面去截取三维数据，得到重组的二维图像；②表面阴影显示(SSD)，是将容积数据中蕴含物体表面加上的明暗阴影进行显示的方法；③最大密度投影(MIP)，利用投影成像原理，将三维数据朝着任意方向投影；④容积再现(VRT)，最大限度地再现各体素的空间结构；⑤仿真内窥镜成像(VE)，利用源影像所提供的容积数据，采用仿真技术，模拟三维立体环境。
10. ABC　解析：头颅CT扫描的扫描基线有：听眦线、听眉线、听眶线。

11. CE　解析：钡剂灌肠后的患者1周后才可进行腹部CT检查；胸部扫描无须全程屏住呼吸，应做必要的呼吸训练，根据指令有规律地呼吸，以避免产生呼吸运动伪影。

12. CD　解析：对于肺的弥漫性、间质性病变，特别是怀疑支气管扩张时可采用高分辨率扫描模式。

三、配伍题

1～4. ACEB　解析：氙气增强CT扫描是用来测量脑血流量，对脑缺血的部位、大小进行确定的一种方法。患者边吸入医用氙气的同时边进行扫描。关节造影CT,对比剂注入关节腔后，先进行关节运动，待对比剂布满整个关节腔后，约15 min时间，开始扫描。骨髓造影CT(CTM)经腰穿注入对比剂后，先行常规正、侧、斜位拍片，然后经过4～6 h之后，待对比剂浓度变淡，再行CT扫描，它的延迟时间最长。颅脑增强CT常规必须使用平扫加增强扫描，以区别钙化及增强等特征。

5～8. CEAC　解析：头颅定位的标准线规定：听眶线为人类学的基准线，听眦线与听眶线约成12°，听鼻线与听眦线约成25°,听口线与听眦线约成35°,两侧瞳孔间的连线为瞳间线。

9～12. BDEC　解析：表面阴影显示(SSD)、容积再现法(VRT)、最大密度投影(MIP)、仿真内窥镜成像(VE)、多平面重组(MPR)。

13～16. EBCB　解析：肝血管瘤增强检查的特点是"两快一慢",所以注入对比剂后需要延迟3～5 min或更长时间，与其他病变鉴别。高分辨率CT扫描使用高的输出量、大矩阵、骨算法和小视野图像重建；细微结构显示良好，空间分辨率高，用于小病灶内部结构的细微变化，如肺弥漫性间质性病变，结节并及支气管扩张。目标扫描的目的是使兴趣区组织器官图像放大，提高空间分辨力，常用于组织结构小的器官，如垂体、肾上腺等。

17～21. ACDBB　解析：胰腺采用双期增强，动脉期延迟35～40秒。肝脏、脾脏采用三期增强扫描，动脉期延迟扫描时间25～30秒，门脉期延迟扫描时间60～70秒，实质期延迟扫描时间85～90秒。肾脏采用三期增强扫描，实质期延迟扫描时间25～30秒，髓质期延迟扫描时间60～70秒，分泌期延迟扫描时间2～3分钟。

22～26. EDBDC

四、共干题

1、2. BE　解析：B超是胆系疾病的首选检查方法。

3、4. CD　解析：CT适用于肺内的良恶性肿瘤、结核、炎症和间质性、弥漫性病变等的诊断。

5～7. CEA

第十五章 MRI 检查技术模拟试题

一、最佳选择题

1. 不属于 MRI 检查绝对禁忌证的是 （   ）
   A. 装有心脏起搏器　　　　　　　　B. 电子耳蜗
   C. 装有铁磁性物质　　　　　　　　D. 中枢神经系统的金属止血夹
   E. 体内有胰岛素泵等神经刺激器

2. 不属于 MRI 检查相对禁忌证的是 （   ）
   A. 体内有胰岛素泵等神经刺激器患者
   B. 中枢神经系统的金属止血夹
   C. 体内有金属置入物，如心脏金属瓣膜
   D. 妊娠 3 个月以内的早孕患者
   E. 带有呼吸机的危重患者

3. 主要用于颅脑大面积血管病变的是 （   ）
   A. 3D-TOF-MRA　　　　　　　　　B. 2D-TOF-MRA
   C. 3D-PC-MRA　　　　　　　　　 D. 2D-PC-MRA
   E. 3D-CE-MRA

4. 主要用于矢状窦、乙状窦的静脉血管成像 （   ）
   A. 3D-TOF-MRA　　　　　　　　　B. 2D-TOF-MRA
   C. 3D-PC-MRA　　　　　　　　　 D. 2D-PC-MRA
   E. 3D-CE-MRA

5. 主要用于流速较快的动脉血管成像 （   ）
   A. 3D-TOF-MRA　　　　　　　　　B. 2D-TOF-MRA
   C. 3D-PC-MRA　　　　　　　　　 D. 2D-PC-MRA
   E. 3D-CE-MRA

6. 用于显示需极短时间内成像的病变 （   ）
   A. 3D-TOF-MRA　　　　　　　　　B. 2D-TOF-MRA
   C. 3D-PC-MRA　　　　　　　　　 D. 2D-PC-MRA
   E. 3D-CE-MRA

7. 可用于分析可疑病变区的细节，观察被血肿掩盖的血管病变 （   ）
   A. 3D-TOF-MRA　　　　　　　　　B. 2D-TOF-MRA
   C. 3D-PC-MRA　　　　　　　　　 D. 2D-PC-MRA
   E. 3D-CE-MRA

8. 关于 3D-PC-MRA 的优点，错误的是 （   ）
   A. 采集时间短
   B. 仅血流呈高信号，背景抑制优于 3D-TOF-MRA
   C. 能定量和定性分析
   D. 成像容积内信号均匀一致

E. 对很宽的流速敏感,可显示动脉与静脉

9. 关于 MRI 适应证,错误的是 (　　)
   A. 可直观显示主动脉瘤等大血管疾患
   B. 对肾脏疾病的诊断具有重要价值
   C. 可清晰显示咽、喉、甲状腺
   D. 对肺内小病灶的检出具有重要价值
   E. 对关节软骨的变性与坏死诊断,早于其他影像学方法

10. 关于 MRI 对神经系统的检查,正确的是 (　　)
    A. 血管性病变常做平扫扫描
    B. 脑的先天畸形常做平扫加增强扫描
    C. 脑炎平扫阴性者不需加做增强扫描
    D. 神经系统检查层厚 2~3 mm
    E. 临床疑转移瘤常做平扫加增强扫描

11. 脑功能成像中,不包括 (　　)
    A. 波谱分析   B. 颅脑 MRA
    C. 中枢活动功能成像   D. 扩散成像
    E. 灌注成像

12. 适用于早期脑梗死的检查及肿瘤评价的是 (　　)
    A. 时间飞跃法血管成像技术   B. MR 脑波谱成像技术
    C. MR 脑扩散成像技术   D. MR 脑中枢活动功能成像技术
    E. MR 脑灌注成像技术

13. 适用于脑部病变早期诊断的是 (　　)
    A. 时间飞跃法血管成像技术   B. MR 脑波谱成像技术
    C. MR 脑扩散成像技术   D. MR 脑中枢活动功能成像技术
    E. MR 脑灌注成像技术

14. 适用于功能皮层中枢定位研究的是 (　　)
    A. 时间飞跃法血管成像技术   B. MR 脑波谱成像技术
    C. MR 脑扩散成像技术   D. MR 脑中枢活动功能成像技术
    E. MR 脑灌注成像技术

15. 适用于脑内外肿瘤鉴别的是 (　　)
    A. 时间飞跃法血管成像技术   B. MR 脑波谱成像技术
    C. MR 脑扩散成像技术   D. MR 脑中枢活动功能成像技术
    E. MR 脑灌注成像技术

16. 用团注试验剂量确定所成像血管内对比剂达峰值的时间 T_p,结合对比剂注射时间 T_i 和扫描采集时间 T_a,确定对比剂注射完毕后至扫描开始的延迟时间 T_d,公式为 (　　)
    A. $T_d = T_i - T_{p/2} - T_{a/2}$ B. $T_d = T_a - T_{p/2} - T_{i/2}$
    C. $T_d = T_p - T_i - T_{a/2}$ D. $T_d = T_a - T_i - T_p$
    E. $T_d = T_p - T_{i/2} - T_{a/2}$

17. 关于 MR 胰胆管造影的相关准备,错误的是 （   ）
    A. 以 19G 留置针及三通管建立肘静脉通道
    B. 空腹 8 小时
    C. 检查前 3 日素食
    D. 检查前 20 分钟口服葡萄糖酸铁 500 ml
    E. 检查前 20 分钟口服 50% 硫酸钡糊 500 ml

18. 关于腹部 MRA 扫描,正确的是 （   ）
    A. 降主动脉内对比剂浓度通过的峰值时间为 17~45 秒
    B. 门静脉内对比剂浓度峰值出现时间为 7~23 秒
    C. 不需建立静脉通道
    D. 检查前高热量饮食不利于较细小分支血管的显示
    E. 不需禁食

19. 关于生殖系统及盆腔 MRI 检查,正确的是 （   ）
    A. 观察卵巢病变采用 T_1WI 横断面扫描最佳
    B. 观察卵巢病变采用矢状面扫描最佳
    C. 膀胱扫描采用梯度回波加脂肪饱和 T_1WI 序列,可使膀胱壁微小病变显示更好
    D. 不需憋尿
    E. 骨性骨盆扫描常使用 T_1WI 序列

20. MR 迷路造影的基本原理是利用 （   ）
    A. IR 序列   B. FIR 序列
    C. FSE 序列   D. GRE 序列
    E. RARE 序列

21. 关于 STIR 序列的特点,错误的是 （   ）
    A. SNR 较高   B. 在中、低场系统中值得大力提倡
    C. 对 B_0 场的不均匀性不敏感   D. 依赖于 B_1 场的均匀性
    E. 对 T_1 弛豫时间的分布比较敏感

22. 关于 MR 水成像的优点,错误的是 （   ）
    A. 无创性技术
    B. 可部分替代有创伤性的血管造影检查
    C. 安全,不用对比剂
    D. 获得多层面、多方位图像
    E. 适应证广

23. 关于扩散成像,正确的是 （   ）
    A. 在扩散加权图像上,扩散系数越高,MR 信号越高
    B. 序列的扩散敏感度 b 越高,其扩散加权越低
    C. 扩散加权序列对运动不敏感
    D. 扩散运动是分子的布朗运动,又称分子的热运动,运动方向是随机的
    E. 物质的扩散特性通常以扩散系数 D 来描述,其单位是 m/s^2

24. 它是 MR 图像质量指标之一,是指除噪声外的非样体结构影像及样体结构的影像异

位。其表现多种多样,是 MR 成像中应尽量避免的现象,它是指 ( )
   A. 部分容积效应   B. 信噪比
   C. 对比度   D. 分辨率
   E. 伪影

25. MR 图像组织对比度是指不同组织信号强度的相对差异,如果用 C 代表对比度,用 S_1、S_2 分别代表两种组织的信号强度,那么两种不同组织对比度的公式则为 ( )
   A. $C=S_1-S_2$ B. $C=|S_1-S_2|/|S_1+S_2|$
   C. $C=|S_1-S_2|/S_1$ D. $C=|S_1-S_2|/S_2$
   E. $C=|S_1-S_2|$

26. 关于 SE 序列的叙述,正确的是 ( )
   A. 短 TR、短 TE,主要表现为 T_2 对比
   B. 短 TR、短 TE,主要表现为质子密度对比
   C. 长 TR、短 TE,主要表现为质子密度对比
   D. 长 TR、长 TE,主要表现为 T_1 对比
   E. 长 TR、长 TE,主要表现为质子密度对比

27. 关于表面线圈的叙述,错误的是 ( )
   A. 可增加信噪比   B. 减少远离脏器运动伪影及其他伪影
   C. 影像信号强度均匀   D. 距表面线圈近处的信号强
   E. 观察野较小

28. 不是 MR 水成像优点的是 ( )
   A. 为无创伤性技术   B. 安全、不用对比剂
   C. 获得多层面、多方位图像   D. 适应证广
   E. 可较好显示肾脏分泌排泄功能

29. 脑功能成像不包括 ( )
   A. 脑血管成像   B. 扩散成像
   C. 灌注成像   D. 中枢活动功能成像
   E. 波谱分析

30. MRI 与 CT 相比,其优势为 ( )
   A. 断面成像   B. 多参数成像
   C. 血管成像   D. 容积成像
   E. 增强扫描

31. 一突发昏迷患者,急诊 CT 检查未见明显异常,为明确诊断应做 ( )
   A. CT 增强扫描   B. B 超
   C. MRI   D. DSA
   E. 胃镜

32. 时间飞跃法磁共振血管造影的原理是 ( )
   A. 基于流体饱和效应中的流动相关增强效应
   B. 基于流体饱和效应中的相位增强效应
   C. 对比剂的增强效应

D. 组织信号差别的增强效应

E. 纵向磁化差别的增强效应

33. 磁共振泌尿系水成像,称为 ( )

A. MRA B. MRCP C. MRU D. MRM E. MRV

34. 下列哪项血管成像需要注射对比剂 ( )

A. 3D-TOF-MRA B. 2D-TOF-MRA

C. 3D-PC-MRA D. 2D-PC-MRA

E. 3D-CE-MRA

35. 不应首选 MRI 检查的是 ( )

A. 垂体微腺瘤 B. 急性脑梗死

C. 膝关节半月板撕裂 D. 肺孤立性小结节

E. 椎管肿瘤

36. 在气管、支气管 MRI 技术中,错误的是 ( )

A. 须加门控技术

B. 可行横断位及冠状斜位扫描

C. 冠状位扫描用正中矢状位做定位线与气管走行方向平行

D. 必要时加矢状位扫描

E. 冠状位层厚 7~8 mm

37. 胸部冠状位扫描定位时要与气管平行的冠状斜位,其原因是 ( )

A. 避免产生伪影 B. 气管与支气管的关系显示最清楚

C. 方便 D. 图像美观

E. 为了与支气管断层比较

38. 临床表现尿崩症做颅脑扫描时,错误的是 ( )

A. 矢状位扫描层厚 7~8 mm

B. 横断位要求包括全颅脑

C. 冠状位对准病变做薄层扫描

D. 扫描中心始终放在垂体区、下丘脑

E. 必要时做增强扫描

39. 垂体微腺瘤增强扫描技术中,错误的是 ( )

A. 冠状位 T_2 加权 B. 冠状位 T_1 加权

C. 对比剂用量为 6 ml D. 需做动态扫描

E. 颅脑固定不动

40. MRI 扫描前准备工作中,错误的是 ( )

A. 看申请单、询问病史及有关资料

B. 索取、查看过去的影像检查资料

C. 检查有无金属异物

D. 早期脑梗死等危重患者不能做 MRI 检查

E. 查找本院"老片"对比病变变化

41. 关于磁共振波谱分析(MRS)的叙述,错误的是 ( )

A. 利用了化学位移现象
B. 要求短的射频脉冲激励
C. 反映局部氧合血红蛋白和脱氧血红蛋白的比例关系
D. 要求高场强磁共振系统
E. 要求极好的磁场均匀度

42. 关于流入性增强效应的叙述，不正确的是 （   ）
    A. 充分弛豫的质子群流入扫描层面
    B. 周围静止组织因受过脉冲激励，不再接受新的脉冲激励
    C. 饱和的质子群呈低信号
    D. 成像区血液中流入充分弛豫的质子群，形成高信号
    E. 无论流动的和静止的血流均呈高信号

43. 关于MR水成像技术的描述，错误的是 （   ）
    A. 为无创技术，无需插管
    B. 安全、不用对比剂，无对比剂不良反应
    C. 可完全替代ERCP、PTC、IVP、X线椎管造影等传统检查
    D. 利用静态液体具有长T_2弛豫时间，在重T_2加权像上使缓慢流动和相对静止的液体呈高信号
    E. 水成像技术包括MRCP、MRU、MRM、MR泪道造影和MR涎腺造影等

44. 检查和诊断垂体和海绵窦最好的方法是 （   ）
    A. CT横断位薄层扫描   B. CT冠状位薄层增强扫描
    C. CT放大动态扫描   D. MRI冠状位
    E. MRI横断位

45. 关于颅脑MRA的说法，错误的是 （   ）
    A. 3D-TOF-MRA主要用于流速较慢的血管成像
    B. 2D-TOF-MRA主要用于矢状窦、乙状窦的静脉血管成像
    C. 3D-PC-MRA用于分析可疑病变区的细节，检查流量与方向
    D. 2D-PC-MRA具有仅血流呈高信号、采集时间短的特点
    E. 3D-CE-MRA主要用于颅脑大面积血管病变，可在不同时期观察到动脉或静脉病变

46. 主要用于矢状窦、乙状窦的静脉血管成像技术的是 （   ）
    A. 3D-TOF-MRA   B. 2D-TOF-MRA
    C. 3D-PC-MRA   D. 2D-PC-MRA
    E. 3D-CE-MRA

47. 脑功能成像不包括 （   ）
    A. 扩散成像   B. 灌注成像
    C. 中枢活动功能成像   D. 波谱成像
    E. 容积成像

48. 关于MR波谱成像技术的描述，错误的是 （   ）
    A. STEAM序列，信噪比低，对运动较敏感

B. PRESS 序列,信噪比高,对运动不敏感

C. 抑水是专用于质子波谱的技术,波谱的信号强度与所测物质的浓度成正比

D. 常规先做普通扫描,然后根据扫描所得到图像进行空间定位波谱检查

E. 选择兴趣区时,感兴趣区太小,易受所测组织之外脂肪、骨骼及液体的污染,谱线变形

49. MRU(尿路造影)的相关准备,不包括 ( )

A. 空腹 8 小时,中度留尿

B. 检查前 30 分钟口服呋塞米 4 片(10 mg/片),增加泌尿系水潴留量

C. 扫描前 20 分钟,口服葡萄糖酸铁 500 ml,抑制胃肠道内液体信号

D. 扫描前肌注 654-2 10 mg,减少胃肠蠕动伪影对图像的影响

E. 训练闭气

50. 四肢血管 MRA 首选的方法是 ( )

A. 3D-TOF-MRA
B. 3D-CE-MRA
C. 3D-PC-MRA
D. 2D-TOF-MRA
E. 2D-PC-MRA

51. 关于四肢血管 MRA 扫描技术的说法,错误的是 ( )

A. 2D-TOF 法缺点是采集范围有限,成像时间长,空间分辨率差

B. 2D-TOF 法可根据血流方向设定静脉饱和和动脉饱和,使动脉和静脉分别显影

C. 3D-CE-MRA 是四肢血管 MRA 首选的成像方法

D. 3D-CE-MRA 根据对比剂峰值通过时间分别采集动脉期、静脉期图像,进行减影处理,使血管显示更佳

E. PC 法,常用于肢体静脉血管的检查

52. 诊断肝脂肪浸润常用的脂肪抑制成像技术是 ( )

A. 化学位移频率选择饱和技术

B. 化学位移水-脂肪反相位饱和成像技术

C. STIR 技术

D. 幅度选择饱和法

E. 水激励技术

53. 只激发水质子而不激发脂肪就可以产生纯水像的成像技术的是 ( )

A. 化学位移频率选择饱和技术

B. 化学位移水-脂肪反相位饱和成像技术

C. STIR 技术

D. 水激励技术

E. CHESS 法

54. 不属于 MR 水成像技术的是 ( )

A. MRCP
B. MRU
C. MRM
D. MRA
E. MR 输卵管成像

55. 关于 MRA 的描述,错误的是 ( )

A. 是一种无创的血管造影技术
B. 常用 MRA 技术有时间飞跃法、相位对比法、对比增强法 3 种
C. 相位对比法的原理是基于流体饱和效应中的流入相关增强效应
D. MRA 常用的后处理技术有 MIP 和 MPR
E. MRA 不足表现在对于垂直大血管走行的分支血管容易产生假象

56. 关于扩散成像的描述，错误的是 （ ）
   A. 利用对扩散运动敏感的脉冲序列检测组织水分子扩散运动的状态
   B. 扩散加权图像上，扩散系数越高，MR 信号越高
   C. 扩散系数与扩散环境的介质有关
   D. 扩散加权图像对脑梗死的检测具有重要临床价值
   E. 扩散加权图像可观察脑白质束的改变

57. 与 CT 相比，下列哪项不是 MRI 的优势？ （ ）
   A. 脑梗死　　　　　　　　　B. 脊髓病变
   C. 膝关节损伤　　　　　　　D. 肺内小病灶
   E. 心脏功能分析

58. 关于四肢 MRA 中，2D-TOF 法的说法，错误的是 （ ）
   A. 肢体血管的流动对比强
   B. 可根据流速编码选择性显示动静脉
   C. 采集范围有限，需分次扫描
   D. 成像时间长
   E. 空间分辨率差

59. 关于脂肪抑制成像技术中，STIR 技术的说法，错误的是 （ ）
   A. 属于幅度选择饱和法　　　B. 是一种不完全饱和
   C. 优点是对 B_0 场的不均匀性不敏感　　D. 依赖于 B_1 场的均匀性
   E. 适合于高场强磁共振系统

60. 可以无创探测活体组织化学特性的磁共振技术是 （ ）
   A. 水成像　　　　　　　　　B. 化学位移成像
   C. 弥散成像　　　　　　　　D. 波谱分析
   E. 灌注成像

61. 3D-CE-MRA 的应用不包括 （ ）
   A. 主要用于颅脑大面积血管病变
   B. 可在不同期相观察到动脉或静脉病变
   C. 亦可做减影显示病变
   D. 需注射顺磁对比剂
   E. 仅血流呈高信号

62. 颅脑 MRI 检查的适应证不包括 （ ）
   A. 脑血管病　　　　　　　　B. 颅内感染与炎症
   C. 脑部退行性病变　　　　　D. 病理性钙化
   E. 颅脑先天性发育畸形

63. 颅脑 MRI 检查的常规序列组合不包括 ( )
   A. 横断位 T_1WI
   B. 横断位 T_2WI
   C. 矢状位 T_2WI
   D. 矢状位 T_1WI
   E. 横断位 T_2^*WI

64. 增强扫描常用对比剂为 Gd-DTPA,剂量为 ( )
   A. 0.05 mmol/kg
   B. 0.1 mmol/kg
   C. 0.2 mmol/kg
   D. 0.3 mmol/kg
   E. 0.4 mmol/kg

65. 心脏大血管 MRA 技术的适应证,不包括 ( )
   A. 主动脉瘤
   B. 主动脉夹层
   C. 动脉硬化
   D. 先天性心脏病
   E. 肺血管畸形

66. 肝胆脾 MRI 检查前应空腹 ( )
   A. 1~2 小时
   B. 2~4 小时
   C. 4~6 小时
   D. 6~8 小时
   E. 8~10 小时

67. 目前主要用于功能皮层中枢定位的方法为 ( )
   A. PWI
   B. DWI
   C. MR 波谱分析
   D. MRA
   E. BOLD

68. 鉴别病变的出血或脂肪,应该用 ( )
   A. T_1WI FS
   B. SE T_1WI
   C. FSE T_2WI
   D. FLAIR
   E. GRE

69. MR 水成像技术应用的是 ( )
   A. 重 T_1WI 序列
   B. 轻 T_1WI 序列
   C. 轻 T_2WI 序列
   D. 重 T_2WI 序列
   E. 质子加权成像

70. 诊断急性或超急性期脑梗死最敏感的序列为 ( )
   A. T_1WI
   B. T_2WI
   C. GRE
   D. FLAIR
   E. DWI

71. 与 X 线 CT 相比,MRI 检查显示占绝对优势的是 ( )
   A. 头颅病变
   B. 颅颈移行区病变
   C. 肺部病变
   D. 肝脏病变
   E. 骨关节病变

72. 在颈椎 MR 成像中,预饱和技术常用于抑制 ( )
   A. 吞咽运动伪影
   B. 心搏伪影
   C. 呼吸运动伪影
   D. 化学位移伪影

E. 逆向流动液体信号

二、多选题

MR 脑功能成像包括 （　　）
- A. 扩散成像
- B. 血管成像
- C. 灌注成像
- D. 中枢活动功能成像
- E. 波谱分析

三、配伍题

（　　）
- A. MRU
- B. MRS
- C. MRCP
- D. 灌注成像
- E. 弥散成像

1. 输尿管梗阻选择的 MR 成像技术是 （　　）
2. 用于脑梗死和肝脏病变早期诊断的是 （　　）
3. 可无创探测活体组织化学特性的 MR 成像技术是 （　　）
4. 在脑梗死检测中和观察脑白质束改变具有重要意义的 MR 成像技术是 （　　）
5. 用于胆胰管成像的 MR 成像技术是 （　　）

- A. 3D-TOF-MRA
- B. 2D-TOF-MRA
- C. 3D-PC-MRA
- D. 2D-PC-MRA
- E. 3D-CE-MRA

6. 主要用于矢状窦、乙状窦的静脉血管成像的是 （　　）
7. 主要用于颅脑大面积血管病变的是 （　　）
8. 用于分析病变区的细节，检查流量与方向，大量血肿未吸收时，观察被血肿掩盖的血管病变的是 （　　）
9. 主要用于流速较快的动脉血管成像的是 （　　）
10. 具有仅血流呈高信号、采集时间短的特点，因此可用于显示需极短时间内成像的病变，亦可用于筛选流速成像的是 （　　）

- A. 脂肪饱和法
- B. STIR 技术
- C. 化学位移技术
- D. Dixon 技术

11. 对脂肪组织抑制具有可靠特异性的是 （　　）
12. 抑制脂肪含量较少的病变组织的是 （　　）
13. 低场即能取得较好的脂肪抑制效果，但缺乏特异性的是 （　　）

- A. 1895 年
- B. 1971 年
- C. 1978 年
- D. 1980 年
- E. 1986 年

14. DSA 首次在北美放射学会公布是在 （　　）
15. 伦琴发现 X 线是在 （　　）
16. 获取人体第 1 幅头部 MR 图像是在 （　　）
17. 首次提出 DR 物理学概念是在 （　　）
18. 第 1 台 CT 研制成功是在 （　　）

四、共干题

男,45岁,厌食,消瘦1月余,右上腹疼痛并加重,无发热,黄疸。查体肝肋下两指,AFP 750 g/L。

1. 根据描述,首先考虑可能是 （ ）
　A. 肝癌　　　　　　　　　　　B. 肝脓肿
　C. 肝炎　　　　　　　　　　　D. 肝血管瘤
　E. 胆管炎

2. 下列哪一种检查方法是最可能定性的 （ ）
　A. B超　　　　　　　　　　　B. 腹部X线立卧位片
　C. CT平扫+动态增强　　　　　D. MR平扫+动态增强+延迟扫描
　E. 腹部DR

女,38岁,心悸、胸痛、劳力性呼吸困难2年,有家族史。X线示左心室肥大;ECG为ST-T改变,病理性Q波;超声心动图提示室间隔非对称性肥厚。临床初步诊断为肥厚性心肌病。

3. 根据以上描述,可选择下列哪项检查进一步确诊? （ ）
　A. 心脏三位片　　　　　　　　B. CT心脏扫描和灌注
　C. MR心脏扫描和心肌灌注　　 D. 心脏核素扫描
　E. DSA冠脉造影

4. 关于心脏MR扫描和心肌灌注,下列哪一项描述是错误的? （ ）
　A. 心脏成像方位有四腔心、长轴位、短轴位、二腔心、三腔心等
　B. 心肌灌注时,将对比剂分两次注入,首次流速为5.0 ml/s
　C. 短轴位扫描层面必须包括整个心房
　D. 心肌厚度分析报告以表格或"牛眼"图形式显示出来
　E. 心肌和心室的几何测定在心脏疾病诊断中非常重要,MR心脏图像特别适用于其几何和功能评价

第十五章　MRI 检查技术模拟试题参考答案及解析

一、最佳选择题

1. E　解析：MRI 检查绝对禁忌证：装有心脏起搏器；电子耳蜗或装有铁磁性物质；中枢神经系统的金属止血夹者。体内有胰岛素泵等神经刺激器为相对禁忌证。
2. B　解析：中枢神经系统的金属止血夹属于 MRI 检查的绝对禁忌证。
3. E
4. B
5. A
6. D　解析：2D-PC-MRA 具有仅血流呈高信号，采集时间短的特点。
7. C
8. A　解析：在中、低场磁共振成像时间较长，可根据病情酌情应用。
9. D　解析：MRI 对肺内病变如钙化及小病灶的检出不如 CT。
10. E　解析：血管性病变常做平扫加血管成像，脑的先天畸形一般只需做平扫，对神经系统检查层厚一般为 4~8 mm。
11. B
12. C
13. E
14. D
15. B
16. E
17. A　解析：MRCP 不需增强扫描。
18. E　解析：腹部 MRA 扫描前需建立静脉通道，降主动脉内对比剂浓度通过的峰值时间为 7~23 秒，门静脉内对比剂浓度峰值出现时间为 17~45 s，检查前高热量饮食可以短暂加速内脏动脉血流，这样有可能提高较细小分支血管的显示。
19. C　解析：观察卵巢病变采用 T_2WI 横断或冠状面扫描最佳，膀胱中度充盈，骨性骨盆扫描常使用脂肪饱和或脂肪抑制序列。
20. E
21. A　解析：SNR 偏低。
22. B　解析：B 选项是 MRA 的优点。
23. D　解析：在扩散加权图像上，扩散系数越高，MR 信号越低，序列的扩散敏感度 b 越高，其扩散加权越高，扩散加权序列对运动极其敏感，无论是人为运动还是生理运动都可产生对比的改变，扩散系数的单位是 mm^2/s。
24. E
25. B
26. C　解析：短 TR、短 TE，主要表现为 T_1 对比，长 TR、长 TE，主要表现为 T_2 对比。
27. C　解析：影像信号强度均匀是体线圈的特点。
28. E　解析：MR 水成像不用对比剂，所以不能显示肾脏分泌排泄功能。
29. A　解析：脑功能成像（fMRI）可提供人体的功能信息，包括扩散成像、灌注成像、中枢活动功能成像、波谱分析。
30. B　解析：MRI 为多参数成像。
31. C　解析：颅脑 MRI 的适应证包括脑血管病，急诊 CT 未见明显异常，排除脑出血，应排除脑梗死。

32. A 解析:时间飞跃法磁共振血管造影的原理是:基于流体饱和效应中的流动相关增强效应,即成像层面的静态组织经过连续多次短的 TR 射频脉冲激发,其纵向磁化处于磁饱和状态。
33. C
34. E
35. D 解析:肺孤立性小结节应行高分辨 CT 扫描。
36. E 解析:冠状位扫描层厚应为 4~5 mm。
37. B 解析:与气管平行的斜冠状位相,能清楚显示气管分叉、隆突区病变。
38. A 解析:矢状位扫描层厚应为 3 mm。
39. A 解析:增强扫描行矢状位 T_1WI、冠状位 T_1WI,必要时做横断位扫描。
40. D 解析:带有呼吸机及心电监护设备的危重患者是 MRI 检查的相对禁忌证,而早期脑梗死属于 MRI 检查的适应证之一,并且具有很高的检出率。
41. C 解析:反映局部氧合血红蛋白和脱氧血红蛋白的比例关系的是磁敏感加权成像,并不是磁共振波谱分析。
42. E 解析:流入性增强效应是指高速流动的自旋质子进入被饱和的激发容积内而产生比静态组织高的 MRI 信号。
43. C 解析:MR 水成像具有无创性、安全性等优点,对于不适宜做 ERCP、排泄性尿路造影等患者可用此法,但不能完全替代传统的造影检查。
44. D 解析:MRI 冠状位是检查和诊断垂体和海绵窦最好的方法。
45. A 解析:3D-TOF-MRA 主要用于流速较快的血管成像。
46. B 解析:2D-TOF-MRA 主要用于矢状窦、乙状窦的静脉血管成像。
47. E 解析:脑功能成像包括扩散成像、灌注成像、中枢活动功能成像和波谱成像,不包括容积成像。
48. E 解析:选择兴趣区时,感兴趣区过大,易受所测组织之外脂肪、骨骼及液体的污染,谱线变形,太小则扫描时间长,所得信号相对低。
49. C 解析:扫描前 20 分钟,口服葡萄糖酸铁 500 ml,是 MR 胰胆管造影的相关准备,是为了抑制胃肠道内液体信号,突出胆胰管信号,达到良好的造影效果。
50. B 解析:四肢血管 MRA 首选方法是 3D-CE-MRA,根据对比剂峰值通过时间分别采集动脉期、静脉期图像,减影后血管显示更佳。
51. E 解析:PC 法可根据流速编码选择性显示动静脉,以动脉显示为佳,常用于肢体动脉血管的检查,优势在于扫描范围大。
52. B 解析:由于化学位移效应,水质子较脂肪质子的进动频率稍快,每过若干时间水质子与脂肪质子的进动相位就会出现在相反方向上,水和脂肪信号相减抵消,含水和脂肪的部位信号下降明显,这种技术常用于诊断肝脂肪浸润。
53. D 解析:水激励技术用一窄带频率选择性脉冲对准水质子共振,只激发水质子不激发脂肪。
54. D 解析:MRA 是血管成像技术,不是水成像技术,不是利用重 T_2WI 使静态或缓慢流动液体呈高信号。
55. C 解析:时间飞跃法的原理是基于流体饱和效应中的流入相关增强效应。
56. B 解析:扩散加权图像上,扩散系数越高,MR 信号越低。
57. D 解析:MRI 对肺内小病灶检出不如 CT。
58. B 解析:根据流速编码选择性显示动静脉是 PC 法的特点,2D-TOF 法可根据血流流向设定静脉饱和显示动脉或动脉饱和显示静脉。
59. E 解析:STIR 序列对 T_1 弛豫时间的分布比较敏感,且水像信噪比不能最佳化,因此,SNR 偏低,TR 长,多层面成像时,层面数目受限,尽管缺点多,但在中、低场系统,由于化学位移频差小,频率选择方法受限,STIR 就值得提倡。
60. D 解析:波谱分析提供的是定量的化学信息,一般以数值或图谱来表达,是目前唯一能无创探测活体组织化学特性的方法。

61. E 解析:3D-CE-MRA:主要用于颅脑大面积血管病变。可在不同期相观察到动脉或静脉病变,亦可做减影显示病变。与其他血管成像方法不同的是,CE-MRA需注射顺磁对比剂。

62. D 解析:对于钙化的显示CT优于MRI。

63. E 解析:常规序列组合:横断位T_1WI、T_2WI+矢状位T_1WI或T_2WI。

64. B 解析:增强扫描常用对比剂为Gd-DTPA,剂量为0.1 mmol/kg。

65. C 解析:心脏大血管MRA技术的适应证包括主动脉瘤、主动脉夹层、先天性心脏病及肺血管畸形。

66. D 解析:肝胆脾MRI检查前应空腹6~8小时。

67. E 解析:BOLD-fMRI主要用于功能皮层中枢的定位。

68. A 解析:鉴别病变的出血或脂肪,应该用T_1WI FS。

69. D 解析:MR水成像技术应用的是重T_2WI序列,使实质性器官及流动血液呈低信号。

70. E 解析:诊断急性或超急性期脑梗死最敏感的序列为扩散加权成像DWI序列。

71. B 解析:MRI检查技术的优势在颅颈移行区病变的显示。

72. A 解析:伪影的补偿技术,预饱和技术可克服吞咽运动伪影。

二、多选题

ACDE 解析:脑功能成像包括:扩散成像、灌注成像、中枢活动功能成像和波谱分析。

三、配伍题

1~5. ADBEC 解析:MRU是MR一种水成像技术,用于尿路系统疾病的诊断。灌注成像将组织毛细血管水平的血流灌注情况,通过MR成像方式显示出来,从磁共振成像的角度评估局部组织活力及功能,用于脑梗死和肝脏病变早期诊断。波谱分析提供的是定量的化学信息,一般以数值或图谱来表达,是目前唯一能无创探测活体组织化学特性的方法。扩散加权图像,扩散系数越低,信号越高,脑梗死急性期,梗死区脑组织自由水减少,扩散系数显著下降,显示为高信号,而T_1、T_2加权成像变化不明显,脑白质区由于白质束的影响,水分子的扩散系数在空间各个方向是不同的,可以用来观察白质束变化。MRCP是一种水成像技术,用于胆胰管成像。

6~10. BECAD

11~13. ACB

14~18. DACEB

四、共干题

1、2. AD 解析:MR与CT诊断价值相仿,但对良、恶性占位病变优于CT,常规扫描应做平扫+动态增强+延迟扫描。

3、4. CC 解析:短轴位扫描层面必须包括心尖至房室瓣口,保证心功能分析准确无误。

第十六章　DSA 检查技术模拟试题

一、最佳选择题

1. 大脑半球供血主要由　　　　　　　　　　　　　　　　　　　　　　　　（　　）
    A. 颈外动脉　　　　　　　　　　　B. 颈内动脉
    C. 锁骨下动脉　　　　　　　　　　D. 椎动脉
    E. 冠状动脉
2. 不是 DSA 适应证的是　　　　　　　　　　　　　　　　　　　　　　　　（　　）
    A. 下肢血管闭塞　　　　　　　　　B. 脑动脉瘤
    C. 冠状动脉狭窄　　　　　　　　　D. 食道狭窄
    E. 滤器植入
3. 不属于 DSA 检查中患者的准备内容　　　　　　　　　　　　　　　　　　（　　）
    A. 术前禁食　　　　　　　　　　　B. 签署知情同意书
    C. 消除顾虑及紧张心理　　　　　　D. 备好导管
    E. 建立静脉通道
4. 下列哪支血管是锁骨下动脉的第一分支　　　　　　　　　　　　　　　　（　　）
    A. 椎动脉　　　　　　　　　　　　B. 甲状颈干
    C. 肋颈干　　　　　　　　　　　　D. 腋动脉
    E. 颈动脉
5. 腹腔动脉通常分为几支　　　　　　　　　　　　　　　　　　　　　　　（　　）
    A. 2　　　　B. 3　　　　C. 4　　　　D. 5　　　　E. 6
6. 单侧肾上腺动脉通常有几支　　　　　　　　　　　　　　　　　　　　　（　　）
    A. 1　　　　B. 2　　　　C. 3　　　　D. 4　　　　E. 5
7. 胃右动脉来自　　　　　　　　　　　　　　　　　　　　　　　　　　　（　　）
    A. 脾动脉　　　　　　　　　　　　B. 胃十二指肠动脉
    C. 胃左动脉　　　　　　　　　　　D. 肝固有动脉
    E. 肠系膜上动脉
8. 腹主动脉在第几椎体平面分出左右髂总动脉　　　　　　　　　　　　　　（　　）
    A. L2　　　B. L3　　　C. L4　　　D. L5　　　E. S1
9. 最能明确颅内动脉瘤的诊断技术是　　　　　　　　　　　　　　　　　　（　　）
    A. DSA　　　　　　　　　　　　　B. B 超检查
    C. CTA　　　　　　　　　　　　　D. MRU
    E. MRA
10. DSA 常规药物不包括　　　　　　　　　　　　　　　　　　　　　　　（　　）
    A. 肝素　　　　　　　　　　　　　B. 利多卡因
    C. 葡萄糖　　　　　　　　　　　　D. 生理盐水
    E. 各类抢救药
11. 腹腔动脉最大的分支是　　　　　　　　　　　　　　　　　　　　　　（　　）

A. 肝总动脉 B. 脾动脉
C. 胃左动脉 D. 肾动脉
E. 肾上腺动脉

12. 肝左动脉起源于 ( )
    A. 肝总动脉 B. 肝固有动脉
    C. 胃十二指肠动脉 D. 腹主动脉
    E. 腹腔动脉

13. DSA 术前准备的药品不包括 ( )
    A. 对比剂 B. 栓塞剂
    C. 抗凝剂 D. 镇静剂
    E. 化疗药

14. 不适合做 DSA 检查的是 ( )
    A. 血管及冠状动脉病变 B. 血管性疾病的介入治疗
    C. 出血性病变 D. 良恶性肿瘤的鉴别诊断
    E. 严重的心、肝、肾脏疾病

15. 选择性 DSA 导管先端位置确定的主要依据是 ( )
    A. 病变的性质 B. 血管的粗细
    C. 病变的范围 D. 病变的大小
    E. 血流动力学变化

16. 关于胸部 DSA 的描述,错误的是 ( )
    A. 胸部大血管包括主动脉、肺动脉和肺静脉、上腔静脉、下腔静脉
    B. 胸部小血管包括支气管动脉、支气管静脉、胸廓内动脉(内乳动脉)、肋间动脉等
    C. 肺动脉造影时经股动脉穿刺插管
    D. 支气管动脉造影时经股动脉插管
    E. 上腔静脉造影时,可穿刺头臂静脉或贵要静脉或肘正中静脉

17. 关于心脏与冠状动脉 DSA 的描述,错误的是 ( )
    A. 心脏大血管造影是临床诊断心血管疾病金标准之一
    B. 冠状静脉多伴行相邻的冠状动脉
    C. 选择性右心房、右心室及肺动脉造影时,经股静脉穿刺
    D. 选择性左心室造影时,经股动脉、桡动脉或肱动脉穿刺
    E. 左冠状动脉造影体位为右肩位、正位、左肩位、蜘蛛位。肝位、侧位作为补充体位

18. 关于肝脏 DSA 的描述,错误的是 ( )
    A. 肝固有动脉是肝脏营养性血管,在肝门处分左、右肝动脉和胃右动脉
    B. 肝左动脉较肝右动脉稍粗,末端分出左内叶动脉、左外叶动脉和左尾叶动脉
    C. 手术操作采用 Seldinger 技术,行股动脉或肱动脉穿刺插管
    D. 造影时,先行选择性腹腔动脉造影,再行超选择性肝动脉造影
    E. 造影体位为正位,必要时加摄斜位

19. 关于 DSA 适应证的说法,错误的是 ( )
    A. 血管瘤、血管畸形等血管性疾病 B. 冠心病、心肌缺血的诊断及治疗

C. 先心病的诊断及治疗 D. 血管狭窄、闭塞的诊断及治疗
E. 心脏衰竭的诊断及治疗

20. 不是 DSA 禁忌证的是 （   ）
A. 严重的心、肝、肾功能不全   B. 严重的凝血功能障碍,有明显出血倾向
C. 甲状腺功能低下   D. 碘过敏
E. 严重的动脉硬化

21. 关于 DSA 常用药品不包括 （   ）
A. 肝素   B. 利多卡因
C. 肾上腺素   D. 胰岛素
E. 地塞米松

22. 关于 DSA 患者术前准备的说法,错误的是 （   ）
A. 术前应进行碘过敏和麻醉药过敏试验
B. 术前 8 小时禁食
C. 术前 1 小时肌注镇静剂
D. 建立静脉通道,便于术中给药
E. 儿童及不合作者施行全身麻醉

23. 关于头颈部血管解剖的说法,正确的是 （   ）
A. 右颈总动脉起自主动脉弓
B. 基底动脉是大脑半球供血的主要渠道
C. 两侧椎动脉在脑桥下缘汇合成基底动脉
D. 头颈部的动脉血供主要来自颈动脉
E. 左、右颈总动脉约在颈 2 水平分为颈内动脉和颈外动脉

24. 关于胸部血管解剖的说法,错误的是 （   ）
A. 肋间动脉起自胸主动脉后壁,共有 9 对
B. 冠状动脉是升主动脉的唯一分支
C. 上腔静脉由左右无名静脉合成
D. 支气管动脉属于肺的营养血管,由胸主动脉发出
E. 肺静脉左右各 2 支,均起自肺门,且分别注入左心房

25. 关于胸部 DSA 技术的说法,正确的是 （   ）
A. 肺动脉造影,经股动脉穿刺插管
B. 上腔静脉造影穿刺头臂静脉或贵要静脉或肘正中静脉
C. 支气管动脉造影,经股静脉穿刺插管
D. 胸部 DSA 常规采用正位成像,必要时加摄斜位或切线位
E. 胸部 DSA 对比剂使用浓度为 60%～70% 离子型对比剂

26. 关于心脏和冠状动脉的描述,错误的是 （   ）
A. 心脏内部分为左、右心房和左、右心室
B. 右心房可分为前部的固有心房和后部的腔静脉窦
C. 右室流出道也称漏斗部或肺动脉圆锥,其出口为肺动脉口
D. 左心房是心脏最靠后的部分

E. 右冠状动脉主要分支有前降支和回旋支

27. 关于心脏 DSA 技术的说法，错误的是 （　　）
   A. 心脏大血管造影是诊断心血管疾病的金标准之一
   B. 常用心脏摄影位置有正位、侧位、长轴斜位、四腔位、半坐位等
   C. 选择性冠状动脉造影，采用股动脉或桡动脉插管
   D. 选择性冠状动脉造影，将导管分别选择性插入左、右冠状动脉口部，即可行造影
   E. 插管过程中应密切观察心电变化、血压及其他生命体征，积极预防并发症

28. 关于肾脏及肾上腺血管 DSA 的描述，错误的是 （　　）
   A. 肾上腺血供丰富，每侧肾上腺一般有 3 支动脉供血
   B. 左肾上腺静脉注入左肾静脉，右侧直接注入下腔静脉
   C. 造影体位常用正位，必要时加斜位
   D. 肾上腺动脉造影时，应先行腹主动脉造影，再行肾动脉造影
   E. 肾动脉血管造影，经股动脉穿刺插管

29. 右侧肾上腺静脉注入的是 （　　）
   A. 肠系膜上静脉　　　　　B. 右肾静脉
   C. 下腔静脉　　　　　　　D. 肠系膜下静脉
   E. 脾静脉

30. 肾上腺动脉造影时，应先行腹主动脉造影和哪条动脉造影，再行肾上腺动脉造影 （　　）
   A. 肠系膜上动脉　　　　　B. 肾动脉
   C. 脾动脉　　　　　　　　D. 肝动脉
   E. 膈动脉

31. 关于下肢血管造影的说法，错误的是 （　　）
   A. 下肢动脉造影大多采用股动脉穿刺
   B. 对比剂使用浓度为 50%～60% 离子型或相应浓度的非离子型对比剂
   C. 造影体位取正位，必要时加侧位或斜位
   D. 下肢动脉主干有股动脉、腘动脉、胫前动脉、胫后动脉、足背动脉等
   E. 下肢静脉主要有浅静脉、深静脉和交通静脉

32. 下肢血管造影使用离子型对比剂或相应浓度的非离子型对比剂浓度为 （　　）
   A. 40%　　　　　　　　　B. 50%
   C. 60%　　　　　　　　　D. 50%～60%
   E. 20%

33. DSA 实时减影的成像方式不包括 （　　）
   A. 能量成像　　　　　　　B. 脉冲成像
   C. 连续成像　　　　　　　D. 超脉冲成像
   E. 时间间隔差成像

34. 关于 DSA 设备的说法，错误的是 （　　）
   A. X 线管球具备大小焦点，功率在 80 HU 以上
   B. 影像增强器具备每秒 24 帧以上的显像能力

C. 电视显示系统具备无遗漏地采集到 1 mR X 线产生的微弱荧光
D. 电视显示系统每帧图像的水平稳定差异要小于 1‰
E. X 线管球具备完善的遮线器和滤过装置

35. DSA 造影不经股动脉插管的是 （   ）
   A. 肺动脉造影　　　　　　　　　B. 支气管动脉造影
   C. 下肢动脉　　　　　　　　　　D. 选择性冠状动脉造影
   E. 肾动脉造影

36. 颈内动脉的分支不包括 （   ）
   A. 眼动脉　　　　　　　　　　　B. 大脑前动脉
   C. 大脑中动脉　　　　　　　　　D. 大脑后动脉
   E. 后交通动脉

37. 肝左动脉起源于 （   ）
   A. 肝总动脉　　　　　　　　　　B. 腹腔动脉
   C. 腹主动脉　　　　　　　　　　D. 胃十二指肠动脉
   E. 肝固有动脉

38. 每侧肾上腺一般有多少支动脉供应 （   ）
   A. 2 支　　　B. 3 支　　　C. 4 支　　　D. 5 支　　　E. 6 支

39. 脑血管造影,将导管插入 （   ）
   A. 锁骨下动脉　　　　　　　　　B. 甲状颈干
   C. 颈内动脉　　　　　　　　　　D. 主动脉弓
   E. 右头臂动脉

40. DSA 检查的禁忌证不包括 （   ）
   A. 严重的心、肝、肾功能不全　　B. 严重的凝血功能障碍
   C. 女性月经期　　　　　　　　　D. 电解质紊乱
   E. 碘过敏

41. DSA 最常用的穿刺部位是 （   ）
   A. 肱动脉　　　　　　　　　　　B. 股动脉
   C. 颈动脉　　　　　　　　　　　D. 腋动脉
   E. 腘动脉

42. 头颈部颅内静脉的组成不包括 （   ）
   A. 枕静脉　　　　　　　　　　　B. 大脑深静脉
   C. 大脑浅静脉　　　　　　　　　D. 硬脑膜静脉窦
   E. 颅后窝静脉

43. 关于支气管动脉的描述,错误的是 （   ）
   A. 属于肺的功能性血管
   B. 多数直接或间接从胸主动脉发出
   C. 部分发源于肋间动脉、锁骨下动脉或腹主动脉
   D. 一般与支气管伴行
   E. 数目为 1~4 支不等

44. 右心室的解剖结构及其与邻近结构的关系，不正确的是 （　　）
    A. 按功能分成流入道和流出道，以二尖瓣为界
    B. 流入道入口即右房室口
    C. 流出道也称漏斗部或肺动脉圆锥
    D. 其出口为肺动脉口
    E. 纤维瓣环附有肺动脉瓣

45. 心血管疾病诊断的金标准为 （　　）
    A. CTA   B. MRA
    C. ECT   D. 超声心动
    E. DSA

46. 肝静脉系统包括 （　　）
    A. 肝右静脉、肝左静脉
    B. 肝左静脉、肝中静脉、肝右静脉
    C. 门静脉、肝右静脉、肝中静脉、肝左静脉
    D. 肝右静脉、肝中静脉
    E. 肝中静脉、肝左静脉

47. 肠系膜上动脉的终末支为 （　　）
    A. 脾动脉   B. 乙状结肠动脉
    C. 阑尾动脉   D. 回结肠动脉
    E. 中结肠动脉

48. 关于脾脏供养血管的描述，错误的是 （　　）
    A. 脾脏的主要血供来源于脾静脉   B. 脾静脉起自脾门处
    C. 脾静脉为门静脉分支   D. 脾静脉有1～5支，以2支为最多
    E. 脾动脉为腹腔动脉的最大分支

49. 关于肾上腺动脉 DSA 的手术操作，错误的是 （　　）
    A. 采用 Seldinger 技术
    B. 行股动脉穿刺插管
    C. 于第 10 胸椎水平先行腹主动脉造影
    D. 然后行膈动脉造影，再行肾上腺动脉造影
    E. 对比剂浓度为50%～60%的离子型对比剂，或相应浓度的非离子型对比剂

50. 关于自动曝光控制的叙述，错误的是 （　　）
    A. 可提高 DSA 图像质量   B. 可降低患者的辐射剂量
    C. 可控制曝光时间   D. 可实时追踪 X 线吸收变化
    E. DSA 检查一般不选择手动曝光条件

51. 对比剂流率的设定依据靶血管的血流速度而定，正确的是 （　　）
    A. 一般设定的流率参数应等于其血流速度
    B. 一般设定的流率参数应等于或略大于其血流速度
    C. 一般设定的流率参数应大于其血流速度
    D. 一般设定的流率参数应等于或略小于其血流速度

E. 一般设定的流率参数应小于其血流速度

52. 在DSA中,以下病变需采用较低的对比剂流率,错误的是 （　）
    A. 动脉硬化   B. 广泛夹层动脉瘤
    C. 脑出血   D. 室壁瘤
    E. 肝血管瘤

53. 高压注射器压力设定过高易导致 （　）
    A. 动脉夹层   B. 血管破裂
    C. 血栓形成   D. 动脉痉挛
    E. 气栓形成

54. 关于采集帧率的描述,错误的是 （　）
    A. 上腔静脉每秒2～4帧   B. 头颅血管每秒3～6帧
    C. 腹部血管每秒3～6帧   D. 心脏和冠状动脉,每秒15帧
    E. 对不易配合者每秒可取25帧

55. 下列描述错误的是 （　）
    A. 心脏DSA成像需采用高帧率采集,对比剂注射速率快、剂量大
    B. 四肢血管成像需采用低帧率采集,对比剂浓度低
    C. 四肢末梢的血管成像需采用摄影延迟
    D. 补偿滤过是指采集图像时将视野内的组织密度较高的部分加入一些吸收X线的物质
    E. 补偿滤过可防止饱和状伪影的产生

56. 关于DSA摄影条件的描述,错误的是 （　）
    A. X线剂量与密度分辨率成正比
    B. DSA的曝光参数分为"自动曝光"和"手动曝光"
    C. 对密度高且厚的部位常选用"自动曝光"方式
    D. 选用测试曝光可以帮助选择最合适的曝光条件
    E. 对密度低且薄的部位常选用"自动曝光"方式

57. 不是DSA适应证的是 （　）
    A. 血管瘤   B. 血管狭窄
    C. 严重的动脉血管硬化   D. 肿瘤的介入治疗
    E. 冠状动脉疾病

58. 不是DSA的禁忌证的是 （　）
    A. 碘过敏   B. 严重的心、肝、肾功能不全
    C. 骨髓瘤   D. 肿瘤治疗后的随访
    E. 严重的凝血功能障碍

59. 不属于常规减影程序的是 （　）
    A. 摄取普通平片
    B. 制备mask片,或称蒙片
    C. 摄取血管造影片
    D. 把mask片与血管造影片重叠一起翻印成减影片

E. 再蒙片

60. 心脏、大血管造影时一般需要的注射对比剂速度应为 (　　)
   A. 3 ml/s　　　　　　　　　　B. 8 ml/s
   C. 10 ml/s　　　　　　　　　 D. 12 ml/s
   E. 18～20 ml/s

61. 基底动脉由哪些动脉汇合而成 (　　)
   A. 双侧颈内动脉　　　　　　　B. 双侧颈外动脉
   C. 双侧椎动脉　　　　　　　　D. 双侧胸廓内动脉
   E. 双侧大脑后动脉

62. 冠状动脉 DSA 检查中,左、右冠状动脉造影常用的对比剂量是 (　　)
   A. 手推每次 50 ml　　　　　　B. 手推每次 15 ml
   C. 高压注射器每次 35 ml　　　D. 高压注射器每次 25 ml
   E. 手推每次 8 ml

63. 胸部 DSA 中,肺动脉单侧造影常用的对比剂用量是 (　　)
   A. 1～2 ml/s,每次 4～6 ml　　　B. 3～4 ml/s,每次 8～10 ml
   C. 6～8 ml/s,每次 10～12 ml　　D. 8～10 ml/s,每次 15～25 ml
   E. 18～20 ml/s,每次 35～40 ml

64. 胸部 DSA 中,肺动脉主干造影常用的采集速率是 (　　)
   A. 每秒 10 帧　　　　　　　　　B. 每秒 15 帧
   C. 每秒 25 帧　　　　　　　　　D. 每秒 30 帧
   E. 每秒 35 帧

65. 胸部 DSA 中,支气管动脉造影常用的对比剂用量是 (　　)
   A. 1～2 ml/s,每次 4～6 ml　　　B. 3～4 ml/s,每次 8～10 ml
   C. 6～8 ml/s,每次 10～12 ml　　D. 8～10 ml/s,每次 15～25 ml
   E. 18～20 ml/s,每次 35～40 ml

66. 临床考虑下消化道出血时,在血管造影中必须要进行 (　　)
   A. 胃十二指肠动脉造影　　　　B. 胸主动脉造影
   C. 脾动脉造影　　　　　　　　D. 胃左动脉造影
   E. 肠系膜动脉造影

67. 诊断静脉血栓最有效的方法是 (　　)
   A. DR　　　　　　　　　　　　B. CT
   C. MRI　　　　　　　　　　　 D. 静脉造影
   E. 动脉造影

68. 四肢动脉造影,对比剂浓度不能超过 (　　)
   A. 10%　　B. 20%　　C. 30%　　D. 40%　　E. 50%

69. 上肢动脉造影,对比剂用量为 (　　)
   A. 8～10 ml/s,总量 20～30 ml　　B. 6～8 ml/s,总量 20～25 ml
   C. 4～5 ml/s,总量 12～15 ml　　　D. 3～4 ml/s,总量 6～8 ml
   E. 1～2 ml/s,总量 6～8 ml

70. 髂总动脉造影,对比剂用量为 ( )
   A. 1~2 ml/s,总量 6~8 ml
   B. 3~4 ml/s,总量 6~8 ml
   C. 6~8 ml/s,总量 10~15 ml
   D. 6~8 ml/s,总量 20~25 ml
   E. 10~12 ml/s,总量 18~20 ml

71. 正常情况下肾及肠系膜上动脉的造影速率是 ( )
   A. 10~12 ml/s
   B. 8~10 ml/s
   C. 5~6 ml/s
   D. 3~4 ml/s
   E. 1~2 ml/s

72. IV-DSA 的顺行下肢静脉造影,对比剂用量为 ( )
   A. 6~8 ml/s,总量 10~15 ml
   B. 6~8 ml/s,总量 20~25 ml
   C. 3~4 ml/s,总量 6~8 ml
   D. 2~5 ml/s,总量 15~20 ml
   E. 1~1.5 ml/s,总量 60~80 ml

73. DSA 检查技术中的基本体位是 ( )
   A. 左前斜加头位
   B. 右前斜加头位
   C. 正位加足位
   D. 正位
   E. 双斜位

74. DSA 检查中,哪种因素不影响对比剂浓度及用量的选择 ( )
   A. 造影方法
   B. 造影部位
   C. 注射速率和持续时间
   D. 注射压力
   E. 导管大小和先端位置

75. DSA 系统具有的共同装置,不包括 ( )
   A. 质量稳定的 X 线发生系统
   B. X 线信号—影像增强器—数字信号的图像转换系统
   C. 功能完善的遮线器和滤过装置
   D. 计算机图像处理系统
   E. 图像显示、存储、拷贝等外部设备

76. 对 DSA 检查最有效的 X 线光谱是 ( )
   A. 35~50 keV
   B. 35~60 keV
   C. 35~70 keV
   D. 40~50 keV
   E. 60~70 keV

77. 不属于 DSA 检查前技术参数选择的是 ( )
   A. 摄像机光圈大小
   B. 采集帧率
   C. 延迟类型
   D. 注射流率
   E. 像素移位

78. 关于 DSA 自动曝光的叙述,错误的是 ( )
   A. 由光电管自动曝光控制
   B. 由电离室自动曝光控制
   C. 光电管自动曝光控制的基础是荧光效应
   D. 电离室自动曝光控制的基础是电离效应

E. DSA 检查一般选择手动曝光条件

79. 最有利于脉冲方式 DSA 成像的采集部位 （ ）
    A. 盆腔　　　　　　　　　　　B. 心脏
    C. 左冠状动脉　　　　　　　　D. 右冠状动脉
    E. 腹部

80. 下列叙述不正确的是 （ ）
    A. DSA 采集头颈部影像不需要屏气
    B. DSA 采集胸部及心脏影像可自由呼吸
    C. DSA 采集腹部影像常用呼气末屏气
    D. DSA 采集盆腔部影像需要做深呼吸
    E. DSA 采集四肢造影像屏气即可

81. 关于胰腺供养动脉的描述，错误的是 （ ）
    A. 胰十二指肠上动脉　　　　　B. 胰十二指肠下动脉
    C. 胰大动脉　　　　　　　　　D. 起自肝固有动脉
    E. 起自脾动脉

82. 选择性右颈内动脉造影技术操作，错误的是 （ ）
    A. 用 60% 的复方泛影葡胺对比剂
    B. 导管由右锁骨下动脉进入
    C. 拍摄头部正位
    D. 用快速换片拍摄，选择"先注后拍"的注拍方式
    E. 对比剂 1 次注入量约为 8 ml

83. 选择性冠状动脉造影复方泛影葡胺对比剂的浓度是 （ ）
    A. 30%　　　　　　　　　　　B. 50%
    C. 76%　　　　　　　　　　　D. 55%
    E. 40%

84. 关于选择性冠状动脉造影操作，不对的是 （ ）
    A. 选用 76% 复方泛影葡胺
    B. 手推对比剂每次约 3 ml
    C. 需做碘过敏试验
    D. 可选用 X 线电影拍摄
    E. 透视，在显示器上看见影像后再注入对比剂

85. 腹部血管造影的术前准备，不正确的是 （ ）
    A. 76% 复方泛影葡胺　　　　　B. 做碘过敏试验
    C. 造影前可以吃饭，可不做肠道清洁　　D. 造影前给镇静剂
    E. 做好导管消毒及 X 线设备准备

86. 做腹腔动脉造影应首选 （ ）
    A. 猪尾导管　　　　　　　　　B. RH 导管
    C. 导尿管　　　　　　　　　　D. T 形管
    E. Foley 氏管

87. 用 DSA 系统做腹部血管造影时,操作不正确的是 （　　）
　　A. 造影前做好肠道清洁准备　　B. 选好实时减影和矩阵
　　C. 采集方式选择"摄影延迟"技术　　D. 选好采集速率和连续采集时间
　　E. 采集前令患者屏气

二、多选题

1. DSA 的禁忌证包括 （　　）
　　A. 严重的心、肝、肾功能不全　　B. 严重的动脉血管硬化
　　C. 严重的凝血功能障碍　　D. 急性感染及穿刺部位感染
　　E. 恶性甲状腺功能亢进、骨髓瘤

2. DSA 检查的术前准备有 （　　）
　　A. 碘过敏试验　　B. 签署知情同意书
　　C. 准备好相应的导管　　D. 备好抢救药品
　　E. 备好肝素

3. 在 DSA 中,关于影像接收器主要性能参数的描述,正确的是 （　　）
　　A. 具有每秒 30 帧以上的显示能力　　B. 理想的光敏度
　　C. 适宜的亮度　　D. 较高的影像分辨率
　　E. 最小的失真度

4. 左冠状动脉主要分支有 （　　）
　　A. 后室间支　　B. 左室前支
　　C. 前室间支　　D. 左室后支
　　E. 旋支

5. 颈内动脉分支有 （　　）
　　A. 眼动脉　　B. 后交通动脉
　　C. 大脑前动脉　　D. 脉络膜前动脉
　　E. 大脑中动脉

6. 颅内静脉的分支有 （　　）
　　A. 枕静脉　　B. 耳后静脉
　　C. 硬脑膜静脉窦　　D. 大脑浅静脉
　　E. 深静脉

7. 关于 DSA 装置的描述,正确的是 （　　）
　　A. 要求具有高千伏、长脉冲的高压发生器
　　B. 要求具有输出恒定的高压发生器
　　C. 具有大功率的 X 线球管
　　D. 配置有功能完善的遮光栅
　　E. 配置有 X 线滤过装置

8. 关于 DSA 影像接收器的描述,正确的是 （　　）
　　A. 应具有每秒 10 帧以上的显像能力
　　B. 具有理想的光敏性
　　C. 适宜的亮度、较高的分辨率

D. 适用不同部位使用的可变输出野
E. 最小的失真度

9. 肝脏多发转移癌的介入治疗的适应证包括 （ ）
   A. 原发肿瘤虽已切除,但肝内转移灶波及1叶以上或余肝代偿功能较差
   B. 凝血机制障碍,有出血倾向
   C. 合并肝外多处转移
   D. 肝转移瘤术前栓塞
   E. 转移瘤破裂出血

10. 颈内动脉颅内段的主要分支包括 （ ）
    A. 颞浅动脉 B. 后交通动脉
    C. 脉络膜前动脉 D. 大脑前动脉
    E. 大脑中动脉

11. DSA检查方式不适合IV-DSA的是 （ ）
    A. 上、下腔静脉 B. 四肢静脉
    C. 肺静脉 D. 颈动脉
    E. 肺动脉

12. DSA检查的手术器械有 （ ）
    A. 穿刺针 B. 扩张器
    C. 导管 D. 导丝
    E. 注射器

13. 入肝的血管包括 （ ）
    A. 肝固有动脉 B. 肝静脉
    C. 上腔静脉 D. 下腔静脉
    E. 门静脉

14. 供给胰腺的血管包括 （ ）
    A. 胃左动脉 B. 肝总动脉
    C. 胰十二指肠上动脉 D. 胰十二指肠下动脉
    E. 脾动脉

15. DSA检查治疗的适应证包括 （ ）
    A. 主动脉瘤 B. 肝小细胞癌
    C. DIC D. 疤痕妊娠后的大出血
    E. 冠心病

16. 颈内动脉造影和椎动脉造影的摄影位置是 （ ）
    A. 头部正位 B. 头部俯卧侧位
    C. 头部水平侧位 D. 汤氏位
    E. 梅氏位

17. 下列造影中,由静脉插入导管的是 （ ）
    A. 右心室造影 B. 左心室造影
    C. 肝动脉造影 D. 右心房造影

E. 肺动脉造影

18. 造影检查选用的对比剂浓度正确的是 （　　）
    A. 脑血管造影选用 60% 复方泛影葡胺
    B. 左心室造影选用 40% 复方泛影葡胺
    C. 逆行肾盂造影选用 25% 复方泛影葡胺
    D. 静脉肾盂造影选用 50% 复方泛影葡胺
    E. 冠状动脉造影选用 76% 复方泛影葡胺

19. 引起选择性冠状动脉造影的影像显示不佳的是 （　　）
    A. 选用的是 30% 的泛影葡胺
    B. 一次手推注入 8 ml 左右的优维显 370 对比剂
    C. 注拍操作不协调
    D. 电影拍摄选择 25 帧/秒拍摄速度
    E. 冠状动脉近端阻塞

三、共干题

患者武某,75 岁,胸前区疼痛,有高血压史 20 余年,临床考虑冠心病。

1. 为了明确诊断采用 （　　）
   A. 胸片　　B. 超声　　C. MRI　　D. CTA　　E. DSA

2. 行 CT 的冠脉造影应在注药后多长时间进行扫描 （　　）
   A. 延迟扫描时间是 5~10 秒　　B. 延迟扫描时间是 10~15 秒
   C. 延迟扫描时间是 25~30 秒　　D. 延迟扫描时间是 45~50 秒
   E. 延迟扫描时间是 75~80 秒

3. 不属于冠状动脉造影禁忌证的是 （　　）
   A. 碘过敏者　　　　　　　　B. 严重心、肾功能不全者
   C. 心律失常及活动性心肌炎　　D. 冠状动脉旁路移植手术者
   E. 心肌梗死后未达 4 周,病情不稳定着

4. 为了显示左冠状动脉主干采用的摄影位置是 （　　）
   A. 正位
   B. 右肩位
   C. 肝位
   D. 左肩位
   E. 蜘蛛位

某中年患者,乙肝病史 20 年,最近腹部不适,经超声诊断:肝硬化,肝门区见一大小为 5 cm×5 cm 肿瘤。因位置特殊,不能手术切除,需行肝介入治疗。

5. 肝总动脉是哪支血管的分支 （　　）
   A. 腹腔动脉　　　　　　B. 胃十二指肠动脉
   C. 肠系膜上动脉　　　　D. 肠系膜下动脉
   E. 肝固有动脉

6. 对该患者行腹腔动脉造影时,对比剂用量选择 （　　）
   A. 1~2 ml/s,每次 3~4 ml　　　B. 3~4 ml/s,每次 10~12 ml
   C. 5~6 ml/s,每次 15~20 ml　　D. 6~7 ml/s,每次 25~30 ml
   E. 8~10 ml/s,每次 30~40 ml

7. 对该患者行头、腹、四肢DSA检查时,图像采集速度应设定为 （　　）
   A. 每秒1~3帧　　　　　　　　B. 每秒3~6帧
   C. 每秒8~12帧　　　　　　　 D. 每秒12~15帧
   E. 每秒15~30帧

8. 在DSA造影中,不是形成运动伪影的因素是 （　　）
   A. 心脏跳动　　　　　　　　　B. 吞咽动作
   C. 呼吸运动　　　　　　　　　D. 胃肠蠕动
   E. 血液流动

　　某患者因车祸入院,临床症状:高血压,脉率快,反复血尿,膀胱血块填塞,腰痛。行膀胱镜检查,可见输尿管口有喷血。临床诊断:创伤性肾动静脉瘘。

9. 该患者最适宜采取 （　　）
   A. 静脉肾盂造影检查　　　　　B. B超检查
   C. CT检查　　　　　　　　　　D. DSA检查
   E. MRI检查

10. 对该患者行DSA检查中,肾动脉造影对比剂用量是 （　　）
   A. 3~4 ml/s,每次10~12 ml　　B. 5~6 ml/s,每次8~10 ml
   C. 6~8 ml/s,每次25~30 ml　　D. 8~10 ml/s,每次20~30 ml
   E. 10~15 ml/s,每次30~40 ml

11. 经DSA检查,确诊为肾动静脉瘘,需行进一步治疗,应首选 （　　）
   A. 内科药物治疗　　　　　　　B. 外科手术治疗
   C. 介入溶栓治疗　　　　　　　D. 介入支架置入
   E. 超选择性动脉栓塞

第十六章 DSA检查技术模拟试题参考答案及解析

一、最佳选择题

1. B 解析：颈总动脉分颈内动脉、颈外动脉，颈内动脉分眼动脉、前后交通动脉、脉络膜前动脉、大脑前动脉、大脑中动脉，颈内动脉是大脑半球的主要渠道。锁骨下动脉分出椎动脉，是小脑的主要供血血管。冠状动脉是供应心脏的血管。

2. D 解析：食道狭窄属于非血管病变，一般不采用DSA检查与治疗。

3. D 解析：DSA检查的术前准备包括患者的准备、器械准备和药品准备。备好导管属于器械准备，需要检查医师根据不同的血管配备不同型号的导管，一般要准备2~3种导管头形状不同的导管，以适应检查的需要。

4. A 解析：右侧颈动脉发自无名动脉，再分支为右颈总动脉和右锁骨下动脉。锁骨下动脉发出椎动脉、甲状颈干、肋颈干等动脉。

5. B 解析：腹腔动脉通常在胰腺和脾静脉的上缘分为3支：胃左动脉、脾动脉和肝总动脉。

6. C 解析：人体的肾上腺有2个，左右各一，动脉供血丰富，单侧的肾上腺有3支动脉供血。

7. D 解析：腹腔动脉通常在胰腺和脾静脉的上缘分为3支：胃左动脉、脾动脉和肝总动脉，肝总动脉分出胃十二指肠动脉后改名为肝固有动脉，在肝门分出肝左、右动脉和胃右动脉。

8. C 解析：腹主动脉起始于第12胸椎前方横膈的主动脉裂孔，是降主动脉的膈下部分，在第4腰椎平面分出左右髂总动脉。

9. A 解析：DSA是血管病变诊断的金标准，尤其对较小的动脉有明显优势。

10. C 解析：DSA常规药物包括：肝素、利多卡因、生理盐水及各类抢救药。

11. B 解析：腹腔动脉通常在胰腺和脾静脉的上缘分为3支：胃左动脉、脾动脉和肝总动脉。脾脏的主要血供来源于脾动脉，它是腹腔动脉最大的分支。

12. B 解析：肝总动脉一般起源于腹腔动脉右侧，分出胃十二指肠动脉后改名为肝固有动脉。肝固有动脉是肝营养血管，在肝门处分左、右肝动脉和胃右动脉。

13. D 解析：DSA术前准备的药品包括：备好相应浓度的对比剂，准备栓塞剂、抗凝剂、化疗药及各种急救药物。

14. E 解析：严重的心、肝、肾疾病是DSA检查的禁忌证。

15. E 解析：血流动力学变化将影响导管前端的位置和方向。

16. C 解析：肺动脉造影时应经股静脉穿刺插管。

17. E 解析：左冠状动脉造影体位应为右肩位、肝位、左肩位、蜘蛛位。正位、侧位作为补充体位。

18. B 解析：肝左动脉较肝右动脉稍细，末端分出左内叶动脉、左外叶动脉和左尾叶动脉。

19. E 解析：心脏衰竭时，最典型的症状是程度不同的呼吸困难，DSA是有创检查，可诱发呼吸衰竭、肺栓塞、严重心律失常等严重并发症，因此须经医生详细评估后，方可进行检查。

20. C 解析：甲状腺功能低下不是DSA的禁忌证。恶性甲状腺功能亢进可以出现甲亢危象、昏迷甚至危及生命，是DSA的禁忌证。

21. D 解析：常用药品包括抢救药（肾上腺素、地塞米松）、肝素、利多卡因等，不包括胰岛素，DSA检查前应控制好血糖，才能进行DSA检查，否则伤口不易愈合，且容易感染，血糖高不会危及患者生命，而低血糖会，所以不用常备胰岛素。

22. B 解析：介入手术为局部麻醉，全身情况受麻醉药物的影响小，因此禁食时间4小时为宜。

23. C 解析：右颈总动脉起自右头臂动脉，颈内动脉是大脑半球供血的主要渠道。头颈部的动脉血供主要来自颈动脉和锁骨下动脉，左、右颈总动脉约在甲状软骨（颈4）水平分为颈内动脉和颈外动脉。

24. D 解析：支气管动脉属于肺的营养血管，多数直接或间接由胸主动脉发出，部分发源于肋间动脉，锁骨下动脉或腹主动脉等,数目1~4支不等。

25. B 解析:肺动脉造影,经股静脉穿刺插管;支气管动脉造影,经股动脉穿刺插管;胸部 DSA 常规采用正位成像,必要时加摄斜位或侧位;胸部 DSA 对比剂使用浓度为50%~60%离子型对比剂或相应浓度的非离子型对比剂。

26. E 解析:左冠状动脉主要分支有前降支和回旋支。

27. D 解析:选择性冠状动脉造影插管后,需先行测压或试注造影证实导管在冠状动脉口内再行造影。

28. D 解析:肾上腺动脉造影时,应先行腹主动脉造影,然后行膈动脉造影,再行肾上腺动脉造影。

29. C 解析:肾上腺静脉左右各1支,左侧肾上腺静脉注入左肾静脉,右侧直接注入下腔静脉。

30. E 解析:肾上腺动脉造影时,应先行腹主动脉造影,然后行膈动脉造影,再行肾上腺动脉造影。

31. B 解析:对比剂使用浓度为40%离子型对比剂或相应浓度的非离子型对比剂。

32. A 解析:对比剂使用浓度为40%离子型对比剂或相应浓度的非离子型对比剂。

33. A 解析:DSA 实时减影一般有4种成像方式,脉冲成像、超脉冲成像、连续成像、时间间隔差成像,不包括能量成像。

34. B 解析:影像增强器或平板探测器具备每秒30帧以上的显像能力。

35. A 解析:肺动脉造影经股静脉插管,支气管动脉、下肢动脉、选择性冠状动脉造影及肾动脉造影经股动脉插管。

36. D 解析:大脑后动脉属于椎动脉系统,两侧椎动脉在脑桥下缘汇合成基底动脉,两大终末支为大脑后动脉。颈内动脉的分支包括大脑前动脉、前交通动脉、后交通动脉、脉络膜前动脉、大脑前动脉、大脑中动脉。

37. E 解析:肝总动脉一般起源于腹腔动脉右侧,分出胃十二指肠动脉后改名为肝固有动脉。肝固有动脉是肝营养性血管,在肝门处分左、右肝动脉和胃右动脉。

38. B 解析:肾上腺由肾上腺上动脉、肾上腺中动脉、肾上腺下动脉3支动脉供血。

39. C 解析:颈内动脉是大脑半球供血的主要渠道。

40. D 解析:DSA 检查的禁忌证包括:碘过敏,严重的心、肝、肾功能不全,严重的凝血功能障碍,有明显的出血倾向,严重的动脉血管硬化,高热、急性感染及穿刺部位感染,恶性甲状腺功能亢进、骨髓瘤,女性月经期及妊娠3个月以内者。

41. B 解析:股动脉较粗大,且由此插管易达到全身各部位血管。

42. A 解析:枕静脉为头颈部颅外静脉的组成部分。

43. A 解析:支气管动脉属于肺的营养性血管。

44. A 解析:右心室按功能分成流入道和流出道,以室上嵴为界,二尖瓣为左心室流入道和流出道的分界。

45. E 解析:心血管造影是临床诊断心血管疾病的金标准。

46. B 解析:肝静脉系统包括肝左静脉、肝中静脉和肝右静脉。

47. D 解析:回结肠动脉是肠系膜上动脉的终末支。

48. A 解析:脾脏的主要血供来源于脾动脉,它是腹腔动脉的最大分支。

49. C 解析:于第1腰椎水平先行腹主动脉造影,然后行膈动脉造影,再行肾上腺动脉造影。

50. B 解析:自动曝光控制装置可使患者接受适当的辐射剂量的情况下,保持稳定的图像质量。

51. D 解析:对比剂流率的设定依据靶血管的血流速度而定,一般流率应等于或略小于其血流速度。

52. E 解析:肝血管瘤血运丰富,不需采用较低的对比剂流率。

53. B 解析:高压注射器压力设定过易导致血管破裂。

54. D 解析:心脏和冠状动脉,每秒采集帧率在25帧以上。

55. D 解析:采集图像时应将视野内组织密度较低的部分加上一些吸收 X 线的物质,使 X 线在被照射区域内的衰减接近均匀。

56. E 解析:对密度低且薄的部位常选用"手动曝光"方式。

57. C 解析：严重的动脉血管硬化是DSA的禁忌证。
58. D 解析：肿瘤治疗后的随访是DSA的适应证。
59. E 解析：再蒙片是DSA中校正配准不良的图像后处理方法。
60. E 解析：心脏、大血管造影时需要18~20 ml/s的注射速率。
61. C 解析：双侧椎动脉汇合成基底动脉。
62. E 解析：左、右冠状动脉造影不能用高压注射器，须手推每次8 ml，2~3秒内连续推完。
63. C 解析：胸部DSA中，肺动脉单次造影常用的对比剂用量是6~8 ml/s，每次10~12 ml。
64. C 解析：肺动脉造影因心脏的运动选用超脉冲方式采集，每秒25帧。
65. A 解析：支气管动脉造影可选用脉冲方式采集，对比剂用量1~2 ml/s，每次4~6 ml。
66. E 解析：肠系膜动脉造影是诊断下消化道出血的金标准，并可及时进行介入治疗。
67. D 解析：静脉血栓一般多发于下肢深部静脉，静脉造影是发现静脉血栓非常有效的方法。
68. D 解析：四肢动脉造影，对比剂浓度不能超过40%，因为肢体血管对对比剂的敏感性极高，高浓度刺激可以引起患者剧烈疼痛。
69. C 解析：上肢动脉造影，对比剂流率4~5 ml/s，总量12~15 ml。
70. E 解析：髂总动脉造影，对比剂总量18~20 ml，注射流率10~12 ml/s。
71. C 解析：正常情况下肾及肠系膜上动脉的造影速率是5~6 ml/s。
72. E 解析：IV-DSA的顺行下肢静脉造影，对比剂总量60~80 ml，注射流率1~1.5 ml/s。
73. D 解析：DSA检查技术中的基本体位是正侧位。
74. D 解析：应根据造影方法、造影部位、注射速率和持续时间、导管大小和先端位置的具体情况选择对比剂浓度和用量。
75. B 解析：最新的平板探测器直接数字转换装置，不需要影像增强器。
76. A 解析：对DSA检查最有效的X线光谱是35~50 keV。
77. E 解析：像素移位属于图像后处理技术。
78. E 解析：DSA检查一般选择自动曝光条件。
79. A 解析：盆腔DSA成像最不易受到呼吸及心跳的影响。
80. C 解析：DSA采集腹部影像常采用吸气末屏气的方式。
81. D 解析：胰头的动脉来自胰十二指肠上、下动脉，胰体和胰尾的动脉来自脾动脉的胰背动脉，胰横动脉、胰大动脉和胰尾动脉。
82. B
83. C
84. B
85. C
86. B
87. C

二、多选题
1. ABCDE 解析：DSA的禁忌证包括：严重的心、肝、肾功能不全；严重的动脉血管硬化；严重的凝血功能障碍，有明显的出血倾向；高热、急性感染及穿刺部位感染；恶性甲状腺功能亢进、骨髓瘤；女性月经期及妊娠3个月以内者。
2. ABCDE 解析：DSA检查的术前准备包括患者的准备（A、B选项）、器械准备（C选项）和药品准备（D、E选项）。
3. ABCDE 解析：影像增强器或数字平板检测器，应具有每秒30帧以上的显示能力、理想的光敏度、适宜的亮度、较高的影像分辨率和最小的失真度。
4. CE 解析：左冠状动脉主要分支有前室间支和旋支。右冠状动脉主要分支有后室间支和左室后支。
5. ABCDE 解析：颈内动脉分支有眼动脉、后交通动脉、大脑前动脉、脉络膜前动脉和大脑中动脉。

6. CDE　解析：颅内静脉的分支有硬脑膜静脉窦、大脑浅静脉、深静脉和颅后凹静脉。
7. BCDE　解析：DSA图像在以每秒数帧的速度形成，这就要求具有产生高千伏、短脉冲和恒定输出的高压发生器。
8. BCDE　解析：DSA影像接收器应具有每秒30帧以上的显像能力。
9. ACDE　解析：凝血机制障碍，有出血倾向是各种介入治疗的禁忌证。
10. BCDE　解析：颞浅动脉是颈外动脉的分支。
11. CD　解析：肺静脉、颈动脉应首选IA-DSA。
12. ABCDE　解析：行DSA检查一般要进行股动脉穿刺，必须具备穿刺针、扩张器、导管、导丝、注射器。采用穿刺针进行穿刺，用扩张器引导导丝及导管。用注射器进行回抽血液或注射肝素水及对比剂。
13. AE　解析：肝的血管可分为入肝血管和出肝血管，入肝血管为肝固有动脉和门静脉，出肝血管为肝静脉。
14. CDE　解析：胰头的动脉来自胰十二指肠的上、下动脉在胰头处形成的动脉弓，胰体和胰尾的动脉来自脾动脉的胰背动脉、胰横动脉、胰大动脉和胰尾动脉。
15. ABDE　解析：DIC为禁忌证。
16. ACD
17. ADE
18. ACE
19. ACE

三、共干题

1～4. ECDE

5～8. ADBE　解析：肝总动脉一般发自腹腔动脉右侧，分出胃十二指肠动脉后改名肝固有动脉。腹腔动脉造影的对比剂用量每次25～30 ml，注射流率6～7 ml/s。在头、腹部或四肢DSA中，图像采集速度常采用每秒3～6帧。在DSA检查过程中，患者本身自主或不自主的移动可能形成运动伪影，而血液的流动不会造成运动伪影。

9～11. DBE　解析：DSA检查技术是确诊肾动脉瘘的最佳手段。肾动脉造影的对比剂用量每次8～10 ml，注射流率5～6 ml/s。超选择性动脉栓塞是治疗先天性肾动静脉瘘的最佳手段，其创伤性小，安全性高，效果可靠。

附录：放射医学技术考试大纲

第一部分　放射医学技术(士)考试大纲

一、基础知识

(一)人体解剖学与生理学

1. 人体解剖学基础
(1) 细胞—掌握
(2) 组织—掌握
(3) 器官—熟练掌握
2. 骨关节系统
(1) 骨—熟练掌握
(2) 关节—熟练掌握
(3) 骨骼肌—掌握
(4) 颅骨及其连结—熟练掌握
(5) 躯干骨及其连结—熟练掌握
(6) 上肢骨及其连结—熟练掌握
(7) 下肢骨及其连结—熟练掌握
3. 呼吸系统
(1) 鼻—掌握
(2) 喉—掌握
(3) 气管、支气管—熟练掌握
(4) 肺—熟练掌握
(5) 胸膜—熟练掌握
(6) 纵隔—熟练掌握
(7) 横膈—熟练掌握
4. 消化系统
(1) 口腔—掌握
(2) 咽—掌握
(3) 食管—熟练掌握
(4) 胃—熟练掌握
(5) 小肠—掌握
(6) 大肠—熟练掌握
(7) 肝—熟练掌握
(8) 肝外胆道—熟练掌握
(9) 胰—掌握

(10) 腹膜—掌握
5. 脉管系统
(1) 心血管系统—熟练掌握
(2) 淋巴系统—熟练掌握
6. 泌尿、生殖系统
(1) 泌尿系统—熟练掌握
(2) 生殖系统—熟练掌握
7. 神经系统
(1) 中枢神经系统（脊髓、脑和脊髓的被膜、脑室系统和脑血管）—熟练掌握
(2) 周围神经系统—掌握

(二)医用物理学基础与摄影基础

1. 物质结构
(1) 原子的核外结构—熟练掌握
(2) 原子能级—掌握
2. X线摄影基础
(1) 解剖学基准线—熟练掌握
(2) X线摄影学基准线—熟练掌握
(3) 体表解剖标志—熟练掌握
(4) X线摄影常用体位—熟练掌握
(5) X线摄影的原则和步骤—熟练掌握

(三) X线物理与防护

1. X线的产生
(1) X线的发现—熟练掌握
(2) X线的产生—熟练掌握
(3) 连续X线与特征X线—熟练掌握
(4) 影响X线产生的因素—熟练掌握
(5) X线强度的空间分布—熟练掌握
2. X线的本质及其与物质的相互作用
(1) X线的本质与特性—熟练掌握
(2) X线与物质的相互作用—熟练掌握
(3) 各种效应发生的相对概率—熟练掌握

3. X线强度、X线质与X线量
(1) X线的波长与管电压—熟练掌握
(2) X线强度—熟练掌握
(3) X线质—熟练掌握
(4) X线量—熟练掌握
4. X线的吸收与衰减
(1) 距离的衰减—熟练掌握
(2) 物质吸收的衰减—熟练掌握
(3) 连续X线在物质中的衰减特点—熟练掌握
(4) 衰减系数与影响衰减的因素—熟练掌握
(5) 人体对X线的衰减—熟练掌握
5. 辐射量及其单位
(1) 照射量与照射量率—掌握
(2) 比释动能与比释动能率—掌握
(3) 吸收剂量与吸收剂量率—掌握
(4) 吸收剂量与照射量的关系—掌握
(5) 当量剂量与当量剂量率—掌握
(6) 有效剂量—掌握
6. 电离辐射对人体的危害
(1) 放射线产生的生物效应—掌握
(2) 影响辐射损伤的因素—掌握
(3) 胎儿出生前受照效应—掌握
(4) 皮肤效应—掌握
(5) 外照射慢性放射病—掌握
7. X线的防护
(1) 放射防护的基本原则—熟练掌握
(2) 外照射防护的一般措施—熟练掌握
(3) 外照射的屏蔽防护—熟练掌握
(4) 我国放射卫生防护标准—掌握

(四) 数字X线成像基础
1. 数字图像特征
(1) 模拟与数字—掌握
(2) 矩阵与像素—掌握
(3) 数字图像术语—掌握
2. 数字图像形成
(1) 数字图像采集—掌握
(2) 数字图像量化—掌握
(3) 数字图像转换—掌握

二、相关专业知识

(五) 医学影像设备
1. 普通X线设备

(1) 设备分类—熟练掌握
(2) 基本构造及其特性—熟练掌握
(3) 附属装置（滤线栅、球管支架、胸片架、摄影床）—掌握
2. CR与DR设备
(1) CR设备基本构造及其特性—熟练掌握
(2) DR设备基本构造及其特性—熟练掌握
3. 乳腺摄影与口腔摄影设备
(1) 乳腺摄影设备基本构造及其特性—掌握
(2) 口腔摄影设备基本构造及其特性—了解
4. CT设备
(1) 硬件系统及其特性—掌握
(2) 软件系统及其特性—掌握
(3) 附属设备—了解
5. DSA设备
(1) 基本构造及其特性—掌握
(2) 附属设备—了解
6. MRI设备
(1) 磁体系统构造及其特性—掌握
(2) 梯度系统构造及其特性—了解
(3) 射频系统构造及其特性—了解

(六) PACS技术
1. PACS发展与组成
(1) PACS的发展—掌握
(2) PACS的构架与工作流程—掌握
(3) 数字影像采集—掌握
(4) 通讯与网络—了解
(5) 影像存储—掌握
(6) 影像管理—掌握
2. PACS运行
(1) PACS管理—了解
(2) 远程放射学—了解
(3) 系统安全—了解
3. 国际标准与规范
DICOM标准—了解
4. PACS临床应用
(1) 影像部门的应用—掌握
(2) 临床部门的应用—掌握

(七) 图像质量控制
1. 图像质量管理
(1) 基本概念、必要性和目标、程序及体系—掌握
(2) 管理方法—掌握
(3) 主观、客观和综合评价法—掌握

2. CR 与 DR 图像质量控制
(1) CR 的图像质量控制—熟练掌握
(2) DR 的图像质量控制—熟练掌握
3. CT 图像质量控制
(1) 影响 CT 图像质量的因素—熟练掌握
(2) 图像质量控制内容—熟练掌握
(3) 图像质量控制方法—熟练掌握
(4) CT 性能检测—了解

三、专业知识

(八) 各种影像设备的成像理论
1. X 线成像基本原理
(1) X 线影像的形成—熟练掌握
(2) X 线影像信息的传递—了解
(3) X 线影像对比度与清晰度—熟练掌握
(4) 感光效应与自动曝光控制—熟练掌握
(5) 焦点、被照体、探测器之间投影关系—熟练掌握
(6) 散射线的产生与消除—熟练掌握
2. CR 与 DR 成像原理
(1) CR 成像原理—熟练掌握
(2) DR 成像原理—熟练掌握
3. 乳腺摄影成像原理
(1) 模拟乳腺摄影原理—掌握
(2) 数字乳腺摄影原理—掌握
4. CT 成像原理
(1) CT 成像基础—熟练掌握
(2) 螺旋 CT 成像原理—熟练掌握

(九) 图像打印技术
1. 概述
(1) 影像打印的发展—掌握
(2) 图像打印方式与打印介质—掌握
2. 激光成像
(1) 激光成像技术—熟练掌握
(2) 激光胶片—掌握
(3) 激光打印机—熟练掌握
3. 热敏打印成像技术
(1) 热敏成像技术—掌握
(2) 热敏打印介质—掌握
(3) 热敏打印机—掌握
4. 喷墨打印成像技术
(1) 喷墨打印技术—掌握
(2) 喷墨打印介质—掌握

(3) 喷墨打印机—掌握
5. 照片自助打印设备
(1) 打印机构造及其性能—了解
(2) 打印工作原理—了解

(十) 对比剂 X 线对比剂
(1) 对比剂的分类—掌握
(2) 对比剂的理化特性—掌握
(3) 对比剂引入途径—掌握
(4) 碘对比剂毒性反应及其防治—熟练掌握

四、专业实践能力

(十一) 常规 X 线检查技术
1. 常见 X 线摄影体位及其标准影像所见
(1) 头颅—熟练掌握
(2) 胸部—熟练掌握
(3) 腹部—熟练掌握
(4) 脊柱与骨盆—熟练掌握
(5) 四肢与关节—熟练掌握
2. X 线造影检查
(1) 泌尿系统造影—熟练掌握
(2) 子宫输卵管造影—熟练掌握
3. 乳腺与口腔 X 线摄影检查
(1) 乳腺摄影体位—掌握
(2) 乳腺造影技术—了解
(3) 口腔 X 线摄影—了解
4. 数字摄影技术
(1) CR 操作技术—熟练掌握
(2) DR 操作技术—熟练掌握

(十二) CT 检查技术
1. 基本概念和术语
(1) 基本概念—熟练掌握
(2) 常用术语—熟练掌握
2. 检查方法
(1) 普通扫描(靶扫描、薄层扫描、高分辨率扫描等)—熟练掌握
(2) 增强扫描(常规增强扫描和动态增强扫描)—掌握
(3) 低剂量扫描—掌握
(4) 灌注成像—掌握
(5) 血管成像—掌握
(6) 能谱成像—掌握
(7) CT 导向活检与治疗—了解
3. 检查前准备

(1) 设备准备—掌握
(2) 患者准备—掌握
(3) 对比剂及急救物品准备—掌握
(4) 操作者准备—掌握
4. 人体各部位CT检查技术
(1) 颅脑—掌握
(2) 鞍区—掌握
(3) 眼部—掌握
(4) 耳部—掌握
(5) 鼻与鼻窦—掌握
(6) 口腔颌面部—掌握
(7) 咽喉部—掌握
(8) 颈部—掌握
(9) 胸部—掌握
(10) 冠状动脉CTA—掌握
(11) 腹部—掌握
(12) 脊柱—掌握
(13) 盆腔—掌握
(14) 四肢骨关节及软组织—掌握

第二部分 放射医学技术(师)考试大纲

一、基础知识

(一) 人体解剖学与生理学

1. 人体解剖学基础
(1) 细胞—掌握
(2) 组织—掌握
(3) 器官—熟练掌握
2. 运动系统
(1) 骨—熟练掌握
(2) 关节—熟练掌握
(3) 骨骼肌—掌握
(4) 颅骨及其连结—熟练掌握
(5) 躯干骨及其连结—熟练掌握
(6) 上肢骨及其连结—熟练掌握
(7) 下肢骨及其连结—熟练掌握
3. 呼吸系统
(1) 鼻—掌握
(2) 喉—掌握
(3) 气管、支气管—熟练掌握
(4) 肺—熟练掌握
(5) 胸膜—熟练掌握
(6) 纵隔—熟练掌握
(7) 横膈—熟练掌握
4. 消化系统
(1) 口腔—掌握
(2) 咽—掌握
(3) 食管—熟练掌握
(4) 胃—熟练掌握
(5) 小肠—掌握
(6) 大肠—熟练掌握
(7) 肝—熟练掌握
(8) 肝外胆道—熟练掌握
(9) 胰—掌握
(10) 腹膜—掌握
5. 脉管系统
(1) 心血管系统—熟练掌握
(2) 淋巴系统—熟练掌握
6. 泌尿、生殖系统
(1) 泌尿系统—熟练掌握
(2) 生殖系统—熟练掌握
7. 神经系统
(1) 中枢神经系统—熟练掌握
(2) 周围神经系统—掌握
8. 内分泌系统
(1) 甲状腺和甲状旁腺—掌握
(2) 肾上腺—熟练掌握
(3) 垂体—熟练掌握
(4) 松果体—掌握
(5) 胰岛—掌握
(6) 胸腺—了解
(7) 生殖腺—熟练掌握
9. 感官系统
(1) 视觉器—掌握
(2) 听觉器—掌握
(3) 其他感觉器—了解

(二) 医用物理学基础与X线摄影基础

1. 物质结构
(1) 原子的核外结构—熟练掌握
(2) 原子能级—掌握
2. 磁学基础知识
(1) 自旋和核磁的概念—掌握

(2) 磁性和非磁性原子核—掌握
(3) 共振和磁共振现象—掌握
(4) 核磁弛豫—熟练掌握
3. 激光学基础知识
(1) 激光的产生—了解
(2) 激光的特性—掌握
(3) 激光的医学应用—掌握
4. X线摄影基础
(1) 解剖学基准线—熟练掌握
(2) X线摄影学基准标志—熟练掌握
(3) X线摄影常用体位—熟练掌握
(4) X线摄影的原则和步骤—熟练掌握

(三) X线物理与防护

1. X线的产生
(1) X线的发现—熟练掌握
(2) X线的产生—熟练掌握
(3) 连续X线与特征X线—熟练掌握
(4) 影响X线产生的因素—熟练掌握
(5) X线强度的空间分布—熟练掌握
2. X线的本质及其物质的相互作用
(1) X线的本质与特性—熟练掌握
(2) X线与物质的相互作用—熟练掌握
(3) 各种效应发生的相对概率—熟练掌握
3. X线强度、X线质与X线量
(1) X线的波长与管电压—熟练掌握
(2) X线强度—熟练掌握
(3) X线质—熟练掌握
(4) X线量—熟练掌握
4. X线的吸收与衰减
(1) 距离的衰减—熟练掌握
(2) 物质吸收的衰减—熟练掌握
(3) 连续X线在物质中的衰减特点—熟练掌握
(4) 衰减系数与影响衰减的因素—熟练掌握
(5) 人体对X线的衰减—熟练掌握
5. 辐射量及其单位
(1) 照射量与照射量率—熟练掌握
(2) 比释动能与比释动能率—掌握
(3) 吸收剂量与吸收剂量率—熟练掌握
(4) 吸收剂量与照射量的关系—熟练掌握
(5) 当量剂量与当量剂量率—熟练掌握
(6) 有效剂量—掌握
6. 电离辐射对人体的危害

(1) 放射线产生的生物效应—熟练掌握
(2) 影响辐射损伤的因素—熟练掌握
(3) 胎儿出生前受照效应—熟练掌握
(4) 皮肤效应—掌握
(5) 外照射慢性放射病—掌握
7. X线的测量
(1) 照射量的测量—熟练掌握
(2) 吸收剂量的测量—掌握
8. X线的防护
(1) 放射防护的基本原则—熟练掌握
(2) 外照射防护的一般措施—熟练掌握
(3) 外照射的屏蔽防护—熟练掌握
(4) 我国放射卫生防护标准—熟练掌握

(四) 数字X线成像基础

1. 数字图像特征
(1) 模拟与数字—熟练掌握
(2) 矩阵与像素—熟练掌握
(3) 数字图像术语—熟练掌握
2. 数字图像形成
(1) 数字图像采集—熟练掌握
(2) 数字图像量化—熟练掌握
(3) 数字图像转换—熟练掌握
3. 数字图像处理
(1) 窗口技术—熟练掌握
(2) 组织均衡技术—熟练掌握
(3) 多平面重组—熟练掌握
(4) 表面阴影显示—熟练掌握
(5) 最大强度投影—熟练掌握
(6) 容积再现—熟练掌握
(7) 仿真内镜—熟练掌握
4. 数字图像评价
(1) 调制传递函数—掌握
(2) 量子检出率—掌握
(3) 观察者操作特性曲线—掌握
5. 计算机辅助诊断
(1) 在乳腺疾病的应用—了解
(2) 在胸部疾病的应用—了解

(五) 人体影像解剖(包括平面和断面)

1. 头部
(1) 经大脑半球顶部的横断层—掌握
(2) 经半卵圆中心的横断层—熟练掌握
(3) 经胼胝体压部的横断层—熟练掌握
(4) 经前联合的横断层—熟练掌握

(5) 经视交叉的横断层—熟练掌握
(6) 经垂体的横断层经眶下裂的横断层—掌握
(7) 经下颌颈的横断层—掌握
(8) 经寰枢正中关节的横断层—掌握
(9) 经枢椎体的横断层—掌握
(10) 经下颌角的横断层—熟练掌握
(11) 正中矢状面—熟练掌握

2. 颈部
(1) 经喉咽和会厌的横断层—熟练掌握
(2) 经甲状软骨中份和喉中间腔的横断层—熟练掌握
(3) 经声襞和环状软骨板的横断层—熟练掌握
(4) 经环状软骨和声门下腔的横断层—熟练掌握

3. 胸部
(1) 胸膜顶层面横断层—掌握
(2) 第3胸椎体层面—熟练掌握
(3) 主动脉弓层面横断层—熟练掌握
(4) 奇静脉弓层面—熟练掌握
(5) 肺动脉杈层面—熟练掌握
(6) 肺动脉窦层面—熟练掌握
(7) 左右下肺静脉层面—掌握
(8) 膈腔静脉裂孔层面—掌握

4. 腹部
(1) 经第二肝门的横断层—熟练掌握
(2) 经肝门静脉左支角部横断层—熟练掌握
(3) 经肝门的横断层—熟练掌握
(4) 经腹腔干的横断层—熟练掌握
(5) 经肠系膜上动脉的横断层—熟练掌握
(6) 经肝静脉合成处的横断层—熟练掌握
(7) 经肾门中份的横断层—熟练掌握
(8) 经胰头下份的横断层—掌握
(9) 经十二指肠水平部的横断层—掌握
(10) 经肝门静脉的冠状横断层—熟练掌握

5. 男性盆部和会阴
(1) 经第1骶椎上份横断层—熟练掌握
(2) 经第2骶椎上份横断层—熟练掌握
(3) 经第3骶椎横断层—熟练掌握
(4) 经第4骶椎横断层—熟练掌握
(5) 经髋臼上缘横断层—熟练掌握
(6) 经股骨头中份横断层—熟练掌握
(7) 经耻骨联合上份横断层—掌握
(8) 经耻骨联合中份横断层—熟练掌握
(9) 经耻骨联合下份横断层—熟练掌握
(10) 正中矢状面—熟练掌握

6. 女性盆部和会阴
(1) 经第3骶椎下份的横断层—熟练掌握
(2) 经第5骶椎上份的横断层—熟练掌握
(3) 经髋臼上缘的横断层—掌握
(4) 经股骨头上份的横断层—熟练掌握
(5) 经股骨头下份的横断层—熟练掌握
(6) 经耻骨联合上份的横断层—掌握
(7) 女性盆部和会阴正中矢状面—熟练掌握

7. 脊柱区
(1) 颈段横断层解剖—熟练掌握
(2) 颈椎正中矢状断层—熟练掌握
(3) 胸段横断层解剖—掌握
(4) 腰段横断层解剖—熟练掌握
(5) 骶、尾段横断层解剖—掌握

(六) CT/MR 影像诊断基础
1. CT 影像诊断基础
(1) 颅脑—掌握
(2) 五官与颈部—掌握
(3) 胸部—掌握
(4) 心脏—掌握
(5) 腹部—掌握
(6) 脊柱与四肢关节—掌握

2. MR 影像诊断基础
(1) 中枢神经系统—掌握
(2) 脊柱与脊髓—掌握
(3) 五官与颈部—掌握
(4) 胸部与心脏—掌握
(5) 腹部—掌握
(6) 四肢关节与外周血管—掌握

(七) 医学影像设备
1. 普通 X 线设备
(1) 设备分类—熟练掌握
(2) 基本构造及其特性—熟练掌握
(3) 附属装置(滤线栅、球管支架、胸片架、摄影床)—掌握

2. CR 与 DR 设备
(1) CR 设备基本构造及其特性—熟练掌握
(2) DR 设备基本构造及其特性—熟练掌握

3. 乳腺摄影与口腔摄影设备
(1) 乳腺摄影设备基本构造及其特性—掌握

(2) 口腔摄影设备基本构造及其特性—了解

4. CT 设备

(1) 硬件系统及其特性—熟练掌握

(2) 软件系统及其特性—熟练掌握

(3) 附属设备—了解

5. DSA 设备

(1) 基本构造及其特性—掌握

(2) 附属设备—了解

6. MRI 设备

(1) 磁体系统构造及其特性—掌握

(2) 梯度系统构造及其特性—掌握

(3) 射频系统构造及其特性—掌握

(4) 图像处理及计算机系统构成及其特性—掌握

(5) 附属设备构造及其特性—了解

(八) PACS 技术

1. PACS 发展与组成

(1) PACS 的发展—掌握

(2) PACS 的构架与工作流程—掌握

(3) 数字影像采集—掌握

(4) 通讯与网络—掌握

(5) 影像存储—掌握

(6) 影像管理—掌握

2. PACS 运行

(1) PACS 管理—了解

(2) 远程放射学—了解

(3) 系统安全—了解

(4) 与 HIS/RIS 集成—了解

(5) 日常维护—了解

3. 国际标准与规范

(1) HL7 标准—了解

(2) DICOM 标准—了解

(3) IHE 标准—了解

4. PACS 临床应用

(1) 影像部门的应用—熟练掌握

(2) 临床部门的应用—熟练掌握

5. PACS 进展与评价

(1) PACS 的进展—了解

(2) PACS 的应用评价—了解

(九) 图像质量控制

1. 图像质量管理

(1) 基本概念、必要性和目标、程序及体系—掌握

(2) 管理方法—掌握

(3) 主观、客观和综合评价法—掌握

2. 数字 X 线摄影图像质量控制

(1) CR 的图像质量控制—掌握

(2) DR 的图像质量控制—熟练掌握

3. CT 图像质量控制

(1) 影响 CT 图像质量的因素—熟练掌握

(2) 图像质量控制内容—熟练掌握

(3) 图像质量控制方法—熟练掌握

(4) CT 性能检测—了解

4. DSA 图像质量控制

(1) 影响 DSA 图像质量因素—掌握

(2) 改善 DSA 图像质量措施—掌握

(十) 各种影像设备的成像理论

1. X 线成像基本原理

(1) X 线影像的形成—熟练掌握

(2) X 线影像信息的传递—了解

(3) X 线影像对比度与清晰度—熟练掌握

(4) 感光效应与自动曝光控制—熟练掌握

(5) 焦点、被照体、探测器之间投影关系—熟练掌握

(6) 散射线的产生与消除—熟练掌握

2. 数字 X 线摄影成像原理

(1) CR 成像原理—熟练掌握

(2) DR 成像原理（包括非晶硒、非晶硅和 CCD）—熟练掌握

(3) 数字合成体层成像原理—掌握

3. 乳腺摄影成像原理

(1) 模拟乳腺摄影原理—掌握

(2) 数字乳腺摄影原理—熟练掌握

4. CT 成像原理

(1) CT 成像基础（数据采集、图像重建）—熟练掌握

(2) 螺旋 CT 成像原理—熟练掌握

5. DSA 成像原理

(1) 成像基本原理（平板探测器与影像增强器）—掌握

(2) DSA 信号与图像采集—掌握

(3) DSA 成像方式与 DSA 减影方式—掌握

6. MR 成像原理

(1) 磁共振成像的物理学基础—掌握

(2) MR 图像重建原理—掌握

(3) 磁共振成像的脉冲序列—掌握

(4) 图像对比度与加权—掌握
(5) 自旋回波序列—掌握
(6) 梯度回波脉冲序列—掌握
(7) 反转恢复和快速反转恢复序列—了解

（十一）图像打印技术

1. 概述
(1) 影像打印的发展—掌握
(2) 图像打印方式与打印介质—掌握
2. 激光成像
(1) 激光成像技术—熟练掌握
(2) 激光胶片(结构特性与成像原理)—掌握
(3) 激光打印机(结构特性与成像原理)—熟练掌握
3. 热敏打印成像技术
(1) 热敏成像技术—掌握
(2) 热敏打印介质—掌握
(3) 热敏打印机(结构特性与成像原理)—掌握
4. 喷墨打印成像技术
(1) 喷墨打印技术—掌握
(2) 喷墨打印介质—掌握
(3) 喷墨打印机—掌握
5. 照片自助打印设备
(1) 概述—了解
(2) 自助打印机工作原理—了解
(3) 自助打印机基本结构—了解

（十二）对比剂与心电门控技术

1. X线对比剂
(1) 对比剂的分类及其理化特性—掌握
(2) 对比剂引入途径—掌握
(3) 碘对比剂不良反应及其防治—熟练掌握
2. MR对比剂
(1) 对比剂生物学特性—掌握
(2) 对比剂作用机制—掌握
(3) 对比剂临床应用掌握

四、专业实践能力

（十三）常规X线检查技术

1. 常见X线摄影体位及其标准影像所见
(1) 头颅—熟练掌握
(2) 胸部—熟练掌握
(3) 腹部—熟练掌握
(4) 脊柱与骨盆—熟练掌握

(5) 四肢与关节—熟练掌握
2. X线造影检查
(1) 泌尿系统造影—熟练掌握
(2) 子宫输卵管造影—掌握
3. 乳腺与口腔X线摄影检查
(1) 乳腺摄影体位—掌握
(2) 乳腺造影技术—了解
(3) 口腔X线摄影—了解
4. 数字摄影技术
(1) CR操作技术—熟练掌握
(2) DR操作技术—熟练掌握

（十四）CT检查技术

1. 基本概念和术语
(1) 基本概念—熟练掌握
(2) 常用术语—熟练掌握
2. 检查方法
(1) 普通扫描(靶扫描、薄层扫描、高分辨率扫描等)—熟练掌握
(2) 增强扫描（常规增强扫描和动态增强扫描)—熟练掌握
(3) 低剂量扫描—熟练掌握
(4) 灌注成像—掌握
(5) 血管成像—掌握
(6) 能谱成像—掌握
(7) CT导向活检与治疗—了解
3. 检查前准备
(1) 设备准备—熟练掌握
(2) 患者准备—熟练掌握
(3) 对比剂及急救物品准备—熟练掌握
(4) 操作者准备—熟练掌握
4. 人体各部位CT检查技术
(1) 颅脑—熟练掌握
(2) 鞍区—掌握
(3) 眼部—熟练掌握
(4) 耳部—掌握
(5) 鼻与鼻窦—掌握
(6) 口腔颌面部—掌握
(7) 咽喉部—掌握
(8) 颈部—熟练掌握
(9) 胸部—熟练掌握
(10) 冠状动脉CTA—熟练掌握
(11) 腹部—熟练掌握
(12) 脊柱—熟练掌握

(13) 盆腔—掌握
(14) 四肢骨关节及软组织—掌握

(十五) MR检查技术

1. MR检查准备
(1) 适应证与禁忌证—熟练掌握
(2) 检查前准备—熟练掌握
2. MR特殊检查技术
(1) 脂肪抑制成像技术—掌握
(2) 化学位移成像技术—掌握
(3) 水成像技术—掌握
(4) 血管成像技术—掌握
3. 人体各系统的MR检查技术
(1) 颅脑—掌握
(2) 脊柱和脊髓—掌握
(3) 五官和颈部—掌握
(4) 胸部—了解
(5) 乳腺—了解
(6) 腹部和盆腔—掌握
(7) 骨、关节及肌肉系统—掌握

(十六) DSA检查技术

1. 检查前准备
(1) DSA适应证与禁忌证—掌握
(2) 术前准备—掌握

2. DSA的常用器械
(1) 穿刺针与扩张器—了解
(2) 导管与导丝—了解
3. 头颈部
(1) 血管解剖—掌握
(2) 造影技术—掌握
4. 胸部
(1) 血管解剖—掌握
(2) 造影技术—掌握
5. 心脏和冠脉
(1) 正常心脏大血管及冠状动脉解剖—掌握
(2) 造影技术—掌握
6. 腹部与盆腔
(1) 腹部血管解剖—掌握
(2) 肝脏—掌握
(3) 胰、胆、脾、胃肠道—掌握
(4) 肾脏及肾上腺血管—掌握
(5) 下腔静脉—掌握
(6) 盆腔—掌握
7. 四肢
(1) 血管解剖—熟练掌握
(2) 造影技术—掌握

第三部分 放射医学技术(中级)考试大纲

一、基础知识

(一) 人体解剖学与生理学

1. 人体解剖学基础
(1) 细胞—掌握
(2) 组织—掌握
(3) 器官—熟练掌握
2. 骨关节系统
(1) 骨—熟练掌握
(2) 关节—熟练掌握
(3) 骨骼肌—掌握
(4) 颅骨局部解剖—熟练掌握
(5) 躯干骨局部解剖—熟练掌握
(6) 上肢骨局部解剖—熟练掌握
(7) 下肢骨局部解剖—熟练掌握
3. 呼吸系统
(1) 鼻—掌握

(2) 喉—掌握
(3) 气管、支气管—熟练掌握
(4) 肺—熟练掌握
(5) 胸膜—熟练掌握
(6) 纵隔—熟练掌握
(7) 横膈—熟练掌握
4. 消化系统
(1) 口腔—掌握
(2) 咽—掌握
(3) 食管—熟练掌握
(4) 胃—熟练掌握
(5) 小肠—熟练掌握
(6) 大肠—熟练掌握
(7) 肝—熟练掌握
(8) 肝外胆道—熟练掌握
(9) 胰—掌握
(10) 腹膜—掌握

5. 脉管系统
(1) 心血管系统—熟练掌握
(2) 淋巴系统—熟练掌握
6. 泌尿与生殖系统
(1) 泌尿系统—熟练掌握
(2) 生殖系统—熟练掌握
7. 神经系统
(1) 中枢神经系统—熟练掌握
(2) 周围神经系统—掌握
8. 内分泌系统
(1) 甲状腺和甲状旁腺—掌握
(2) 肾上腺—熟练掌握
(3) 垂体—熟练掌握
(4) 松果体—掌握
(5) 胰岛—掌握
(6) 胸腺—了解
(7) 生殖腺—熟练掌握
9. 感官系统
(1) 视觉器—掌握
(2) 听觉器—掌握
(3) 其他感觉器—了解
10. 人体的生理
(1) 血液—熟练掌握
(2) 血液循环—熟练掌握
(3) 呼吸—熟练掌握
(4) 消化与吸收—熟练掌握
(5) 排泄—熟练掌握
(6) 基础代谢—掌握

(二) 医用物理与 X 线摄影基础
1. 物质结构
(1) 原子的核外结构—熟练掌握
(2) 原子能级—掌握
2. 磁学基础知识
(1) 自旋和核磁的概念—掌握
(2) 磁性和非磁性原子核—掌握
(3) 共振和磁共振现象—掌握
(4) 核磁弛豫—熟练掌握
3. 激光学基础知识
(1) 激光的产生—了解
(2) 激光的特性—掌握
(3) 激光的医学应用—掌握
4. X 线摄影基础
(1) 解剖学基准线—熟练掌握

(2) X 线摄影学基准标志—熟练掌握
(3) X 线摄影常用体位—熟练掌握
(4) X 线摄影的原则和步骤—熟练掌握

(三) X 线物理与防护
1. X 线的产生
(1) X 线的发现—熟练掌握
(2) X 线的产生—熟练掌握
(3) 连续 X 线与特征 X 线—熟练掌握
(4) 影响 X 线产生的因素—熟练掌握
(5) X 线强度的空间分布—熟练掌握
2. X 线的本质及其与物质的相互作用
(1) X 线的本质与特性—熟练掌握
(2) X 线与物质的相互作用—熟练掌握
(3) 各种效应发生的相对概率—熟练掌握
3. X 线强度、X 线质与 X 线量
(1) X 线的波长与管电压—熟练掌握
(2) X 线强度—熟练掌握
(3) X 线质—熟练掌握
(4) X 线量—熟练掌握
4. X 线的吸收与衰减
(1) 距离的衰减—熟练掌握
(2) 物质吸收的衰减—熟练掌握
(3) 连续 X 线在物质中的衰减特点—熟练掌握
(4) 衰减系数与影响衰减的因素—熟练掌握
(5) 人体对 X 线的衰减—熟练掌握
5. 辐射量及其单位
(1) 照射量与照射量率—熟练掌握
(2) 比释动能与比释动能率—掌握
(3) 吸收剂量与吸收剂量率—熟练掌握
(4) 吸收剂量与照射量的关系—熟练掌握
(5) 当量剂量与当量剂量率—掌握
(6) 有效剂量—掌握
6. 电离辐射对人体的危害
(1) 放射线产生的生物效应—熟练掌握
(2) 影响辐射损伤的因素—熟练掌握
(3) 胎儿出生前受照效应—熟练掌握
(4) 皮肤效应—掌握
(5) 外照射慢性放射病—掌握
7. X 线的测量
(1) 照射量的测量—熟练掌握
(2) 吸收剂量的测量—掌握
8. X 线的防护

(1) 放射防护的基本原则—熟练掌握
(2) 外照射防护的一般措施—熟练掌握
(3) 外照射的屏蔽防护—熟练掌握
(4) 我国放射卫生防护标准—熟练掌握

(四) 数字 X 线成像基础

1. 数字图像特征
(1) 模拟与数字—熟练掌握
(2) 矩阵与像素—熟练掌握
(3) 数字图像术语—熟练掌握
2. 数字图像形成
(1) 数字图像采集—熟练掌握
(2) 数字图像量化—熟练掌握
(3) 数字图像转换—熟练掌握
3. 数字图像处理
(1) 窗口技术—熟练掌握
(2) 组织均衡技术—熟练掌握
(3) 多平面重组—熟练掌握
(4) 表面阴影显示—熟练掌握
(5) 最大强度投影—熟练掌握
(6) 容积再现—熟练掌握
(7) 仿真内镜—熟练掌握
4. 数字图像评价
(1) 调制传递函数—掌握
(2) 量子检出率—掌握
(3) 观察者操作特性曲线—掌握
5. 计算机辅助诊断
(1) 在乳腺疾病的应用—了解
(2) 在胸部疾病的应用—了解

二、相关专业知识

(五) 人体影像解剖 (包括平面和断面)

1. 头部
(1) 经大脑半球顶部的横断层—掌握
(2) 经半卵圆中心的横断层—熟练掌握
(3) 经胼胝体压部的横断层—熟练掌握
(4) 经前联合的横断层—熟练掌握
(5) 经视交叉的横断层—熟练掌握
(6) 经垂体的横断层经眶下裂的横断层—掌握
(7) 经下颌颈的横断层—掌握
(8) 经寰枢正中关节的横断层—熟练掌握
(9) 经枢椎体的横断层—熟练掌握
(10) 经下颌角的横断层—熟练掌握
(11) 正中矢状面—熟练掌握
2. 颈部
(1) 经喉咽和会厌的横断层—熟练掌握
(2) 经甲状软骨中份和喉中间腔的横断层—熟练掌握
(3) 经声襞和环状软骨板的横断层—熟练掌握
(4) 经环状软骨和声门下腔的横断层—熟练掌握
3. 胸部
(1) 胸膜顶层面横断层—掌握
(2) 第 3 胸椎体层面—熟练掌握
(3) 主动脉弓层面横断层—熟练掌握
(4) 奇静脉弓层面—熟练掌握
(5) 肺动脉权层面—熟练掌握
(6) 肺动脉窦层面—熟练掌握
(7) 左右下肺静脉层面—熟练掌握
(8) 膈腔静脉裂孔层面—掌握
4. 腹部
(1) 经第二肝门的横断层—熟练掌握
(2) 经肝门静脉左支角部横断层—熟练掌握
(3) 经肝门的横断层—熟练掌握
(4) 经腹腔干的横断层—熟练掌握
(5) 经肠系膜上动脉的横断层—熟练掌握
(6) 经肝门静脉合成处的横断层—熟练掌握
(7) 经肾门中份的横断层—熟练掌握
(8) 经胰头下份的横断层—掌握
(9) 经十二指肠水平部的横断层—掌握
(10) 经肝门静脉的冠状横断层—掌握
5. 男性盆部和会阴
(1) 经第 1 骶椎上份横断层—熟练掌握
(2) 经第 2 骶椎上份横断层—熟练掌握
(3) 经第 3 骶椎横断层—熟练掌握
(4) 经第 4 骶椎横断层—熟练掌握
(5) 经髋臼上缘横断层—熟练掌握
(6) 经股骨头中份横断层—熟练掌握
(7) 经耻骨联合上份横断层—掌握
(8) 经耻骨联合中份横断层—熟练掌握
(9) 经耻骨联合下份横断层—熟练掌握
(10) 正中矢状面—熟练掌握
6. 女性盆部和会阴
(1) 经第 3 骶椎下份的横断层—熟练掌握
(2) 经第 5 骶椎上份的横断层—熟练掌握
(3) 经髋臼上缘的横断层—掌握

(4) 经股骨头上份的横断层—熟练掌握
(5) 经股骨头下份的横断层—熟练掌握
(6) 经耻骨联合上份的横断层—掌握
(7) 女性盆部和会阴正中矢状面—熟练掌握

7. 脊柱区
(1) 颈段横断层解剖—熟练掌握
(2) 颈椎正中矢状横断层—熟练掌握
(3) 胸段横断层解剖—掌握
(4) 腰段横断层解剖—熟练掌握
(5) 骶、尾段横断层解剖—掌握

8. 上、下肢
(1) 肩关节上份横断层—熟练掌握
(2) 肩关节下份横断层—熟练掌握
(3) 臂中份横断层解剖—熟练掌握
(4) 肘部肱尺关节横断层—掌握
(5) 桡尺近侧关节横断层—掌握
(6) 前臂中份横断层解剖—掌握
(7) 手部近侧列腕骨横断层—掌握
(8) 掌骨中份层面—掌握
(9) 髋部横断层解剖—掌握
(10) 髋部冠状断层解剖—掌握
(11) 股部中份横断层解剖—掌握
(12) 经膝部髌骨中点横断层解剖—掌握
(13) 经膝部中份矢状断层—熟练掌握
(14) 经胫骨体中部横断层—掌握
(15) 踝关节的横断层解剖—掌握

(六) CT/MR 影像诊断基础

1. CT 影像诊断基础
(1) 颅脑—熟练掌握
(2) 五官与颈部—掌握
(3) 胸部—熟练掌握
(4) 心脏—掌握
(5) 腹部—熟练掌握
(6) 脊柱与四肢关节—掌握

2. MR 影像诊断基础
(1) 中枢神经系统—熟练掌握
(2) 脊柱与脊髓—熟练掌握
(3) 五官与颈部—掌握
(4) 胸部—掌握
(5) 心脏—熟练掌握
(6) 腹部—熟练掌握
(7) 四肢关节与外周血管—掌握

(七) 医学影像设备

1. 普通 X 线设备
(1) 设备分类—熟练掌握
(2) 基本构造及其特性—熟练掌握
(3) 附属装置—掌握

2. CR 与 DR 设备
(1) CR 设备基本构造及其特性—熟练掌握
(2) DR 设备基本构造及其特性—熟练掌握

3. 乳腺摄影与口腔摄影设备
(1) 乳腺摄影设备基本构造及其特性—熟练掌握
(2) 口腔摄影设备基本构造及其特性—了解

4. CT 设备
(1) 硬件系统及其特性—熟练掌握
(2) 软件系统及其特性—熟练掌握
(3) 附属设备—熟练掌握

5. DSA 设备
(1) 基本构造及其特性—掌握
(2) 附属设备—熟练掌握

6. MRI 设备
(1) 磁体系统构造及其特性—掌握
(2) 梯度系统构造及其特性—熟练掌握
(3) 射频系统构造及其特性—掌握
(4) 图像处理及计算机系统构成及其特性—掌握
(5) 附属设备构造及其特性—掌握

7. 显示器
(1) 阴极射线管显示器构造及其特性—掌握
(2) 液晶显示器构造及其特性—掌握

8. 高压注射器
(1) CT 高压注射器构造及其特性—熟练掌握
(2) DSA 高压注射器构造及其特性—熟练掌握
(3) MR 高压注射器构造及其特性—熟练掌握

(八) PACS 技术

1. PACS 发展与组成
(1) PACS 的发展—掌握
(2) PACS 的构架与工作流程—掌握
(3) 数字影像采集—掌握
(4) 通讯与网络—掌握
(5) 影像存储—掌握
(6) 影像管理—掌握

2. PACS 运行

(1) PACS 管理—了解

(2) 远程放射学—了解

(3) 系统安全—了解

(4) 与 HIS/RIS 集成—了解

(5) 日常维护—了解

3. 国际标准与规范

(1) HL7 标准—了解

(2) DICOM 标准—了解

(3) IHE 标准—了解

4. PACS 临床应用

(1) 影像部门的应用—熟练掌握

(2) 临床部门的应用—熟练掌握

5. PACS 进展与评价

(1) PACS 的进展—了解

(2) PACS 的应用评价—了解

（九）图像质量控制

1. 图像质量管理

(1) 基本概念、必要性和目标、程序及体系—掌握

(2) 管理方法—掌握

(3) 主观、客观和综合评价法—掌握

2. 数字 X 线摄影图像质量控制

(1) CR 的图像质量控制—掌握

(2) DR 的图像质量控制—熟练掌握

(3) 数字乳腺摄影质量控制—掌握

3. CT 图像质量控制

(1) 影响 CT 图像质量的因素—熟练掌握

(2) 图像质量控制内容—熟练掌握

(3) 图像质量控制方法—熟练掌握

(4) CT 性能检测—了解

4. DSA 图像质量控制

(1) 成像方法和操作技术—熟练掌握

(2) 造影方法和对比剂—掌握

(3) 患者因素—熟练掌握

(4) 改善图像质量的措施—掌握

5. MR 图像质量控制

(1) 成像参数之间的相互影响—掌握

(2) 图像质量控制措施—掌握

三、专业知识

（十）各种影像设备的成像理论

1. X 线成像基本原理

(1) X 线影像的形成—熟练掌握

(2) X 线影像信息的传递—了解

(3) X 线影像对比度与清晰度—熟练掌握

(4) 感光效应与自动曝光控制—熟练掌握

(5) 焦点、被照体、探测器之间投影关系—熟练掌握

(6) 散射线的产生与消除—熟练掌握

2. 数字 X 线摄影成像原理

(1) CR 成像原理—熟练掌握

(2) DR 成像原理—熟练掌握

(3) 数字合成体层成像原理—掌握

3. 乳腺摄影成像原理

(1) 模拟乳腺摄影原理—掌握

(2) 数字乳腺摄影原理—掌握

4. CT 成像原理

(1) CT 成像基础—熟练掌握

(2) 螺旋 CT 成像原理—熟练掌握

5. DSA 成像原理

(1) 成像基本原理—熟练掌握

(2) DSA 信号与图像采集—熟练掌握

(3) DSA 成像方式—熟练掌握

(4) DSA 减影方式—熟练掌握

6. MR 成像原理

(1) 磁共振成像的物理学基础—熟练掌握

(2) MR 图像重建原理—熟练掌握

(3) 磁共振成像的脉冲序列—掌握

(4) 图像对比度与加权—掌握

(5) 自旋回波序列—掌握

(6) 梯度回波脉冲序列—掌握

(7) 反转恢复和快速反转恢复序列—掌握

(8) 平面回波成像序列—掌握

(9) 基于螺旋桨技术的快速自旋回波及快速反转恢复序列—掌握

(10) 三维成像及其脉冲序列—掌握

（十一）图像打印技术

1. 概述

(1) 影像打印的发展—掌握

(2) 图像打印方式与打印介质—掌握

2. 激光成像

(1) 激光成像技术—熟练掌握

(2) 激光胶片—掌握

(3) 激光打印机—熟练掌握

3. 热敏打印成像技术

(1) 热敏成像技术—掌握

(2) 热敏打印介质—掌握
(3) 热敏打印机—掌握
4. 喷墨打印成像技术
(1) 喷墨打印技术—掌握
(2) 喷墨打印介质—掌握
(3) 喷墨打印机—掌握
5. 照片自助打印设备
(1) 概述—了解
(2) 自助打印机工作原理—了解
(3) 自助打印机基本结构—了解
6. 胶片打印机质量控制
(1) 测试工具—了解
(2) 技术参数—了解
(3) 质量控制—了解

(十二) 对比剂与心电门控技术
1. X线对比剂
(1) 对比剂的分类及其理化特性—掌握
(2) 对比剂引入途径—掌握
(3) 碘对比剂不良反应及其防治—熟练掌握
2. MR对比剂
(1) 对比剂生物学特性—掌握
(2) 对比剂作用机制—掌握
(3) 对比剂临床应用—熟练掌握
3. 心电门控技术
(1) 心电图显示机制—了解
(2) 心电图的各种导联与正常波形—掌握
(3) 异常心率的采集方法—熟练掌握

四、专业实践能力

(十三) 常规X线检查技术
1. 常见X线摄影体位及其标准影像所见
(1) 头颅—熟练掌握
(2) 胸部—熟练掌握
(3) 腹部—熟练掌握
(4) 脊柱与骨盆—熟练掌握
(5) 四肢与关节—熟练掌握
2. X线造影检查
(1) 泌尿系统造影—熟练掌握
(2) 子宫输卵管造影—掌握
3. 乳腺与口腔X线摄影检查
(1) 乳腺摄影体位—熟练掌握
(2) 乳腺造影技术—熟练掌握
(3) 口腔X线摄影—掌握

4. 数字摄影技术
(1) CR操作技术—熟练掌握
(2) DR操作技术—熟练掌握

(十四) CT检查技术
1. 基本概念和术语
(1) 基本概念—熟练掌握
(2) 常用术语—熟练掌握
2. 检查方法
(1) 普通扫描—熟练掌握
(2) 增强扫描—熟练掌握
(3) 特殊扫描—熟练掌握
(4) 低剂量扫描—掌握
(5) 灌注成像—掌握
(6) 血管成像—掌握
(7) 能谱成像—了解
(8) CT导向活检与治疗—了解
3. 检查前准备
(1) 设备准备—熟练掌握
(2) 患者准备—熟练掌握
(3) 对比剂及急救物品准备—熟练掌握
(4) 操作者准备—熟练掌握
4. 人体各部位CT检查技术
(1) 颅脑—熟练掌握
(2) 鞍区—掌握
(3) 眼部—熟练掌握
(4) 耳部—掌握
(5) 鼻与鼻窦—掌握
(6) 口腔颌面部—掌握
(7) 咽喉部—掌握
(8) 颈部—熟练掌握
(9) 胸部—熟练掌握
(10) 冠状动脉CTA—熟练掌握
(11) 腹部—熟练掌握
(12) 脊柱—熟练掌握
(13) 盆腔—掌握
(14) 四肢骨关节及软组织—掌握

(十五) MR检查技术
1. MR检查准备
(1) 适应证与禁忌证—熟练掌握
(2) 检查前准备—熟练掌握
2. MR特殊检查技术
(1) 脂肪抑制成像技术—熟练掌握
(2) 化学位移成像技术—掌握

(3) 水成像技术—熟练掌握

(4) 血管成像技术—掌握

(5) 扩散加权成像技术—掌握

(6) 灌注加权成像技术—掌握

(7) 波谱成像技术—掌握

(8) 磁敏感加权成像技术—掌握

3. 人体各系统的 MR 检查技术

(1) 颅脑—熟练掌握

(2) 脊柱和脊髓—熟练掌握

(3) 五官和颈部—掌握

(4) 胸部—了解

(5) 乳腺—了解

(6) 腹部和盆腔—掌握

(7) 骨、关节及肌肉系统—掌握

(十六) DSA 检查技术

1. 检查前准备

(1) DSA 适应证与禁忌证—熟练掌握

(2) 术前准备—掌握

2. DSA 的常用器械

(1) 穿刺针与扩张器—了解

(2) 导管与导丝—了解

3. DSA 的特殊成像技术

(1) 透视路途功能与造影转化路途功能—掌握

(2) 旋转 DSA 与 3D-DSA 技术—掌握

(3) 步进 DSA 技术—掌握

(4) 实时模糊蒙片 DSA 技术—掌握

(5) 自动最佳角度定位技术—掌握

(6) 类 CT 技术—掌握

(7) 3D 路径图—了解

(8) 虚拟支架植入术—了解

4. 介入治疗的相关技术

(1) 穿刺插管技术—了解

(2) 灌注术—了解

(3) 栓塞术—掌握

(4) 成形术与支架术—掌握

(5) 针穿(抽吸)活检—了解

5. 头颈部

(1) 血管解剖—熟练掌握

(2) 造影技术—掌握

6. 胸部

(1) 血管解剖—熟练掌握

(2) 造影技术—掌握

7. 心脏和冠脉

(1) 正常心脏大血管及冠状动脉解剖—熟练掌握

(2) 造影技术—掌握

8. 腹部与盆腔

(1) 肝脏—掌握

(2) 胃肠道—掌握

(3) 胰、胆、脾—掌握

(4) 肾脏及肾上腺血管—掌握

(5) 下腔静脉—掌握

(6) 盆腔—掌握

9. 四肢

(1) 血管解剖—熟练掌握

(2) 造影技术—掌握